Bowlby Sifton
Das Demenz-Buch

Verlag Hans Huber
Programmbereich Pflege

W0233719

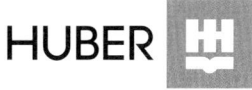

Bücher aus verwandten Sachgebieten

Abraham/Bottrell/Fulmer/Mezey (Hrsg.)
Pflegestandards für die Versorgung alter Menschen
2001. ISBN 978-3-456-83424-5

Bölicke et al.
Ressourcen erhalten
Reihe: Gemeinsam für ein besseres Leben mit Demenz
2007. ISBN 978-3-456-84394-0

Borker
Nahrungsverweigerung in der Pflege
Eine deskriptiv-analytische Studie
2002. ISBN 978-3-456-83624-9

Brooker
Personzentriert pflegen
2008. ISBN 978-3-456-84500-5

Buchholz/Schürenberg
Lebensbegleitung alter Menschen
Basale Stimulation in der Pflege alter Menschen
2005^2. ISBN 978-3-456-84111-3

Grond
Gewalt gegen Pflegende
2007. ISBN 978-3-456-84417-6

Hafner/Meier
Geriatrische Krankheitslehre
Teil I: Psychiatrische und neurologische Syndrome
2005^4. ISBN 978-3-456-84204-2

Hafner/Meyer
Geriatrische Krankheitslehre
Teil II: Allgemeine Krankheitslehre und somatogene Symptome
2000^2. ISBN 978-3-456-83167-1

Heeg et al.
Technische Unterstützung bei Demenz
Reihe: Gemeinsam für ein besseres Leben mit Demenz
2007. ISBN 978-3-456-84396-4

Kitwood
Demenz
Der person-zentrierte Ansatz im Umgang mit verwirrten Menschen
2005^4. ISBN 978-3-456-84215-8

Klessmann
Wenn Eltern Kinder werden und doch die Eltern bleiben
2006^6. ISBN 978-3-456-84364-3

Koch-Straube
Fremde Welt Pflegeheim
2003^2. ISBN 978-3-456-83888-5

Kostrzewa/Kutzner
Was wir noch tun können!
Basale Stimulation in der Sterbebegleitung
2007^3. ISBN 978-3-456-84400-8

Krohwinkel
Rehabilitierende Prozesspflege am Beispiel von Apoplexiekranken
Fördernde Prozesspflege als System
2007^2. ISBN 978-3-456-84385-8

Lind
Demenzkranke Menschen pflegen
2007^2. 978-3-456-84457-2

Mace/Rabins
Der 36-Stunden-Tag
2001^5. ISBN 978-3-456-83486-3

Martin/Schelling (Hrsg.)
Demenz in Schlüsselbegriffen
2005. ISBN 978-3-456-84191-5

Fitzgerald Miller
Coping fördern – Machtlosigkeit überwinden
Hilfen zur Bewältigung chronischen Krankseins
2003. ISBN 978-3-456-83522-8

Morof Lubkin
Chronisch Kranksein
Implikationen und Interventionen für Pflege- und Gesundheitsberufe
2002. ISBN 978-3-456-83349-1

Petzold et al.
Ethik und Recht
Reihe: Gemeinsam für ein besseres Leben mit Demenz
2007. ISBN 978-3-456-84398-8

Plemper et al.
Gemeinsam betreuen
Reihe: Gemeinsam für ein besseres Leben mit Demenz
2007. ISBN 978-3-456-84393-3

Richter/Richter
Alzheimer in der Praxis
2004. ISBN 978-3-456-84020-8

Rückert et al.
Ernährung bei Demenz
Reihe: Gemeinsam für ein besseres Leben mit Demenz
2007. ISBN 978-3-456-84397-1

Sachweh
«Noch ein Löffelchen?»
Effektive Kommunikation in der Altenpflege
2006^2. ISBN 978-3-456-84065-9

Sulser
Ausdrucksmalen für Menschen mit Demenz
2007. ISBN 978-3-456-84378-0

van der Kooij
Ein Lächeln im Vorübergehen
Erlebensorientierte Altenpflege mit Hilfe der Mäeutik
2007. ISBN 978-3-456-84379-7

Wißmann et al.
Demenzkranken begegnen
Reihe: Gemeinsam für ein besseres Leben mit Demenz
2007. ISBN 978-3-456-84395-7

Weitere Informationen über unsere Neuerscheinungen finden Sie im Internet unter: www.verlag.hanshuber.com

Carol Bowlby Sifton

Das Demenz-Buch

Ein «Wegbegleiter» für Angehörige,
Pflegende und Aktivierungstherapeuten

Aus dem Amerikanischen von Elisabeth Brock
Deutschsprachige Ausgabe herausgegeben von Detlef Rüsing

Verlag Hans Huber

Carol Bowlby Sifton. BSc OT, ODH, Beschäftigungs- und Aktivierungstherapeutin, Beraterin, Dozentin, Begründerin und Herausgeberin von «Alzheimer Care Quarterly», Halifax, USA

Detlef Rüsing.
Altenpfleger, MScN,
Herausgeber der Fachzeitschrift «Pflegen: Demenz»
druesing@t-online.de

Lektorat: Jürgen Georg, Elke Steudter, Bianca Hilker
Herstellung: Daniel Berger
Titelillustration: pinx. Winterwerb und Partner, Design-Büro, Wiesbaden
Fotos: Dr. Lubmir Tükör
Umschlag: Atelier Mühlberg, Basel
Satz: Claudia Wild, Stuttgart
Druck und buchbinderische Verarbeitung: AZ Druck und Datentechnik GmbH, Kempten
Printed in Germany

Bibliographische Information der Deutschen Bibliothek
Die Deutsche Bibliothek verzeichnet diese Publikation in der Deutschen Nationalbibliografie; detaillierte bibliografische Angaben sind im Internet unter http://dnb.d-nb.de abrufbar

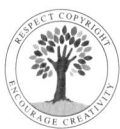

Anregungen und Zuschriften bitte an:
Verlag Hans Huber
Hogrefe AG
Lektorat: Pflege
z. Hd.: Jürgen Georg
Länggass-Strasse 76
CH-3000 Bern 9
Tel: 0041 (0)31 300 4500
Fax: 0041 (0)31 300 4593

Das vorliegende Buch ist eine Übersetzung aus dem Amerikanischen
Der Originaltitel lautet «Navigating the Alzheimer's Journey – A Compass for Caregiving»
von Carol Bowlby Sifton.
© 2004. HPP – Health Professions Press Inc., Baltimore, USA

© der deutschsprachigen Ausgabe 2008. Verlag Hans Huber, Hogrefe AG, Bern
1. Auflage 2008 by Verlag Hans Huber, Hogrefe AG, Bern
ISBN 978-3-456-84416-9

Inhaltsverzeichnis

Geleitwort des deutschen Herausgebers

Wenn ich als Herausgeber das Geleitwort für ein Buch schreibe, suche ich nach einem Aufhänger; einem besonderen und herausragenden Aspekt, von dem ausgehend in das Buch eingeführt wird. Im Falle von Carol Bowlby Siftons «Demenz-Buch» gestaltet sich dies ausgesprochen schwierig: nicht deshalb, weil ich keinen solchen Aspekt finde! Es ist aus dem Grunde so schwierig, weil mir zu diesem Buch derart viele herausragende Aspekte einfallen.

Vermutlich gibt es kaum forderndere Tätigkeiten, als einen Menschen mit einer Demenzerkrankung zu betreuen und zu pflegen. Dies hat verschiedene Gründe. Ein zentraler Aspekt bei der Begleitung eines demenzerkrankten Menschen liegt in der Gestaltung der Beziehung. Schon lange haben wir (zumindest theoretisch) uns in der professionellen Pflege und der Pflegewissenschaft von einer rein an körperlichen Bedürfnissen orientierten Versorgung abgewendet. Schon lange wissen wir um die zentrale Wirkung der betreuenden Personen selbst und des räumlichen Milieus auf so genannte «herausfordernde Verhaltensweisen» wie z. B. permanentes Rufen, Umhergehen, depressiven Symptomen, Angstzuständen oder auch Aggressivität. Nicht mehr zu ignorieren ist zudem die Notwendigkeit des Wissens um die Biografie der Person und dessen «zentralen Lebensgeschichten». Trotzdem gibt es in der professionellen wie in der Laien- und Angehörigenpflege große Probleme gerade mit dem Verhalten Demenzerkrankter.

Alle diese Forderungen nach Beziehungsgestaltung, vertrauter Umgebung und Kenntnis der Biografie, die wir in der professionellen Pflege aufstellen, sind in der häuslichen Pflege durch Angehörige erfüllt. Insofern kann die professionelle Pflege dort unglaublich viel lernen. Pflegende Angehörige haben zumeist eine familiär geprägte Bindung und Beziehung, kennen zudem große Teile der Biografie des Betroffenen (und sind natürlicherweise in der Regel Teil der Biografie) und wissen um die zentralen Lebensgeschichten der Betreuten. Aber gerade dieses Wissen und die Nähe, die wir in der professionellen Pflege einfordern, erweist sich in der Pflege durch Angehörige häufig als Problem! Zu präsent sind wohlmöglich die Verletzungen des nun Laienpflegenden durch die zuvor noch gesunde und nun betreute Person. Zu enttäuschend und traurig machend ist der Zustand des Menschen mit Demenz, der vielleicht noch bis vor wenigen Monaten alles Geschäftliche im Haushalt für den nun Pflegenden geregelt hat. Oder zu ablehnend hat sich der Demenzerkrankte, als er noch gesund war, der nun pflegenden Schwiegertochter gegenüber verhalten. All dies aus der vorpflegerischen Zeit des pflegenden Angehörigen spielt in dieser neuen Form der Beziehung eine Rolle.

Heißt das nun, dass professionell Pflegende die Angehörigenpflege nicht als Lehr- und Lernbeispiel nutzen können? Bedeutet dies, dass das Wissen um die Person, um seine Biografie und Lebensgeschichten eher im Weg steht als das es hilft? Mitnichten! Es gilt all dieses Wissen, aber auch das Wissen um Verletzungen, in die Überlegungen zur Pflege mit einzubeziehen. Es macht deutlich, dass die Person des Pflegenden mit ihren Bedürfnissen und Ängsten in der Pflegebeziehung ebenso wichtig ist wie der oder die Gepflegte selbst. Pflege ist Begegnung auf Augenhöhe. Insofern ist nicht das Wissen um die Person das Problem, sondern die Art und Weise, wie dieses Wissen Einzug in die Beziehung hält und wie es Beiden auf der Suche nach Lösungen im Alltag helfen kann.

Ich gestehe, dass ich eine Menge guter Bücher gelesen habe, bei denen ich mich zunächst durch die ersten 50 Seiten quälen musste, bis es mich fesselte: Dieses Buch fesselte mich vom ersten Kapitel an. Warum? Bowlby Sifton traut sich, das erste Kapitel in einem Buch über die Pflege von Menschen mit Demenz den Pflegenden zu widmen. Sie schreibt dazu Folgendes:

«Dieses Buch beginnt mit Anregungen und Erinnerungshilfen für die Betreuung eines wirklich besonderen Menschen: Sie selbst. Pflegen Sie sich selbst – dass andere es tun, ist nämlich unwahrscheinlich».

Das ist mutig, aber eigentlich auch selbstverständlich. In vielen Fortbildungen und bei Vorträgen vor pflegenden Angehörigen habe ich in den Worten und den Gesichtern der Zuhörer gehört und gelesen, dass es ja nur darauf ankäme, dass es dem zu Pflegenden gut geht. Aber ich sah auch immer eine ungläubige Erleichterung, wenn ich sagte, dass sich die Pflegenden um sich selbst kümmern müssen und manchmal auch nur an sich denken sollten. Carol Bowlby Sifton macht in diesem Buch deutlich, wie überaus notwendig und nicht nur erwünscht dies ist. Allein dies ist großartig.

In diesem Buch geht es um das Leben und Überleben aller Beteiligten. Es geht nicht darum, lediglich ein auftretendes Problem zu lösen oder ein Symptom verschwinden zu lassen. Ziel ist es immer, herauszufinden, warum ein Problem auftaucht und davon ausgehend nach Lösungen zu suchen, die allen Beteiligten zu mehr Wohlbefinden und Lebensqualität verhelfen. In der Art und Weise, wie die Autorin Probleme und mögliche Problemlösungsansätze beschreibt, Erfahrungsberichte von Pflegeprofis und pflegenden Angehörigen zusammenstellt und den Erfahrungen von Menschen mit Demenz selbst Raum lässt offenbart sich keine Technik, sondern eine Haltung den Menschen gegenüber. Es geht bei der Versorgung von Menschen mit Demenz im Kern immer um eine gelingende Beziehungsgestaltung und Alltagsbegleitung.

Bolwby Sifton ist angenehm konkret. Kein Pflege- und Betreuungsproblem wird ausgespart oder beschönigt. Es bleibt aber nicht bei der Beschreibung und der Darstellung eines theoretischen Konzeptes zur Problemlösung. Sie spielt verschiedene Möglichkeiten anhand konkreter Beispiele durch. Dies unterlegt sie mit Erfahrungsberichten betroffener Demenzerkrankter und Pflegender. Sie macht aber auch deutlich auf welche Weise und warum man selbst mit der besten Idee scheitern kann und stellt immer wieder klar, dass das Scheitern zum tägliche Pflege-, Betreuungs- und Beziehungsalltag gehört. Auf diese Weise nimmt sie den teils «unsäglichen» Erfolgsdruck von den Pflegenden. Sie redet nichts schön, vereinfacht kein Problem. Sie nimmt Menschen in die Verantwortung, ohne sie mit Idealbildern zu erdrücken. Ihre Vorschläge basieren zum Teil auf wissenschaftlichen Studien und dort wo es diese nicht gibt, sagt sie es auch und macht Vorschläge aus ihrem und dem Erfahrungsschatz anderer. Nie aber sind ihre Lösungsvorschläge beliebig oder allgemein. Stattdessen gibt sie neben konkreten Vorschlägen ein Fallarbeitsschema vor, mit dem man sich an eigene passende Lösungen für konkrete Situationen zusammen mit den Menschen mit Demenz herantasten kann.

Das «Demenz-Buch» ein Mammutwerk. Mit seinen über 500 Seiten ist es kein Buch, welches man in einem Zug liest (schon allein, weil einem vermutlich als Pflegendem nicht die Zeit bleibt). Durch seine praxisnahe Gliederung allerdings kann man es in Etappen lesen. Stück für Stück lassen sich Herausforderungen bearbeiten.

Das «Demenz-Buch» ist ein praktisches Buch, hierauf wird immer wieder Wert gelegt. Egal, wen Carol Bowlby Sifton bei diesem Buch als Zielgruppe im Auge hatte, ich empfehle es allen:

- Sie sind pflegende Angehörige eines Menschen mit Demenz? Lesen Sie dieses Buch und es wird Ihnen bei ihrem gemeinsamen täglichen Alltag helfen.
- Sie sind professionell Pflegende? Lesen Sie dieses Buch und es wird Ihnen bei Ihrer Arbeit im Umgang mit herausfordernden Verhaltenweisen helfen und sie zu einer Beziehungsgestaltung auf Augenhöhe ermutigen.
- Sie sind Wissenschaftler? Lesen Sie dieses Buch und es wird Ihnen Einblick in die Praxis geben und Ihnen helfen, praxisrelevante Forschungsthemen zu entwickeln.
- Sie sind Dozentin im Bereich Demenz? Lesen Sie dieses Buch und Sie werden Gedanken und Beschreibungen von Gefühlen von Pflegenden und Gepflegten finden, die Ihren TeilnehmerInnen die Augen öffnen.

Ich wünsche diesem Buch eine große Verbreitung – auch um meiner selbst Willen. Denn die heute Pflegenden sind die Gepflegten von morgen.

Werne, August 2007
Detlef Rüsing

Über die Autorin

Carol Bowlby Sifton, BSc OT, ODH, hat in der ambulanten Krankenpflege, sowie als Ergo- und Aktivierungstherapeutin, klinische Beraterin und Dozentin gearbeitet. Die Autorin hat viele Jahre Personen mit Demenz und ihre Pflegenden betreut und diese durch alle Stadien der Krankheit begleitet. Sie ist in zahlreichen Langzeitpflegeeinrichtungen, sowie im Ministerium für Seniorenangelegenheiten von Kanada als Demenzberaterin tätig, arbeitet aber auch als Familienpflegerin für Personen mit Demenz und ihre betreuenden Angehörigen. Frau Bowlby Sifton leitet ergotherapeutische Gruppen für ältere Menschen, die sich auf die Verbesserung der Lebensqualität von Menschen mit Demenz spezialisiert haben. Sie hat ihre viel gefragten interaktiven Workshops in ganz Nordamerika durchgeführt und war klinische Koordinatorin und Sachverständige für Geriatrie am Victoria General Hospital des Queen Elizabeth II Health Sciences Centre in Halifax, Nova Scotia. Ferner wirkte sie als Dozentin an der Dalhousie University's Medical School und der School of Occupational Therapy in Halifax und am Mount Saint Vincent University's Family Studies and Gerontology Department, Halifax.

Frau Bowlby Sifton ist Herausgeberin von *Alzheimer's Care Quarterly*, einer Fachzeitschrift pflegender Angehöriger zur Förderung der Qualität von Demenzpflege. Die hier enthaltenen Anregungen für die tägliche Arbeit werden von professionell Pflegenden aller Pflegeeinrichtungen gerne aufgenommen. Zu diesem Buch, *Navigating the Alzheimer's Journey: A Compass for Caregiving*, gibt es auch einen Begleitband für Pflegefachkräfte, die Personen mit Alzheimer-Krankheit betreuen (besuchen Sie die Website der Health Professions Press: http://www.healthpropress.com oder http://verlag.hanshuber.com) Ihr vor einigen Jahren erschienenes Buch *Therapeutic Acitvities with Persons Disabled by Alzheimer's Disease and Related Disorders* (Aspen Publishers, 1993) gilt in ganz Nordamerika als Standardwerk. In ihrer Zeit als staatliche Koordinatorin von Health Canada/Canadian Association of Occupational Therapists/Alzheimer Canada Dementia Care at Home Project verfasste sie das Werk *Living at Home with Alzheimer's Disease and Related Dementias* (Canadian Association of Occupational Therapists, 1998), ein Handbuch für professionelle Pflegekräfte in der häuslichen Krankenpflege.

Danksagung

In Liebe meiner Mutter und besten Freundin,
Muriel Middaugh Sifton gewidmet,
die mich und viele andere
durch ihre unverbrüchliche Liebe, Weisheit und Unterstützung
gefördert und inspiriert hat.
Sie war mein «Reise»-Kompass,
nicht nur für dieses Buch, sondern für mein ganzes Leben.

Einleitung

«Ich möchte dieses Tabu brechen – mich einer Erkrankung zu schämen. Warum sollten wir uns wegen des physiologischen Ausfalls von Gehirnzellen mehr schämen als wegen des physiologischen Ausfalls irgendeines anderen Körperteils? Wir sind nicht irre, sondern krank, weshalb wir bitten, unsere Würde zu achten, sich nicht über uns lustig zu machen und sich nicht für uns zu schämen. Vielleicht breche ich eines der letzten Tabus, wenn ich öffentlich sage: ‹Ich habe Demenz!› *(Boden, 1998, p. xi)*»

Ich bin seit den 1980er-Jahren des vergangenen Jahrhunderts mit der Pflege demenzkranker Personen befasst, zum einen als betreuende Angehörige, zum anderen als professionelle Pflegekraft. In dieser Zeit habe ich zahlreiche hervorragende Tagungen und Workshops besucht, sowie viele, viele Bücher und Fachzeitschriften über Demenz gelesen. Das Wissen über dieses Thema hat sich inzwischen gewaltig vermehrt; ein überwältigender, aufregender Vorgang! Trotz dieser Informationsexplosion bleiben die Alltagserfahrungen von Personen mit Demenz und deren Betreuerinnen und Betreuer die wichtigste Quelle, aus der sich etwas über den Pflegevorgang lernen lässt.

Als professionelle Pflegefachkraft hatte ich das Privileg, in vielen verschiedenen Settings einigen hundert Menschen in unterschiedlichen Stadien der Demenz zu begegnen. Wohl wissend, dass jeder Mensch mit Demenz und jede Betreuungssituation einmalig ist, hoffe ich doch, dass die Erfahrungen dieser vielen Verläufe, zusammen mit Informationen aus dem professionellen Bereich, Ihren persönlichen Weg erleichtern und erhellen. Ich hoffe ferner, dass wir einander besser verstehen und gemeinsam wachsen, wenn wir unsere Erfahrungen austauschen.

Gleich zu Beginn möchte ich Sie mit einer Person bekannt machen, die mich mehr als jede andere gelehrt hat, was Pflege und Betreuung ist: meine Schwiegermutter, Alice Jewel Teeple Bowlby. Sie werden in diesem Buch immer wieder Teilen unserer gemeinsamen Pflegegeschichte begegnen.

Alice lernte schon früh in ihrem Leben, mit Widrigkeiten und Problemen zurecht zu kommen. Als Kind überwand sie die von Kinderlähmung ausgelösten körperlichen Behinderungen, später ergriff Sie den Pflegeberuf und arbeitete als examinierte Pflegende. Wie die meisten Menschen ihrer Generation, bekam sie die Auswirkungen der Wirtschaftskrise zu spüren und lernte dadurch den hohen Wert fürsorglicher Beziehungen in Familie und Freundeskreis schätzen. Diese Lehren, die ihr das Leben erteilt hatte, halfen Alice, mutig und würdevoll mit den Verwüstungen der Alzheimer-Krankheit umzugehen, bis sie 1990, kurz vor ihrem 83. Geburtstag, starb. Zu diesem Zeitpunkt hatte sie die Alzheimer-Krankheit der Fähigkeit beraubt, sich um ihren Haushalt und ihre persönlichen Bedürfnisse zu kümmern, sie konnte nicht mehr gehen, alleine essen und ihre Wünsche und Bedürfnisse nicht mehr mitteilen. Diese Entwicklung machte Alice und allen Familienangehörigen großen Kummer und oft schwere Sorgen. Dennoch konnte die Alzheimer-Krankheit den innersten Kern ihres Wesens, die Persönlichkeit der Frau, die wir alle kannten und liebten, nicht antasten. Wenn Worte versagten, war es jederzeit möglich, durch eine Berührung, ein Lächeln, Musik, Familiengeschichten und Bilder mit Alice in Kontakt zu treten. Alice wusste immer, wer wir waren. Ich spreche nicht davon, dass sie unsere Namen kannte; diese Fähigkeit verlor sie sehr früh. Ich spreche von Alices tiefstem Innern, das immer begriff, dass wir ihre nächsten Familienangehörigen waren, und wusste, wie überaus wichtig wir einander waren.

Im fortgeschritteneren Stadium ihrer Krankheit fasste meine Familie den schwierigen Entschluss, aus beruflichen Gründen für ein Jahr nach Kalifornien zu ziehen. Die Pflegenden in Alices Heim waren immer wieder erstaunt, wie lebhaft sie wurde und auf unsere Stimmen reagierte, wenn wir mit ihr telefonierten; vielleicht war es aber auch nur die Freude, dass sie überhaupt einen Anruf bekam. Als wir jedoch wenige Wochen vor Alices Tod wieder nach Hause zurückkehrten, ließen ihr Gesichtsausdruck und ihre Körpersprache zweifelsfrei schließen, dass sie uns erkannte. Sie erkannte sogar ihre jugendlichen Enkel, die in der Zwischenzeit herangewachsen und sich stark verändert hatten. Nathaniel war inzwischen 13 Jahre alt und 25 cm gewachsen, die jetzt sechzehnjährige Miriam war eine junge Frau geworden. Alice begrüßte Miriam, die ihre Großmutter zuerst allein besuchte, nicht nur mit freudiger Erregung, sondern auch mit einem gemurmelten «mmm», als versuche sie, ihre Enkelin mit Namen anzusprechen.

Etwa einen Monat nach unserer Rückkehr erlitt Alice einen Hirnschlag. Nach fast einer Woche in tiefem Koma ergriff sie unsere Hände, drückte sie, blickte uns wissend und liebevoll an und tat ihren letzten Atemzug. Ja, Alice erkannte ihre Lieben bis zum Ende ihres Lebens.

Aus meiner eigenen Erfahrung heraus und aufgrund der Erfahrung anderer Menschen, hege ich keinen Zweifel daran, dass sich Personen mit Demenz ein tiefes Gefühl ihres Selbst erhalten und die Verbindung zu ihren Angehörigen nie vollständig abbricht. Demenz schädigt die Gehirnzellen, nicht das Menschsein einer Person oder ihr Bedürfnis, mit anderen in Beziehung zu bleiben und im gegenwärtigen Augenblick als Persönlichkeit wahrgenommen und gewürdigt zu werden. Das Gedächtnis zu verlieren bedeutet nicht, sich selbst zu verlieren oder die Menschen, die einem nahe stehen.

Pflege findet im Kontext einer Beziehung statt. Die Auswirkungen von Demenz verändern die Beziehung, beenden sie jedoch nicht. Die folgenden Geschichten zeigen, wie zwei ganz unterschiedliche Beziehungen durch die Betreuung und die demenzbedingten Veränderungen geprägt wurden.

Lisa und Robert Glavin[1]

Der folgende Bericht entstand nach einem Besuch, den ich im September 1999 Lisa und Robert Glavin in ihrem Haus in Nova Scotia abstattete. Ich habe ihre Äußerungen thematisch gegliedert, die beiden haben ihre Ansichten jedoch in getrennt geführten Einzelgesprächen geäußert.

Lisa:
«‹Geh› eine Meile in den Schuhen der anderen Person›. Das wäre mein wichtigster Rat. Ich habe mir diesen Merksatz an die Kühlschranktür geklebt und lese ihn oft, damit ich ihn nicht vergesse. Dein Mann muss dir wirklich wichtig sein, du musst ihn wirklich lieben, um zu verstehen, was er und andere Demenzkranke durchmachen; dann bringt man Verständnis und Geduld auf. Mein Eindruck ist, dass es eine Sache ist, zu wissen, dass ich herzkrank bin, Krebs habe oder so, es aber eine ganz andere Sache ist, zu wissen, dass dein Gehirn stirbt. Es bedeutet, Stück für Stück zu sterben, eine Haut nach der anderen abzulegen, wie eine Zwiebel.[2] Das muss entsetzlich sein. Ich will, dass sich Robert so wohl fühlt wie möglich und ein möglichst normales Leben leben kann, mehr nicht.»

Robert:
«Ich lebe von einem Tag auf den anderen; ich versuche, das Leben zu genießen, wie es eben ist. Ich lasse mich einfach tragen und versuche, die Dinge zu tun, die ich noch tun kann.

Wenn ich mich nicht beschäftigen könnte, käme ich bestimmt nicht zurecht; wenn ich nichts zu tun hätte, könnten man mich genauso gut einfach aussetzen. Ich nehme mir eben die Zeit und plane alles genau; das dauert dann zwar viel länger, aber was soll's?

Ich mache lange Spaziergänge mit Lady. Eigentlich ist sie ja Lisas Hund, inzwischen aber wohl eher meiner.»

In den zwei Jahren vor diesem Gespräch haben sich Lisa und Robert kreativ und tapfer mit der Realität von Roberts Alzheimer-Krankheit auseinandergesetzt. Sie merkten bereits vier Jahre vor der formalen Diagnose, dass etwas nicht stimmte. Robert stellte fest, dass ihm zunehmend schwerer fiel, seine Schreinerarbeit zu planen. Aufgaben, die ihm bislang leicht gefallen waren –

---

1   Eine frühere Version dieses Interviews ist erschienen in Bowlby Sifton, C. (2000a). Caregiver Focus: It's the little things that matter. *Alzheimer's Care Quarterly, 1*(1), 1–4; mit freundlicher Erlaubnis.

2   Das ist Lisas Vergleich, kein neurologisch fundierter.

etwa eine Raum vertäfeln – wurden nun schwierig. Lisa stellte fest, dass er manchmal auf untypische Weise gereizt war. Beide verschwiegen ihre Sorgen, bis Robert eines Tages nicht mehr wusste, wie man eine Tür setzt, etwas, was er schon so oft getan hatte. Er musste schließlich seinen Schwiegersohn um Hilfe bitten.

Lisa erfuhr durch ihre Tochter von diesem Zwischenfall, die besorgt angerufen hatte: «Mama, ich glaube, mit Papa stimmt etwas nicht; wir müssen etwas unternehmen.» Lisa spürte einen Knoten im Magen, bestätigte doch der Anruf, was sie innerlich bereits wusste. Sie suchten ihren Hausarzt auf, der aber kein Problem feststellte, auf Lisas Drängen hin aber schließlich bereit war, Robert an einen Facharzt zu überweisen. Das Paar musste viele Monate warten, doch schließlich unternahm es die vierstündige Fahrt nach Halifax zum Geriater. Nach zeitaufwändigen Untersuchungen und einigen weiteren Terminen in Halifax bestätigte der Facharzt, dass Robert im Alter von 65 Jahren an beginnender Alzheimer-Krankheit litt.

Lisa:
«Ich wollte es noch nicht wahrhaben, wusste aber, dass es stimmt. Erst musste ich schrecklich weinen. Dann kam die Frage, wie wir damit zurechtkommen würden. Wir sprachen vom ersten Tag an offen miteinander. Man muss die Angelegenheit diskutieren und dran bleiben. Ich las viel über die Krankheit, um mich auf den Verlauf einstellen zu können. Was immer ich las, las auch Robert, und wir besprachen die Themen mit unseren Angehörigen. Wir fingen sofort an, die rechtlichen Dinge zu regeln; Generalvollmacht und das alles. Das würde ich auch allen anderen Betroffenen empfehlen.»

Das erste, was Robert nach der Diagnose sagte, war: «Ich wusste, dass etwas nicht stimmte.» Dann fragte er Lisa, was sie zu tun gedenke. Lisa antwortete spontan: «Wir werden das zusammen durchstehen, Schatz, wie wir alles andere auch durch gestanden haben.» Während des Interviews äußerte Lisa, dass sie es immer noch genau so halten würde. Aus Lisas liebevollen Bemerkungen und dem Umgang, den die beiden miteinander pflegen, wird ganz deutlich, dass die innige Verbundenheit ihrer über vierzigjährigen Beziehung der Anker ist, der beiden in dieser schwierigen Zeit einen festen Halt gibt. «Wir sind immer noch auf der gleichen Wellenlänge», sagt Lisa. Sie stellte Veränderungen fest, Teile ihrer Beziehung sind unwiederbringlich verloren, doch es gab auch Wachstum. Sie sprach von einer reicheren, tieferen Verbindung, und davon, dass Robert weicher geworden sei, seine Gefühle besser ausdrücken könne. Lisa: «Wir umarmen uns oft und Robert umarmt nun auch seine Söhne. Das ist neu.» Nachdem an Weihnachten einer der Söhne mit Familie zu Besuch gewesen war, stellten alle Beteiligten verblüfft fest, dass sie früher nie so gut mit Robert ausgekommen waren.

Robert:
«Ich weiß nicht, wozu ich lebe. Ich bin nichts mehr wert, für niemanden.»

Lisa:
«Für mich bist du viel wert. Bitte vergiss das nie.»

Lisa unterstützt Roberts Selbstwertgefühl und schützt seine Würde innerhalb ihrer Beziehung, aber auch im Kreis der Familie und weiteren Umfeld. Obwohl beide sehr offen mit der Diagnose umgehen, ist es Lisa, die sehr feinfühlig die Dinge mit den Angehörigen, der Nachbarschaft und in der Öffentlichkeit regelt. Sie ebnet die Wege, weil sie nicht möchte, dass sich ihr Mann bloßgestellt fühlt oder lächerlich gemacht wird.

Robert verteidigt seine Würde in der Öffentlichkeit manchmal auf eine Weise, die Lisa nicht so gefällt, obwohl sie ihn versteht. Er eröffnet Gespräche gerne mit der scherzhaft gemeinten Bemerkung: «Sie ist es, die Hilfe braucht, nicht ich.» Robert war immer der Versorger, der alles kompetent organisiert hat. Deshalb fällt es ihm jetzt verständlicherweise sehr schwer, zu akzeptieren, dass sich seine Rolle verändert, dass Lisa sein Rettungsanker ist – nicht nur im Hinblick auf die Finanzen und dergleichen, sondern auch im Alltag. So mussten sie beispielsweise einen Klempner rufen, (zum ersten Mal in vierzig Jahren), weil Robert meinte, die Arbeit unter dem Spülbecken würde «den Rücken zu sehr belasten». Lisa sagte nur: «In Ordnung, Schatz. Wir holen den Klempner.» Wieder eine Zwiebelschale abgelegt.

Lisa versteht, dass in der Öffentlichkeit Roberts Stolz tangiert ist, und dass es ihn erleichtert, seine Defizite auf Lisa zu projizieren; zu Hause wissen jedoch beide, wie die Dinge tatsächlich stehen, sie sprechen darüber, weinen miteinander, umarmen sich und lachen. In einer solchen Situation, als sie einander sehr nahe waren, sahen sie eine betagte Nachbarin, deren Alzheimer-Krankheit bereits weit fortgeschritten war, bei laufendem Motor im Auto sitzen, während ihr Mann beim Einkaufen war. Robert erkannte die Gefährlichkeit dieser Situation und war entsetzt. Lisa musste ihm versprechen, ihn in eine Pflegeeinrichtung zu geben, wenn seine Krankheit dieses Stadium erreicht hatte. Robert verblüffte Lisa während der einmonatigen Informationskampagne über die Alzheimer-Krankheit mit dem Vorschlag, den Tag der Offenen Tür der örtlichen Alzheimer-Pflegestation wahrzunehmen. Er hatte die Ankündigung in der Zeitung gelesen und gedacht, es wäre doch für beide gut zu wissen, wo er möglicherweise später betreut werden könnte.

Die Veränderungen, Unterschiede und Verluste wurden Lisa und Robert, jeweils auf spezifische Art, deutlich bewusst, als, wenige Wochen vor unserem Gespräch, ein Umzug organisiert werden musste. Obschon sie sich sehr bemüht hatten, ihr Haus in der kleinen Ortschaft auf der Insel, wo Robert geboren war und wo sie im Ruhestand wohnten, zu veräußern, tat sich zwei Jahre lang gar nichts. Dann jedoch wurde es innerhalb einer hektischen Woche verkauft; das Paar erwarb ein anderes Haus und zog um. Sie entschieden sich zusammen für ein neues Haus, wobei Robert klar war, dass es ihr letztes *gemeinsames* war, und es eines sein sollte, in dem sich Lisa später auch allein wohlfühlen konnte.

Lisa:
«Der Umzug war ein Albtraum – nicht so sehr die damit verbundene Arbeit, sondern die damit verbundene Erkenntnis, wie sehr Robert nachgelassen hatte. Der Transporter, den ich für den Umzug bestellt hatte, kam nachmittags an, allerdings ohne Laderampe, so dass er nicht zu gebrauchen war. Ich musste ihn wegschicken. Abends im Bett, im Haus meiner Tochter, brach ich zusammen, weil ich mir nicht vorstellen konnte, wie wir am nächsten Tag all unsere Sachen aus dem Haus schaffen sollten. Mit Hilfe guter Freunde, unserer Angehörigen und nach zahlreichen Telefonaten wurde schließlich ein Konvoi kleinerer privater Transporter organisiert, und wir schafften es. Was mich fertig machte, war Roberts Reaktion auf diese kritische Situation. Als ich ihn fragte, was wir tun sollten, sagte er: ‹Du wirst schon eine Lösung finden; ich muss rüber ins Haus und das Bad putzen.› Es hat dann den Ofen geputzt. Als ich dazu kam, hatte Robert Sachen aus dem Kühlschrank genommen und fragte mich, wo er sie hinlegen sollte. War das wirklich Robert? Ich konnte es einfach nicht glauben; Robert hatte sich bislang in Krisen immer bewährt, war stark gewesen und hatte das Kommando übernommen.»

Robert:
«Der Umzug war wirklich schwer; ich lief die Treppen auf und ab, weil ich irgendwo irgend etwas gesehen hatte und es holen wollte, dann hatte ich aber vergessen, in welcher Kiste die Sachen waren und was ich eigentlich suchte. So ging das dauernd. Ich wurde schrecklich müde dabei. Sonst habe ich mich jeden Tag hingelegt und ausgeruht; das muss ich unbedingt wieder tun.»

Im Laufe unseres Gespräch wurde deutlich, dass Lisa die veränderte Situation begriffen hatte: Robert war offensichtlich nicht mehr fähig, komplizierte Probleme zu lösen und packte nur noch konkrete Aufgaben an, die er bewältigen konnte. Sie verstand, sie trauerte und dann machten sie beide weiter.

Das neue Haus und die Nachbarschaft erwiesen sich als «einfach toll», und der Umzug hatte sich, trotz aller Schwierigkeiten, gelohnt. Für die Zeit nach dem Interview hatten Lisa und Robert eine Ferienreise mit dem Auto geplant. Sie wollten einen Monat unterwegs sein, Familienangehörige und Freunde besuchen, die herbstliche Farbenpracht bewundern und gemeinsam etwas unternehmen. Obwohl die Freude über das, was sie zusammen erleben und tun können, die Atmosphäre prägt und ein humorvoller Ton herrscht, gibt es jeden Tag auch echte Sorgen und wirklich frustrierende Momente.

Lisa und Robert sind sehr daran interessiert, andere von ihrer Situation profitieren und lernen zu lassen. Robert hat schon frühzeitig den Geriater gefragt, ob es möglich sei, nach seinem Tod sein Gehirn der Forschung zur Verfügung zu stellen. Sie unternehmen alljährlich die anstrengende Reise nach Halifax für die Untersuchungen, obwohl die Sache für beide eher unbefriedigend ist.

Lisa:
«Ich finde, sie sollten ganz andere Fragen stellen, besonders Leuten in den frühen Stadien. Warum fragen sie nicht nach ganz alltäglichen Dingen? Sie sollten vor allem mit der Betreuungsperson sprechen. Man muss einfach mit dem Betroffenen zusammenleben, um zu wissen, was wirklich los ist. Nach dem letzten Test wurde mir mitgeteilt, dass sich nichts verändert hat, ja sogar angedeutet, dass die Diagnose möglicherweise falsch sei. Dabei stelle ich, hier zu Hause, enorme Veränderungen fest. So wird Robert beispielsweise nur wenige Minuten, nachdem wir eingekauft haben und er mir geholfen hat, die Lebensmittel zu verstauen, unruhig, und will wieder zum Einkaufen fahren. Als ich das dem Arzt erzählte, ging er einfach darüber hinweg, als könnte ich unmöglich mehr wissen als die Untersuchungsergebnisse zeigten. Das Ganze ist so schrecklich anstrengend für uns beide; ich weiß nicht, ob wir überhaupt noch einmal nach Halifax fahren sollen.»

Robert:
«Die Untersuchungen sind belastend; sie ermüden mich sehr. Manchmal ist einfach alles sehr schwierig; meist sind es Kleinigkeiten, die so frustrierend sind. Wie heute zum Beispiel: Ich ging in die Stadt, nur um eine Geburtstagskarte und Blumen zu kaufen für Lisa, kam aber ohne [die Sachen] heim. Sie standen nicht auf meiner Einkaufsliste, weil sie eine Überraschung sein sollten. Ich hatte sie vollkommen vergessen. Ich stelle fest, dass mein Kurzzeitgedächtnis immer schlechter wird.

Manchmal gibt es auch Situationen, die Angst machen. Kürzlich sprach ich über irgendetwas und verlor komplett den Faden. Als hätte jemand einen Rollladen runtergelassen in meinem Kopf.»

Lisa ist nicht nur Roberts Rettungsanker geworden, vielmehr auch eine mutige Fürsprecherin und Vertreterin seiner Interessen. Die Kraft dazu bezieht sie aus ihrer innigen Verbindung zu Robert, aus ihrem Glauben, aus der Beziehung zu ihrer Tochter und einer sehr guten Freundin. Auch das Angebot der Tagespflegestätte und das dortige Personal sind ihr eine Unterstützung. In anderen Bereichen jedoch musste sie um jede kleine Hilfestellung kämpfen, und in manchen Fällen bekam sie, gegen ihre Erwartung, überhaupt keinen Beistand. Nicht alle Familienmitglieder waren einsichtig, und manche äußern ganz offen, dass sie Robert völlig normal finden. Sie sagen: «Auf mich macht er einen sehr guten Eindruck» und lassen durchblicken, Lisa bilde sich die Probleme nur ein. Ein weiteres, vielleicht noch schockierenderes Beispiel stammt aus der ersten Zeit der Erkrankung, als sie zum Treffen einer Selbsthilfegruppe gingen und niemand erschien, nicht einmal die Leitung. Später entschuldigte sich diese Person mit dem Argument, es gäbe in der Gegend einfach niemand mit der Alzheimer-Krankheit! Bald nach unserem Gespräch hat sich Lisa in der Alzheimer-Gesellschaft von Nova Scotia engagiert, um eine Selbsthilfegruppe für Angehörige auf die Beine zu stellen. Was würde Lisa gerne verändern?

Lisa:
«Es darf nicht länger ein Stigma sein, an der Alzheimer-Krankheit zu leiden. Wofür sollte man sich denn schämen? Es handelt sich um ein Hirnleiden. Man muss … darüber sprechen; mehr Aufklärung ist nötig. Das Stigma hält die Leute davon ab, sich Hilfe zu holen.

Ich habe bei manchen professionellen Pflegekräften und der Ärzteschaft den Aspekt der Fürsorglichkeit und des Verständnisses vermisst, die menschliche Seite eben. Sie geben dir vielleicht ein paar Faltblätter und nennen das dann Beratung. Ich lese diese Sachen, das tun aber sicher nicht alle. Worauf es ankommt, ist die fürsorgliche Grundeinstellung.»

Robert:
«Viele Leute, Ärzte einschließlich, sagen: ‹Das ist nur das Alter›. So etwas ärgert mich.

Die Leute von dort, wo ich früher gelebt habe, bleiben stehen und fragen mich, wie es mir geht; dann sage ich ‹gut›. Sie verstehen einfach nicht, wollen eigentlich auch nicht verstehen, dass ich nicht krank bin – nicht offensichtlich krank; ich habe eben ein Hirnleiden. Es gibt inzwischen so viele Informationen darüber, aber sie lesen nichts. Das ärgert mich, doch am Ende wird mir klar, dass es deren Problem ist …»

Am Schluss unseres Gesprächs stimmt Lisa einer früheren Äußerung Roberts aus ganzem Herzen zu: «Die Kleinigkeiten sind am allerwichtigsten.»

Es kostet nicht mehr und nimmt nicht mehr Zeit in Anspruch, wenn sich professionelle und nicht professionelle Pflegekräfte fürsorglich und respektvoll verhalten. Der Aspekt der Fürsorglichkeit und liebevollen Zuwendung ist so entscheidend. Fehlt er, ist alles Geld, das in dieses Thema investiert wird, schlicht rausgeworfenes Geld. Was für eine hoffnungsvolle Botschaft für uns alle: Etwas völlig Kostenloses kann dem Leben von Menschen mit der Alzheimer-Krankheit und dem ihrer Betreuungskräfte eine entscheidende Wende zum Besseren geben.

Eine letzte Begebenheit aus der Geschichte von Lisa und Robert erinnert uns daran, wie überraschend findig alzheimerkranke Menschen sein können. Robert hatte in Abwesenheit seiner Frau den Anruf einer ihrer Lieblingsnichten entgegen genommen. Die Stimme der Anruferin war ihm vertraut, ihren Namen hatte er aber völlig vergessen. Es war ihm zu peinlich, diese Frau, die ihn offensichtlich kannte, nach dem Namen zu fragen. Roberts kreative Lösung des Problems bestand darin, Lisas Adressbuch zur Hand zu nehmen und jeden Namen zu lesen, bis er auf einen stieß, der zur Stimme am Telefon passte. Später konnte er Lisa über den Anruf berichten. Eine hervorragende Lösung des Problems – die Zwiebel hat noch viele Schalen.

Ich danke Lisa und Robert für ihr Vertrauen, und dass sie mir von ihren Erfolgen, aber auch von ihrem Kummer und ihren Schwierigkeiten so offen erzählt haben. Sie sind Vorbilder und erlaubten mir sofort, ihre Geschichte öffentlich zu machen, in der Hoffnung, anderen Menschen damit zu helfen.

Wir können aus der Geschichte dieses Paares viele Dinge zu lernen, die ich in den folgenden Kapiteln näher erläutern werde. An dieser Stelle möchte ich auf die innere Haltung hinweisen, mit der die beiden ihren von der Alzheimer-Krankheit geprägten Alltag bewältigen. Robert sagt: «Ich lebe von einem Tag auf den anderen; ich versuche, das Leben zu genießen, wie es eben ist. Ich lasse mich einfach tragen und versuche, die Dinge zu tun, die ich noch tun kann.» Robert scheint die Freuden und Erfolge des Augenblicks zu schätzen; er lebt sein gegenwärtiges Leben so erfüllt und reich wie möglich. Lisa unterstreicht seine Einstellung, wenn sie sagt:«Ich will, dass sich Robert so wohl fühlt wie möglich und ein möglichst normales Leben leben kann, mehr nicht».

Ich wünsche mir, dass dieses Buch weitere Möglichkeiten aufzeigt, wie das Glück des Augenblicks gefeiert werden kann. Ein Schlüsselsatz, den Robert geäußert hat, erinnert uns an die Grundlage einer jeden Pflegebeziehung: «Das Wichtigste ist, dass mich die Leute als Mensch behandeln, einfach als einen Menschen wie alle anderen.»

Doris und Martin

Die Geschichte von Doris und Martin steht in krassem Gegensatz zu Lisa und Roberts. Im folgenden Fall verschließt die betreuende Person ihren Schmerz in ihrem Innern, und das Paar erfasst die Situation nur in deutlich einge-schränktem Maß.

Martin wird derzeit im Pflegeheim eines kleinen Ortes betreut, in dem auch Doris allein in einer bescheidenen Wohnung lebt. Doris und Martin haben sich nach Kräften bemüht, ihr gemeinsames Leben zu meistern und ihre bei-den Kinder großzuziehen. Es fehlte ihnen nicht an gutem Willen und besten Absichten, sie hatten jedoch mit Geisteskrankheit und Armut zu kämpfen. Sie verstanden die vorhandenen Hilfsangeboten nur begrenzt und konnten sie nur begrenzt wahrnehmen. Doch trotz aller Schwierigkeiten scheint immer wieder durch, dass Liebe das Paar seit mehr als 50 Jahren verbindet.

Martin hatte eine traumatische Kindheit, die Narben hinterlassen hat. Er leidet seit langer Zeit an einer Schizophrenie und war deswegen häufig in psy-chiatrischen Kliniken. Als ich Martin kennen lernte, war es schwierig, seiner Erzählung zu folgen und zu erkennen, ob die Diagnose richtig war. Die Behandlungsversuche der Vergangenheit schlossen auch zahlreiche Elektro-schocks und starke Beruhigungsmittel ein. Einige seiner Denkprozesse waren offensichtlich verändert. Martin war zwanghaft am Zählen interessiert, und sein Raumgefühl war deutlich gestört (manchmal hielt er sich den ganzen Tag in der engen Küche auf und weigerte sich, sie zu verlassen). Er entwickelte auch bestimmte wirklichkeitsferne Überzeugungen, etwa dass sich seine Frau mit einem anderen Mann traf, wenn sie aus dem Haus ging. Ein aufbrausendes Temperament, sowie eine deutliche Abneigung, die Wohnung zu verlassen, waren Bestandteile der zahlreichen Beschwernisse in seinem Leben.

Martin war jedoch auch ein talentierter Maler mit großer künstlerischer Bandbreite, der sich sogar als Architekt betätigt hatte. Das Haus der Familie hatte er selbst geplant. Er verwaltete das schmale Finanzbudget der Familie sehr kompetent und kochte hervorragend. Seine Söhne schreiben es allein dem Geschick ihres Vaters zu, dass sie als Kinder und Jugendliche ein Dach über dem Kopf und Essen auf dem Tisch hatten.

Als ich Martin begegnete, waren seine zahlreichen Talente von seinen Schwierigkeiten mit dem Alltag fast völlig überlagert. Weil es so häufig in seinem Leben Zeiten großer Ängste und Verwirrung gegeben hatte, wurden bestimmte Veränderungen anfangs von seiner Frau, den Angehörigen und seiner Ärztin nicht bemerkt. Martin verlor beispielsweise die Fähigkeit, eine essbare Mahlzeit zuzubereiten. Er kochte das Abendessen Stunden zu früh, und einmal brachte er mit Hundefutter belegte Brötchen auf den Tisch. Dazu kam, dass er sich offensichtlich nicht mehr richtig wusch und ein schrecklich schlechtes Gedächtnis hatte.

Schließlich ergaben die Untersuchungen, dass Martin deutliche kognitive Einschränkungen hatte und möglicherweise an einer Form von Demenz litt. Er wurde in ein spezielles Beschäftigungsprogramm für Menschen mit Gedächtnisverlust aufgenommen. Er ließ sich von Doris nur widerstrebend zu dieser Gruppe bringen, dort angekommen begrüßte er jedoch das Personal und die anderen Leute überaus herzlich. Wenn ihn Doris später abholte, zeigte er sich hoch erfreut, herzte und küsste sie. Martins Verhalten überraschte Doris und die Söhne, weil er früher seine Zuneigung selten offen gezeigt hatte. Seine Angehörigen stellten fest, dass er insgesamt weicher geworden war, und dass durch den Gedächtnisverlust, die skurrilen Gedanken und Verhaltensweisen, die sie von jeher bei ihm kannten, ein großer Sinn für Humor durchschimmerte.

Diese Veränderungen in Martins Wesen trösteten Doris und stimmten sie hoffnungsfroh. Sie hatten eine schwierige Ehe geführt, doch Doris war standhaft geblieben und hatte immer darauf vertraut, dass ihre Liebe die Dinge zum Besseren wenden würde, um eines Tages eine gute Zeit miteinander zu haben. Ihre Kinder äußerten, dass, ungeachtet der deutlichen, von Martins Demenz ausgelösten Schwierigkeiten, dies der glücklichste Abschnitt im gemeinsamen Leben ihrer Eltern war. Doris genoss Martins verstärkte Zuneigung und freute sich über sein weniger aggressives und reizbares Wesen.

Man könnte Doris als «hoffnungssüchtig» bezeichnen: ein eher ungünstiger Faktor. Sie nahm diese wunderbaren Veränderungen als Zeichen, dass noch schönere Veränderungen bevorstanden. So lebte sie zum Beispiel in der Hoffnung, dass Martin auf ihre vernünftigen Argumente hören und begreifen würde, dass sie nur noch wenige gemeinsame Jahre vor sich hatten und sie diese Zeit möglichst erfreulich nutzen sollten. Martin jedoch reagierte mit Rückzug, dem Muster also, das er sein Leben lang praktiziert hatte. Verstärkt wurde es noch durch die Angst, zu versagen, und vor einer Zukunft mit immer größer werdenden Gedächtnisproblemen.

Das Personal der Tagesstätte bemühte sich mit großem Zeitaufwand, Doris erfolgreiche Verhandlungstechniken beizubringen. Sie ließ sich jedoch nicht von dem Glauben abbringen, dass ihr Ansatz richtig sei und sie Martin ihre logischen Argumente nur oft genug wiederholen müsse. Bei einem Treffen mit Doris und den Kindern der Eheleute äußerte ich mich besorgt über Doris' und Martins unzureichende Ernährung. Doris erbot sich, die Abendmahlzeit zu kochen, was Martin aber strikt ablehnte, weil die Küche sein Bereich war. Doris gab sich daraufhin mit Martins bescheidenen Kochbemühungen zufrieden, weil sie ihn nicht kränken wollte. Dieser Punkt war besonders heikel, weil Doris an Diabetes litt. Gemeinsam mit den Angehörigen erarbeitete ich eine Reihe von Möglichkeiten, wie Doris freundlich aber bestimmt durchsetzen konnte, dass sie das Essen kochte. Sie sollte Martin *mitteilen*, dass sie als besonderen Leckerbissen einen Braten machen würde und ihn *fragen*, zu welcher Uhrzeit er gerne essen würde. Doris nahm dergleichen Vorschläge begeistert auf, und ich glaubte schon, endlich den entscheidenden Durchbruch geschafft zu haben. Als ich dann jedoch Doris bat, zu wiederholen, wie sie mit Martin über das Abendessen sprechen werde, sagte sie: «Möchtest du, dass ich mich um den Braten fürs Abendessen kümmere, Liebling?» Martin würde zweifellos verneinen und das Problem der unzureichenden Ernährung bliebe ungelöst.

Schließlich wurde «Essen auf Rädern» organisiert. Ohne Martin zu fragen. Die Kinder teilten ihm einfach mit, das Abendessen werde demnächst ins Haus gebracht. Martin und Doris genossen die Mahlzeiten, und Martin protestierte nicht.

Mit etwa dem gleichen Vorgehen gelang es uns, Martin zu einer geriatrischen Konsultation zu bewegen, die den Verdacht auf Demenz bestätigte. Das Personal der Tagesstätte bemühte sich zusammen mit den Angehörigen um möglichst viele Hilfen. Das Paar wurde von einem Reinigungsdienst unterstützt, täglich kümmerte sich eine Pflegekraft um Martins Körperpflege und vertrat Doris während ihrer Abwesenheit. Doris wurde eindringlich gebeten, ihren Mann nicht für längere Zeit allein zu lassen. Eine großherzige Pflegende beantwortete von daheim aus geduldig Doris' zahlreiche telefonische Hilferufe.

Wir stellten unsere Bemühungen, Doris andere Formulierungen beizubringen, ein. Wir sprachen mit den Kindern der beiden über das absehbare Fortschreiten von Martins Demenz und dass sie überlegen mussten, wie und wo ihr Vater versorgt werden sollte, wenn ihn ihre Mutter nicht mehr betreuen konnte. Wir gaben ihnen *A Personal Care Book* (Alzheimer Society, 1993) an die Hand, um dort die Lebensgewohnheiten und Vorlieben ihres Vaters einzutragen und erklärten ihnen Sinn und Zweck dieser Maßnahme: Sie soll auf eine Heimunterbringung vorbereiten und sicherstellen, dass künftige Pflegekräfte möglichst viel über ihren Vater wissen. Wir ermunterten die Söhne, sich bereits jetzt verschiedene Langzeitpflegeeinrichtungen anzusehen.

Die Angehörigen reagierten interessiert und dankbar auf diese Anregungen, doch plötzlich krachte das ganze, mühsam errichtete Kartenhaus zusammen. Eines Winterabends wollte Doris zum Kegeln gehen. Sie erklärte Martin genau, was sie vor hatte und wann sie zurück sein würde. Martin, der sie schon immer verdächtigt hatte, sich mit anderen Männern zu treffen, beschloss an diesem Tag, ihr zu folgen und sie zu ertappen. Er ging raus auf die Straße, konnte dann aber weder seine Frau, noch den Weg zurück in die Wohnung finden und irrte herum. Glücklicherweise erkannte ihn eine Nachbarin. Sie suchte den Hausmeister auf, bat ihn, Martin ins Haus zu lassen, verständigte Doris und setzte sich tags darauf mit dem Personal der Tagesstätte in Verbindung.

Jetzt trat der Notfallplan, den wir erstellt hatten, um ihn hoffentlich nie umsetzen zu müssen, in Aktion. Ein Glück, dass die Sozialarbeiterin von einem freien Bett auf der Alzheimer-Station des lokalen Pflegeheims wusste. Die Familie war froh, dass das Fachpersonal half, Martin über die geplante Veränderung zu informieren. Weil die Pflegende der Tagesstätte die engste Beziehung zu Martin hatte, übernahm sie diese Aufgabe. Sie bat ihn um ein Gespräch unter vier Augen. Zuerst äußerte sie ihre Sorge über den Gesundheitszustand seiner Frau. Martin stimmte ihr zu und äußerte sich ebenfalls ehrlich besorgt. Die Pflegende sagte, es sei wohl besser, wenn er, Martin, woanders betreut würde, damit sich Doris um ihn keine Sorgen machen müsse und sie sich erholen könne. Dem stimmte Martin gerne zu. Nachdem er sich vergewissert hatte, dass er seinen Hund mitbringen durfte, bezog Martin traurig, jedoch ohne zu protestieren, sein Zimmer auf der Alzheimer-Station.

Leider wird Doris nun immer hinfälliger. Der liebevolle Glanz in ihren blauen Augen ist wehmütiger Trauer gewichen. Martin wird ausgezeichnet versorgt, aber trotzdem gebrechlicher und kognitiv schwächer. Doch ungeachtet aller Ausfälle und allen Kummers kann man das betagte Paar noch immer Hand in Hand dasitzen sehen. Doris blickt Martin mit trauriger Verehrung an, er freut sich über ihre Besuche und begrüßt sie mit warmem Lächeln und einer inniger Umarmung. Nach all den schwierigen Jahren genießen Doris und Martin nun diese kostbaren Augenblicke friedlichen Beisammenseins.

Pflegenden Angehörigen den Weg weisen

Lisa und Robert konnten sich zwar mehr Momente liebevoller Verbundenheit verschaffen, beide Paare hatten jedoch, trotz aller Belastungen und Mühen, die das Leben mit Demenz kennzeichnen, auch schöne, tröstliche gemeinsame Zeiten.

Diese beiden Geschichten stehen exemplarisch für unterschiedliche Arten der Betreuung, was teilweise damit zu tun hat, dass sich die Beziehungen und Persönlichkeiten der Beteiligten bereits vor Einsetzen der Demenz stark unterschieden haben. Verbunden mit den Merkmalen ihrer Persönlichkeiten, aber auch unabhängig davon, reagierten Lisa und Doris, die beiden Betreuerinnen, auf die schwierige Lebenssituation jeweils ganz unterschiedlich.

Lisa beschloss, so viel wie möglich über die Veränderungen, die Robert durchmachte, zu lernen. Sie lernte, auf Robert einzugehen, veränderte ihre Formulierungen und Erwartungen. Lisa und Robert, die viele Jahre innig verbunden gelebt hatten, wollten ihre gemeinsame Zeit so gut wie möglich nutzen. Doris hatte das gleiche Ziel, ja in den über 50 Jahren ihrer Ehe immer auf bessere Zeiten gehofft. Dennoch war sie irgendwie blockiert, nicht nur hinsichtlich der Hoffnung, sondern auch in der Kommunikation mit Martin. Sie war offenbar nicht fähig, Martins Gehirnveränderungen zu berücksichtigen, selbst wenn sie auf einfache, eindeutige Beweise aufmerksam gemacht wurde. Es war ihr unmöglich, zu akzeptieren oder zu verstehen, dass Martins schwere Gehirnschädigungen ihn beispielsweise daran hinderten, die verschiedenen, für das Baden oder Duschen notwendigen Schritte zu bewältigen. Doris hielt hartnäckig an dem Glauben fest, Martin würde auf ihre vernünftigen Erklärungen entsprechen reagieren und war dann überrascht und gekränkt, wenn er ärgerlich und feindselig wurde, weil er verwirrt und frustriert war. Dass sich Martin in der Tagespflegestätte bei der Körperpflege bereitwillig helfen ließ, war ihr ebenfalls unverständlich.

Eine Person mit Demenz zu betreuen ist, wie Sie sehr wohl wissen, eine große Herausforderung. Die Aufgabe ist so schwierig, weil es fortlaufend zu weiteren Ausfällen und Einschränkungen kommt. Das liegt in der Natur der Sache. Leider haben weder Sie, noch die Person in Ihrer Obhut eine Wahl oder die Kontrolle über den Verlauf des Gehirnleidens. Doch die Entscheidung, wie Sie auf diese Veränderungen reagieren, liegt sehr wohl in Ihrer Hand. Sie können beschließen zu wachsen, sich zu verändern und zu lernen, oder beschließen, im gewohnten Muster zu kommunizieren. Sie können beschließen, an der Hoffnung auf Genesung festzuhalten, oder die betroffene Person mit ihren Stärken und Schwächen zu akzeptieren, im Hier und Jetzt zu leben und die Freuden des Augenblicks zu genießen. Sie haben die Wahl.

Ich habe Lisas und Doris' Reaktionen auf die Anforderungen der Betreuung als «unterschiedlich» bezeichnet. Diese Wortwahl ist wichtig, weil unterschiedlich nicht besser bedeutet. Beide bemühten sich nach Kräften, eine gute Pflege zu leisten, beide handelten aus tiefer Liebe und Zuneigung zu ihrem Ehemann. Doris fiel es schwerer als Lisa, ihre Liebe und Fürsorge den demenzbedingt veränderten Fähigkeiten ihres Mannes anzupassen. Wie die meisten Pflegenden stellten auch sie fest, dass Demenz die Regeln in ihrer Beziehung verändert. Ohne die gewohnten Regeln kam sie mit der Situation nur schwer zurecht.

Ist es überhaupt sinnvoll, über Pflege und Betreuung zu schreiben und zu informieren, wenn es doch keine Regeln gibt und jede Pflegesituation anders ist? Ja, doch. Ohne fixe Regeln festzulegen, lassen sich doch aus den Gegebenheiten, die allen Pflegesituationen gemeinsam sind, Richtlinien ableiten. *Das Alzheimer-Buch, Ein «Wegbegleiter» für Angehörige und Pflegende* versucht, die allgemein gültigen Erfahrungen zu bündeln und Anregungen zu bieten, die Ihrer persönlichen Betreuungstätigkeit den Weg weisen.

Ich mag den Begriff *Reiseführer*, weil er laut Wörterbuch eine Person bezeichnet, die «den Weg weist». Den Weg weisen oder einen Weg vorschlagen heißt nicht, den Weg vorschreiben. Denken Sie an die Funktion eines Wanderführers bei einer Tour durch unbekanntes Gelände. Die Information des Wanderführers beruht auf dem Erfahrungsstand des Autors oder der Autorin zum Zeitpunkt der Abfassung des Textes. Das Buch weist auf Pfade hin, auf besonders schöne Landschaften, gute Rastplätze und Gefahren. Oft enthält es Hinweise auf die geschätzte Dauer und den vermutlichen Schwierigkeitsgrad der Unternehmung. Ein Wanderführer liefert auch Vorschläge für die erforderliche Ausrüstung, das Proviant und die Planung.

Nehmen wir an, dass ich zum ersten Mal eine Wanderung unternehme, ja überhaupt zum ersten Mal in fremdem Gebiet unterwegs bin. Ich wäre für die Informationen des Wanderführers dankbar. Ich bekomme eine Vorstellung dessen, was mich erwartet, er hilft mir, mich zurechtzufinden. Einmal unterwegs stelle ich möglicherweise fest, dass sich die Bedingungen inzwischen verändert haben: Vielleicht sind Bäume über den bislang freien Pfad gestürzt, und die Landkarte des Wanderführers hilft mir, das Hindernis zu umgehen. Ich setze meinen Kompass ein, finde die gewünschte Richtung und komme wieder auf den Weg zurück. Dann entdecke ich, dass aus der sanften Niederung, die das Buch als Rastplatz empfiehlt, wegen heftiger Regenfälle in den letzten Tagen ein tiefer Sumpf geworden ist. Deshalb setze ich mich auf einen umgefallen Baumstamm und genieße die prächtigen Wildblumen. Ich kann sagen, dass mir der Wanderführer gute Dienste geleistet hat. Ich habe mich nicht verirrt und werde auf dem richtigen Weg bleiben. Ich bin gut ausgerüstet für den Rest der Wanderung, auch wenn sie vielleicht länger ausfällt als im Buch beschrieben. Gut möglich, dass ich an manchen Stellen selbst entscheiden und Probleme alleine lösen muss. Gut möglich auch, dass ich unterwegs erfreuliche Entdeckungen mache, ich ganz alleine.

Dieses Bild fasst den Zweck des vorliegenden Alzheimer-Buchs zusammen: Ich will meine Erfahrungen und die anderer Personen weitergeben, um professionell Pflegenden oder pflegenden Angehörigen, den Weg durch ihre persönliche Pflegeerfahrung zu weisen. Sie werden erfahren, wie Sie für sich selbst sorgen können, Gedanken über die Erlebniswelt demenzkranker Menschen finden, sowie Grundinformationen über die Alzheimer-Krankheit und andere Demenzformen, Tipps zur Kommunikation und Gestaltung der Umgebung, aber auch Strategien, die helfen, die Lebensgewohnheiten der betroffenen Person aufrecht zu erhalten. Das Handbuch zeigt ferner, wie Sie Herausforderungen begegnen und die künftige pflegerische Versorgung sicherstellen können. Ich hoffe, dass diese Anregungen eine Orientierungshilfe bieten und Ihnen helfen, Schwierigkeiten zu überwinden. Mehr noch: Ich hoffe, dass Sie auf diesem anspruchsvollen Weg viele verborgene Schönheiten entdecken, Dinge, die Kraft schenken, Zuversicht wecken und Freude bereiten.

Widmung

Für den Menschen mit Demenz
zählt nur der gegenwärtige Augenblick.
Er kann sich den morgigen Tag kaum vorstellen, kann ihn kaum erahnen
oder begreifen.
Die Vergangenheit ist bestenfalls eine schwache Erinnerung.
Menschen mit Demenz leben im Augenblick;
sie erfahren die Fülle des Lebens im Hier und Jetzt.
Als Pflegende sind wir aufgefordert,
uns auf diese ganz gegenwartsbezogene Haltung einzulassen.
Solche Momente sind die beste Gelegenheit,
auf diesem Pflegeweg
Freude und Erfüllung zu finden.

1

Wer pflegt, muss sich pflegen

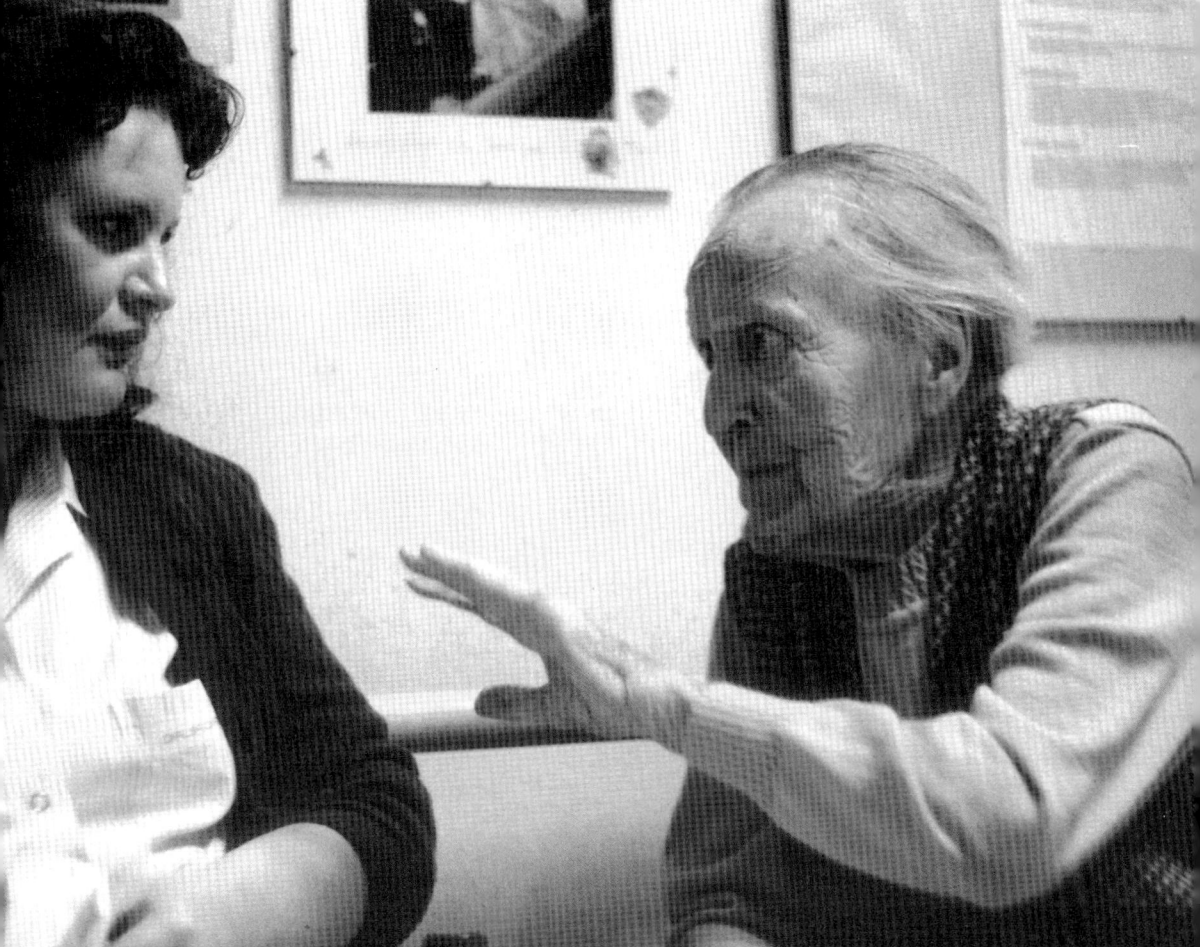

Ich bin noch da, begraben unter diesem … aufgeweichten, armseligen Gehirn,
das sich meinem verzweifelten Willen versagt und ihn verhöhnt
wenn flüchtige Gedanken, Vorstellungen und Träume versuchen, sich freizukämpfen.
Wenn du mich verlässt und deine Liebe nachlässt, bin ich verloren, verloren für immer.
Du hast mir gezeigt, wie edel das Herz einer Frau sein kann.
Wo immer ich später einmal bin: Ich werde Ausschau halten nach dir;
heute jedoch
blicke nach vorn
fühle dich frei
genieße das Leben
erfreue dich der Kinder
wache über mein Gedächtnis
und Gott segne dich.

Howard Quaterman

Frau Winona Quaterman fand dieses Gedicht nach dem Tod ihres Mannes in seiner Brieftasche. Das Blatt war sehr zerknittert, doch die Handschrift eindeutig die ihres Mannes. Dieser sehr persönliche Dank, diese sehr persönliche Äußerung ist Frau Quaterman sehr kostbar, weshalb ich ihr von Herzen danke, dass sie mir erlaubt hat, den Text zu veröffentlichen. Möge er Sie als Pflegende ermutigen! Unseligerweise beeinträchtigt die mit Demenz einhergehende Gehirnschädigung zahlreiche Fähigkeiten eines Menschen, darunter oft auch die, Dankbarkeit und Wertschätzung auszudrücken – zumindest auf die übliche Art und Weise. Ich kann Ihnen jedoch versichern, dass sich jede Person mit Demenz genau wie Howard Quaterman äußern würde, wenn sie es nur könnte.

Einen Menschen mit Demenz zu betreuen zählt zu den größten Herausforderungen, die das Leben bereithält. Ich weiß, dass Sie eine besondere Persönlichkeit sind, weil Sie sich dieser Aufgabe stellen und dabei Ihr Bestes geben. Viele Pflegende kümmern sich so hingebungsvoll um die demenzkranke Person, dass sie darüber vergessen, sich um sich selbst zu kümmern. Dieses Buch beginnt mit Anregungen und Erinnerungshilfen für die Betreuung eines wirklich besonderen Menschen: Sie selbst. Pflegen Sie sich selbst – dass andere es tun, ist nämlich unwahrscheinlich. Wenn es Ihnen schwer fällt, sich selbst an die erste Stelle zu setzen, halten Sie inne und überlegen Sie: Wie käme die Person in Ihrer Obhut zurecht, wenn Sie krank und damit ausfallen würden? Das ist keine gezielte Angstmacherei. *Tatsache ist, dass Menschen, die Personen mit Demenz versorgen, unter starkem Stress stehen und ein deutlich erhöhtes Risiko haben, körperlich oder seelisch zu erkranken.* (Bourgeois, Schulz & Burgio, 1996; Lindsay, 1994b). Ohne Sie persönlich zu kennen weiß ich, dass Sie für Ihren Schützling der rettende Anker sind; Sie verstehen ihn besser als alle anderen. Geben Sie gut auf sich Acht, um Ihrer selbst und um Ihres Schützlings willen. Sally Callahan, eine pflegende Angehörige, drückt es folgendermaßen aus:

Pflegende Angehörige sollten gleich zu Beginn und dann immer wieder, bis sie begreifen, dass es um ihr Überleben geht, gesagt bekommen, dass sie vorrangig sich selbst pflegen müssen … Der lange, gefahrvolle Weg der Alzheimer-Pflege produziert oft mehrere Opfer. Der oder die Kranke ist ein Opfer des Gehirnleidens, das ist offensichtlich, aber auch die Pflegeperson und die Angehörigen können Opfer sein. Das lässt sich verhindern. Es ist möglich, einen Alzheimerpatienten oder eine Alzheimerpatientin zu versorgen, ohne selbst Schaden zu nehmen oder der Familie zu schaden. (2000, p. 190)

Vermutlich haben Sie häufig und völlig zu Recht das Gefühl, dass Pflege eine undankbare Aufgabe ist. Hier ein Beispiel von vielen:

Rosemarie war eine begabte Malerin. Mit der gleichen Hingabe und dem gleichen Geschick, wie sie mit Pinsel und Papier umzugehen verstand, half sie Hans, ihrem Mann, seinen krebskranken Bruder Benno im letzten Stadium seines Lebens zu versorgen. Liebevolle Fürsorge und Hingabe lagen in Rosemaries Naturell, die viele zusätzliche Hausarbeit jedoch belastete sie: die viele Wäsche, die besonderen Speisen, die eigentliche Versorgung des bettlägerigen Patienten, die gastliche Aufnahme der befreundeten Menschen und Angehörigen, die kamen, um sich zu verabschieden. Auch Felizitas, Rosemaries Schwiegermutter, die mit der Alzheimer-Krankheit zu kämpfen hatte, lebte bei ihnen und war betreuungsbedürftig. Felizitas hielt sich jeden Tag lange bei ihrem sterbenden Sohn auf und ging den vielen Aufgaben, die in dem großen Haushalt anfielen, aus dem Weg.
Eines Tages ging Felizitas die Treppe hinunter und begegnete Rosemarie, die eben hoch kommen wollte, um eine weitere Ladung Wäsche abzuholen, die zwischen ihnen auf dem Treppenabsatz lag. Felicitas' normalerweise freundlich lächelnde Miene wurde plötzlich böse und feinselig. Sie packte Rosemarie fest um ihre dünnen, arthritischen Arme und fauchte wütend: «Du solltest dich endlich auch in Bewegung setzen. Ich kann nicht alles tun – die viele Wäsche, die Kocherei und Benno versorgen. Zeig, dass du wirklich zur Familie gehörst und pack' mal mit an.»
Rosemarie war verblüfft und verletzt, aber auch wütend über diesen Schwall beleidigender Anschuldigungen. Sie setzte schon zu einer verärgerten Erwiderung an, da sah sie in Felizitas' Augen Trauer und Verwirrung aufscheinen. Als sie sich des beschädigten Gehirns hinter diesem Blick bewusst wurde, verwandelte sich ihr Zorn in Empathie. Sie entschuldigte sich unter Tränen, bedauerte, versagt zu haben und versprach Felizitas, sich künftig mehr anzustrengen.
Die beiden Frauen umarmten sich schluchzend. Felicitas beruhigte sich schnell. Sie dankte Rosemarie für ihre guten Vorsätze und ihren Einsatz, entschuldigte sich für ihren Ausbruch und sagte, es werde ihr mittlerweile alles zu viel, sie sei am Ende ihrer Kräfte.

Ich kann mir denken, dass auch Sie diese oder ähnliche Situationen kennen. Sie versuchen, Ihr Bestes zu geben, krempeln Ihr Leben um und lassen sich ganz auf die Versorgung einer Person mit Demenz ein, um am Ende die Zielscheibe wütender, grundloser Anschuldigungen zu sein. Vielleicht haben Sie, wie Rosemarie, zu hören bekommen, Sie würden nicht genug tun (obwohl Sie das Menschenmögliche tun). Vielleicht wurden Ihnen eine oder mehrere dieser Verfehlungen vorgeworfen:

- Du bestiehlst mich. Ich hatte 100 Euro in der Handtasche und jetzt ist kein Geld mehr drin.
- Ich weiß, warum du immer weggehst. Du triffst dich mit einem anderen Mann.
- Das esse ich nicht. Ich weiß, was du vorhast. Du versuchst, mich zu vergiften, damit du an mein Geld kommst.
- Du bist die schlechteste Tochter der Welt. Nie besuchst du deine arme alte Mutter.

Solche verletzenden Äußerungen schneiden ins Herz, sie kränken, machen aber auch wütend. Das ist logisch. Gefühle dieser Art sind völlig normal und kein Grund für Schuldgefühle. Die schwierige Aufgabe besteht darin, mit diesen Gefühlen angemessen umzugehen. *Alle Gefühle sind berechtigt, doch nicht alle Handlungen sind es.* Schleudert Ihnen eine Person mit gesundem Gehirn solche Anschuldigungen entgegen, kann es sehr wohl angebracht sein, ebenso wütend zu reagieren und auf der Wahrheit zu bestehen. Leidet die Person jedoch an Demenz, ist es notwendig, bis zehn zu zählen und sich in deren Erlebniswelt hineinzuversetzen, um verstehen zu können, woher derlei Äußerungen kommen.

In der oben skizzierten Situation öffnete ein Blick in Felicitas' Augen ein Fenster in ihr beschädigtes Gehirn. Rosemarie merkte, dass hier nicht die gesunde, vernünftige Person, die sie von früher her kannte, mit ihr redete. Felizitas und andere Demenzkranke haben ein beschädigtes Gehirn und versuchen, die Welt zu verstehen, sich einen Reim auf die Dinge zu machen. Manchmal führt ein fehlerhaftes Gehirn zu fehlerhaftem Denken und fehlerhaften Schlussfolgerungen. Vielleicht hat der Wäscheberg Felizitas veranlasst, sich besorgt zu fragen, wie sie das alles bewältigen soll, worauf sich ihre Wut gegen die Schwiegertochter richtete, die in Reichweite stehende, vermutete Ursache. Zweifellos spielte dabei eine Rolle, dass Felicitas stark darunter litt, ihren tot kranken Sohn nicht selbst versorgen zu können. Rosemarie war einfühlsam und klug genug zu erkennen, dass dieser Ausbruch dem beschädigten Gehirn zuzuschreiben war, nicht wirklich böswilliger Gesinnung oder Feindseligkeit. Obschon die Äußerungen tief verletzend waren, beschloss sie, verständnis- und empathiegeleitet zu handeln und sich nicht vom aufwallenden Schmerz und Zorn bestimmen zu lassen.

Es ist nicht leicht, empathisch zu reagieren, aber entscheidend wichtig. Angenommen Rosemarie wäre ihrem natürlichen Impuls gefolgt und hätte, um die Dinge zurechtzurücken, aufbrausend darauf hingewiesen, wie viel Arbeit sie bewältigte. Unwahrscheinlich, dass Felizitas die Tatsache verstanden oder geglaubt hätte. Beide Frauen hätten sich noch mehr erregt, es wäre eine Situation entstanden, die sie noch ärgerlicher, frustrierter und letztlich zu Verliererinnen gemacht hätte.

Rosemarie reagierte klug und vermittelte Felizitas das Gefühl, eine wichtige Sache angesprochen zu haben, worauf sie sich leichter wieder beruhigen konnte. Sie umarmten sich und stellten mit ein paar Tränen ihre gute Beziehung wieder her. Am Abend schilderte Rosemarie ihrem Mann den Vorfall und bearbeitete so ihre eigenen Gefühle.

Die Gehirnschädigung zeigt sich meist als Verhaltensänderung. Hat jemand einen Schlaganfall erlitten, Arthritis oder das Parkinson-Syndrom, wird durch die gelähmte Hand, das verkrüppelte Gelenk oder den Tremor deutlich vor Augen geführt, dass ein körperliches Problem vorliegt. Die von Demenz ausgelösten Schäden betreffen die Gehirnsubstanz, was man tatsächlich wahrnimmt, sind Verhaltensänderungen. Weil das beschädigte Gehirn nicht sichtbar ist, kann der Eindruck entstehen, die betroffene Person würde sich absichtlich so belastend verhalten. Obschon das ganz sicher nicht zutrifft, kann das Verhalten durchaus frustrierend sein. Erschwerend kommt hinzu, dass sich der Zustand von Tag zu Tag, ja von Stunde zu Stunde verändern kann, und die einen Fertigkeiten mehr, die anderen weniger stark von Veränderungen betroffen sind. So kommt es, dass die oder der Erkrankte zwar einer fremden Person die Tür öffnet und diese freundlich begrüßt, dann aber in den Mülleimer uriniert oder die Abfalltüte in den Kühlschrank stellt. Bitte denken Sie trotz aller Enttäuschung daran, dass sich die demenzkranke Person nach Kräften bemüht, mit einem schwer geschädigten Gehirn zurecht zu kommen. **Etwa 80 % der Gehirnschädigung hat bereits stattgefunden, wenn sich die ersten Symptome – Verhaltensänderungen – zeigen.** (Cummings, 1993)

«Gott gebe mir die Gelassenheit, Dinge hinzunehmen die ich nicht ändern kann,
den Mut, Dinge zu ändern, die ich ändern kann
und die Weisheit, das eine vom anderen zu unterscheiden.»
(Reinhold Niebuhr)

Wir alle haben Schwächen und nicht immer die Kraft und Klugheit, uns von diesen Worten leiten zu lassen. Von der Versorgungsarbeit erschöpft, fällt es manchmal noch schwerer, innezuhalten und nachzudenken, bevor man gefühlsgesteuert handelt. Trotzdem sollten wir uns um diese Haltung bemühen. Mehr Informationen zu diesem Thema an späterer Stelle.

1.1
Pflegen, eine schwierige Herausforderung

Diese Feststellung ist so wesentlich, dass sie nicht oft genug wiederholt werden kann: Es sind nicht nur Sie, die Pflege und Betreuung vielleicht als schwierige oder belastende Aufgabe empfindet, nein, diese Tätigkeit ist tatsächlich schwierig und belastend. Punktum. Doch nicht nur das. Die Forschung hat herausgefunden, dass es schwieriger ist, eine Person mit Alzheimer-Krankheit zu versorgen, als eine mit ausschließlich körperlichen Problemen, etwa Arthritis (Lindsay, 1994b). Es ist kein leichtes Unterfangen, einen Menschen mit einem beschädigten Gehirn, begrenztem Gedächtnis und Denkvermögen zu betreuen. Sally Callahan, eine pflegende Angehörige, bemerkte dazu: «Die Versorgung eines an der Alzheimer-Krankheit leidenden Menschen ist ein langer, anstrengender und äußerst schwieriger Prozess. Die Rolle der primär verantwortlichen Pflegeperson kann selbst die stärksten und engagiertesten Menschen überfordern.» (2000, p. 190). Wohlgemerkt: Sie sagt nicht, dass die Person, die Sie betreuen, die Versorgung erschwert. **Der Einfluss der Demenz auf das Gehirn, nicht die betroffene Person, erschwert die Betreuung.**

Potenzielle Pflegekräfte sollten sich gegebenenfalls nicht scheuen, deutlich zu sagen, dass sie sich einer Vollzeitversorgung nicht gewachsen fühlen. Die Betreuung einer Person mit Demenz ist schwierig und anspruchsvoll. Die Erkenntnis, dass Sie nicht bereit sind, den vollen Betreuungsumfang zu leisten, ist kein persönliches Versagen, vielmehr eine realistische Einschätzung Ihrer individuellen Stärken und Schwächen. Es gibt viele verschiedene Möglichkeiten, versorgend tätig zu sein. Wenn Sie keine Vollzeitpflegekraft sein können, bleiben Ihnen immer noch andere, ebenfalls überaus wichtige Rollen, etwa als entlastender Besuch, als anteilnehmende Helferin oder fürsorglicher Helfer.

Oft wird man allmählich, ohne es geplant zu haben, zur Pflegeperson. Demenz entwickelt sich allmählich, weshalb die Partnerin, der Partner, Familienangehörige und andere Menschen nach und nach immer mehr für die betroffene Person tun, ohne zu merken, dass sich die Rollen verändern: von der Gefährtin, dem Gefährten, von der Ehepartnerin, vom Ehepartner oder von erwachsener Tochter oder erwachsenem Sohn zur Pflegerin oder zum Pfleger. Die Veränderungen gehen insbesondere dann weitgehend unbemerkt vonstatten, wenn die Hausarbeit schon immer von dem einen Teil des Paares erledigt wurde. An einem bestimmten Punkt jedoch wird die Trennlinie eindeutig überschritten und zwar häufig dann, wenn die Selbstversorgungsaktivitäten zunehmend Probleme bereiten. Wenn Pflegende das erkennen, müssen sie sich unbedingt Rat von außen holen (siehe Kapitel 10) und den Assessment- und Diagnoseprozess einleiten (siehe Kapitel 3). Pflegende müssen die Reise nicht alleine antreten, die Aufgabe nicht alleine schultern. Wenn Sie unbeabsichtigt zur Pflegeperson werden, fühlen Sie sich womöglich überrumpelt oder in einer Falle. Sicher, oft ist es nicht so einfach, andere Menschen hinzuzuziehen, dennoch empfehle ich Ihnen dringend, sich beraten zu lassen und sorgfältig zu überlegen, ob Sie diese Rolle übernehmen können oder möchten.

Ich bin überzeugt, dass Sie als Pflegeperson Ihr Bestes tun und sich mit ganzer Kraft dieser anspruchsvollen Aufgabe widmen. Bitte vergessen Sie nicht: Ihre Bemühungen sind entscheidend wichtig. Obschon es derzeit kein Heilmittel für die Alzheimer-Krankheit gibt, ist eine Behandlung möglich: **Liebevolle Fürsorge ist die beste Behandlung.** Die Art, wie Pflegende mit demenziell veränderten Menschen sprechen, sie versorgen und betreuen – oder behandeln – hat gewaltige Auswirkungen auf deren Lebensqualität und Wohlbefinden.

Es ist kann für Pflegende recht deprimierend sein, dass sich der Zustand ihres Schützlings nicht verbessert, obwohl sie sich so große Mühe geben. Wir müssen neu definieren, was *besser gehen* bedeutet. Weil es sich bei den meisten Demenzformen um eine Gehirnerkrankung handelt, die derzeit noch unheilbar sind, kann es der betroffenen Person nicht besser gehen. Pflegende können jedoch dazu beitragen – und tun dies zweifellos auch – dass es ihrem Schützling besser geht – dass er bessere Augenblicke, bessere Tage hat, sich besser fühlt und sich einer besseren Lebensqualität erfreut. So hat beispielsweise Rosemarie verständnisvoll und nicht-konfrontierend reagiert, was Felizitas half, sich zu beruhigen: Der Erregungszustand wurde erfolgreich behandelt.

Es gibt viel zu lernen über die Kunst der Pflege, und das geschieht nicht in einem einmaligen Intensivkurs. Mit fortschreitender Demenz verändern sich die Rollen und Aufgaben der Pflegenden.

Pflege ist eine Reise, kein Ziel; Pflege ist ein Prozess, kein Zustand. Eine der einschneidendsten Veränderungen tritt ein, wenn die praktischen Versorgungstätigkeiten von zu Hause weg in das voll- oder teilstationäre Setting einer Pflegeeinrichtung verlagert werden. Mit diesem Schritt verändern sich die Aufgaben der bisherigen Betreuungsperson. Die Schwerpunkte liegen nun auf Fürsprache, Vermittlung und Kommunikation.

Sie sind keineswegs allein mit der Erkenntnis, dass die pflegerische Versorgung eines Menschen mit Demenz eine große Herausforderung darstellt. Im Folgenden werden einige Probleme erläutert, von denen andere Pflegende berichtet haben (Bourgeois et al., 1996; Lindsay, 1994b). So gibt es beispielsweise für die Betreuung Demenzkranker kein Rezept und keine einfachen Anweisungen. Deshalb fällt in Pflegeheimen häufig der Satz: «Wer eine Person mit Demenz kennen gelernt hat, hat nur eine Person mit Demenz kennen gelernt.» Zwar können die Grundzüge der von Demenz verursachten Gehirnschädigungen beschrieben werden, sie manifestieren sich jedoch von Mensch zu Mensch ganz verschieden. Ferner besteht auch bei ein und derselben Person eine große Variationsbreite, je dem was sie tut, wie es um ihre Tagesform oder momentane Verfassung bestellt ist. Dazu ein Beispiel:

Alice, meine Schwiegermutter, die allein in einer nahegelegenen Wohnung lebte, hatte an einem Wochenende plötzlich Probleme mit dem Abfluss der

Spüle. Das Rohr war verstopft, und die ganze Küche stand unter Wasser. Sie hatte offensichtlich Fett oder andere ungeeignete Sachen in den Abfluss gegossen. Als ehemalige Pflegende war Alice schriftliche Anweisungen gewohnt und meistens bereit, ihnen zu folgen. Deshalb brachte ihr Sohn über dem Spülbecken ein großes Schild an mit dem Satz: KEIN FETT IN DEN ABFLUSS SCHÜTTEN. Das funktionierte prima. Alice schüttete kein Fett mehr hinein, unseligerweise allerdings auch nichts anderes mehr, ja selbst das Abwaschwasser durfte nicht mehr ins Spülbecken gegossen werden! Der Erfolg dieses Systems, das sich für das Einschalten des Fernsehers und andere Aufgaben so bewährt hatte, ließ in dem Fall deutlich zu wünschen übrig.

Pflegende müssen oft sehr kreativ sei, weil praktische Probleme schnelle Lösungen erfordern. Ich hoffe, die allgemeinen Richtlinien und vielen Tipps in diesem Buch helfen Ihnen, spontan kreativ zu reagieren.

Ein weiterer schwieriger Aspekt der Pflege ist, dass Sie eine Person suchen müssen, die Sie gelegentlich ablöst. Pflegende brauchen und wollen Pausen. Bezahlte Pflegekräfte, etwa die ambulanten Pflegenden einer Sozialstation, sind womöglich nicht entsprechend ausgebildet oder verfügen nicht über die speziellen, für die Pflege Demenzkranker erforderlichen Fertigkeiten. Obwohl sich die Situation insgesamt bessert und tatsächlich vermehrt qualifiziertes Pflegepersonal zur Verfügung steht, gibt es keine Garantie für geeignete Kräfte. Manchmal berichten pflegende Angehörige, dass sie lieber auf eine Erholungspause verzichten, als sich mit einer angestellten Pflegekraft zu begnügen, die der besonderen Anforderung nicht gewachsen ist. Das Kapitel 10 enthält Lösungsvorschläge für dieses Problem.

1.1.1
Gesundheitsfachleute wissen oft wenig über Demenz und haben wenig Verständnis für pflegende Angehörige

Johannas Mutter, Edda, hatte in ihrem alten, abgelegenen Bauernhaus von jeher zurückgezogen gelebt und ihren Privatbereich vor Eindringlingen geschützt. Menschen, die sie besuchen kamen, auch Familienmitgliedern, konnte sie recht unwirsch begegnen. Sie war lieber allein, bzw. in Gesellschaft ihres allzu temperamentvollen Terriers «Schmuddel», und ihrer Zigaretten. Die Tochter hatte sich längst mit der eigenwilligen Lebensform ihrer Mutter abgefunden und beschlossen, den Kontakt telefonisch zu pflegen. Als sie ihre Mutter jedoch nach einem kurzen Krankenhausaufenthalt nach Hause brachte, war sie überrascht und besorgt. Sie fand das Haus nicht im gewohnten guten Zustand vor. Ja, es war vollkommen verwahrlost: überall verstreute Zigarettenstummel, Brandflecken auf dem Teppich und der Kleidung ihrer Mutter. «Schmuddel» hatte freien Zugang zu allen Räumen und benutzte sie offensichtlich auch als Hundetoilette. Es waren nur wenig essbare Lebensmittel im Haus, die meisten waren verdorben. Johanna ignorierte Eddas Proteste, beseitigte die gröbste Unordnung und kaufte ein paar Lebensmittel ein.

Johanna rief den Hausarzt ihrer Mutter an, sagte ihm, dass sich der Zustand ihrer Mutter verschlechtert habe und sie sich Sorgen mache. Der Arzt meinte, es sei doch alles in Ordnung und schrieb das geschilderte Verhalten dem hohen Alter einer von jeher exzentrischen Person zu. Schließlich hatte ihm die alte Dame bei ihrem Krankenhausaufenthalt doch das Datum korrekt nennen und andere Informationen geben können.

Weil sich Johanna sehr um die Sicherheit ihrer Mutter sorgte, gab sie sich damit nicht zufrieden. Sie nahm Kontakt mit einer Tagesstätte auf und bat ihre Mutter eindringlich, sich dort im Büro vorzustellen. Edda erklärte sich widerstrebend bereit, ein paar Mal hinzugehen, «nur probeweise», und um von ihrer Tochter in Ruhe gelassen zu werden. In der Tagesstätte sonderte sich Edda ab und verhielt sich freundlich distanziert. Nachdem sie mehrere Wochen dabei gewesen war, konnte sie wegen eines Schneesturms einige Tage nicht teilnehmen. Danach überraschte sie das Personal mit der Aussage, sie habe das Programmangebot wirklich vermisst. Edda wurde langsam etwas zugänglicher, und schließlich konnte das Personal einige häusliche Unterstützungsmaßnahmen organisieren. Bald gelang es auch, einen Untersuchungstermin bei einem Geriater zu vereinbaren, der dann den Verdacht auf Alzheimer-Krankheit äußerte.

Johanna war nicht grundlos besorgt. Trotzdem zog sie sich den Zorn ihrer Mutter (sogar den anderer Familienmitglieder) zu, trotzdem wurde sie von Eddas Hausarzt nicht ernst genommen. Es war ein schwieriger Prozess.

Wie Johanna, müssen pflegende Angehörige hin und wieder feststellen, dass selbst Gesundheitsfachleute wenig von Demenz verstehen. Das bedeutet nicht selten, dass es die Angehörige ist, die Informationen weitergeben und die Interessen vertreten muss und zwar nicht nur die eigenen, vielmehr auch die Interessen der Person mit Demenz. Das ist für viele Angehörige recht strapaziös, zumal solche Situationen Selbstbehauptung und Durchsetzungsvermögen erfordern, Eigenschaften also, die bei der Betreuungsarbeit weniger im Vordergrund stehen als Verständnis und Einfühlungsvermögen. Weil sich inzwischen die Öffentlichkeit stärker interessiert und Fachleute besser geschult sind, hat sich die Lage inzwischen verbessert, trotzdem bekommen pflegende Angehörige von professionellen Kräften noch immer zu hören, ihre Situation sei eben nicht zu ändern. Dass das nicht stimmt, wissen Sie vielleicht bereits oder werden es aus diesem Buch und anderen Quellen erfahren. Jedenfalls sind solche Aussagen nicht geeignet, die Pflegeperson zuversichtlicher oder einsatzbereiter zu machen.

1.1.2
Pflegende Angehörige haben manchmal ein belastetes Verhältnis zu ihrem Schützling

Pflege wird besonders anstrengend, wenn das Verhältnis zur jetzt pflegebedürftigen, zunehmend dementiell veränderten Person schon früher angespannt war. Nora Keating (1997) hat diese Situation sehr treffend erfasst, wenn sie sagt, es sei schwer, sich *um eine Person zu kümmern, wenn einen die Person nicht kümmere.* Unglücklicherweise gibt es keine einfachen Antworten auf dieses Dilemma. Bitte lassen Sie sich von einer versierten Fachkraft beraten, falls Sie sich in dieser Situation befinden. Suchen Sie in den Gelben Seiten nach der Ortsgruppe der Alzheimer-Gesellschaft; diese sollte Ihnen eine Beraterin, einen Berater oder eine andere unterstützende Einrichtung nennen können.

In manchen Fällen befähigt das Leben mit Demenz beide Beteiligten, sich mit ihrer Vergangenheit auszusöhnen oder zumindest früheren Groll abzulegen. Dieser Prozess kann durch Beratung in Gang kommen und/oder sich als Ergebnis einstellen, weil sich im Krankheitsverlauf emotionale Verhärtungen lösen. In anderen Situationen ist die Pflegeperson ihm Stande, ihre Gefühle aus der Vergangenheit unabhängig von der Person mit Demenz zu bearbeiten oder sich zumindest nicht davon bestimmen zu lassen. Es gibt aber auch Konstellationen mit einer so schmerzlichen gemeinsamen Beziehungsgeschichte, dass die beste Empfehlung lautet, andere mit der Versorgung der Person zu betrauen. Denken Sie daran, dass es weder für Sie noch die Person mit Demenz gut sein kann, wenn zu den Schwierigkeiten aus der Vergangenheit auch noch die belastende Pflegesituation kommt. Martha Holstein rät:

> Wir können weder die Autonomie der Person mit Alzheimer-Krankheit noch den Pflegestress einfach übergehen. Autonomie darf jedoch nicht über die Bedürfnisse aller anderen Beteiligten gesetzt werden. Vielmehr müssen Autonomie und Stress durch eine einzige Linse betrachtet werden. Eine fürsorgliche Pflegeperson steht bereits unter Stress, weil sie Zeugin oder Zeuge des Niedergangs der geliebten Mutter oder des geliebten Vaters wird. Dass die Gesellschaft der Autonomie einen so hohen Stellenwert einräumt, verstärkt diesen Stress. Man kann fast nie genug tun. (2001, p. 60)

Der letzte Satz ist für Pflegende entscheidend: «Man kann fast nie genug tun.» Am Ende wird keine Seite von einer widerwilligen, verstimmten, grollenden Pflegeperson profitieren.

1.1.3
Die Alzheimer-Krankheit und anderen Demenzen sind stigmatisiert

Noch immer sind die Alzheimer-Krankheit und andere Demenzen mit einem Stigma verbunden. Auch in diesem Punkt hat Aufklärung die Situation etwas verbessert, doch noch immer wird Demenz und demenzkranken Personen nicht genügend Verständnis entgegengebracht. Anstatt die Demenzsymptomatik als Folge einer Erkrankung zu begreifen, schreiben manche Menschen der Familie eine Mitschuld zu oder betrachten Demenz als Familienschande. Das kann dazu führen, dass Personen mit Demenz angeschuldigt werden, weil sie die typischen Symptome ihres Leidens aufweisen und aufgefordert, sich stärker anzustrengen, um normaler zu sein. Das ist sehr tragisch. Diese Einstellung kann es Angehörigen auch erschweren, ihre Sorgen und Empfindungen zu äußern oder bei Bedarf kommunale Hilfsangebote in Anspruch zu nehmen. Sie berichten, dass, nachdem die Alzheimer-Krankheit auftrat, manche Freundinnen, Freunde und Familienmitglieder den Kontakt abgebrochen haben. Es gibt Menschen, die mit der Situation nicht umgehen können und dann einfach weg bleiben. Wie tragfähig gewisse Freundschaften sind, erkennen pflegende Angehörige leider oft erst, wenn sie besonders intensive Unterstützung brauchen. Bitte informieren Sie sich im Kapitel 10 darüber, wie andere Personen in die Pflege einbezogen werden können.

Meist versteht die Umwelt nur begrenzt, was es bedeutet, einen Menschen mit Alzheimer-Krankheit zu versorgen. Oft sind seine gesellschaftlichen Umgangsformen weitgehend erhalten, er sieht «normal» aus und kann sich in der Öffentlichkeit über eine kurze Zeitspanne hinweg sehr gut präsentieren. Es handelt sich dabei um wunderbare Stärken, die das Selbstwertgefühl heben. Sie können allerdings irreführen, ja sogar medizinische Fachleute dazu bringen, zu glauben, es liege überhaupt kein Problem vor und die Betreuungsperson erfinde die Schwierigkeiten und Veränderungen nur. Dieser Aspekt wird in der folgenden Geschichte thematisiert.

Andrea war eines von acht Kindern einer sehr eng miteinander verbundenen Familie. Obgleich die Geschwister bei vielen familiären Anlässen zusammen kamen, traf es immer Andrea, den älter werdenden Eltern bei der Bewältigung ihres Alltags zu helfen. Nach dem Tod der Mutter rief sie ihr Vater noch öfter an, und Andrea merkte, dass sein Gedächtnis nachließ. Andrea lebte eine Autostunde entfernt, nahm aber die Fahrt immer auf sich, um bei echten Problemen (z. B. wenn Rechnungen zu bezahlen sind) oder bei eingebildeten (z. B. wenn er glaubte, alle Lebensmittel wären aufgebraucht) zu helfen.
Die Tochter war sehr wohl bereit, sich nach Kräften einzusetzen, doch die immer häufigeren Telefonanrufe und Fahrten beanspruchten sie erheblich, was sie ihren Brüdern und Schwestern mitteilte. Die Geschwister reagierten ungläubig, weil der Vater sie nie anrief und so klar reagierte wie immer, wenn sie mit ihm sprachen. Erst als Andrea einige dieser Anrufe auf ihre Geschwister umleitete, begriffen sie langsam, welche Probleme ihr Vater hatte.

Pflegende eines an Demenz erkrankten Menschen können isoliert werden, weil Familienangehörige und Freundeskreis der Situation nicht gewachsen sind, wie folgendes Zitat von Sally Callahan (2000) belegt:

Befreundete Menschen wissen oft nicht, was tun, wie sie helfen können oder was sie der neu mit der Pflege eines an Alzheimer Erkrankten betrauten Freundin, dem Freund, sagen sollen. Sie verstehen einfach nicht, das Pflege so zermürben kann. Sie haben womöglich den Eindruck, dass ihre Freundin oder ihr Freund die Dinge nicht mehr im richtigen Verhältnis sieht und die Fähigkeit, das Leben zu genießen, verloren hat. Sie schrecken vor dem abgrundtiefen Schmerz zurück, der ein fester Bestandteil des Lebens dieser pflegenden Person geworden ist. (p. 215)

Sally Callahan schildert hier eine Erfahrung, die pflegenden Angehörigen nur allzu bekannt ist: dass die sozialen Kontakte langsam schwinden – just in einer Situation, in der sie soziale Kontakte bitter nötig haben. Auch diese Tatsache unterstreicht, dass Pflegende für sich selbst sorgen müssen und beweist, dass Hilfen von außen unerlässlich sind, damit sie Beziehungen und Freundschaften pflegen können.

Vielleicht braucht die Pflegeperson Unterstützung, weil sie immer noch und immer wieder trauert. Weil sich im Laufe der Zeit die demenzbedingten Ausfälle häufen, verändert sich auch die Beziehung zwischen demenzkranker Person und Betreuungsperson fortlaufend. Dieser Prozess kann sich über einen langen Zeitraum erstrecken. Viele Pflegende stellen fest, dass mit jedem weiteren Verlust einer Fähigkeit der Trauerprozess wieder von vorn beginnt. Bitte lesen Sie dazu den ausführlichen Abschnitt «Trauern – Nehmen Sie sich Zeit dafür» in diesem Kapitel.

Das Gefühl, nicht anerkannt und gewürdigt zu werden, kann die Trauer noch verstärken. Bitte vergessen Sie nicht, dass Ihr Schützling seine Anerkennung oft nicht mehr spontan äußern kann. Im folgenden Text zeigt Rolf, dass er die Hilfe seiner Frau Erika wirklich zu schätzen weiß, es ihm allerdings schwer fällt, zu akzeptieren, wie sehr er auf ihre Unterstützung angewiesen ist. Rolf erklärt – spricht dabei sicher auch für andere von Demenz Betroffene – warum er dem Menschen, den er am meisten braucht, das Leben tatsächlich besonders schwer macht und sich ihm gegenüber vielleicht am undankbarsten zeigt.

Manchmal mache ich Erika das Leben schwer, einfach so. Das hängt wohl damit zusammen, dass ich die Sachen gerne allein machen und nicht gesagt bekommen möchte: Tu dies oder das. Ich bin jetzt ein kleiner Junge. Meine Mama passt auf mich auf. Kein sehr gutes Gefühl … Erika ist meine beste Freundin. Ich glaube, dass wir immer enger zusammenwachsen. Ich mache ihr das Leben schwer, aber nur zum Spaß. Sie ignoriert das. Ich lasse dabei Dampf ab und baue Frustration ab, das wird es wohl sein. Ich weiß nicht, wie sie es mit mir aushält. Sie ist bewundernswert. Ich würde nie etwas tun, was Erika schaden könnte. Was für ein Glück, dass ich sie habe. Es gibt nicht allzu viele Frauen wie sie. (Rolf, zitiert in Snyder, 1999, pp. 85–86)

Als Pflegeperson eines Menschen mit Demenz arbeiten Sie so schwer, dass Sie Anerkennung brauchen und Schulterklopfen nötig haben. Nun trifft es sich unglücklicherweise häufig, dass Ihr Schützling die Fähigkeit verliert, Lob und Anerkennung auszudrücken. Ihr Tun ist wertvoll, was die Person durchaus weiß, auch wenn sie es nicht zeigen kann. Bitte lesen Sie den Abschnitt «Dankbarkeit kann sich in Worten äußern – aber nicht nur», um zu erkennen, dass die Person mit Demenz Anerkennung möglicherweise nicht verbal ausdrückt.

Manchmal braucht die Pflegeperson auch Unterstützung, weil ihr Schützling sie für den Gedächtnisverlust und andere Probleme verantwortlich macht. Solche Anschuldigen sind, wie bereits erwähnt, sehr schlimm und verstörend. Versuchen Sie, diese Bemerkungen dem beschädigten Gehirn zuzuschreiben und daran zu denken, dass hier nicht der Mensch spricht, den Sie kennen und lieben. Es handelt sich vielmehr um einen Menschen, der verzweifelt versucht, die Welt zu verstehen, eine Welt, die ihm völlig entglitten ist, und ganz gewöhnlichen Anforderungen immer weniger gewachsen ist. Dieser Zustand muss große Angst auslösen, weshalb es wesentlich leichter ist, jemand anderen dafür verantwortlich zu machen, als zuzugeben, dass man sich einfach nicht mehr erinnern kann. Bitte informieren Sie sich im Kapitel 9 über diese schwierige Situation.

1.2
Ganz wichtig: Denken Sie an sich selbst!

> Vielleicht haben Sie ganz zu Recht das Gefühl, dass niemand genau so oder genau so gut für den geliebten Menschen sorgen kann wie Sie. Pflege wird zu einer Lebensform, einer Gewohnheit, der Sie sich anpassen müssen, um zu überleben. Es mag schwierig sein, aus diesem Leben auszubrechen, und noch schwieriger, einen akzeptablen Ersatz für sich zu finden, dennoch sind Sie dazu *verpflichtet*. Denn: Wenn Sie nicht für sich selbst sorgen, was wird dann aus Ihrem Schützling? Was wird aus Ihnen? (Callahan, 2000, p. 196)

Als Pflegeperson sind sie es vielleicht gewohnt, die Bedürfnisse anderer über die eigenen zu stellen. Diese Einstellung liegt bei der Betreuung von Demenzkranken besonders nahe, weil dieses Leiden ihr Gehirn schädigt und bewirkt, dass sie ihre Bedürfnisse kaum noch alleine befriedigen können. Da drängt es sich geradezu auf, behütend und fürsorglich zu reagieren. Dazu kommt, dass sich eine Beziehung, die früher ebenbürtig war (als Ehepartner oder Ehepartnerin, Lebensgefährtin oder Lebensgefährte, erwachsene Tochter oder erwachsener Sohn), verändert, weil es der demenzkranken Person schwer fällt, den gewohnten und erforderlichen Part zu übernehmen. Das ist ein tragischer Verlust. Falls sich jedoch die Beteiligten früher schon nicht gegenseitig unterstützt haben, kann die Pflege noch viel schwieriger sein. Bitte lesen Sie den Abschnitt «Pflegen, eine schwierige Aufgabe». Dort erfahren Sie, wie Sie mit dieser besonders heiklen Situation umgehen können. Oft erwarten pflegende Angehörige, dass sie unterstützt werden und Familienmitglieder oder der Freundeskreis mehr Rücksicht nehmen. Diese Erwartungshaltung ist zwar verständlich, wird aber höchst wahrscheinlich enttäuscht. Es gibt zwar durchaus Menschen, die von sich aus wissen, wann ihre Hilfe gebraucht wird, doch die sind leider selten.

Bleibt nur noch ein Mensch, der Ihre Interessen –
die Interessen der Pflegeperson – vertritt: Sie selbst!

Ich weiß, dass es schwer fällt, diesem Rat zu folgen, bitte tun Sie es trotzdem. Kein Automobil kann pausenlos fahren, es muss in regelmäßigen Abständen anhalten und tanken; auch Sie können nicht pausenlos geben und versorgen ohne innezuhalten und neue Kraft zu schöpfen. Die Art und Weise, wie Pflegende für sich sorgen, wie sie ihre Batterien wieder aufladen, ist individuell verschieden. Manchen genügen ein paar Minuten Gartenarbeit, ein Frisörbesuch oder einige Stunden ohne Betreuungspflichten, doch das Bedürfnis nach Erholung ist allen gemeinsam. Viele pflegende Angehörige vernachlässigen dieses Bedürfnis, bis alle Energiereserven verbraucht sind. Sally Callahan erläuterte den Stellenwert der Selbstfürsorge, nachdem ihre Zeit als Betreuerin eines alzheimerkranken Menschen vorbei war:

> Weil ich in dieser Zeit gelernt habe, auch für mich selbst zu sorgen, bin ich nun in der Lage, ein besseres, erfüllteres und gesünderes Leben zu führen. Ein Teil von mir ist dankbar, dass ich gezwungen war, diese Lektion zu lernen. Ich habe die Pflege eines an Alzheimer erkrankten Menschen überlebt und lerne nun, jeden einzelnen Tag meines Lebens erfüllter und gesünder zu leben. (2000, p. 226)

Falls es Ihnen allzu schwer fällt, etwas nur für sich selbst zu tun, halten Sie kurz inne und stellen Sie sich vor, wie Ihr Schützling zurecht käme, wenn Sie zu krank oder erschöpft wären, um die Pflegeaufgabe weiter zu erfüllen. Es ist tatsächlich so, dass Pflegende von Personen mit Alzheimer-Krankheit ein wesentlich erhöhtes Krankheitsrisiko haben; eine kanadische Studie über Gesundheit und Älterwerden belegt ein sechsmal höheres Risiko als bei anderen Pflegenden (Lindsay, 1994b). Dazu kommt, dass 75 % der Pflegenden von Personen mit Demenz gelegentlich deprimiert sind. Aus der oben genannten kanadischen Studie geht ferner hervor, dass sie doppelt so häufig an einer klinisch manifesten Depression leiden als Pflegende anderer Kranker. Pflege ist ein langer Weg. Sie müssen für sich selbst sorgen und an sich selbst denken, damit Sie nicht eines Tages gezwungen sind, festzustellen, dass Sie den Weg nicht zu Ende gehen können.

Bitte sorgen Sie für diesen wertvollen Menschen:
Sorgen Sie für sich selbst.

In den folgenden Abschnitten mache ich dazu einige Vorschläge. Hätte ich nur einen Zauberstab, mit dessen Hilfe ich Ihnen verraten könnte, woher Sie die Zeit für alle diese Dinge nehmen können! Da ich leider keinen besitze, kann ich Ihnen nur versichern, dass Sie sich die Zeit nehmen werden, sofern Sie dem Thema die angemessene Priorität einräumen. Betrachten Sie Ihren Tageslauf sorgfältig und reservieren Sie etwas Zeit nur für sich. Beglückwünschen Sie sich, dass Sie den ersten Schritt in die richtige Richtung getan haben; bereits die Einsicht, dass Sie Zeit für sich selbst benötigen, ist eine überaus positive Veränderung.

Sie haben immer eine Wahl, selbst wenn die einzige Wahlmöglichkeit darin besteht, eine Sache anders zu empfinden oder zu betrachten. Überlegen Sie bitte, welche Aufgaben wirklich notwendig sind, und stellen Sie sich ein paar klare Fragen:

- *Muss diese bestimmte Hausarbeit wirklich genau jetzt erledigt werden?* Kann sie bis morgen oder noch länger warten? Wird etwas Schreckliches passieren, wenn jetzt nicht Staub gesaugt oder gewischt wird?
- *Können bestimmte Dinge einfacher und schneller getan werden?* Beispielsweise Ihre Kochgewohnheiten verändern, um Zeit zu sparen? Gut, Sie sind vielleicht stolz auf Ihre gute Küche, trotzdem könnten Sie gelegentlich einfachere Gerichte anbieten.
- *Können andere diese Sache übernehmen?* Die liebevolle Versorgung, die Sie bieten, ist einmalig, persönlich und unbedingt erforderlich. Sie ist aber auch körperlich und seelisch anstrengend. Wenn es Ihnen nicht gelingt, diese Aufgabe mit anderen zu teilen, ist abzusehen, dass Ihre Gesundheit so sehr leidet, dass Sie diese lebensnotwendige Betreuung nicht länger leisten können. Bitte denken Sie über diese beiden Möglichkeiten der Arbeitsteilung nach: 1. praktische Aufgaben abgeben, 2. anderen helfen, eine persönliche Beziehung zu dem Menschen in Ihrer Obhut, aufzubauen.

Es mag zwar nur wenige Leute geben, die eine Person mit Demenz so warmherzig und individuell unterstützen können wie nötig, aber viele können eine Badewanne sauber machen, Wäsche in die Waschmaschine stecken, einen Staubsauger bedienen oder eine Mahlzeit kochen. Eine Haushaltshilfe ist zu teuer? Wie wäre es, jetzt die Leute in der Nachbarschaft, im Freundeskreis oder in der Verwandtschaft anzusprechen, die gebeten haben: «Melde dich, wenn ich etwas für dich tun kann.»? Diese Leute können nicht wissen, was Sie brauchen, wenn Sie sich nicht äußern. Eine fertig ins Haus gebrachte Mahlzeit, frisch gewaschene Sachen oder eine Runde mit dem Staubsauger durch die Wohnung können eine große Hilfe sein. Versuchen Sie, sich nicht von Stolz und übertriebenem Unabhängigkeitsstreben behindern zu lassen. Bitte entnehmen Sie dem Kapitel 10 weitere Tipps zu der Frage, wie Sie andere Personen, bezahlte und ehrenamtliche, beteiligen können.

Zu wissen, wann Sie Hilfe brauchen und diese zu erbitten, ist ein Zeichen echter Stärke. Es ist zwar nicht leicht, Menschen zu finden, die bereit sind, sich an der unmittelbaren Pflege zu beteiligen, unmöglich ist es nicht. Vielleicht müssen Sie sich zuerst Ihrer Rolle als Einzelkämpferin oder Einzelkämpfer entledigen. Auch für diese Hürde gilt: Es mag tatsächlich keine andere Person geben, die eine so liebevolle und kompetente Pflegebeziehung bieten kann wie Sie, sehr wohl jedoch Leute, die *andere* wertvolle Pflegebeziehungen eingehen können. Manche tun sich damit recht leicht, andere müssen Sie vielleicht anleiten. Die im persönlichen Auskunftsbogen festgehaltenen Informationen (siehe Anhang) können anderen helfen, sich mit den Gewohnheiten und Bedürfnissen der pflegebedürftigen Person vertraut zu machen. Mithilfe der ausgezeichneten Broschüre «You are one of Us» (Gwyther, 1995) können Sie lernen, mit demenzkranken Personen umzugehen und in Beziehung zu treten[3]. Hier einige Vorschläge, wie Sie andere Leute ermutigen können, sich an der Pflegebeziehung zu beteiligen, dadurch den Tageslauf des oder der Demenzkranken zu bereichern und Ihnen eine Pause ermöglichen:

- Unter Ihrer Anleitung kann ein anderes Familienmitglied, eine Freundin oder ein Freund die gemeinsamen Freizeitaktivitäten fortsetzen oder neue entwickeln, etwa zusammen Zeitung lesen, spazieren gehen, Plätzchen backen, Fotoalben betrachten, Musik hören, kleine Fahrten unternehmen, Videos von Familienereignissen oder die Lieblingssendung im Fernsehen anschauen, im Garten arbeiten oder sich irgend einer anderen, in den Kapiteln 6, 7 und 8 beschriebenen Aktivität widmen.
- Aus Aktivitäten mit Enkeln oder anderen Kindern, etwa dem gemeinsamen Lesen, kann eine wunderbare Beziehung entstehen.
- Befreundete Mitglieder einer bestimmten Hobbygruppe, einer Religionsgemeinschaft oder eines Vereins können sich um einen besonders guten Kontakt bemühen, damit sich die weiter an diesen Aktivitäten erfreuen kann. Oft bringen die Kranken keine Eigeninitiative mehr auf, wenn jedoch andere die Führung übernehmen, können sie durchaus noch eine Zeitlang mitmachen. Alice beispielsweise wurde von einer Freundin aus der Kirchengemeinde allwöchentlich zur Bibelstunde mitgenommen. Obschon Alice nicht mehr alleine hingehen konnte, war sie mithilfe der Freundin im Stande, an den Bibellesungen teilzunehmen, die Diskussion mit überraschend tiefsinnigen Kommentaren zu bereichern und die Gruppenatmosphäre zu genießen.
- Zu diesen informellen Unterstützungsgruppen kommen zahlreiche hervorragende Tagesbetreuungsprogramme hinzu, sowie Selbsthilfe- und Unterstützungsgruppen für Personen mit Demenz. Die Teilnahme an solchen Gruppen kann den Alltag des betroffenen Menschen bereichern, ihm eine neue, positive Dimension eröffnen und Ihnen eine Erholungspause verschaffen. Einzelheiten dazu finden Sie im Kapitel 10.

Hier noch einige wichtige Fragen, die Sie sich stellen müssen:
- *Gibt es etwas, das Sie mit Ihrem Schützling zusammen tun können?* Wie in den Kapiteln 6, 7 und 8 erläutert, soll die Person an den Aktivitäten des Alltags teilnehmen können und in den normalen Tagesablauf eingebunden bleiben.
- *Haben Sie heute schon etwas getan, was Ihnen Freude macht?* Saure Wochen! Frohe Feste! Tages Arbeit! Abends Gäste! Sie haben ein Anrecht darauf und brauchen es für Ihr Wohlbefinden, dass Ihre Tage nicht nur aus Pflichterfüllung bestehen. Oft genügt es, sich fünf Minuten einer erfreulichen Sache zu widmen, schon hellt sich die Stimmung auf. Der nächste Abschnitt enthält ein paar Anregungen.

---

3   Auch in deutscher Sprache gibt es zahlreiche gute Broschüren. Besonders empfehlenswert ist das Buch «Hilfen zur Kommunikation bei Demenz» von Jennie Powell (Anmerk. d. Hrsg.)

1.2.1

Gönnen Sie sich eine kleine Auszeit

In diesem Abschnitt werden Sie Vorschläge finden für Dinge, die Sie jeden Tag tun können, um sich eine Pause von den Anforderungen der Pflege zu verschaffen. Sicher, Sie brauchen auch richtigen Urlaub, doch das ist nicht immer möglich. Wenn Sie diesem Punkt Priorität einräumen – was ich Ihnen dringend empfehle – können Sie sich auch zu Hause Kurzpausen gönnen. Wenn sich Ihr Schützling zum Ausruhen hingelegt hat oder sich kurze Zeit alleine mit etwas beschäftigt, ist es wichtiger, etwas für sich selbst zu tun, als den Fußboden zu wischen, sich um die Wäsche zu kümmern oder eines der tausend anderen Dinge zu erledigen. Laden Sie in dieser Zeit Ihre Batterien wieder auf.

Hilfreich ist ein extra dafür reservierter Ort, den Sie mit Entspannung und Ruhe verbinden. So kann bereits ein kurzer Aufenthalt an diesem Platz erholsam sein. Die Mehrzahl der Pflegenden genießt wahrscheinlich nicht den Luxus eines eigenen Zimmers. Überlegen Sie in einem solchen Fall, wo Sie sich eine Privatsphäre schaffen können, das Gefühl, einen persönlichen Bereich zu haben. Dabei zählt nicht so sehr die räumliche Trennung, vielmehr der emotionale Rückzugraum. Das kann ein Sessel im Wohnzimmer sein, ein Schaukelstuhl in der Küche oder im Schlafzimmer oder eine Gartenbank. Es kann sogar das Badezimmer sein, weil die meisten Leute einsehen, dass jeder Mensch hier allein sein will und muss. Wie auch immer: Gestalten Sie diesen Platz nach Ihrem Geschmack mit einfachen Dingen, die Ihnen Freude machen: Lieblingsbücher, eine Sammlung besonderer Karten, Briefe oder Andenken, Fotos, eine Kuscheldecke, ein bequemes Kissen, eine Schale mit getrockneten Blütenblättern, eine Duftkerze oder eine hübsche Pflanze. Wenn Sie diese Sachen nicht um sich haben oder aufstellen können, ist vielleicht ein Tragekorb oder eine Schachtel die Lösung.

Ich schlage folgende entspannende Tätigkeiten an Ihrem speziellen Platz vor:

- Schließen Sie die Augen und versetzen Sie sich innerlich in eine wunderbare Situation in der Vergangenheit. Versuchen Sie, ganz einzutauchen in das gute Gefühl und es noch einmal zu genießen – nicht, um sich dorthin zurückzuwünschen, vielmehr um des schieren Vergnügens willen, das mit der Erinnerung verbunden ist.
- Loben Sie sich. Denken Sie an eine Ihrer besonderen Leistungen und erfreuen Sie sich noch einmal des Lobes, das Sie dafür bekommen haben.
- Lesen Sie einen erfreulichen Brief oder eine Grußkarte ein weiteres Mal.
- Hören Sie Ihr Lieblingslied. Sie haben womöglich nicht die Zeit, eine CD, eine Schallplatte oder Kassette ganz zu hören, aber auch ein Moment mit der schönen Melodie kann Wunder wirken. Vielleicht möchten Sie an Ihrem Rückzugsort Ihr persönliches Abspielgerät mit Kopfhörern nur für diesen Zweck bereithalten.

- Praktizieren Sie Entspannungstechniken. Leichte Körperübungen und innere Bilder helfen dem Geist, den Körper zu entspannen. Eine äußerst effektive Methode! Es gibt inzwischen viele CDs, Kassetten oder Videofilme mit geführten Entspannungsübungen. Obwohl diese Hilfsmittel etwas mehr Zeit in Anspruch nehmen, kann mit einiger Übung folgender interessante Effekt eintreten: Ihr Körper schaltet schon bei den ersten Tönen der Musik auf Entspannung. Manche Leute brauchen sich nur bequem hinsetzen und an das Tonband oder die Musik zu denken, um sich langsam zu entspannen. Entspannungstechniken lernt man am besten von einer erfahrenen Fachkraft oder von qualitätvollen Aufnahmen. Weil solche Aufnahmen nicht allen Menschen zugänglich sind, beschreibe ich nun eine einfache Version der progressiven Muskelentspannung. Setzten Sie sich bequem auf einen Stuhl oder legen Sie sich hin, wenn Sie möchten. Lockern Sie die Kleidung, ziehen Sie die Schuhe aus und legen Sie die Brille ab. Sorgen Sie für ruhige Instrumentalmusik (Worte lenken ab). Schließen Sie die Augen und achten Sie nur auf Ihre langsamen, tiefen Atemzüge. Stellen Sie sich vor, dass Sie mit jedem Einatmen Entspannung einatmen und mit jedem Ausatmen Spannung ausatmen. Fangen Sie bei den Zehen und Füßen an und spannen Sie beim Einatmen alle Muskeln an, beim Ausatmen entspannen Sie sie. Arbeiten Sie sich durch alle Muskelgruppen den Körper hoch, spannen und entspannen Sie jeweils dreimal. Achten Sie dabei auf Ihre langsamen, tiefen, regelmäßigen Atemzüge. Am Schluss spannen Sie dreimal hintereinander alle Muskeln des Körpers an und entspannen sie wieder. Fahren Sie fort, langsam und tief zu atmen und versetzen Sie sich im Geist an einen angenehmen, ruhigen Ort. Konzentrieren Sie sich auf die einzelnen angenehmen Empfindungen an diesem Ort und lassen Sie sich, wenn möglich, in den Schlaf gleiten. (Yoga- und Tai Chi-Übungen sind eine weitere Möglichkeit. Sie verbinden körperliche Aktivität mit meditativen Elementen. Manchen Menschen – nicht allen – helfen diese Übungen, Stress zu reduzieren und den Geist zur Ruhe kommen zu lassen. Viele Volkshochschulen bieten entsprechende Kurse an.)
- Haben Sie besondere Wünsche (z. B. einen neuen Hut, einen Restaurantbesuch, einen Strandspaziergang)? Schreiben Sie Ihre Wünsche auf einen Zettel und legen Sie ihn in eine «Ich-verwöhn'-mich»-Schachtel. Dieser Tipp kommt von Sally Callahan (2000), die feststellte, dass ihr oft, wenn sie beschloss, etwas für sich zu tun, vor Erschöpfung nichts einfiel. Da ist so eine mit Wünschen gefüllte Schachtel genau das Richtige.
- Perfektionieren Sie die Kunst des Nickerchens. Mein Vater konnte im Nu einschlafen und hat mir dieses Talent glücklicherweise vererbt. Um wieder Kräfte zu sammeln genügt mir oft ein Zwei-Minuten-Schläfchen.
- Lesen Sie ein Gedicht, das Sie besonders gern mögen, oder Ihre liebste Stelle aus einem Buch.
- Gönnen Sie sich ein heißes Getränk, allerdings keinen Kaffee, weil er nicht entspannend, sondern anregend wirkt.
- Rufen Sie einen Freund oder eine Freundin an.

- Erfreuen Sie sich an einer Pflanze oder Blume.
- Lesen Sie einen Comic, eine Seite eines humorvollen Buchs oder einen Witz. Bringen Sie Ihre Lieblingskarikatur an der Kühlschranktür oder eine andere Stelle in Ihrem Blickfeld an, damit Sie oft darüber schmunzeln können.
- Denken Sie an eine lustige Begebenheit oder einen Witz.
- Betrachten Sie ein Fotoalbum.
- Zünden Sie eine Kerze an und beobachten Sie das warme Licht der Flamme.
- Konzentrieren Sie sich auf ein schönes Bild oder eine Blume, atmen Sie dabei langsam und tief aus und ein.
- Führen Sie ein paar Minuten lang schnelle Streckübungen durch.
- Ziehen Sie Ihr bestes Kleid an, in dem Sie sich toll fühlen, auch wenn Sie nicht ausgehen.
- Planen Sie ein köstliches Abendessen.
- Nehmen Sie ein warmes Fußbad mit einem Zusatz, wenn Sie ein bisschen mehr Zeit haben, ein Entspannungsbad.
- Cremen Sie Körper oder Hände mit Ihrer Lieblingslotion ein.
- Massieren Sie sanft Ihre Hände und Füße.
- Erhitzen Sie ein feuchtes, kleines Handtuch in der Mikrowelle, setzen Sie sich in einen Sessel und legen Sie es über Stirn und Augen. Die feuchte Hitze wirkt sehr entspannend. (Die Dauer der Erwärmung hängt vom jeweiligen Gerät ab, soll aber eine Minute bei hoher Temperatureinstellung nicht überschreiten. Prüfen Sie in jedem Fall die Temperatur, bevor Sie das erwärmte Handtuch aufs Gesicht legen.)
- Essen Sie eine gesunde Kleinigkeit. Eine kohlehydratreiche, fettarme, eiweißhaltige Zwischenmahlzeit ist ein prima Muntermacher. Essen Sie beispielsweise einen Apfel mit einem Stück fettarmem Käse, eine Scheibe Vollkornbrot mit magerem Frischkäse, einen Müsliriegel oder eine Scheibe Hühnerbrust. Snacks mit viel Fett und Zucker sind nicht geeignet, weil sie lediglich einen Energieschub liefern, der bald wieder verebbt, worauf Ihr Körper nach einer weiteren Zuckerration verlangt.
- Nehmen Sie sich ein paar Minuten Zeit für eine Handarbeit, eine Holzarbeit, ein Nähprojekt oder ein anderes Hobby, bei dem Sie sich entspannen können. Legen Sie sich womöglich eine einfache, mobile Arbeit zu, die Sie jederzeit für ein, zwei Minuten in die Hand nehmen können; ein großes, komplexes Projekt ist nicht so günstig.
- Bewegen Sie sich kurz und intensiv (z. B. beim Korbball, Golfabschläge üben, Seilhüpfen), um Spannung abzubauen und Entspannung zu fördern. Ein kurzer schneller Spaziergang kann den gleichen Dienst tun. Sorgen Sie dafür, dass Sie jeden Tag an die frische Luft kommen und etwas Bewegung haben. Wenn sich gar keine andere Möglichkeit bietet, ist auch ein Spaziergang durchs Haus hilfreich.
- Streicheln Sie eine Katze oder einen Hund.

1.2.2
Halten Sie sich an die Regeln einer gesunden Lebensführung

Die meisten Menschen kennen die Regeln für eine gesunde Lebensführung, weshalb die hier aufgezählten Punkte lediglich daran erinnern.

- Ernähren Sie sich ausgewogen, essen Sie wenig Fett, viel Obst und Gemüse, leichtverdauliches Eiweiß und Vollkornprodukte.
- Sorgen Sie für regelmäßige Bewegung, etwa spazieren gehen, mindestens viermal pro Woche.
- Konsumieren Sie Koffein, Alkohol, Fett und Zucker nur in geringen Mengen.
- Schlafen Sie 7–8 Stunden pro Nacht.
- Trinken Sie 7–8 Gläser Wasser pro Tag.
- Jeder Tag soll aus einer sinnvollen Mischung von Arbeit, Ruhe und Muße-stunden bestehen.

Die Herausforderung besteht natürlich darin, diesen Richtlinien auch dann zu folgen, wenn Sie sich völlig überlastet fühlen und eine schnelle Aufmunterung benötigen. Sicher, wenn Sie sich an die hier aufgezählten Grundsätze halten, werden Sie mehr Kraft und Energie haben und langfristig gesünder sein, dennoch ist die Versuchung groß, den leichten, wenn auch nur kurzfristig erfolgreichen Weg zu gehen. Die vierte Tasse Kaffee oder der Schokoriegel kann Ihnen für die nächsten paar Minuten Schwung geben. Das Problem ist, dass Ihr Leistungsvermögen nach dem Griff zu diesen schnell wirksamen Tröstern noch rasanter abnimmt, sofern sie nicht in einen generell gesunden Lebensstil eingebettet sind. Der Energieschub wird nur kurz anhalten, dann spüren Sie schon wieder das Verlangen nach einer weiteren Dosis eines Aufputschmittels.

Ich weiß, dass es schwierig ist, besonders in einer Pflegesituation, diese gesunden Praktiken beizubehalten. Ich bin jahrelang den schnellen Weg gegangen und habe mich mit einfachen Scheinlösungen getröstet; nach einiger Zeit hatte ich zwar erhebliches Übergewicht, aber immer noch nicht ausreichend Energie. Deshalb hoffe ich, dass diese Anregungen von einer Person, die den Weg bereits gegangen ist, als Vorschläge, nicht als lästige Einschränkungen verstanden werden. Was Sie brauchen, sind Durchhaltevermögen und große Kraftreserven, keine kurz wirksamen Tröster. Versuchen Sie, sich an die bewährte Maxime zu halten, dass sich eine kurze Anstrengung auf Dauer gesehen lohnt. Ein Beispiel: Trinken Sie weniger Kaffee und beginnen Sie dafür jeden Tag mit einem fünfminütigen, flotten Spaziergang. Schon sehr bald werden Sie die positive Wirkung spüren, mehr Energie haben und weniger Stress empfinden. Schließlich werden Sie sich an den veränderten Lebensstil gewöhnen. Wenn Sie grundsätzlich weniger Kaffee trinken und Ihre Kraft aus längerfristig wirksamen Quellen beziehen, können Sie sich durchaus mal mit einer Tasse Kaffee und einem Keks verwöhnen.

Viel Erfolg!
Das alles ist Teil Ihres «Ich-pflege-mich-selbst»-Programms.
Sie sind es wert.

1.3
Auch in der Pflegebeziehung für sich sorgen

Sie müssen zum einen auf Ihr Wohlbefinden als Individuum bedacht sein, zum anderen aber auch auf Ihr Wohlbefinden als Teil der Pflegebeziehung. Weil Sie der eine Teil einer sich verändernden Beziehung sind, ist das ein entscheidender Punkt.

1.3.1
Das Glück des Augenblicks gemeinsam genießen

Wenn ich mein Leben noch einmal leben könnte

Beim nächsten Mal würde ich mir mehr Fehler gestatten. Ich wäre entspannter, ich wäre lockerer. Ich wäre alberner als ich es in diesem Leben gewesen bin. Ich würde weniger Dinge ernst nehmen. Ich wäre risikofreudiger. Ich würde auf mehr Berge steigen und in mehr Flüssen schwimmen. Ich würde mehr Eis und weniger Bohnen essen. Ich hätte vielleicht mehr tatsächliche Schwierigkeiten, dafür aber weniger eingebildete.
Sie sehen, ich gehöre zu den Leuten, die gesund und vernünftig leben, Tag für Tag, jahraus, jahrein. Ich habe auch meine schönen Zeiten erlebt, oh ja, und wenn ich mein Leben noch einmal leben könnte, hätte ich sicher noch mehr davon. Ja, ich würde sogar versuchen, ausschließlich schöne Zeiten zu haben. Nur schöne Augenblicke, einen schönen Augenblick nach dem anderen, jetzt, anstatt in einer fernen Zukunft zu leben. Ich war eine dieser Personen, die nie ohne Thermometer, eine Wärmflasche, einen Regenmantel und einen Fallschirm aus dem Haus ging. Wenn ich mein Leben noch einmal leben könnte, würde ich mit leichterem Gepäck reisen. Wenn ich mein Leben noch einmal leben könnte, würde ich früher im Jahr anfangen, barfuß zu gehen und im Herbst später damit aufhören. Ich würde öfter zum Tanzen gehen. Ich würde öfter Karussell fahren. Ich würde mehr Gänseblümchen pflücken.

Nadine Stair (aus *If I Had My Life To Live Over I Would Pick More Daisies*, hrsg. von Sandra Haldeman Martz, 1992, p. 1)

Ich habe am Anfang dieses Kapitels zwar festgestellt, dass Pflegen eine schwierige Aufgabe ist, möchte aber damit keinesfalls einer ausschließlich negativen Sicht der Dinge das Wort geben. Pflegen kann auch eine befriedigende, erfreuliche und dankbare Aufgabe sein. Wie die Autorin der oben zitierten Gedanken, sind auch demenzkranke Menschen fähig, das Glück des Augenblicks zu genießen. Es scheint als hätten sie intuitiv erfasst, dass es gilt, den gegenwärtigen Augenblick wertzuschätzen und zu feiern. Es ist wunderbar, sich mit der betroffenen Person auf das Glück der Augenblickserfahrung einzulassen. Nehmen Sie sich die Zeit, um gemeinsam Gänseblümchen zu pflücken oder an

Rosen zu riechen. Bekräftigen Sie Ihre Beziehung und bleiben Sie in Beziehung, auf welche Weise auch immer. (Näheres dazu siehe Kapitel 2)

Dieser Rat bedeutet nicht, dass Sie Ihre schwierige Situation verharmlosen oder Ihre Trauer ignorieren sollen. Er soll Sie vielmehr darin bestärken, den alltäglichen Problemen kleine Freuden entgegenzusetzen. Ich weiß aus eigener Erfahrung, dass gut gemeinte Ratschläge und Lebensweisheiten – «Schau' auf das Positive!» – einfach nicht ankommen, wenn man sich mitten in einer schmerzhaften Phase befindet. Es nützt wenig, die eigene Situation anhand irgendeines Maßstabs mit anderen zu vergleichen, die vielleicht schlimmer dran sind. Ihr eigener Schmerz ist real und berechtigt, er lässt sich nicht wegreden. Ich meine, dass die wirklich kluge Empfehlung, der hinter Redensarten steckt wie: «Schau' auf das Positive» oder «Zähl' dein Glück» lautet, das Positive tatsächlich zu fühlen, nicht nur abstrakt zu zählen. Zählen Sie die großen und kleinen Dinge, für die Sie dankbar sein können. Riechen Sie den Duft der Rosen, schwelgen Sie in ihm; denken Sie nicht nur, wie schön sie sind. Sich darauf einzulassen und die Rosen (oder das Positive) ganz *real* zu empfinden, kann ein konkretes Erlebnis sein (z. B. echte Rosen berühren und riechen, mit einer lieben Freundin oder einem lieben Freund telefonieren), oder ein noch einmal durchlebtes (z. B. sich mit geschlossenen Augen so lebendig wie möglich die Pracht einer echten Rose oder eine glückliche Zeit mit der Freundin oder dem Freund wieder ins Gedächtnis rufen). Weil direkte Erfahrungen nicht immer zugänglich sind, rege ich an, sich frühere ins Bewusstsein zu rufen, und zwar vom Gefühl her, weniger als abstrakte Gedanken. Eine kleine Freude kann Sie dem Schmerz entführen und Sie, wenn auch nur für wenige Minuten, froh machen. Eine Pflegende wird nun berichten, wie es ihr gelungen ist, Freude zu finden. Ich danke Dr. Nancy Jeanne Haak, die Außerordentliche Professorin für Sprach- und Sprechstörungen an der Auburn University in Alabama ist, aber auch pflegende Angehörige und professionelle Pflegekraft, dass sie bereit war, diese Gedanken mitzuteilen.

Wenn ich hier so sitze, in der Nacht zum 1. Dezember, und um «kluge» Worte ringe, fallen mir verschiedene Texte ein, die mich getröstet haben. Eine Stelle aus dem Buch *«Meditationen für Frauen, die zu viel arbeiten»* von Anne Wilson Schaef, und daraus ein Zitat von Judith M. Knowlton, erscheint mir heute besonders passend: *«Ich fand heraus, dass ich immer die Wahl habe – auch, wenn sie manchmal nur darin besteht, die Dinge anders zu sehen.»*

Wenn wir darüber nachdenken, wie wir uns selbst definieren würden, fallen uns viele verschiedene Bezeichnungen ein. Die meisten spiegeln Entscheidungen, die wir in unserem Leben getroffen haben … Ehemann, Mutter, Lehrerin, Chauffeur, Köchin, Hausfrau, Krankenschwester, Pflegerin oder Pfleger. Wenn ein Hindernis auftritt, etwa Alzheimer-Krankheit unseren Weg blockiert (obwohl wir selbst nicht davon betroffen sind, leiden wir mit, weil eine nahestehende Person erkrankt ist), werden manche Menschen die Herausforderung annehmen und die Rolle einer Pflegeperson übernehmen. Wie die ersten Forschungsreisenden sind wir entschlossen, dem eingeschlagenen Kurs zu folgen, ungeachtet der Warnhinweise von Experten und Mitreisenden, die von einem gefährlichen, wenn nicht gar unmöglichen Unterfangen sprechen, dem Felsen,

Untiefen, Nebel und Stürme entgegen stehen. Sie weisen auf die Gefahr hin, unsere Gesundheit, unser Vermögen, womöglich unsere ganze Zukunft aufs Spiel zu setzen. Als Kapitän oder pflegende Angehörige werden wir unweigerlich von der aufgewühlten See durchgeschüttelt, uns im Nebel verirren, Flauten erleben, ohne Ruder und ohne Anker richtungslos dahin treiben. Der Erfolg unserer Reise hängt davon ab, wie wir den Widrigkeiten begegnen, er hängt von unserer täglich geforderten Fähigkeit ab, dem Sturm zu trotzen, den Wind zu nutzen, mithilfe von Kompass und Sternen das Schiff auf Kurs zu halten. Meine verlässlichsten Orientierungsinstrumente sind mein Tagebuch, mein Freundeskreis und meine Familie; sie helfen mir immer wieder, meinen Standpunkt zu finden und meine Haltung neu auszurichten. Meine Leitsterne sind die Menschen, die ich betreut habe und die Lehren, die sie mir erteilt haben.

Wir können beschließen zu klagen, uns verlassen und verloren zu fühlen oder aber beschließen, unserem Tun Freude abzugewinnen und damit unser Durchhaltevermögen zu stärken. Manchmal müssen wir die Freude nicht suchen, weil sie zu uns kommt, etwa in Form eines kurzen Blicks des Wiedererkennens und einer herzlichen Umarmung. Vielleicht kann ich zusammen mit der Person über einen dummen Fehler lachen, ein vertrautes Gebet sprechen, oder – gut, ein wenig falsch – ein altes Lied singen. Manchmal zeigt sich die Freude, doch wir sind zu beschäftigt und erkennen sie nicht. Nehmen Sie sich Zeit für die Freude. Vielleicht ist es ein Garten am Weg zur Arztpraxis, der Blick eines kleinen Kindes, das nichts von einer besseren Vergangenheit weiß, oder einfach die Freude an einer Tüte Eis an einem gewöhnlichen Wochentag. Manchmal scheint uns die Freude zu fliehen. Gehen Sie ihr nach. Halten Sie nach ihr Ausschau in der Schönheit eines Sonnenaufgangs nach einer schlaflosen Nacht, im Anblick Ihres friedlich schlafenden Schützlings nach einem zermürbenden Abend, oder in der innigen Umarmung nach einem schwierigen Bewegungsmanöver.

Pflegende mit der Fähigkeit, die Freude willkommen zu heißen, wann immer sie an Bord erscheint, haben die größten Chancen, die Seefahrt zu überleben. Menschen, die an der Alzheimer-Krankheit leiden, haben die Gelegenheit, jeden Tag neu zu beginnen: Das ist wohl die eine, konstante Freude. Wir können beschließen, sie liebevoll zu begleiten und die Tage mit ihren Freuden anzunehmen.

1.3.2
Nehmen Sie eine positive Haltung ein

Kleine Dinge – etwa eine Blume, die an einem unerwarteten Ort blüht, oder ein perfekt gelungener Laib Brot, aber auch weniger perfekte Dinge – können wunderbar sein. Ich habe gelernt, auf solche Sachen zu achten und mich ihrer Schönheit zu erfreuen. Das hilft mir, den Schmerz zu ertragen. (Eine 88-jährige Frau, deren Sohn an der Alzheimer-Krankheit leidet, zitiert aus Ballard & Poer, 1999)

Diese pflegende Angehörige fühlte sich getröstet und gestärkt, indem sie sich auf das Positive konzentrierte und eine positive Haltung einnahm. Ich versuche nicht, künstlichen Optimismus zu verbreiten, hoffe aber, dass Sie sich trotz aller Schwierigkeiten sagen können: «Es ist schwer, aber ich schaffe es.» Diese Methode – sie wird manchmal *positives Selbstgespräch* genannt – ist verblüffend wirksam. Dabei gilt es, negative Bemerkungen durch positive zu ersetzen. Anstatt zu sagen: «Ich bin doch ein Dummkopf», oder «Das schaffe ich nie», sagen Sie besser «Das hab' ich wirklich gut gemacht» oder «Das hat nicht funktioniert, ich werde etwas anderes probieren.» Immer wieder haben Pflegende selbst berichtet und haben Forschungsarbeiten über Pflegende ergeben, dass es nicht so sehr die pflegerischen Aufgaben und Pflichten sind, die ihnen das Gefühl geben, überfordert zu sein und zu versagen, vielmehr ist entscheidend, wie Pflegende ihre eigene Fähigkeit, diese Aufgaben zu bewältigen, einschätzen (Bowlby Sifton, 1998). Mögen sich die vorhandenen Aufgaben auch nicht verändert haben, so fühlen sich Pflegende, die ihre innere Einstellung verändern konnten, meist weniger überlastet. Pflegende, die sich kompetent und der Situation gewachsen fühlen, und ihre pflegerischen Fähigkeiten positiv einschätzen, empfinden die mit der Betreuung verbundenen Freuden stärker, als die Bürde und den Stress der Pflege.

Das Ganze ist natürlich keineswegs nur eine Sache des positiven Denkens. Wenn Sie nicht wirklich davon überzeugt sind, Sie sich nicht einreden, eine fähige Pflegeperson zu sein. Dieses Buch und andere Quellen bieten Ihnen, so hoffe ich, viele Anregungen, die helfen, Ihre Pflegefertigkeiten zu entwickeln und Ihr Wissen über Demenz zu erweitern. Pflegefertigkeiten sind nicht angeboren, und niemand kann aus dem Stand heraus die Rolle einer Pflegekraft ausfüllen. Pflegewissen wird erarbeitet, es wird erlernt, man muss mit anderen über Pflege reden, nachlesen und aus Fehlern lernen. Auch wenn Sie derzeit noch an Ihren Fähigkeiten zweifeln, vielleicht können Sie diese Lernchancen nutzen und Ihre Kräfte entwickeln. Lesen Sie dazu den Abschnitt «Lernen Sie so viel wie möglich» in diesem Kapitel, sowie das Kapitel 10.

Leider lässt sich Pflege nicht im Schnellverfahren an einem Wochenende erlernen. Schließlich ist der Stoff sehr umfangreich. Die Pflegeperson wird zudem feststellen, dass sich mit fortschreitender Demenz ihres Schützlings auch ihre Rollen und Aufgaben verändern. Pflege ist, wie bereits bemerkt, eine Reise, kein Ziel; sie ist ein Prozess, kein Zustand. Eine der einschneidendsten Veränderungen ist der Wechsel von der unmittelbaren Pflegetätigkeit zu Hause zu Voll- oder Teilzeitbetreuung in einer entsprechenden Einrichtung. Angehörige, die bisher praktisch gepflegt haben, werden dann mehr zu Fürsprechern, Vermittlern und Kommunikatoren. Bitte vergessen Sie nicht: Wenn Sie meinen, dass Vollzeitpflege nichts für Sie ist, sollten sich nicht scheuen, es zu sagen. Das ist kein persönliches Versagen, vielmehr eine realistische Einschätzung der eigenen Stärken und Schwächen. Es ist besser, diese Tatsache frühzeitig zu erkennen, um dann andere Möglichkeiten auszuloten.

1.3.3
Dankbarkeit kann sich in Worten äußern, aber nicht nur

Ich hoffe, dass Ihnen folgende kleine Geschichte hilft, ähnliche Erfahrungen zu machen und zu erkennen, wie sich in Ihrer Pflegebeziehung Dankbarkeit äußert. Das Beispiel bezieht sich zwar auf einen bestimmten Mann, dennoch hat mir jede Person mit Demenz, die ich ein Stück begleitet habe, auf unterschiedliche Art bezeugt, wie dankbar sie ist.

Herr Jakob Echtler, ein sensibler und fürsorglicher Mann, ist mit Leib und Seele Bauer gewesen. Wegen demenzbedingter Probleme konnte er nicht mehr allein auf seinem Hof leben, selbst der Umgang mit den Pflanzen und der Erde war ihm nur noch möglich, wenn andere ihm halfen. Unglücklicherweise wurde er nicht immer von Pflegekräften betreut, die sein tiefes Bedürfnis nach Kontakt mit der Erde verstanden. Dieser große Verlust, dieser Kummer, zusammen mit seinem nachlassenden Sprechvermögen führten zu sehr belastenden Pflegesituationen.

Auch ich fühle mich den Landleben tief verbunden; vielleicht habe ich mich deshalb mit Herrn Echtler besonders intensiv angefreundet. Ich band ihn in Aktivitäten ein, die mit verschiedenen Aspekten des normalen Alltags zu tun haben (z. B. Frühstücksclub, Mittagessen in der Gruppe, sensorische Stimulation, Erinnerungsarbeit) und konnte dadurch unsere Beziehung festigen. Obwohl diese Aktivitäten nichts mit Pflanzen, Wachsen und Gedeihen zu tun hatten, boten sie doch ein «normales» Umfeld für unsere Verbindung.

1.3.4
Mimik und nonverbale Kommunikation

Jakob Echtler hat sich zwar nie mit Worten bedankt oder mich mit Namen angesprochen, trotzdem bezweifle ich nicht im Geringsten, dass er jede Minute unseres Zusammenseins genoss, und mich kannte. Immer wenn ich ihm begegnete – auch außerhalb der Gruppenstunden und, noch erstaunlicher, nachdem ich drei Wochen Urlaub gehabt hatte – strahlte er übers ganze Gesicht und sein ganzer Körper drückte Freude aus. Es gibt wohl keinen besseren Weg, sich zu bedanken.

Einmal überraschte mich eine Kollegin mit der Nachricht, Herr Echtler käme nicht zur Gruppenstunde. Ich stand in der Tür seines Zimmers, als sie ihm noch einmal erklärte, in der Küche gäbe es Kaffee und Carol Bowlby habe Sachen von früher zum Anschauen mitgebracht. Herr Echtler wirkte völlig durcheinander und ein wenig besorgt. Dann blickte er zufällig auf und sah mich im Türrahmen stehen. Seine Miene entspannte sich, er lächelte, erhob sich vom Stuhl und sagte: «Oh, das ist es also. Sie sind es; ach ja, gut», worauf er gerne zum Kaffeetrinken mitkam und sich zu den anderen an den Küchentisch setzte, um in Erinnerungen zu schwelgen.

Oft verlieren demenzkranke Personen die Fähigkeit, sich zu bedanken und mit Worten zu zeigen, dass sie unsere Bemühungen anerkennen. Wenn wir uns aber öffnen, wenn wir empfänglich werden, spricht die Stimme ihres Herzens Bände des Lobes.

1.3.5
Beteiligung und Reaktionen

Weil ich wusste, wie gerne Jakob Echtler mit Pflanzen umging, sorgte ich für eine Gelegenheit, mit ihm zu gärtnern. Als ich seine Hände zum ersten Mal führte und mit Erde in Berührung brachte, freute er sich sichtlich und war wie verwandelt. Tränen rollten ihm über die Wangen, als er sagte: «Oh, das ist ja himmlisch. Ich habe gar nicht gewusst, dass der Himmel so nah ist.» Bei einer anderen Gelegenheit, nachdem die Gruppe zu Abend gegessen hatte, bemerkte er: «Das hat wirklich gut geschmeckt. Bitte ruhen Sie sich aus, ich übernehme den Abwasch. Das hab' ich für meine Mutter auch immer getan.» Gewiss, diese beiden Reaktionen waren sehr deutlich und verbal, demenziell veränderte Menschen drücken ihre Dankbarkeit aber auf vielen Wegen aus: Sie reagieren mit einer Berührung auf eine Berührung, mit einem Lächeln auf ein Lächeln, mit Beteiligung auf ein Angebot.

1.3.6
Die Nähe der Pflegeperson suchen

Wenn Sie eine demenzkranke Person versorgen, ist es oft nicht leicht, ein paar Minuten allein gelassen zu werden. Sie läuft vielleicht ständig hinter Ihnen her und will immer wissen, wo Sie gerade sind. Dieses Verhalten – es wird gelegentlich *Beschatten* genannt – kann belasten und irritieren. Im Kapitel 9 finden Sie Tipps zum Umgang mit solchen Situationen. An dieser Stelle schlage ich lediglich vor, das irritierende Verhalten neu zu interpretieren. Wenn Sie nie aus den Augen gelassen werden, scheint die kranke Person auf sehr einprägsame Weise sagen zu wollen: «Ich mag dich. Ich weiß, dass du mein Rettungsanker bist. Ich muss wissen, wo du bist.» Wenn es pflegenden Angehörigen gelingt, zu anderen vertrauensvolle Beziehungen herzustellen (z. B. zu Familienmitgliedern, bezahlten Pflegehilfskräften, zum Personal der Tagesstätte), können sie mit dem Kompliment der kranken Person besser umgehen und «den Goldenen Käfig» öffnen (d. h. sich aus der besonders engen Verbindung lösen, die inzwischen die eigene Bewegungsfreiheit einschränkt).

1.3.7
Hilfe anbieten

Pflegende sind mit allerlei problematischen Überraschungen konfrontiert: schmutziges Geschirr wurde in den Schrank geräumt, Wäsche in der Toilettenschüssel eingeweicht, die Abfalltüte in den Kühlschrank gestellt wird. Sicher, solche Episoden sind frustrierend und sollten nicht gefördert werden, trotzdem können Sie versuchen, zu ergründen, was sie eigentlich bedeuten. Könnte es sein, dass die verwirrte Person versuchte, hilfreich zu sein? Ich habe die Erfahrung gemacht, dass verfehlte Hilfsaktionen seltener vorkommen, wenn es gelingt, die Person einzubinden, sie an einer Arbeit zu beteiligen und ihr das Gefühl zu geben, gebraucht zu werden. Das tut beiden Seiten gut.

1.3.8
Sie tun ihr Bestes

An einem Vormittag im Frühjahr verbrachte ich mit Herrn Echtler und sechs oder sieben anderen Personen mit fortgeschrittener Demenz eine entspannte Gruppenstunde im Freien. Anschließend ging ich in die Küche, um geschwind das Mittagessen vorzubereiten. Ich wollte wirklich ungestört arbeiten und schnell fertig werden, um dann meine ganze Aufmerksamkeit der nächsten Gruppe widmen zu können. Als es klopfte und ich durch das Türfenster Jakob Echtler sah, dachte ich ziemlich ungnädig: «Nicht das noch. Ich hab' jetzt einfach keine Zeit.» Als ich die Tür öffnete und mir ein strahlender Herr Echtler gegenüber stand, veränderte sich meine Stimmung schlagartig. Ich fühlte mich beschämt und war völlig überwältigt, nicht nur von seiner fröhlichen Begrüßung, sondern auch von dem etwas zerzausten, doch sehr hübschen Maiglöckchenstrauß – seine Tochter hatte ihn vor ein paar Tagen gebracht – den er mir mit ausgestrecktem Arm anbot.

Menschen mit Demenz tun ihr Bestes und geben, was sie können. Das mag nicht immer unserem Geschmack, unseren Wünschen oder Erwartungen entsprechen. Dennoch sind diese Geschenke besonders wertvoll, weil sie von einer Person kommen, die sich trotz ihres beschädigten Gehirns und trotz ihres oft tief erschütterten Selbstwertgefühls bemüht hat, etwas zu geben. Solche Geschenke werden erst möglich, wenn eine vertrauensvolle Beziehung besteht; Demenzkranke müssen sicher sein, dass ihr Geschenk gewürdigt wird, bevor sie es übergeben. Meine Schwiegermutter Alice beispielsweise konnte uns, wenn wir sie im Pflegeheim besuchten, keine Mahlzeit mehr kochen und keinen Imbiss mehr herrichten, doch sie konnte ihr Bechereis für diese Gelegenheiten zur Seite legen und tat dies auch regelmäßig. Allerdings hielt sie ihre Handtasche für den geeigneten Aufbewahrungsort! Ich rate Ihnen, solche Geschenke in Ehren zu halten und so freundlich anzunehmen wie sie gemeint sind. Sie kommen nämlich vom Herzen.

1.3.9
Den Humor nicht verlieren

Nehmen Sie Ihre Aufgabe sehr, sich selbst nicht allzu ernst
Diesen ausgezeichneten Rat gibt uns der Humorist W. Metcalfe (1996). Pflege ist in der Tat eine ernste und anspruchsvolle Aufgabe, die aber, unbeschwert und eher spielerisch angepackt, leichter wird. Befreien Sie sich von der ängst-

lichen Sorge, nur ja alles richtig zu machen. Es passieren auf dieser Pflege-Reise so viele komische Dinge.

Wenn Sie über sich selbst und zusammen mit Ihrem Schützling lachen können, werden Sie sich verblüffend befreit fühlen. Dazu ein Beispiel aus meiner eigenen Erfahrung.

Nach einem turbulenten und anstrengenden Vormittag war ich schließlich bereit, Herrn Augustin zu seinem Arzttermin zu begleiten und zum Kaffeetrinken auszuführen. Er kam gerade aus seinem Zimmer, als ich den Flur entlang eilte. Da sah ich, dass er sich die Schuhe falsch angezogen hatte. Das brachte das Fass zum Überlaufen, und ich seufzte innerlich, weil ich an den Zeitaufwand dachte, der notwendig war, ihm die Schuhe richtig anzuziehen. Dennoch setzte ich meine beste therapeutische Miene auf, berührte sachte seinen Arm und sagte: «Herr Augustin, ich möchte Ihnen helfen, die Schuhe richtig anzuziehen; Sie tragen den linken Schuh am rechten Fuß und den rechten Schuh am linken.»
Herr Augustin sah mich verblüfft an, erwiderte dann aber fast spontan: «Na ja, da kann ich nichts machen. Ich habe keine anderen Füße, so waren meine Füße schon immer.»
Durch seine fröhliche Antwort waren mein Stress und meine Frustration wie weggeblasen. Wir kicherten beim Schuhewechseln und verbrachten dann einen erfreulichen Nachmittag.

Lachen ist wirklich eine wunderbare Medizin. Die Forschung hat bewiesen, dass Lachen den Kreislauf anregt, Atmung und Verdauung verbessert und das Gehirn veranlasst, bestimmte Wohlfühlhormone (Endorphine) auszuschütten (Cousins, 1997; Stone, 1992). Besser noch: Es kostet nichts. Sie müssen sich dieses Mittel nicht außer Haus besorgen, und es ist eine garantiert unschädliche Sucht!

Es mag nicht leicht sein, einen Grund zum Lachen zu finden, wenn in Ihrem Leben so viel Trauriges vorkommt, wenn Sie zusehen müssen, wie Ihr Schützling mit der Zeit immer hilfloser wird. Genau das ist aber der Grund, warum es so wichtig ist, zu lachen und den Humor nicht zu verlieren. Hier ein paar hilfreiche Anregungen.

Lachen Sie über Ihre eigenen Fehler

Es ist gar nicht so leicht, über die eigenen Fehler zu lachen. Obwohl manche Dinge, die schief gelaufen sind, in dem Moment überhaupt nicht lustig waren, können sie in der Rückschau recht komisch wirken. Wenn Sie den Witz einer Situation erkennen, werden Sie mit sich selbst nachsichtiger sein.

Was mich angeht, so muss ich nur an meinen ersten Arbeitstag als Beschäftigungstherapeutin auf der Aufnahmestation einer Einrichtung für Demenzkranke denken. Ich kam gerade von der Schule, war noch unerfahren, aber voller Begeisterung und Ideen. Weil in der betreffenden Einrichtung noch nie eine Beschäftigungstherapeutin gearbeitet hatte, konnte ich nicht auf die Erfahrung anderer zurückgreifen. Es war eine belastende Situation, um es milde zu sagen. Ich dachte: «Gut, heute will ich vier der fünfundzwanzig Kranken kennen lernen. Zuerst werde ich ihre Akten lesen.» Das Lesen ging prima – so weit, so gut. Dann ging ich auf Frau Seibel, meine erste Klientin zu. Ich hatte damals kaum eine Vorstellung davon, wie man mit einer demenzkranken Person kommuniziert, weshalb ich mir dachte, es wäre ein guter Einstieg, Frau Seibel zu bitten, mir ihr Zimmer zu zeigen. Dabei würde ich sicher ein paar Hinweise auf ihre Person bekommen. Frau Seibel ging gerade im Eingangsbereich auf und ab, als ich sie bat, mir ihr Zimmer zu zeigen. Sie lächelte mich freundlich an und fuhr fort, auf und ab zu wandern. Als uns eine Pflegekraft in ihr Zimmer führte, war ich überrascht, einen Herrn auf ihrem Bett liegen zu sehen. Das brachte Frau Seibel keineswegs aus der Ruhe. Ich jedoch beschloss, aus welchen Gründen auch immer, den Herrn zu bitten, wieder in sein eigenes Zimmer zu gehen. Als ich ihn vorsichtig weckte und ihm beim Aufstehen helfen wollte, lächelte er freundlich, sagte: «Oh, Verzeihung» legte sich wieder zurück und schlief ein. Das wiederholte sich mehrmals: Der arme Mann kam mit einem Ruck hoch und fiel mit einem Ruck wieder aufs Bett. Ich blieb hartnäckig, und nach mehreren Versuchen gelang es mir, den Mann zu wecken und in sein eigenes Bett zu bringen, wo er seinen mehrfach unterbrochenen Mittagsschlaf fortsetzen konnte. Frau Seibel war natürlich in der Zwischenzeit verschwunden!

Zusammen lachen

Herr Müller saß am Fenster, ganz in seine Zeitungslektüre vertieft. Als eine Pflegekraft vorbeikam, bemerkte sie, dass er die Zeitung verkehrt herum hielt! Sie fragte ihn freundlich, ob sie ihm die Zeitung herumdrehen dürfe. Darauf er: «Nein, schon gut so. Jeder Idiot kann die Zeitung richtig herum lesen; aber dazu braucht es eine besondere Begabung.»

Der Sinn für Humor bleibt Menschen mit Demenz erhalten. Sie werden vermutlich festgestellt haben, dass sie ihn sehr geschickt einsetzen, wenn es darum geht, ihre Würde zu schützen. Auch Pflegende können bewusst humorvoll reagieren.

Bestimmte Situationen, die Ihren Schützling schon früher amüsiert haben, werden ihm auch weiter Spaß machen. Nützen Sie diese Gelegenheiten und lachen sie zusammen. Erzählen Sie lustige Geschichten, die in der Familie oder in der Nachbarschaft überliefert werden. Das Gute an diesen immer wieder erzählten komischen Geschichten ist, dass oft allein der Gedanke daran genügt, um gute Laune zu verbreiten.

Witze lesen, Karikaturen, Cartoons und Comics betrachten

Wenn Sie eine lustige Bildergeschichte in der Tageszeitung sehen oder eine Witzpostkarte bekommen, heben Sie sie auf. Kleben Sie sie an die Kühlschranktür oder an eine andere, gut sichtbare Stelle, damit Sie sich immer wieder daran erfreuen können.

Lustige Radio- und Fernsehsendungen genießen

Auch wenn nur ein paar Minuten Zeit ist, können Sie mit Hörkassetten und Videofilmen viel Spaß haben. Videofilme klassischer Komiker wie Laurel und Hardy, Charly Chaplin, Lisl Karlstadt und Karl Valentin können Sie zusammen mit der demenzkranken Person genießen.

Ihrem Ärger auf unschädliche Art Luft machen

Die folgenden Gedanken wurden im Mitteilungsblatt des Rush Alzheimer's Disease Center in Chicago, Illinois veröffentlicht. Judy Bow, die Autorin, hat mir erlaubt, die Geschichte hier wiederzugeben.

Dunkle Gedanken

Mein Mann befindet sich im mittleren Stadium der Alzheimer-Krankheit. Manchmal wünsche ich mir, die Krankheit möge sich beeilen und ihr Zerstörungswerk endlich vollenden. Sie würden sich wundern, wie oft mir dieser Satz und andere unausgesprochene Sätze im Kopf herum spuken. Dann fühlt man sich natürlich schuldig. Kürzlich traf ich mich mit einer anderen Frau, die ihren ebenfalls alzheimerkranken Mann pflegt, zum Mittagessen. Da ich sehr vertraut bin mit ihr, erzählte ich ihr von diesem Wunsch und fragte sie, ob sie auch manchmal solche Gedanken habe. Ich sah ihrer Miene an, dass sie sofort wusste, wovon ich redete, und wir fingen an, von unseren inneren Zwiegesprächen zu berichten. Wir waren verblüfft: «Meine Güte, soll das heißen, dass du auch solche Gedanken hast?» Es war sehr erleichternd, mit einer anderen Frau zu sprechen, die nicht nur verstand, was ich meinte, sondern auch diese «Selbstgespräche» führt.

Das Gespräch erleichterte mich und ich fühlte mich etwas weniger schuldig. Es gab mir ferner den Anstoß, auch anderen Pflegenden zu diesem befreienden Gefühl zu verhelfen. Ich habe schon immer um den Wert von Dialog und offenem Gespräch mit anderen Menschen im gleichen Boot gewusst. Ich praktiziere es in Selbsthilfegruppen und Internet-Chatrooms. Ich erinnere mich jedoch nicht, dabei je so tief in die menschliche Seele eingedrungen zu sein. Sicher, wir sagen, dass wir frustriert sind und Schwierigkeiten haben, die dunkle Gedanken aber, die durch unsere Köpfe spuken, erwähnen wir nicht. Als ich an diesem Artikel arbeitete, bat ich andere Pflegende, über diesen Punkt zu sprechen, worauf sich die Schleusentore öffneten. Offenbar kennen die meisten von uns diese innere Dialoge, die uns manchmal das Gefühl vermitteln, böse zu sein.

Es ist nicht böse, natürlich nicht. Es ist normal, ja sogar heilsam, sich regelmäßig vor Augen zu halten, was die zerstörerische Krankheit aus dem geliebten Menschen gemacht hat und wie sehr sie unser Leben beeinträchtigt. Geschieht das nicht, kann die Krankheit ungehindert weiter wüten und nicht nur die alzheimerkranke Person völlig zerstören, was ja allein schon genügt.

Auf die Gefahr hin, wie George Carlin zu klingen in seiner Sendung «Sieben schmutzigen Wörter, die Sie nicht im Fernsehen sagen dürfen», habe ich eine Liste mit einigen, zufällig ausgewählten «dunklen Gedanken» zusammengestellt. Ein paar stammen von mir, andere haben Menschen beigesteuert, die sich in einer ähnlichen Situation befinden. Kommt Ihnen der eine oder andere bekannt vor?

Warum kann sie nicht einfach im Schlaf sterben oder einen Unfall haben?

Ich hasse ihn, ich hasse mein Leben, ich hasse diese Situation, ich hasse den Verlust meiner Freiheit.

Warum kann sie nicht ihre Schultern zurücknehmen und aufrecht gehen wie ein normaler Mensch? Das ist doch nicht so schwer!

Mit einem kleinen Schubs oben an der Treppe könnte ich allem ein Ende machen.

Sei doch bitte einfach still. Was du sagst ist so töricht und so belanglos!

Gibt es dich noch, irgendwo da drin? Ich möchte, dass du wieder du selbst bist.

Warum kann ich nicht einfach sterben – mein Tod würde mich so erleichtern.

Meine Familie bewundert mich und denkt, ich sei so geduldig und so kompetent – HA! Sie haben keine Ahnung, was mir durch den Kopf geht.

Wird er rechtzeitig sterben, damit ich noch etwas vom Leben habe?

War mit dem «in guten und in schlechten Tagen» wirklich DAS gemeint?

Ist sie denn wirklich so blöd geworden?

Wenn solche Gedanken in uns aufsteigen, schelten wir uns, weil wir wissen, dass es die Krankheit ist, nicht die Person, die uns Probleme macht. Oder wir erinnern uns daran, dass es die Kranken so viel schwerer haben als wir. Wir wissen, dass sie das Gleiche für uns tun würden, wenn die Situation anders herum wäre.

Worum geht es bei diesem inneren Dialog eigentlich? Gut, dieses Phänomen ist nicht nur auf Pflegesituationen beschränkt. Positive «Selbstgespräche» waren mir schon immer eine große Hilfe. Meine negativen Reaktionen haben sich meist nach und nach aufgelöst, wenn ich mit der anderen Person oder den anderen Personen innerlich diskutierte, Argumente austauschte oder Entscheidungen traf. Bei uns Pflegenden jedoch wird der Dialog in unserem Kopf tendenziell immer lauter und bleibt ungelöst, weil es meist nicht mehr möglich ist, mit der demenzkranken Person produktiv zu kommunizieren. Sie versteht ihr Verhalten ja sowieso nicht und kann es nicht verändern. Es erscheint unangemessen, ja beschämend oder peinlich, solche Gedanken Freunden, Freundinnen oder Angehörigen mitzuteilen. Dennoch nistet sich die dunkle Seite unweigerlich in unserem Kopf ein.

Wir müssen diese dunklen Gedanken zulassen, ja uns manchmal sogar darüber amüsieren, und – das ist das Allerwichtigste – sie wieder entlassen, indem wir sie Leuten erzählen, die mitfühlen können. Es ist therapeutisch, zu erfahren, dass auch andere so denken, und dass diese Gedanken nichts anderes sind als natürliche Ventile für die Wut über den Tribut, den die Alzheimer-Krankheit *allen Beteiligten abverlangt. Oft ist es so, dass wir Pflegende, wenn wir einen Moment innehalten und überlegen, feststellen: Wir sind die Verstörten, während unser alzheimerkranker Schützling, so eigenartig es klingt, relativ glücklich wirkt. Werden Ihre dunklen Gedanken jedoch dunkler und lassen sich kaum mehr verscheuchen, ist das ein Zeichen, dass Sie intensiv unterstützt, möglicherweise individuell beraten werden müssen.*

Bislang habe ich aufgezeigt, dass Pflegende glückliche Zeiten erleben und genießen können. Wie Judy Bows ehrlicher Bericht zeigt, hegen sie aber auch dunkle Gedanken: Sie sind wütend, frustriert, enttäuscht. **Diese Gefühle sind völlig normal, und Pflegende brauchen sich ihrer in keiner Weise zu schämen.** Wie die pflegeerfahrene Sally Callahan sehr richtig bemerkt, sind «Gefühle weder gut noch schlecht, sie sind einfach da.» (2000, p. 203). Die Herausforderung besteht darin, mit diesen Gefühlen richtig umzugehen. Es ist sicher nicht angemessen, die Person mit dem geschädigten Gehirn dafür verantwortlich zu machen, dass sie solche Gefühle in uns auslöst, wütend zu werden und mit Anschuldigungen zu reagieren. Der kranke Mensch kann weder die Situation, noch die eigentliche Ursache der Verärgerung erfassen. Wichtiger noch: Es ist nicht die Person, die den Ärger verursacht, er wird vielmehr durch die Symptome der Demenz ausgelöst.

Dennoch müssen Pflegende diese sehr realen und begründeten Gefühle ausdrücken. Manche haben festgestellt, dass es hilft, auf die Erkrankung selbst wütend zu sein, weil sie dann Person und Krankheitssymptome auseinanderhalten können. Die Tatsache, dass es in unserer Gesellschaft nicht üblich ist, unangenehme Gefühle auszudrücken, macht die Sache noch problematischer. Sally Callahan bemerkte dazu:

> Familienangehörige, wohlmeinende Freundinnen und Freunde, Ehepartner und Ehepartnerinnen, Kolleginnen und Kollegen, auch professionelle Pflegekräfte, die einfach nicht wissen, was sie sagen sollen, sehen oft nicht ein, dass unangenehme Empfindungen zugelassen und ausgedrückt werden müssen. Manche fühlen sich hilflos und hegen die diffuse Angst, der Schmerz der Pflegeperson könnte ihnen zu nahe gehen. Wenn Pflegende dann Allgemeinplätze oder allzu simple Lösungen angeboten bekommen, fühlen sie sich vermutlich unverstanden, isoliert und mit der Frage nach der eigenen geistigen Gesundheit alleingelassen. (2000, p. 201)

Unterdrückte Wut, unterdrückter Ärger machen krank. Emotionale Gesundheit stellt sich ein, wenn Gedanken, Gefühle und Handlungen im Einklang sind.

Bitte machen Sie sich ferner klar, dass Gedanken und Gefühle das Verhalten zwar beeinflussen, es aber nicht verursachen. Menschen können aus einer großen Bandbreite von Verhaltensweisen auswählen. Der Pflegestress kann das, was Sie denken, fühlen und tun aus dem Gleichgewicht bringen. Pflegende, die sich auf die Gedanken konzentrieren und die Gefühle ignorieren, können sich stressbedingte Symptome, etwa Kopfschmerzen oder eine Depression einhandeln. Dazu ein Beispiel: Eine pflegende Ehefrau konzentriert sich auf den Gedanken, dass ihr Mann krank ist und die frustrierenden Dinge, die er tut, nicht zu verantworten hat. Sie schließt daraus, dass sie sich nicht ärgern darf, wenn er das Abendessen in den Abfalleimer wirft. Sie weist Anzeichen einer Depression auf und muss lernen, dass es völlig legitim ist, wütend und frustriert zu sein. Es ist dagegen nicht legitim, die Wut an der Person in ihrer Obhut auszulassen (z. B. durch wutgesteuertes Verhalten). Wichtig ist, ein geeignetes Ventil zu finden, sich etwa mit einer Freundin oder einem Freund auszusprechen, oder solche Gefühle durch körperliche Aktivitäten abzureagieren. **Jedes Gefühl ist real und legitim, was jedoch keinesfalls jedes Verhalten legitimiert.**

Andererseits können Pflegende, die sich völlig auf ihre Empfindungen konzentrieren, allzu gefühlslastig werden. Weil sie die Logik weitgehend ausschalten, fällt es ihnen schwer, ganz banale Probleme zu lösen. Eine Ehefrau beispielsweise konzentriert sich ganz auf ihren Ekel und ihre Wut, wenn ihr Mann, statt in die Toilette, in den Abfalleimer uriniert. Das führt dazu, dass ihr keine Lösung einfällt, etwa die, den Abfalleimer zu entfernen, den Toilettendeckel deutlicher zu markieren und mit einem auffallend farbigen Überzug zu versehen.

Eine Pflegeperson, die sich ausschließlich auf ein störendes Verhalten konzentriert, schätzt die Situation möglicherweise falsch ein und nimmt die Gefühle ihres Schützlings nicht mehr wahr. Sie ist vielleicht von den ständig gleichen Fragen entnervt, verhält sich entsprechend, achtet nicht auf die emotionalen Bedürfnisse und Gefühle, die hinter der Fragerei liegen, und verübelt schließlich der Person mit Demenz – der Person mit dem beschädigten Gehirn – dass sie ein schlechtes Gedächtnis hat.

Es gilt, die Balance zwischen Gedanken, Gefühlen und Handlungen wieder herzustellen. Dazu ein paar Vorschläge:

- Treten Sie mit Ihren Gefühlen in Kontakt. Der erste Schritt zu emotionaler Gesundheit besteht darin, Gefühle zuzulassen, die emotionale Sperre zu lockern und sie nicht aus Scham oder anderen Gründen verschlossen zu halten.
- Suchen Sie nach gesunden Ausdrucksmöglichkeiten für diese Gefühle. Es gibt zahlreiche; experimentieren Sie und finden Sie die für Sie am besten geeignete heraus. Manche Leute können sich durch irgendeine Form der körperlichen Aktivität abreagieren und fühlen sich danach weniger wütend oder frustriert. Sie unternehmen einen kurzen, flotten Spaziergang, machen ein Fitnesstraining, schlagen auf ein Kissen oder einen Punchingball oder – schrubben den Fußboden, eine Lösung, auf die meine Großmutter verfiel. Andere finden ruhigere Ventile, schreiben Tagebuch, sprechen mit einer Freundin oder einem Freund oder einer vertrauenswürdigen, professionellen Person. Für mich ist das Tagebuchschreiben nicht befriedigend; es liegt mir einfach nicht, obwohl ich Autorin bin. Ich ziehe die Briefform vor. Es hilft mir, sie an eine konkrete Person zu richten, auch wenn ich sie viel-

leicht nicht abschicke. Falls Sie sich in einer schwierigen Gefühlslage befinden und diese Methode ausprobieren wollen, bitte ich Sie dringend, den Brief ein paar Tage liegen zu lassen, besonders wenn er aus der Wut heraus verfasst wurde, und ihn in ruhigerer Verfassung mehrmals zu lesen, bevor Sie ihn abschicken. Anstatt zu agieren, wenn Sie verärgert oder gekränkt sind, empfiehlt es sich, eine Beruhigungsphase einzuschalten. Der bekannte Rat, erst bis Zehn zu zählen, ist gar nicht schlecht. Einen Brief direkt an Ihren Schützling zu richten, ist ebenfalls eine gute Möglichkeit, Gefühle auszudrücken, wobei Sie ihm den Brief nicht aushändigen sollten.

- Sprechen Sie mit anderen über Ihre Situation. Das offene Ohr einer guten Freundin, eines guten Freundes oder einer anderen pflegenden Angehörigen, die versteht, was Sie durchmachen, ist von unschätzbarem Wert. Manchmal ist es angezeigt, die Gefühle einer professionellen Beraterin oder einem professionellen Berater zu offenbaren. Ein objektives Gegenüber kann Lösungsvorschläge anbieten und den Kontakt mit kommunalen Hilfseinrichtungen herstellen. Die Alzheimer-Gesellschaft am Ort ist sicher eine gute Adresse. Dort erfahren Sie auch mehr über Angehörigenselbsthilfegruppen, wo Sie über Ihre Probleme sprechen und sich mit anderen in ähnlichen Situationen austauschen können. Sally Callahan bemerkt zum Stellenwert solcher Selbsthilfegruppen:

Die Selbsthilfegruppen, denen ich mich anschloss, boten etwas Einmaliges – Menschen, die *meine Lebenssituation verstanden.* Auch sie versuchten, mit dem befremdlichen Verhalten der ihnen nahestehenden Person zurechtzukommen. Es gab Zeiten, da ging ich hin, weil ich nichts mit mir anzufangen wusste. Es gab Zeiten, da ging ich nicht hin, weil ich nichts mehr über die Alzheimer-Krankheit hören wollte. Auf die vielen Jahre gesehen erwiesen sich Selbsthilfegruppen jedoch als das effektivste Instrument in meiner Trickkiste. (2000 p. 221)

1.3.10
Trauern – Nehmen Sie sich Zeit dafür

«Der Schmerz von heute ist ein Teil des Glücks von morgen.»

Mit diesem Satz drückt C. S. Lewis, der Autor des Films *Shadowlands* seinen großen Kummer aus, als seine Frau auf dem Sterbebett lag. Obschon sie nur kurze Zeit beisammen waren, war es eine wundervolle Zeit, was den Verlust nur noch schmerzlicher machte.

Wenn Pflegende mit dem alzheimerkranken Menschen verwandt oder befreundet sind, haben sie eine gemeinsame, verbindende Geschichte. Wie in Kapitel 2 ausgeführt, verändert sich diese Beziehungen unter den Vorzeichen von Demenz und Betreuung unweigerlich. Auch der Mensch, den die Betreuungsperson gekannt und geliebt hat, verändert sich tiefgreifend. Das sind sehr reale und schmerzliche Verluste. Was die Sache noch schwieriger macht, ist, dass sie sich die Verluste über Jahre hin erstrecken. Pflegende stellen fest, dass sie mit jeder auffallenden Veränderung – etwa wenn sie von der Person *schein-bar* nicht mehr erkannt werden – erneut mit Verlust konfrontiert sind. Jedes Verlustereignis kann einen neuen Trauerzyklus auslösen. Trauerbewältigung ist keine einmalige Angelegenheit, sie findet im langen Verlauf von Demenz vielmehr immer wieder statt.

Es gibt zwar allgemein akzeptierte soziale Praktiken zum Betrauern eines Menschen, der gestorben ist, dass es notwendig sein kann, einen noch lebenden Menschen zu betrauern, wird dagegen nicht recht verstanden. Wohlmeinende Leute sagen vielleicht: «Wenigstens ist er noch am Leben». Lassen Sie sich von solchen Bemerkungen nicht irritieren, denn wenn Sie das echte Bedürfnis haben, zu trauern, ist das Ihr gutes Recht. Andere können Ihren Schmerz vielleicht erst nachvollziehen, wenn sie den gleichen Weg gehen müssen und selbst erfahren, wie weh jeder Schritt tut. Sally Callahan bemerkte dazu:

> Trauer ist für Pflegende von Alzheimer-Patienten ein riesiges Problem. Die schleichende Natur der Verluste über einen so ausgedehnten Zeitraum hinweg wirkt sich verheerend aus. Dazu kommt, dass wir in einer Gesellschaft leben, die Trauer weder zulässt noch unterstützt. Es verändert sich nicht nur die Patientin oder der Patient unter den Augen der Pflegekraft, auch ihre gegenseitige Beziehung verändert sich. In der Fachsprache gibt es den Begriff «vorwegnehmendes Trauern». Ich wehre mich entschieden gegen diese Bezeichnung, weil sie geeignet ist, die Gültigkeit der Verluste und der Trauer abzuschwächen ... Ich verstehe Trauer nicht als lösbar, sie ist vielmehr etwas, was erfahren, angenommen und ins Leben integriert werden muss, damit der betroffene Mensch schließlich weiterschreiten kann ... Trauer ist nicht angenehm, Trauer ist nicht leicht. Dennoch ist Trauer notwendig. (2000, pp. 204–205)

Wie gesagt: **Trauer ist ein Prozess, kein einmaliges Ereignis** (Ballard, 1993; Kübler-Ross, 1996; Kuhn, 2001). Bei jedem Verlust gibt es Stadien der Trauer. Die Erfahrung zeigt, dass es keine Abkürzung gibt, dass kein Stadium umgangen werden kann – dass jedes durchlebt werden muss und mit innerem Wachstum verbunden ist. Die Trauerreaktion läuft meist in Phasen ab: Verleugnung, Wut, Kummer und Akzeptanz. Dieser Prozess verläuft nicht geradlinig, es geht nicht darum, die Stadien zu durchlaufen und dann ein für allemal geheilt und wieder hergestellt daraus hervorzugehen. Oft gibt es Schritte zurück in frühere Stadien – etwa in das der Wut oder Verleugnung. Das trifft leider insbesondere für die durch Demenz verursachten Verluste zu. Diese Verluste ziehen sich über Jahre hin, nicht nur über Monate oder Tage. Ich wollte, ich könne anderes sagen. Aufgrund meiner Arbeit mit anderen Pflegenden und meiner persönlichen Erfahrung weiß ich, dass es zwar oft zwei Schritte vor und einen Schritt zurück geben mag, jedoch keine andere Möglichkeit, als dem Prozess zu folgen. Wenn Sie sich diesem Prozess hingeben, werden Sie doch eines Tages daraus hervorgehen und akzeptieren können, zwar noch immer Kummer spüren, doch geheilt sein von der Trauer, die jeden Augenblick eines jeden Tages überschattet. Ich möchte ausdrücklich betonen, dass nicht jeder Mensch die angeborene Fähigkeit besitzt, den Trauerprozess alleine zu bewältigen. Sich helfen zu lassen von einer Person, die in Trauerberatung erfahren ist, kann dann eine hervorragende Idee sein.

Verleugnung ist eine normale Reaktion, die uns so lange vor den schlimmsten Erkenntnissen schützt, bis wir ihnen gewachsen sind. Sie haben das vielleicht auch an sich selbst beobachtet, etwa indem Sie Gedächtnisausfälle oder -probleme der Person entschuldigten, z. B. mit dem Argument, sie sei eben müde. Sicher, Verleugnung schützt uns eine Weile, es ist allerdings unzuträglich, in dieser Phase stecken zu bleiben. Wir entwickeln dann unrealistische Erwartungen, sind enttäuscht über uns selbst und ärgern uns über die demenzkranke Person. Ist die Phase der Verleugnung vorbei, gilt es, Hilfe von außen zu holen, ärztlichen Rat zu suchen. Jetzt ist der Zeitpunkt, den Prozess der Einschätzung und Diagnosestellung einzuleiten. Es schmerzt, sich der Realität zu stellen, noch schmerzlicher ist es aber (für Sie oder die Person, die Sie betreuen), nicht zu wissen, warum sich die Person verändert hat und ihr manches jetzt so schwer fällt.

Wenn wir erkennen, dass ein Problem vorliegt, eine unangenehme Veränderung oder ein Verlust, werden wir natürlich wütend. Vielleicht schreit es plötzlich lautlos in Ihrem Herzen oder laut hörbar aus Ihrem Mund: «Warum gerade ich?», «Warum mein Mann?» und «Womit hab' ich das verdient?» Vielleicht schauen Sie voller Neid auf andere, denen es anscheinend besser geht. Solche Reaktionen sind normal. Sie haben das Recht, wütend zu sein. Das Leben ist nicht fair, das ist eine Tatsache. Weder Sie noch Ihr Schützling haben es zu verantworten oder verdient, mit Demenz konfrontiert zu sein. Ich wollte, ich könnte Ihre Fragen beantworten. Da ich es nicht kann, bleibt mir nur der Rat, gesunde Wege zu suchen, Ihre Wut auszudrücken, wie im obigen Abschnitt vorgeschlagen.

Je mehr Sie über die Erkrankung wissen, desto besser werden Sie mit Wut und Frustration umgehen können. Wissen ist Macht, und zu verstehen, dass es sich hier um eine Gehirnerkrankung handelt, hilft Ihnen nicht nur, die Wut zu lindern, sondern auch, auf die Veränderungen der Person angemessen zu reagieren (mehr Informationen in Kapitel 10).

Was immer Sie tun mögen, stauen Sie die Wut und das Gefühl, betrogen zu werden, nicht in Ihrem Inneren an. Nach innen gekehrte Wut schadet Ihnen sehr real. Es besteht die Gefahr, körperlich und seelisch zu erkranken. Wenn Sie der Wut ein Ventil geben, können Sie ins nächste Stadium eintreten, in das der echten Sorge.

Vielleicht denken Sie beim Wort *trauern* zuerst an abgrundtiefes Bedauern und abgrundtiefe Niedergeschlagenheit. In dieser Zeit wird einem die ganze Tragweite des Verlusts klar und der Schmerz ist überwältigend. Sie könnten sich jeden Tag die Augen ausweinen. Tun Sie es ruhig. Es heißt nicht umsonst, dass Tränen erleichtern. Beim Weinen kommen alle unterdrückten Gefühle an die Oberfläche, wobei wissenschaftlich erwiesen ist, dass Tränenflüssigkeit heilend wirkt.

In dieser Zeit ist das Meer der Sorgen so groß, dass es manchmal schwer fällt, sich aufzuraffen und weiterzumachen. Als ich mich in diesem Stadium der Trauer befand, kostete es mich unendliche Mühe, einen Fuß vor den anderen zu setzen und so etwas wie Normalität aufrechtzuerhalten – etwa zur Arbeit gehen. Das ist eine gefährliche Zeit für die Pflegeperson eines Menschen mit Demenz. Wenn Ihr Tagewerk darin besteht, zu pflegen, kann es schwierig sein, sich zu motivieren. **Sie sind womöglich von der Betreuungsarbeit so überlastet und erschöpft, dass Sie nicht mehr die Kraft oder den Willen haben, sich aus dem Sorgentief zu befreien. Das ist kein Zeichen von Schwäche, kann vielmehr darauf hindeuten, dass Sie depressiv sind und Hilfe brauchen.** Mit 75 % ist die Zahl der Pflegenden von Demenzkranken, die an einer Depression leiden, sehr hoch (Bowlby Sifton, 1998). Depression ist eine sehr reale Krankheit, kein Charakterfehler. Depression kann eine lebensbedrohliche Krankheit sein, die sich aber heutzutage ausgezeichnet behandeln lässt. Wenn Sie länger als drei bis vier Wochen folgende Symptome aufweisen, müssen Sie unbedingt Ihre Ärztin oder Ihren Arzt aufsuchen:

- Sie fühlen sich hoffnungslos und wertlos, oft über Stunden und Tage
- Sie haben Weinkrämpfe
- Sie schlafen zu viel oder zu wenig
- Sie essen zu viel oder zu wenig
- Sie nehmen erheblich ab oder zu
- Sie verlieren das Interesse an gewohnten Aktivitäten
- Sie haben Konzentrationsprobleme
- Sie haben keine Energie, fühlen sich total erschöpft
- Sie denken daran, sich etwas anzutun

Wenn Sie diese Symptome aufweisen, holen Sie sich Hilfe. Schieben Sie es nicht auf die lange Bank. Wenn Sie jemanden kennen mit solchen Symptomen, raten Sie ihr oder ihm, sich in ärztliche Behandlung zu begeben.

Schließlich werden Ihre Tränen trocknen und Sie erreichen das Stadium der Akzeptanz. Es fällt schwer, dieses Stadium zu beschreiben. Man begreift, dass die Dinge sind wie sie sind. Dieses Begreifen geht mit innerem Frieden einher, einem Frieden, der durchsetzt ist mit Teilen anderer Phasen, die sich jedoch anders anfühlen. Verleugnung kann sich als Bedauern äußern, als «Ach, wenn doch nur …», oder dem Wunsch, die Realität sähe anders aus. Es ist normal, so zu empfinden, doch im Grunde wissen Sie sehr genau, wie die Sache steht. Sie werden manchmal noch wütend sein, doch die Wut dominiert nicht mehr so stark wie früher. Auch manchmal noch traurig sein, das ist normal. Eine liebe Freundin hat es so formuliert: «Trauer und Wut sind die dunklen Fäden im reichen, bunten Gewebe des Lebens.» Akzeptanz stellt sich ein, wenn diese dunklen Fäden mit helleren und fröhlicheren Mustern verschmelzen. Aus einer akzeptierenden Haltung heraus können Sie sich an frühere, glücklichere Zeiten erinnern, ohne vom Schmerz überwältigt zu werden. Akzeptanz bedeutet, dass Sie einen Weg vor sich sehen; Sie wünschen sich zwar ein anderes

Leben, machen aber das Beste aus dem Leben, wie es derzeit ist. Akzeptanz bedeutet auch, dass Sie wieder ins Leben investieren, nicht nur in das Leben mit einem oder einer Demenzkranken, vielmehr auch in andere Beziehungen und Interessen.

Ich wünsche Ihnen auf dem Weg durch Ihre Trauer viel Mut, bis Sie Schönheit und Frieden im neuen Lebensmuster finden und soweit kommen, wie C. S. Lewis in *Shadowlands*, der nach dem Tod seiner Frau sagte: «Der Schmerz von damals ist Teil des Glücks von heute.»

1.4
Inneres Wachstum als Selbsthilfe

Inneres Wachstum ist ein weiterer wichtiger Teil der Sorge um Ihr persönliches Wohlergehen. In den folgenden Abschnitten werden verschiedene Aspekte dieses Themas behandelt.

1.4.1
Vergeben Sie sich Ihre Fehler

Es ist wichtig, sich selbst Fehler nachzusehen, weil das Lernen aus Fehlern ein Schritt nach vorn ist. Hier ein Gedicht, das sich diesem Thema widmet:

Jetzt, nachdem ich drei Jahre lang gepflegt habe, gibt es so viel, was
ich anders machen würde.
Ich wäre geduldiger.
Ich wäre nachsichtiger mit mir selbst.
Ich würde loslassen – alte Vorstellungen, alte Erwartungen,
alte Handlungsmuster.
Ich würde das «Ich sollte, würde, hätte, müsste» begraben.
Ich würde lernen, die Gegenwart dankbar zu genießen.
Schwierig wurde es für mich immer dann, wenn ich das, was wir heute sind,
was wir heute haben und tun können mit früher verglich.
(Alyce A., aus Ballard & Poer, 1999)

Evelyn ist eine Sozialarbeiterin mit großer Berufserfahrung. Sie hatte eine Privatpraxis für Familienberatung. Mit Albert, ihrem energischen, alternden Vater, verband sie eine lange, enge Beziehung. Als es Albert aufgrund seiner körperlichen Verfassung immer schwerer fiel, allein zu leben, lud sie ihn ohne Zögern ein, bei ihr zu wohnen. Obwohl Evelyn am anderen Ende des Landes lebte, passte sich Albert sehr gut an die Veränderung an und nahm am neuen Wohnort seine Aktivitäten wieder auf. Vater und Tochter unternahmen gemeinsame Reisen und hatten viele schöne, glückliche Jahre. Doch dann bemerkte Evelyn gewisse Veränderungen: Ihr Vater war über immer längere Zeiträume hinweg untätig und verlor das Interesse am Lesen und seinen vielen anderen Aktivitäten. Albert versuchte, beim Kochen zu helfen, was aber manchmal fehlschlug. Eines Tages fiel ihm auf, dass ein Gerät seltsame Geräusche produzierte und komisch roch. Aus Vorsicht zog er den Stecker aus der Knetmaschine, die den Teig für das Brot knetete, das für die Abendeinladung vorgesehen war!

Evelyn hatte den Verdacht, dass ihr Vater eine Demenz entwickelte. Sie informierte den Hausarzt, der bereit war, einen Hausbesuch zu machen. Als sie aber Albert bat, sich untersuchen zu lassen, wurde er sehr ärgerlich und behauptete, ihm fehle nichts. Evelyn sprach mit ihren Schwestern, die weiter weg wohnten, über ihre Beobachtungen und sagte, dass sie sich Sorgen mache. Die Schwestern nahmen Evelyn aber nicht ernst, weil sie mit ihrem Vater völlig vernünftige und klare Telefongespräche führen konnten. Sie hielten ihren Papa für ganz normal und helle wie immer.

Als ich die beiden kennen lernte, war die Beziehung zwischen Vater und Tochter überaus feindselig. Evelyn glaubte, ihr Bestes zu tun – was der Wahrheit entsprach – um ihrem Papa ein schönes Leben zu machen. Der aber war die meiste Zeit übellaunig und verärgert. So hatte Evelyn an dem Tag, als ich zum Abendessen eingeladen war, große Mühe auf ein Schokoladendessert verwandt, ein Lieblingsgericht ihres Vaters. Albert aß es mit Genuss, bemerkte aber, dass Evelyn solche guten Sachen nie für ihn allein mache, sondern nur, wenn Besuch kam. Evelyn wehrte sich und fing an, ihren Vater mit «Kannst-du-dich-nicht-mehr-erinnern?»-Fragen zu bedrängen. Sie machte ihn ferner darauf aufmerksam, dass es nicht leicht war, Schokolade im Haus zu haben, weil er sie immer aufaß.

Weil das Gespräch immer unerquicklicher wurde, mischte sich eine andere Besucherin geschickt ein. Sie wechselte das Thema und fragte Albert nach dem Buch, das er als aktiver Rechtsanwalt verfasst hatte. Albert nahm den Faden freundlich auf, unterhielt sich eine Weile und ging dann zufrieden zu Bett.

Wir blieben mit einer bekümmerten und beschämten, weinenden Evelyn zurück. Auch uns kamen die Tränen, doch dann konnte ich die Ergebnisse eines Tests weitergeben, den ich in der Zeit, als das Essen vorbereitet wurde, unauffällig durchgeführt hatte. Evelyn war völlig schockiert. Ihr Papa, früher ein auf Steuerrecht spezialisierter Anwalt, konnte die Uhr nicht lesen, kein Wort rückwärts buchstabieren, das Datum nicht nennen (auch nicht das ungefähre), und meine vielen anderen Fragen über praktische Dinge nicht beantworten. Albert war es dank seiner sozialen Fähigkeiten gelungen, fast alle, auch seine fachlich ausgebildete Tochter, über sein versagendes Gehirn hinwegzutäuschen.

Evelyns erste Reaktion bestand in einem Tränenausbruch. Sie versicherte, dass sie eine gute Pflegerin sein wolle, schließlich habe sie die nötige Ausbildung und sollte es können. In der kurzen Zeit, die ich mit ihr verbrachte, tat ich alles in meiner Macht stehende, um ihr zu versichern, dass niemand, auch kein fachlich ausgebildeter Mensch, sofort weiß, wie eine demenzkranke Person zu betreuen ist. Auch erfahrenen Kräften unterlaufen Fehler. Es schien Evelyn zu beruhigen, dass man sie in ihrer Ausbildung, die sie erst vor zehn Jahren absolviert hatte, nur minimal über die Alzheimer-Krankheit und andere Demenzen informiert hatte.

«Fehler sind da, um aus ihnen zu lernen»,

wie eine ältere Pflegekraft sehr richtig bemerkte. Weil für die Pflegereise, die Sie unternehmen, keine verbindlichen Straßenkarten vorliegen, sind falsche Richtungsentscheidungen und Fehler unvermeidlich. Wenn wir versuchen, aus diesen Fehlern zu lernen, anstatt uns in Schuldgefühlen oder Perfektionismus zu verheddern, werden wir schließlich klüger. Der Drang zur Perfektion ist zweifellos eine bleibende Charaktereigenschaft, und manchmal sind Menschen mit einer entsprechenden Berufsausbildung, wie Evelyn, besonders streng mit sich selbst, strenger noch als Pflegende ohne diesen Hintergrund.

Niemand ist perfekt, und das trifft besonders auf Menschen zu, deren Aufgabe es ist, eine demenzkranke Person zu pflegen. Wenn Sie sich eine aufgeschlossene, kreative Haltung bewahren, haben Sie bessere Chancen, dem Ideal näher zu kommen als wenn Sie immer nur nach dem einen, dem «richtigen» Weg suchen. Versuchen Sie, Ihre «Ich sollte»-Gedanken durch «Ich könnte»-Gedanken zu ersetzen. Wir, die Pflegenden, können uns verändern, im Gegensatz zu der demenzkranken Person. Sicher, auch Demenzkranke können lernen, doch tun wir uns dabei sehr viel leichter als Menschen mit einem beschädigten Gehirn.

1.4.2
Suchen Sie Unterstützung

In einer ideal eingerichteten Welt würden uns sofort viele Menschen zu Hilfe eilen, wenn Dinge schief laufen und wir Hilfe brauchen. Das passiert tatsächlich manchmal, aber nicht oft. Wenn – wie bei der Pflege Demenzerkrankter – der Unterstützungsbedarf langfristig und nicht sehr spezifisch ist, wissen die meisten Leute nicht, was sie tun und wie sie helfen können. Nach einem Unfall, bei einem Beinbruch, einem Todesfall oder einer schweren körperlichen Erkrankung, ist klar, was zu tun ist: eine Grußkarte schicken, anrufen, besuchen, etwas zu Essen mitbringen usw. Wenn die Leute erfahren, dass Sie eine alzheimerkranke Person betreuen, reagieren sie zweifellos mit den gleichen guten Absichten und Gedanken, haben aber oft keine rechte Vorstellung, was sie zu Ihrer Unterstützung tun und wie sie Ihnen helfen können.

Tatsache ist: Sie werden es nur erfahren, wenn Sie es ihnen sagen. Wir müssen um Hilfe bitten. Das ist nicht so leicht. Das größte Problem besteht vielleicht darin, dass Sie bislang nie um Hilfe gebeten haben, dass Sie es gewohnt sind, den Karren alleine zu ziehen, dass Sie unabhängig sein und niemanden zur Last fallen wollen. In Ordnung, das sind Ihre Einstellungen, die meisten engen Freunde und Freundinnen, die meisten Ihrer Verwandten sehen das vermutlich nicht so streng. Dessen ungeachtet ist es sicher leichter, im Namen Ihres Schützlings um Hilfe zu bitten. Egal, wie Sie um Hilfe bitten, Hauptsache, Sie tun es. Die Erfahrung lehrt, dass Pflegende, die ein soziales Unterstützungssystem haben und nutzen, weniger Stress empfinden und nach dem Tod der von ihnen betreuten Person besser zurecht kommen (Gwyther, 2001).

Was kann Ihnen schon groß passieren, wenn Sie um Hilfe bitten? Die angefragte Person kann Nein sagen. Das wird wehtun, kurz schmerzen, das Ende der Welt ist es aber nicht. Wenn Sie vorher sorgfältig überlegen, wen Sie worum und in welcher Form bitten, werden Sie wahrscheinlich kein «Nein» ernten. Mehr zu diesem Thema finden Sie in Kapitel 10.

Denken Sie wenn Sie Unterstützung suchen, nicht nur an Ihren Bekanntenkreis, vielmehr auch an die kommunalen Hilfsangebote. Wenden Sie sich zuerst an die lokale Gruppe der Alzheimer Gesellschaft oder die Alzheimer-Angehörigen-Initiative vor Ort. Das Netzwerk erstreckt sich über den ganzen deutschsprachigen Raum; die Adressenliste finden Sie am Ende dieses Buchs. Selbsthilfegruppen sind meist informelle Zusammenschlüsse von Pflegenden. Sie treffen sich, um gemeinsame Probleme zu besprechen. Meist wird der Kreis von einer erfahrenen Gruppenleiterin oder einem erfahrenden Gruppenleiter moderiert. Viele Zweigstellen der Alzheimer Gesellschaft bieten darüber hinaus Fortbildungen an und vermitteln Hilfen. Manche sind auch auf telefonische Beratung eingestellt, weil es Pflegende gibt, die nicht zu den Treffen kommen können. Auch im Internet sind immer mehr Hilfen für Pflegende zu finden (siehe Anhang). In Gegenden ohne spezielle Alzheimer-Angehörigen-Gruppen sind manchmal auch andere Selbsthilfegruppen, etwa von Al-Anon oder Trauergruppen, eine durchaus hilfreiche Alternative.

Pflegende selbst und wissenschaftliche Untersuchungen haben immer wieder bestätigt, dass spirituelle oder religiöse Aktivitäten Quellen der Kraft sind (Post, 2001b). Wenn Sie einen spirituellen oder religiösen Hintergrund haben, werden Sie sich wohl zuerst an diese Stellen wenden. Wenn nicht, ist es vielleicht ein guter Gedanke, sich jetzt mit diesen Themen auseinander zu setzen. Wir alle sind spirituelle Wesen, von Natur aus. Wir alle haben das Bedürfnis, über uns selbst und die eigene Situation hinaus zu blicken, uns mit einer höheren Macht zu verbinden und daraus Kraft zu schöpfen. Wenn wir mit den Problemen der Alzheimer-Krankheit oder einer anderen Demenz konfrontiert sind, wird dieses Bedürfnis wachsen. Die Arten, wie wir Verbundenheit mit höheren Mächten erfahren, ist individuell höchst unterschiedlich. Manche Menschen finden sie in formalen religiösen Gemeinschaften, andere in stiller Meditation oder Betrachtung. Sally Callahan sagte dazu: «Obwohl ich selbst anfangs nichts davon hören wollte, rate ich allen, die mit der Alzheimer-Krankheit zu tun haben, dringend, ihr Herz für spirituelle Nahrung und spirituellen Beistand zu öffnen» (2000, p. 221).

Neben dem Besuch der üblichen Gottesdienste gibt es zahlreiche andere Möglichkeiten spiritueller Erfahrung. Oft bieten Synagogen, Kirchen oder Tempel informelle Treffen, Musikgruppen oder Kurse an. Manche Menschen fühlen sich bereits beruhigt und getröstet, wenn sie sich nur eine Weile in der Stille eines Gotteshauses aufhalten.

Auch Gespräche mit einer Pastorin, einem Rabbi, Priester oder einem anderen mitfühlenden Menschen der religiösen Gemeinde sind vermutlich hilfreich. Solche Gespräche können zu Hause stattfinden oder im kirchlichen Bereich. Es gibt hervorragende Broschüren, die Geistlichen und Gemeindemitgliedern zeigen, wie sie mit Alzheimerkranken und deren Angehörigen umgehen können. Sollte es Ihnen nicht möglich sein, die Gottesdienste zu besuchen, können Sie vielleicht Radiogottesdienste oder geistliche Musik hören. Es gibt zahllose Bücher und kürzere Textsammlungen, die Sie erhellen und inspirieren können. Oft werden Menschen, die einer bestimmten Glaubensrichtung angehören, bei der Lektüre ihrer Lieblingspassagen der heiligen Schriften getröstet.

Gebet und Meditation sind individuelle Zugänge zur Spiritualität. Sie sind vielleicht bereits Teil Ihres Lebens und eine Quelle der Kraft und Hilfe. Wenn nicht, möchten Sie vielleicht jetzt diese Möglichkeit erkunden. Neben den kirchlichen Angeboten gibt es in Ihrer Gemeinde wahrscheinlich auch Meditationskurse oder Aktivitäten mit einer meditativen Komponente, etwa Tai Chi oder Yoga. Meditation lässt sich auch mithilfe von Lehrbüchern und Videofilmen erlernen.

1.4.3
Lernen Sie so viel wie möglich

Wissen ist Macht

Je mehr Sie über die Alzheimer-Krankheit und andere Demenzen wissen, desto sicherer und kompetenter werden Sie sich fühlen. Je mehr Sie wissen, desto besser werden Sie sich in Ihren Schützling einfühlen können, sozusagen Einblick bekommen in das beschädigte Gehirn, und verstehen, warum die Person bestimmte Dinge tut. Die Tatsache, dass Sie dieses Buch lesen, oder es zumindest durchblättern, zeigt, dass Sie wohl begriffen haben, dass Wissen Macht ist. Es ist nicht jedermanns Sache, aus einem Buch zu lernen. Es gibt verschieden Arten zu lernen. Dieses Werk enthält viele Hinweise auf Videofilme und anderes Lernmaterial. Die lokale Kontaktstelle der Alzheimer-Gesellschaft oder die Alzheimer-Angehörigen-Initiative kann Ihnen sicher wertvolle Tipps geben. Oft bieten sie auch interessante Informationsabende und Fachvorträge an.

1.4.4
Planen Sie im Voraus

Es gibt zwar keinen verlässlichen Zeitrahmen und keine genauen Wegmarken, sicher ist dagegen, dass Ihr Schützling mit fortschreitender Krankheit hilfsbedürftiger wird. Obwohl es nicht ratsam ist, sich den Tag mit Sorgen über die Zukunft zu verdüstern, ist es auch nicht klug, die künftig sicher eintretenden Veränderungen einfach zu ignorieren. Vorausschauende Planung – möglichst gemeinsam mit dem demenzkranken Menschen – schützt davor, in einer Krisensituation handeln zu müssen. Vorausplanung erleichtert auch die Bürde der Alltagssorgen. In Kapitel 10 wird näher auf die Pflegeplanung eingegangen.

1.5
Schlussbetrachtung

Gestatten Sie mir am Schluss dieses Kapitels, Ihnen im Namen aller demenzkranken Menschen für Ihre liebevolle und engagierte Arbeit als Pflegekraft zu danken. Ich hoffe, dass Ihnen einige der Anregungen helfen, die Herausforderungen der Pflege-Reise zu bestehen. Ihr Handeln ist für den kranken Menschen, seine Lebensqualität und sein Wohlbefinden, von entscheidender Bedeutung. Dass Sie in dieser Situation auch an sich selbst denken, ist für beide Beteiligten wichtig. In Kapitel 2 werden Sie Vorschläge finden, wie Sie das Glück des Augenblicks zusammen mit Ihrem Schützling erfahren und genießen können, damit der gemeinsame Weg leichter wird.

2

In der Gegenwart leben

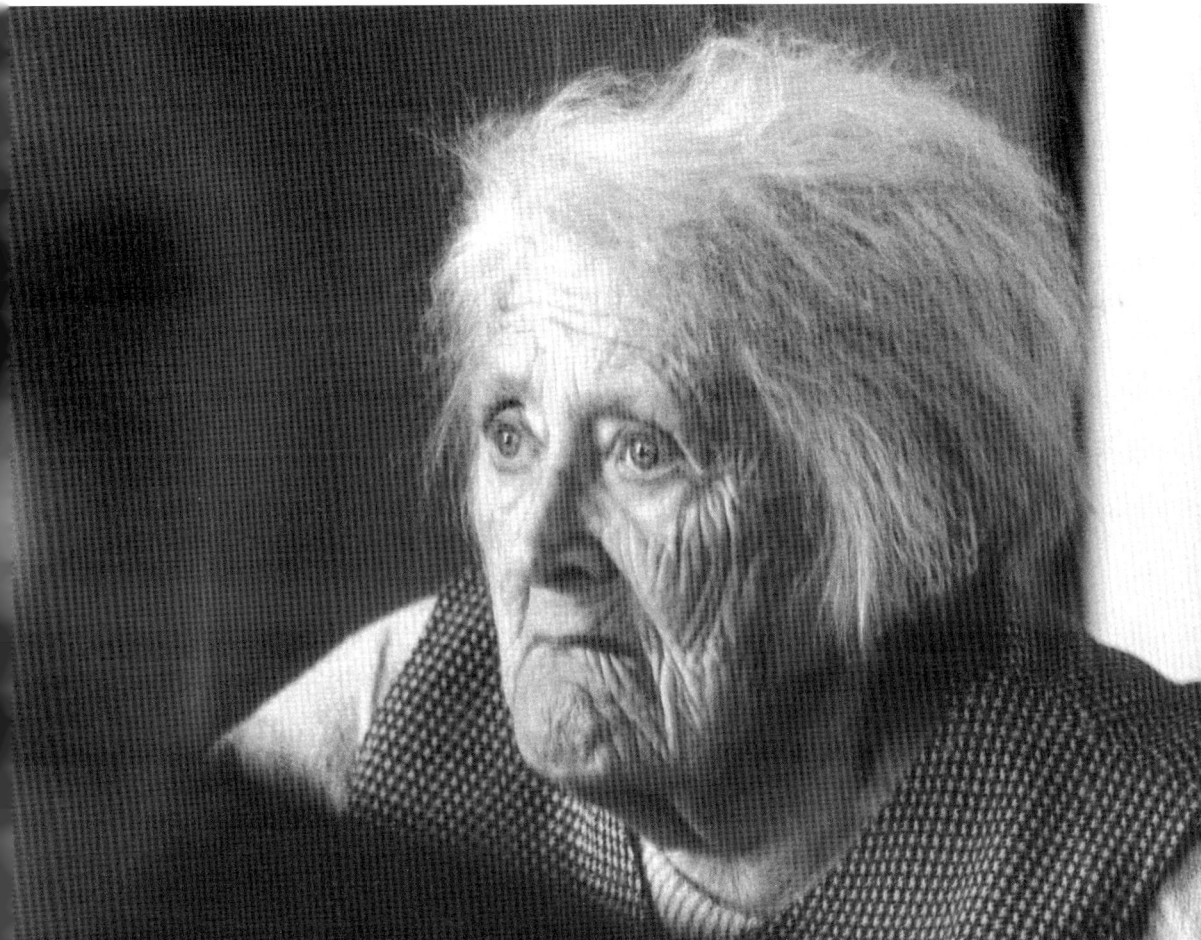

Es gibt keine zwei gleichen Tage und keine zwei gleichen Augenblicke. Wir können uns nicht auf unsere Erfahrungen verlassen. Wir können vielleicht raten, was demnächst geschehen wird – in einigen Minuten, in einigen Stunden – wir wissen nicht, worauf wir uns einstellen müssen.

Was mich wohl am allermeisten ängstigt, ist der fehlende Zeitsinn. Ich habe nicht die geringste Vorstellung davon – mein Gehirn hat keine Vorstellung – was zehn Stunden bedeuten oder zwei Stunden.

Wenn mir einfällt, dass jemand da war, dass meine Frau vor einer Weile weggegangen ist, werde ich sehr kribbelig. Auch wenn sie womöglich nur kurze Zeit weg bleibt – ich habe das Gefühl, sie käme nie, nie wieder. *Henderson & Andrews, 1998, p. 47*

2.1
Schreckliche Momente und kostbare Augenblicke

Wir Menschen leben im Schutz, den wir einander bieten.

Dieses irische Sprichwort entspringt zweifellos der Erfahrung vieler Generationen, der Erfahrung eines Lebens in einer wunderbaren, jedoch oft unwirtlichen Gegend. Es erinnert uns daran, dass nur das Zusammensein mit anderen Menschen echten, wahren Schutz bieten kann. Die Natur lehrt uns beispielsweise, dass Baumgruppen in einem rauen Klima überleben, weil sie sich gegenseitig vor Wind und Wetter schützen. Ein einzelstehender Baum hat geringe Überlebenschancen.

Ein Mensch, der gegen die Attacken der Alzheimer-Krankheit oder einer anderen Demenz ankämpft, ist ganz besonders schutz- und unterstützungsbedürftig. Die Person muss in mitmenschliche Beziehungen eingebettet sein. Im folgenden Abschnitt schildert ein Betroffener sein Ringen mit der Alzheimer-Krankheit.

> Es ist als wäre ich auf einer Insel mitten im Ozean; ich sehe kein Land, weiß nicht, ob jemand wirklich weiß, dass ich hier bin oder ob mich jemand holen wird. Ich weiß weder, woher meine nächste Mahlzeit kommen wird, noch wo ich heute Nacht schlafen werde.
> (Bowlby Sifton, 2000d, p. iv)

Es gibt wohl kein überzeugenderes Plädoyer für eine Sicherheit und Schutz bietende, positive Beziehungen. Als ich diese Sätze hörte, war ich zutiefst bewegt: Was für ein furchterregender Ort muss die Welt in dem Augenblick für diesen Mann gewesen sein! Seine Gegenwart war voller Schrecken. Keiner der üblichen Orientierungspunkte war verständlich oder bot Sicherheit. Kein Wunder, dass er seiner Betreuungsperson ständig hinterher lief, um sich zu vergewissern, dass seine Grundbedürfnisse (Nahrung und Schutz) erfüllt werden, aber auch, um zu erfahren, wo und wer er ist.

Das folgende Gedicht ist ein weiteres Zeugnis schrecklicher Momente:

Ausbruch
Es macht wirklich Angst, eine alte Frau zu sein.
Ich bin ganz verlassen. Ich sitze hilflos fest, und das hasse ich.
Ich möchte in der Stadt sein, mittendrin.
Aber ich habe nur so wenig Geld,
und ich weiß nicht, wie ich hier wegkomme.
Ich komme nicht raus! Die Tür lässt sich nicht öffnen!
Ich werde die Zähne zusammenbeißen müssen und rennen wie wild.
Es ist kalt da draußen, so ohne Mantel.
Wie dumm, dass ich nicht daran gedacht habe.
Ich war noch nie in einer solchen Lage.
Ich habe mal einen Bus verpasst, aber das hier ist etwas anders.
Die Tür hier lässt sich nicht öffnen! Und da ist noch eine Tür!
Plötzlich bin ich in einer Notlage. Gut, wenn ich nicht mehr weiter weiß,
muss ich eben jemand bitten, mir ein Bett für die Nacht zu geben.
zitiert in Killick & Cordonnier, 2000

Mit Gedächtnisverlust zu leben kann beängstigend sein. Das Bedürfnis nach Rückversicherung, nach bekannten Wegmarken, ist unverändert vorhanden. Demenz beschädigt die Gehirnzellen, nicht jedoch das Menschsein des Kranken. Sie brauchen nach wie vor den Kontakt zu anderen Menschen und wollen nach wie vor als wertvolles Individuum geschätzt werden. Ich bin aufgrund meiner Erfahrung fest davon überzeugt, dass Menschen mit Demenz, trotz der verheerenden Gehirnschäden, auf einer sehr tiefen, fundamentalen Ebene immer fühlen, dass sie einzigartig sind und ihr innerster Kern sagt: «Ich bin ich.» Wer wir sind, begreifen wir alle erst im Laufe der Zeit durch unsere Beziehungen und Interaktionen mit anderen Menschen. Damit Demenzkranke ihr Gefühl für das eigene Ich bestätigt bekommen, sind sie auf positive zwischenmenschliche Beziehungen angewiesen.

Cary Henderson beschrieb, was ihm diese Beziehungen bedeuten:

> Ich glaube, dass das Schwierigste im Umgang mit Alzheimer die Liebe ist, anhaltend, unbeirrt und vorbehaltlos lieben – es ist eine Sache des Vertrauens. Ich glaube dennoch, dass die Geduld aller Menschen, die eine Person mit Alzheimer-Krankheit pflegen, arg strapaziert wird.
> Doch ich glaube, dass Liebe der Schlüssel zu allem ist und weiß, dass meine Frau und meine Familie mich lieben. Worüber könnte ich also klagen? (Henderson & Andrews, 1998, S. 65)

Getragen von der Liebe seiner Frau und seiner Angehörigen fühlte sich Cary angenommen. Mehr noch: Er war auch zufrieden und fand in diesem Moment keinen Grund zur Klage. Wie schön! Es stimmt: Vertrauensvolle, tragfähige Beziehungen helfen dem demenzkranken Menschen, sich weniger einsam zu fühlen und weniger Angst zu haben, sie schwächen das Gefühl ab «allein auf einer Insel mitten im Ozean» zu sein. Vertrauen ist der Schlüssel. Wenn Demenzkranke vertrauen können, fühlen sie sich sicherer und unterstützt; Vertrauen hilft, die Angst zu überwinden. Menschen mit Gedächtnisverlust fühlen sich verletzlich, schwach und unsicher; vertrauensvolle Beziehungen stützen sie, wenn die Angst hoch kommt.

Pflegende stehen vor der schwierigen Aufgabe, krankheitsbedingte Ausfälle auf kreative Weise zu kompensieren und dabei die gewohnte Nähe und Verbundenheit aufrechtzuerhalten – Wege zu finden, sich wortlos zu verständigen – um auf anderen Ebenen Beziehungen zu entdecken und zu erfahren.

Das ist eine gewaltige Herausforderung, besonders in einer Gesellschaft, die eine Person primär danach beurteilt, ob sie denken und produktiv sein kann. Es mag beide Seiten überraschen, ist jedoch eine Tatsache: Pflegende, denen es gelingt, eine tragfähige Beziehung zu Ihrem Schützling herzustellen, werden nicht selten hoch belohnt.

> Der Schritt von gesprochenen Worten und körperlichen Umarmungen zur Sprache des Herzens und der umarmenden Blicke war unglaublich ergreifend und liebevoll. Als ich sah, wie in den Augen meiner Mutter ihr funkelnder Geist aufblitzte, in ihren Augen, die in einem verheerend zerstörten Körper gefangen waren, war ich zutiefst ergriffen. Ich erkannte, dass die Liebe noch immer vorhanden war, aber auch, dass sie mir so viel stärker erschien und mir in ihrer wohl reinsten Form entgegengebracht wurde. (Callahan, 2000, p. 243)

Ich habe im Laufe der Jahre oft das Privileg gehabt, Augenblicke der Verbundenheit mit demenzkranken Menschen zu erleben. Von einem besonders bewegenden Ereignis möchte ich Ihnen berichten.

Wenn Sie Herrn Peters persönlich kennen lernen könnten, würden Sie sicher auch sagen, dass er ein unwiderstehlich charmanter Mann ist. Ich schaute eines Tages den Flur entlang und sah eine große, hagere, gebrechliche Gestalt, die sich über einen Gehwagen beugte. Das war meine erste Begegnung mit ihm. Als ich ihm die Hand zum Gruß reichte, richtete er sich unter großen Mühen auf und erwiderte überaus würdevoll meinen Gruß. Herr Peters war in den neunzig Jahren seines Lebens immer das liebevolle Zentrum seiner Familie gewesen, und es war klar warum! Obwohl er seinen Beruf als Wirtschaftsprüfer schon vor vielen Jahren aufgegeben hatte, war er weiter intensiv am Leben interessiert und bereit, aus jedem Tag das Beste zu machen. Er war zwar nicht mehr ganz sicher auf den Beinen, doch bei seinen Lieblingstänzen gelangen ihm die Schritte leicht, weil er sich dabei auf seine Partnerin stützte. Seinem verschmitzten Blick nach zu schließen war er immer für eine Neckerei oder einen Scherz aufgelegt. Geliebt und geachtet, aktiv und begeisterungsfähig, finanziell abgesichert, hatte Herr Peters offensichtlich ein beneidenswert hohes Alter erreicht.

Sie sollen noch ein weiteres Detail aus seinem Leben erfahren: Er leidet an einer schweren Demenz, möglicherweise an der Alzheimer-Krankheit. Im Laufe der Demenzentwicklung wurde es zuerst seinen Angehörigen, dann dem Personal des Pflegeheims unmöglich, mit seinen sehr ausgeprägten Verhaltenssymptomen zurecht zu kommen. Besonders seine häufigen Anfälle – wenn er laut klatschte und mit der Faust auf Dinge einschlug – sowie sein Drang, an ungeeigneten Orten zu urinieren und zu defäkieren, waren schwer zu ertragen. Aus diesem Blickwinkel betrachtet schien Herrn Peters hohes Alter eher tragisch und keineswegs beneidenswert zu sein.

Trotz seiner schweren Behinderungen reagierte der alte Herr begeistert auf sensorische Stimulierung. Wenn er Blumen bewunderte und den Abendbrottisch damit schmückte, erzählte er mir stolz von den Sachen, die er in seinem Garten gepflanzt hatte. Wenn er Rechnungen ausstellte und Papiere und Dokumente auf dem Tischchen vor sich arrangierte, sprach er beredt, wenn auch ohne Worte, von seinen Fähigkeiten als Geschäftsmann. Er versteckte seine Trainingsgeräte vor mir und schüttelte sich dann aus vor Lachen. Unterstützt von einfühlsamen Pflegekräften gelang es ihm immer wieder, seine Lebenserfahrungen, ja sein ganzes Personsein bestätigt zu sehen, beides Dinge, die ungeachtet der demenzbedingten Zerstörungen weiter vorhanden waren.

Sensorische Übungen wirkten sich immer belebend aus und heiterten Herrn Peters auf, wenn er, was häufig vorkam, niedergeschlagen war. Im Laufe der Monate reagierte er jedoch immer schwächer und seltener auf die sensorischen Anregungen. Eines Tages schlug er nicht einmal mehr die Augen auf, obwohl er immer wieder angesprochen und berührt wurde. Das Herz wurde mir schwer, weil sich sein Zustand offensichtlich so sehr verschlechtert hatte, dass er nicht mehr zu erreichen war.

Dessen ungeachtet hielt ich an unserem Verabschiedungsritual fest. Ich legte ihm eine Hand auf die Schulter, nahm seine Hand in meine, sagte ihm auf Wiedersehen bis morgen und wünschte ihm einen guten Tag. Dabei kam wieder Leben in seine mageren Finger, er umfasste meine Hand, öffnete seine strahlend blauen Augen und wandte mir das Gesicht zu. Mit einem innigen, man könnte fast sagen beseligten Lächeln sagte er mit sehr klarer Stimme: «Sie haben ein gutes Herz.»

Irgendwie war es mir gelungen, eine Verbindung herzustellen, die es Herrn Peters ermöglichte, sich mitzuteilen und ein wenig inneren Frieden und Glück zu erfahren. Bei der Pflege meines an Krebs erkrankten Vaters erfuhr ich, dass Menschen bis zum Tod mit dem Leben verbunden bleiben. Das zeigte mir auch der alzheimerkranke Herr Peters. Wie der Baseball-Spieler Yogi Berra sehr richtig sagte: «Erst wenn Schluss ist, ist Schluss.»

Danke, Herr Peters, dass Sie mir Ihr Vertrauen geschenkt haben, als Sie so verletzbar und bedürftig waren, und dafür, dass Sie mir den Schutz Ihres Herzens angeboten haben. Wir Menschen leben im Schutz, den wir einander bieten. Ich hoffe, dass alle Menschen mit Demenz und ihre Pflegenden im Stande sind, einander Schutz zu sein, Tag für Tag, Augenblick für Augenblick.

Wohl kann der Verlust des Zeitgefühls jeden Augenblick mit Schrecken füllen, er ermöglicht es aber auch, jeden Augenblick strahlend neu und voller Chancen zu erfahren, Glück und Freude wie einen wiedergefundenen Schatz zu erleben. Eine demenzkranke Person hat geschildert, wie erfrischt sie sich fühlt: «Große Dinge kann ich zwar nicht mehr tun, kleine schon. Die Dinge sind so viel wertvoller als früher. Ich bin ganz verrückt nach Blättern – ich sammle Blätter überall, ob sie da sind oder nicht.» (Henderson & Andrews, 1998, p. 77)

In ihrem bemerkenswerten Buch *Who Will I Be When I Die?* denkt Christine Boden über die positiven und negativen Veränderungen in ihrem Leben nach:

> Ich bin irgendwie gelassener, ausgeglichener, meine Gedanken entwickeln sich eher schrittweise. Ich bin nicht mehr so lebhaft, nicht mehr so hellwach mit meiner Umgebung verbunden, nicht mehr so aktiv und zielstrebig wie früher. Ich habe das leidenschaftliche Engagement verloren, den Schwung, der mich einst charakterisierte. Ich bin wie eine Zeitlupenversion meines alten Ichs – nicht körperlich, sondern geistig. Das ist keineswegs nur schlecht, weil mir dieser ausgeglichenere Zustand mehr Raum lässt zum Zuhören, um Wolken, Blätter und Blumen zu sehen und zu bewundern … Ich bin weniger hektisch und weniger ungeduldig. (1998, p. 49)

Christine Boden (1998) weist ferner darauf hin, dass es durchaus genügt, etwas Schönes zu erleben, allein um des Erlebens willen – nicht unbedingt, um sich daran erinnern zu können.

Im Gegensatz zu den oben zitierten Bemerkungen über Momente voller Angst und Schrecken, erzählen die folgenden Äußerungen von den kostbaren Augenblicken. Der Autor des unten stehenden Gedichts lädt uns alle ein, eine langsamere Gangart einzuschlagen und in der Schönheit des Lebens zu schwelgen.

Ahnungen
zu sehen, was schön ist
zu hören, was schön ist
sie wissen nicht, was schön ist
all diese jungen Leute
gute Männer, nette Burschen, feine Kerle –
sie sind zu beschäftigt, um zu sehen

erst sehr viel später
wirst du sehen
was du sehen möchtest

doch sie wollen nicht sehen
was sie auf seltsam verquere Art
so sehr zu sehen suchen

wir sehen es sehr selten
doch wir versuchen, zu sehen
das ist der Unterschied!

zitiert aus Killick & Cordonnier, 2000

Menschen, die mit der Alzheimer-Krankheit leben, weisen uns oft darauf hin, dass sie zunehmend fähig sind, das Glück des Augenblicks zu erkennen und die einfachen, schönen Dinge zu genießen. Wir sollten uns darauf einlassen und versuchen, eine ähnliche Haltung einzunehmen, weil wir in dieser Hinsicht viel von unseren Schützlingen lernen können.

Alice hat uns immer wieder gelehrt, die Schönheiten des Lebens wahrzunehmen und uns daran zu erfreuen. Ihr haben wir es zu verdanken, dass keiner in der Familie die herbstliche Farbenpracht übersieht, dass alle innehalten, wenn auch nur ganz kurz, um die bunten Ahornbäume bewundern. Während ich dies schreibe, höre ich noch immer ihre freudig überraschte Stimme, als sähe sie das Schauspiel zum ersten Mal: «Oh, schau dir das an! Hast du je etwas so Schönes gesehen?» Nein, Alice, noch nie. Wenn ich aus dem Fenster blicke, auf das tiefe Rot und Gold der Blätter, danke ich dir, dass du mir den Sinn für die Fülle dieses Augenblicks geöffnet hast.

Ein bestimmtes Familienereignis hat mir verdeutlicht, dass wir offen sein und unsere Auffassungen manchmal revidieren müssen. Alice war mit ihrer Schwester Emma eng verbunden, und diese Verbindung hatte über eine große Entfernung und den Gedächtnisverlust hinaus Bestand. Außerdem legte Alice großen Wert auf Familientreffen und Familienfeiern. Weil wir uns dessen bewusst waren, bemühten wir uns sehr, Alice als Überraschungsgast am Fest der Goldenen Hochzeit ihrer Schwester teilnehmen zu lassen. Wir informierten Alice über die Reisepläne, sie war begeistert, konnte sich aber kurz danach nicht mehr an den Anlass der Familienfeier erinnern, und daran, dass sie Emma «seit Jahr und Tag» nicht mehr gesehen hatte. Angesichts dieser Lage der Dinge zweifelten manche Leute aus dem Freundeskreis und so manche Familienmitglieder am Sinn der ganzen aufwändigen und teuren Aktion. Es stimmte uns traurig, dass sich Alice nur mit unserer massiven Unterstützung an ihre geliebte Schwester erinnern konnte, hielten aber an den Reiseplänen fest. Am Tag der Abreise machte sich Alice eifrig fertig, fragte aber mindestens alle fünf Minuten: «Wo fahren wir denn hin, mein Schatz?» Manchmal klang durch die freundlich formulierte Frage Panik, und ihr Sohn musste sie während der fünf Stunden im Flugzeug und im Auto immer wieder beruhigen. Auch noch als wir uns der Tür zum Haus näherten, in dem die Familie versammelt war, sagte er ihr zum wiederholten Mal, wo sie waren und warum und wer sie erwartete. Doch trotz aller angebotenen Gedächtnisstützen war Alice dann genau so überrascht wie Emma! Alice war völlig überwältigt vor Freude, ihre geliebte Schwester wiederzusehen. Der Moment, in dem sie Emma wiedersah und wiedererkannte, war köstlich, voller Freude und Jubel.

Dieser Augenblick zählte. Alle Vorbereitungen und die ständigen Fragen im Vorfeld waren vergessen, als wir Alice und Emma so glücklich vereint erlebten. Mehr als ein Jahrzehnt danach lächle ich noch immer, innerlich und äußerlich, wenn ich daran denke. Sicher, es war traurig, feststellen zu müssen, dass Alice wenige Stunden nach dem Ende des Festes schon vergessen hatte, was geschehen und warum sie nicht in ihrer gewohnten Umgebung war. Wir versuchten trotzdem, nicht dem Kummer das Feld zu überlassen, vielmehr den Augenblick der großen Wiedersehensfreude im Bewusstsein zu halten.

Viele meiner Erfahrungen mit demenzkranken Personen haben mir geholfen, diesen Punkt zu untermauern. Sie mögen, weil sie ihr Gedächtnis verloren haben, Augenblicke der Angst und des Kummers erleben, können aber trotzdem die kleinen, so köstlichen Alltagsfreuden genießen. Diese hellen Augenblicke wiegen die dunklen auf. Menschen mit Demenz verstehen es meisterlich, im kostbaren Hier und Jetzt zu leben. In unserer schnelllebigen, zukunftsorientierten Gesellschaft, ist die Besinnung auf das Glück des Augenblicks für alle ein Segen. Der buddhistische Mönch Thich Nhat Hanh beschreibt diese Fähigkeit in der Praxis des Buddhismus so:

> Im Buddhismus sind wir vor allem bestrebt, in jedem Augenblick Achtsamkeit zu üben, zu wissen, was in uns und um uns vorgeht. Als der Buddha einmal gefragt wurde: «Herr, was übt Ihr und Eure Mönche?», gab er zur Antwort: «Wir sitzen, wir gehen und wir essen.» Der Fragesteller beharrte: «Aber Herr, jeder sitzt, geht und isst», worauf der Buddha ihm antwortete: «Wenn wir sitzen, *wissen* wir, dass wir sitzen. Wenn wir gehen, *wissen* wir, dass wir gehen. Wenn wir essen, *wissen* wir, dass wir essen.» Die meiste Zeit sind wir in der Vergangenheit versunken oder mit künftigen Vorhaben und Aufgaben beschäftigt. Wenn wir achtsam und zutiefst mit dem gegenwärtigen Augenblick verbunden ist, kann man intensiv sehen und hören, und die Früchte sind immer Verständnis, Annehmen, Liebe und der Wunsch, Leiden zu lindern und Freude zu bringen. Wenn unser schönes Kind zu uns kommt und uns anlächelt, sind wir ganz für es da. (1995, p.14)

Menschen mit Demenz scheinen nach dem Motto zu leben: Machen wir das Beste draus! Einmal stellte ich den demenzkranken Bewohnerinnen und Bewohnern der Langzeitpflegestation eines psychiatrischen Krankenhauses am Thanksgiving Day die Frage, wofür sie dankbar sind. Hier einige ihrer zahlreichen spontanen Antworten:

Für meine Familie
Für meine Gesundheit
Dass ich hier bin, bei Ihnen

Niemand sagte: «Nichts» oder «Wofür könnte ich schon dankbar sein?», was ich, angesichts ihrer Situation, durchaus erwartet hatte. Diese von den Krankheitssymptomen so stark belasteten Menschen fanden noch immer Gründe, das Leben zu feiern und dankbar zu sein. Wie an folgendem Beispiel sichtbar, verleiht das Leben im Hier und Jetzt demenzkranken Menschen die bemer-

kenswerte Fähigkeit, an dem für sie vorgesehenen Ort aufzublühen, vorausgesetzt sie werden von achtsamen Gärtnerinnen und Gärtnern betreut, die für
gute Wachstumsbedingungen Sorge tragen.

Ruth Ruland leidet an einer fortgeschrittenen Demenz, kann kaum mehr
sprechen und braucht volle Unterstützung bei allen Aktivitäten des täglichen
Lebens, auch beim Waschen, Ankleiden, Ausscheiden. Unter solchen Umständen würden die meisten Menschen in einem Pflegeheim versorgt. Doch
ihr Ehemann Alfred, der selbst sehr gebrechlich ist und wegen eines Emphy-
sems häufig Sauerstoff braucht, ist fest entschlossen, seine Frau so lange wie
möglich zu Hause zu behalten. Es ist schmerzlich schön zu sehen, wie Herr
Ruland seine Frau nach zweistündiger Fahrt in die Tagespflegeeinrichtung
bringt. Zuerst hören wir ihn, sein keuchender Atem kündigt ihn an. Dann
sehen wir ihn; seine knotigen Hände umklammern den Stock (der seine
schmale, sehr weit nach vorn geneigte Gestalt kaum zu stützen vermag), er
ringt nach Luft. An seiner Seite die strahlende Ruth, perfekt zurecht gemacht, gut frisiert, mit Make-up und ihren Lieblingsohrringen – alles das
Werk ihres liebenden Gatten.
Anfangs freut sich Frau Ruland, die anderen Gruppenmitglieder zu sehen
und von ihnen begrüßt zu werden, ist abgelenkt und vermisst ihren Mann
nicht. Doch nicht für lange. Um die Mittagszeit geht sie auf den Flur und hält
ängstlich nach ihm Ausschau. Wenn er dann kommt, ist sie unbeschreiblich
glücklich. Ihre ganze Gestalt drückt Freude, Erleichterung und Liebe aus.
Jedes Wiedersehen ist als wäre es das erste. Alfred, ihr Mann, genießt diesen
Augenblick in vollen Zügen und erwidert Ruths Liebesbezeugungen.
Herrn Rulands Pflegesituation ist keineswegs die reine Freude. Ein Beispiel:
Nach vielen Bemühungen und ungeheurem Wäscheverbrauch musste er einsehen, dass Ruth sich nicht mehr weiß, wann sie die Toilette aufsuchen muss,
und dass sie auch nicht geht, wenn sie daran erinnert wird. Dazu kommt,
dass er sich zweifellos nach der Frau zurück sehnt, die einst eine erfolgreiche
Sekretärin war, die ihre eigenen Eltern gepflegt hat und eine selbstbewusste
Familienhausfrau war. Trotzdem gelingt es Herrn Ruland, die noch immer
vorhandenen Beweise der Liebe und Zuneigung seiner Frau zu würdigen; er
hat erkannt, dass der Pflegealltag nicht nur aus Kummer und Leistungseinbußen besteht.

2.2
Pflege findet in Beziehung statt

Wie Herr Ruland im oben angeführten Beispiel erfährt, sind pflegende Angehörige überwiegend auf der Geberseite einer Beziehung. Sie müssen ihre Zeit
und ihre Fähigkeiten einsetzen, um die täglichen Bedürfnisse ihres Schützlings

zu befriedigen, für die Zukunft planen, Probleme lösen, viele persönliche Freuden aufgeben, sich aber auch von Teilen der gewohnten Beziehung verabschieden.

Pflegetätigkeit verändert den vertrauten Rahmen, insbesondere den zeitlichen Rahmen einer Beziehung. Die Grenzen haben sich verschoben, sind in ihr Gegenteil verkehrt oder vollkommen verschwunden. Dennoch: Wenn wir es zulassen, kann uns der demenzkranke Mensch ein Vorbild sein und den Weg weisen zu den zahlreichen Freuden der Augenblickserfahrungen. **Für Menschen mit Demenz zählt nur die Gegenwart.** Das Morgen ist kaum vorstellbar, kaum berechenbar, kaum verständlich. Das Gestern ist bestenfalls eine blasse Erinnerung. Sie leben in der Gegenwart und erfahren die Fülle des Lebens im Hier und Jetzt.

Pflegende sind aufgerufen, sich diesem Leben anzuschließen und zusammen mit ihrem Schützling das «Hier und Jetzt» auszukosten. Das ist die größte Herausforderung für uns Pflegende: in der Gegenwart leben. Die demenzkranke Person kann kaum noch verstehen, es fällt ihr zunehmend schwerer, in unserer zukunftsorientierten Welt zu leben und sich an Veränderungen anzupassen. Deshalb ist es an uns, den Pflegenden, unsere zeitlichen Gewichtungen anders zu verteilen. Es ist an uns, eine Vertrauensbasis herzustellen und ein Beziehung anzubieten, die auf das Gute des Augenblicks baut. In solchen Situation im Verlauf unserer Pflegereise können wir ein hohes Maß an Freude und Erfüllung erfahren – Ruth und Alfred Ruland können uns in diesem Punkt ein Beispiel sein.

Wir haben in mancherlei Hinsicht viel von Ruth Ruland gelernt. In unserer Tagespflegestätte bereiten Personal und Gäste gemeinsam das Mittagessen zu. Es fiel Frau Ruland mit der Zeit immer schwerer, sich zu beteiligen, sie konnte aber immer noch helfen, Zutaten zu rühren oder zu mischen. Der so überaus wichtige soziale Aspekt der Mahlzeit war ihr nach wie vor zugänglich, obschon wir ihr beim Essen gut zureden und behilflich sein mussten. Eines Tages, als ich neben ihr saß, um sie ein wenig zu unterstützen, bemerkte ich ihren Ring. Es war wohl ein Ring, den sie zum Studienabschluss bekommen hatte; er trug die Zahl 51. Ich wusste, dass Frau Ruland ein Betriebswirtschaftsstudium absolviert hatte und so erkundigte ich mich nach der Bedeutung des Rings. Sie bestätigte meine Vermutung, worauf ich sie fragte, ob sie im Jahr 1951 ihr Examen gemacht hatte. Als sie auch das bejahte, sagte ich, dass ich damals drei Jahre alt war. Frau Ruland hielt ein paar Sekunden inne. Dann wandte sie sich zu mir und ein breites Lächeln erhellte ihr Gesicht. Sie sah mich an und begann zu kichern, höchst ansteckend zu kichern. Was für eine lustige Vorstellung: ich als Dreijährige, während sie Examen machte! Wir brachen in lautes Gelächter aus. Als uns die Tischgesellschaft fragte, was es zu lachen gäbe, ließ auch sie sich vom Spaß anstecken und so lachten etwa fünfzehn Gäste und das Personal im Chor.

Es wäre uns wohl ziemlich schwergefallen, einer außenstehenden Person den Grund dafür zu erklären, doch wir alle genossen den Augenblick. «Sie hätten dabei sein müssen», diese Redewendung drückt die Situation wohl am besten aus. Pflegende, die dabei sein können – wo immer «dabei» auch sein mag – die mit der demenzkranken Person mitgehen können, haben oft Gelegenheit zu lachen und oft Gelegenheit, das Glück des Augenblicks zu genießen.

Betrachten wir Pflege aus diesem Blickwinkel, verändern sich alle Betreuungsaspekte: Kommunikation, Umfeld, Selbstversorgung und Freizeitaktivitäten. Sie werden in den Kapiteln 4–8 eingehender erläutert.

2.3
Ins Gleichgewicht kommen

Das Leben ist voller seltsamer Verschiebungen und Gegensätze: Eltern haben große Freude an ihrem heranwachsenden Kind, bedauern aber gleichzeitig, dass die Babyzeit vorbei ist. Man zählt die Minuten bis zu einem besonderen Ereignis, etwa zu einem Fest oder zur Ankunft einer Freundin, möchte aber die Zeit anhalten, wenn es soweit ist. Das Leben mit Demenz vermehrt und verschärft solche gegensätzlichen oder paradoxen Situationen: Der pflegebedürftige Mensch will unabhängig sein und braucht Unabhängigkeit, benötigt aber mehr und mehr unsere Hilfe. Er kann sich zunehmend des Augenblicks erfreuen, andererseits kann jeder Augenblick auch voller Angst sein. Eine Frau mit Demenz schildert ihre Erfahrungen so:

> Ich habe zum Beispiel bemerkt, dass ich oft einen Rückzieher mache. Ich habe den heftigen Wunsch, irgendwo hinzugehen. Ich will gehen. Dann schrecke ich plötzlich zurück. Es gibt zu viele Dinge, die mir zu viel Angst machen. Wenn ich mich von allem zurückziehe, was ich tun möchte, habe ich es leichter, weil ich die damit verbundene Angst vermeide. Ich habe Angst, im Auto zu sein und nicht zu wissen, wohin ich fahre. Es ist die Angst, irgendwo allein meinem Schicksal überlassen zu sein. Die Angst ist unbeschreiblich stark. Es ist, als ginge es um mein Leben. Wenn die Angst da ist, gehe ich nirgendwo hin. So schade ich mir selbst, indem ich versuche, mich zu schützen. (Jean, zitiert in Snyder, 1999, p. 65)

Wie Lisa Snyder in dem Buch, aus dem dieses Zitat entnommen ist, bemerkt, ist Jean fähig, ihre Situation distanziert zu beurteilen. «So schade ich mir selbst, indem ich versuche, mich zu schützen»; diese verblüffende Einsicht belegt das Ungleichgewicht, das Dilemma, mit dem viele Menschen mit Demenz konfrontiert sind, wenn sie versuchen, mit den krankheitsbedingten Ausfällen zurechtzukommen.

Auch wir Pflegenden begegnen fortlaufend solchen Zwangslagen und paradoxen Situationen. Wir können uns dann nur bemühen, verständnisvoller zu sein und uns mehr zu informieren, mit dem Ziel, schließlich die richtige Balance zu erreichen. Als ich über diese Problematik nachdachte, fiel mir eine Parallele aus meiner eigenen Lebenserfahrung ein. Nachdem ich fast 35 Jahre in verschiedenen Städten gewohnt habe, bin ich nun wieder aufs Land gezogen. Es ist manchmal gar nicht so leicht, das Gleichgewicht zu halten zwischen dem Wunsch nach fürsorglicher Unterstützung und nachbarlicher Anteilnahme einerseits und dem Wunsch nach Privatsphäre andererseits! Dieses Dilemma hat mal jemand so formuliert: «Was ich wirklich schätze am Landleben ist, dass mich alle kennen. Was ich wirklich nicht schätze am Landleben ist, dass mich alle kennen.»

Wir können diese Feststellung auf die Situation pflegender Angehöriger ummünzen und sagen: «Einen nahestehenden Menschen zu pflegen hat sein Gutes, weil wir eine sehr persönliche gemeinsame Beziehungsgeschichte haben, aus der wir schöpfen können. Einen nahestehenden Menschen zu pflegen ist wirklich schwierig, weil wir eine sehr persönliche gemeinsame Geschichte haben, die mich daran erinnert, wie viel verloren gegangen ist, und dass es nie mehr sein wird wie früher.» Für eine professionelle Pflegekraft kann folgende Variante gelten: «Eine professionelle Pflegekraft zu sein hat wirklich sein Gutes, weil wir keine gemeinsame Geschichte haben, weshalb ich den kranken Menschen einfach nehmen kann, wie er jetzt ist. Eine professionelle Pflegekraft zu sein ist wirklich schwierig, weil man die Lebensgeschichte des kranken Menschen nicht kennt – nicht weiß, was er mag und nicht mag, mit welchen Strategien er Probleme bewältigt, wo seine Stärken liegen und was ihn interessiert.» Das folgende Beispiel illustriert diesen Aspekt.

Das Personal des Altenpflegeheims genoss Herrn Wagners fröhliches Lachen und seine Neckereien. Obwohl er jedes Mal die Pointe verpatzte, wenn er einen alten Witz erzählen wollte, war er wegen seiner lebensfrohen Art bei allen beliebt. Ein bestimmtes Verhalten gab jedoch Rätsel auf: Frühstück und Abendessen ließ er sich schmecken, mittags dagegen rührte er nichts an. Leider gab es keine Verwandten in der Nähe, die dem Pflegepersonal etwas über Herrn Wagner hätten erzählen können. Schließlich fand eine Betreuerin heraus, dass er jahrelang in der lokalen Fabrik gearbeitet hatte. Das brachte sie auf einen Gedanken: Sie ließ mittags eine Trillerpfeife ertönen, worauf Herr Wagner das vor ihm auf dem Tisch stehende Essen freudig verzehrte.

Um in unserer Pflegesituation das rechte Gleichgewicht zu finden, sollten wir uns um Verständnis bemühen und uns informieren. Ich hoffe mit diesem Buch zu erreichen, dass sich Angehörige und professionell Pflegende zusammenfinden und sich gegenseitig über die Lebensgeschichte und aktuellen Bedürfnisse des pflegebedürftigen Menschen informieren, um gemeinsam

Lösungen für das pflegerische Auf und Ab und die damit verbundenen Zwick-mühlen zu finden. Wenn uns an einer möglichst hohen Lebensqualität des demenzkranken Menschen gelegen ist, müssen wir solchen Treffen einen hohen Stellenwert einräumen. Der demenzkranke Mensch steht vor der größ-ten Herausforderung seine Lebens: Er soll das Leben ausschöpfen und zwar als voll handlungsfähige, würdevolle erwachsene Person, während er die Fähigkeiten dazu eine nach der anderen verliert und – schlimmer noch – nicht im Stande ist, anderen mitzuteilen, was er braucht, was er sich wünscht und was ihn verärgert. Bitte folgen Sie mir nun bei meinen Überlegungen, wie wir der Person helfen können, diese Herausforderung nicht nur zu überleben, vielmehr aufzublühen und die schönen Seiten des Lebens zu genießen.

2.4
Gedanken über das Leben im Hier und Jetzt

Leben ist, was passiert, während wir mit anderen Plänen beschäftigt sind.

Obwohl dieses Bonmot recht bekannt ist, nehmen wir uns im Trubel des All-tags selten die Zeit, über seine Bedeutung nachzudenken. Manchmal braucht es einen heftigen Anstoß, um den Sinn dieses Satzes zu begreifen. Das musste Herr Thomas Hauser erleben, als er im Alter von fünfundfünfzig Jahren mit der Diagnose Alzheimer-Krankheit konfrontiert wurde. Bald darauf schreckte er seinerseits das zur Vorbesprechung des Welt-Alzheimerkongresses 2000 ver-sammelte Publikum auf, als er seinen Redebeitrag mit der Bemerkung begann: «Alzheimerkrank zu werden ist das Beste, was mir im Leben passiert ist.»

Herr Hauser erklärte dann, dass sein Leben bislang damit ausgefüllt ge-wesen war, seine florierende Firma am Laufen zu halten und seine Familie durchzubringen. Alle seine Pläne und Träume hatte er auf später verschoben. Nachdem er die Diagnose erfahren hatte, begriff er, dass «später» jetzt war. Er übergab die Firma seinen Söhnen und fing an, seine persönliche «Spä-ter,-wenn-ich-mal-Zeit-habe-Liste» abzuarbeiten. Er war entschlossen, jeden guten Tag seines Lebens und das Glück des Augenblicks zu genießen, was ihm offensichtlich auch gelang.

Wir in der westlichen Welt sind meist vorwärtsgewandte, zukunftsorien-tierte Menschen. Immer blicken wir voraus, planen für die Zukunft und beschäftigen uns mit kommenden Ereignissen. Es geht dabei um kleine Dinge, etwa die nächste Kaffeepause, oder um große, wie den Eintritt ins Rentenalter. Bei der Betreuung Demenzkranker geraten wir mit dieser Einstellung schnell in eine Sackgasse, fühlen wir uns bald festgefahren und deprimiert. Wissen wir doch, dass der Alltag nur schwieriger wird und zwar für beide Teile. Obwohl Pflegende vorausplanen und Regelungen für die Zukunft treffen müssen, gilt es, ein Gleichgewicht finden, um von der unseligen Aussicht auf einen fortschreitenden Niedergang nicht völlig vereinnahmt zu werden. Wir sollten uns an Herrn Hausers Äußerungen erinnern und die Gaben der Gegenwart wertschätzen. Eine weitere Hürde besteht darin, sich nicht der unsinnigen Hoffnung hinzugeben, die kranke Person möge doch wieder so werden wie sie früher war. Das wird sie, zumindest was die praktischen Fertigkeiten angeht, leider nie mehr sein, so traurig wie es ist. Wir können aber den Menschen wie er heute ist, wertschätzen und seine noch vorhandenen Fähigkeiten hervorheben. Eher unwahrscheinlich, dass es der Daseinsfreude Pflegender zuträglich ist, wenn sie in der Zukunft oder in der Vergangenheit leben. Die größte Chance, der Pflegesituation Freude abzugewinnen, besteht darin, mit dem kranken Menschen zusammen die Gegenwart zu genießen.

«Michael, vergiss bitte nie, dass ich noch immer hier drin bin.» Während Maria diesen Satz sagte, drohte sie ihrem Mann zum Spaß mit dem Finger und klopfte sich dann mit der Hand aufs Herz. Michael hatte sie soeben in ein Pflegeheim gebracht, und beide waren tief bewegt. Marias Abschiedsworte erinnern sehr eindrucksvoll an ihr wichtigstes Anliegen: Ihr Mann sollte nie vergessen, dass sie noch immer die gleiche Frau war, die er geliebt und mit der er so viele Jahre zusammengelebt hatte. Er sollte immer daran denken, dass ihr Wunsch nach Beziehung nach wie vor lebendig war.

Maria drückt aus, was uns alle Demenzkranken mit Worten oder durch ihre Handlungen mitteilen: Auch wir wollen als Person geschätzt sein und bestätigt werden. Dieses universelle menschliche Grundbedürfnis steht über allen praktischen Betreuungsbedürfnissen.

«Ein Mensch mit der Alzheimer-Krankheit hat seine Persönlichkeit oder sein Gedächtnis nicht wirklich verloren, lediglich den Zugang dazu.» *(Sacks, 1999).*

Was für eine wunderbare Aussage des genialen Humanisten und Neurologen Oliver Sacks. In seinem Buch *Awakenings – Zeit des Erwachens* (das auch verfilmt wurde) beschreibt er seine Arbeit mit Menschen, die sich in einer Art Trance befinden, der dem Zustand Parkinson-Kranker im fortgeschrittenen Stadium ähnelt. Er behauptet, dass ungeachtet zerstörerischer Gedächtnisausfälle und Verluste der Fertigkeiten (die das Agieren der Person in der Welt beeinträchtigen, d. h. das äußere Ich betreffen), das Wesen des Menschen (das innere Ich) erhalten bleibt. Damit komme ich auf die Hauptbotschaft zurück, die am Anfang dieses Kapitels steht: Ich bin mir vollkommen sicher, dass der zentrale Kern eines jeden Menschen mit Demenz – das Zentrum, das weiß: «Ich bin Ich» – erhalten bleibt.

Wie bereits erwähnt, schädigt Demenz das Gehirn, nicht das Menschsein der betroffenen Person, noch beeinträchtigt sie ihr Bedürfnis, in Beziehungen eingebunden zu sein, und so wie sie jetzt ist, als Persönlichkeit geschätzt und wahrgenommen zu werden. **Das Gedächtnis zu verlieren bedeutet nicht,**

sich selbst oder die nahestehenden Menschen zu verlieren. Das Bedürfnis nach Verbundenheit durchzieht den ganzen Krankheitsverlauf. Herr Janzen zum Beispiel war früher ein begeisterter Leser. Er hatte das Glück, dass ihm eine junge ehrenamtlich Helferin jeden Tag vorlas, als er unbeweglich und stumm die letzten Stadien der Demenz durchlitt. Obwohl Herr Janzen während dieser Besuche nie die Augen aufschlug und nie ein Wort sagte, verstärkte er jedes Mal den Druck, wenn ihm die Freiwillige die Hand zum Abschied reichte, und ließ sie nur zögerlich los. Sein Körper drückte seinen Herzenswunsch aus: Er wollte weiterhin mit einem anderen Menschen in Verbindung bleiben.

Robert Glavin, dessen Geschichte ich in der Einführung erzählt habe, sagte, dass Bekannte, die ihm auf der Straße begegnen, oft überrascht feststellen: «Ich habe gehört, dass du Alzheimer hast, Robert, aber für mich hast du dich überhaupt nicht verändert.» Robert findet das ziemlich frustrierend. Er schüttelt traurig den Kopf und antwortet: «Ich bin noch immer da, bin noch immer der gleiche Mensch. Warum soll sich das mit einer Krankheit verändern? Wenn ich Krebs hätte oder Herzbeschwerden würden niemand so etwas sagen.»

Christine Boden fand für die Tatsache, dass ihr innerster Wesenskerns unangetastet fortbesteht, folgende Worte:

> Unsere Persönlichkeit ist ein aus vielen Facetten zusammengesetztes Kaleidoskop. Oft gelingt es uns nicht, jede Facette in der geeigneten Form auszudrücken. Wir sind zu beschäftigt und wollen den Anforderungen, Zwängen und Erwartungen unseres Lebens entsprechen. Ich glaube, dass Gott unser Wesen in all seinen Spielarten kennt und weiß, wer wir wirklich sind. Diese Krankheit bringt nach und nach mein innerstes Wesen zum Vorschein und legt es vor Gott offen. Ich darf mich sicher fühlen, weil ich weiß, dass die Schätze meiner vielschichtigen Persönlichkeit vorsichtig gehoben werden.
> Die Fülle dessen, was ich früher gewesen bin, wird sich in meinem Wesenskern spiegeln, dann, wenn eine Schicht der Erinnerung nach der anderen abgetragen ist. Wie durch ein Kaleidoskop zeigen sich dann all die verschiedenen Äußerungen meines Lebens.
> Jeder Aspekt meines Lebens barg auch immer der Kern meines Wesens, mein Ich, und drückte ihn in vielerlei Formen aus. Dieses einzigartige «Ich» liegt in meinem tiefsten Innern und wird dort bis zu meinem Ende bestehen. Vielleicht werde ich noch wahrhaftiger «Ich selbst» als ich es jemals gewesen bin. (1998, S. 49)

Als Pflegende haben wir die Chance und die schwierige Aufgabe, die Verbindung mit der demenzkranken Person aufrecht zu erhalten, auf kreative Weise Zugang zum innersten Wesenskern unseres Schützlings zu finden, zwischenmenschliche Beziehungen zu pflegen, Gefühle auszudrücken und Erfahrungen miteinander zu teilen – das Glück des Augenblicks und die von der Demenz verhüllte Gesamtpersönlichkeit zu erfassen. Michael und Maria, dem kreativen Paar in der oben erzählten Geschichte, gelang das recht häufig.

Maria war eine herrliche Schauspielerin. Eines Tages bemerkte Michael, während er im Innenhof saß, dass draußen hinter dem Zaun, so was wie eine lila-farbene Perücke, die wohl auf einem Kopf saß, auf und ab hüpfte. Da kam zu seiner Überraschung plötzlich die Perücke tragende und fröhlich kichernde Maria hinter dem Zaun hervor. Michael ließ sich von ihrer guten Laune anstecken. Auch als Maria immer hinfälliger wurde, pflegten sie solche Gemeinsamkeiten, oft während ihr Michael beim Essen behilflich war.

In solchen Momenten gelingt es, einen Zugang zu finden, Verbindungen her-zustellen, die von Worten und Erinnerungsvermögen unabhängig sind, und im aktuellen Augenblick bei der demenzkranken Person zu sein. Oft «sagen» uns die Kranken selbst, wie es geht, wenn wir nur hören können.

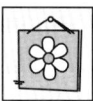

Herr Tauschek, ein Marineadmiral, war einer der emotional belastendsten Demenzkranken, mit denen ich je zu tun hatte. Wie seiner Frau und seinen jungen Söhnen fiel es auch mir schwer, von den tragischen Ausfällen, die er erlitt, nicht völlig überwältigt und gelähmt zu sein. Er war Anfang fünfzig, als er durch seine Begabungen und sein Geschick in die obersten Ränge seines Metiers aufrückte. Er hatte zahlreiche Auszeichnungen, Orden und Ehrungen bekommen, auch von gewöhnlichen Matrosen, die unter ihm gedient hatten. Alle waren erstaunt, als dieser Mann mit der hervorragenden Karriere anfing, wichtige Akten zu verlieren, Termine zu versäumen und seine Mitarbeiterin-nen und Mitarbeiter verärgert anzufauchen. Auch seiner Frau blieben gewisse Veränderungen nicht verborgen. Schließlich willigte er auf ihr anhaltendes Drängen ein, seinen Arzt aufzusuchen. Dieser empfahl ihm einen Erholungs-urlaub, um sich vom beruflichen Stress zu entlasten. Doch als er nach dem Urlaub seine Arbeit wieder aufnahm, wurde sofort klar, dass die Pause das Problem nicht gelöst hatte. Nach monatelangen Spezialuntersuchungen wurde bei Admiral Tauschek die Alzheimer-Krankheit diagnostiziert.
Als ich ihn ein Jahr später kennen lernte, war ich sehr beeindruckt von seiner gebieterischen Art und seinem Charme, aber auch vom Ausmaß seiner Ver-luste. Sein Reden bestand meist aus einem Schwall unzusammenhängender Phrasen, sich selbst ankleiden und rasieren konnte er nicht mehr. Ich besuchte Admiral Tauschek und seine Frau zu Hause, um ihnen bei der Pla-nung eines unterstützenden und sicheren Tagesablaufs behilflich zu sein. Der Admiral hieß mich freundlich willkommen und führte mich im Haus und im Garten herum. Danach war er so durcheinander und unruhig, dass es unmöglich schien, ihn an den morgendlichen Verrichtungen zu beteiligen, um dabei ein Assessment durchzuführen. Er ging immer wieder durchs Haus und öffnete eine Tür nach der anderen. Ich konnte mir nicht erklären, was er suchte und gab ihm deshalb viele falsche Tipps. Unsicher, wie ich ihm

bei der Suche helfen oder sie unterbrechen konnte, folgte ich Admiral Tauschek in den Keller. Als er eine weit hinten liegende Tür öffnete, rief er mich begeistert zu sich. Endlich war es ihm gelungen, seinen kleinen, persönlichen Raum zu finden. An den Wänden und auf den Regalen hingen und standen die Plaketten, Pokale und Auszeichnungen seiner jahrelangen Spitzenkarriere bei der Marine. Er erklärte mir mit glühendem Stolz alle Gegenstände im Raum, nickte dann und sah mich erwartungsvoll an als wollte er sagen: «Sehen Sie, so einer bin ich; jetzt wissen Sie Bescheid über mich.» Ich fühlte mich von seiner persönlichen Einführung geehrt. Nachdem diese Verbindung zwischen uns hergestellt war, ließ sich Admiral Tauschek bereitwillig auf das weitere Assessment ein.

Pflegende können auf ihr Wissen über die demenzkranke Person zurückgreifen, aber auch die Anregungen der folgenden Kapitel nutzen, um solche sinnvollen Verbindungen herzustellen. Entscheidend ist, dass alle Pflegenden ihre Erkenntnisse austauschen und sich gegenseitig informieren. Das kann mithilfe des persönlichen Auskunftsbogens im Anhang dieses Buchs oder einem ähnlichen Instrument geschehen.

Wer sich an alten Beziehungsformen festklammert – an Worte, partnerschaftliches Planen und dergleichen – verhindert womöglich, dass die Beziehung mit der Person erhalten bleibt. Die gute Nachricht lautet: Wir müssen nicht in diesen alten Gewohnheiten verharren. Noch besser: Der vertraute Mensch ist noch immer vorhanden, er ist nicht verloren, hat vielmehr lediglich Schwierigkeiten, sich wie gewohnt mitzuteilen. Wenn es Pflegenden gelingt, dieses Hindernis zu überwinden – wie es Michael und Maria gelungen ist – können sich beide erneut ihrer Verbundenheit erfreuen. Sally Callahan beschreibt in bewegenden Worten, wie ihre Mutter ihr den Weg zu einer erneuerten und wunderbaren Beziehung wies:

> Im Laufe meiner Pflegereise habe ich Folgendes gelernt: In dem Maße, wie sich die Schutz- und Abwehrmechanismen meiner Mutter, die sie im Laufe ihres Lebens aufgebaut hatte, abschwächten und schließlich ganz auflösten, lösten sich auch meine auf, zumindest wenn ich mit ihr zusammen war. Ohne unsere Abwehrmechanismen waren wir frei, uns auf geistig-seelischer Ebene zu begegnen und daran zu erfreuen.
> … Es war wie beim Bergsteigen. Wir mussten die dichte Wolkendecke durchdringen. Schließlich hatten wir den Gipfel erreicht: Wir waren in Sonnenlicht getaucht und unser Geist war befreit. Beim anstrengenden Aufstieg hatte sich das Bedürfnis, unser verletzbares Selbst zu schützen, verflüchtigt. Der Körper meiner Mutter erlitt einen Niedergang, während sich ihr Geist befreit zum Gipfel aufschwang. Sie beschenkte mich mit diesem Geist, linderte meinen Schmerz und tröstete mich, indem sie *meine* Seele einlud, *ihre* zu berühren. Indem ich ihre Einladung annahm, schufen und erfuhren wir bedingungslose Liebe. (2000, p. 244)

Haben Sie schon einmal durch ein Kaleidoskop geschaut? Wenn Sie das Rohr auch nur minimal bewegen, entsteht ein neues, wunderbares Farbmuster. Wenn es uns gelingt, wie es Sally Callahan gelungen ist, unsere Standpunkte zu verändern, können sich völlig andere Beziehungsmuster einstellen. Ihr Schützling kann vielleicht nicht mehr mit Worten mitteilen, dass ihm das Abendessen hervorragend geschmeckt hat, doch die Freude und die zufriedene Miene beim Essen drücken Dank und Anerkennung aus.

Manchmal folgen auch die entsprechenden Worte, wie folgende Episode mit Ruth Ruland zeigt. Wie bereits an anderer Stelle dieses Kapitels erwähnt, pflegte sie ihre Liebe zu Alfred mit einem strahlenden Begrüßungslächeln auszudrücken.

Frau Ruland kam nach mehreren Wochen der Abwesenheit wieder in die Tagesstätte. Ihr warmes, erstauntes Lächeln zeigte Luise, der Pflegengen, dass sich Frau Ruland an sie erinnerte. Während ihr die Pflegende Blut abnahm, um den Blutzucker zu bestimmten, hob sich zu ihrer größten Überraschung der Vorhang über Ruth Rulands Sprachlosigkeit. Sie sagte: «Ich habe Sie vermisst.»

Als Pflegende sind wir aufgefordert, in der Gegenwart zu leben, zugleich aber vorauszuplanen und an die Fäden der Vergangenheit anzuknüpfen. Vergangenheit, Gegenwart und Zukunft, drei notwendige Betreuungsaspekte, die miteinander im Gleichgewicht sein müssen.

2.5
Sich in die Welt Demenzkranker hineinversetzen

Schweren Herzens musste Herr Müller erkennen, dass er dem pflegerischen Aufwand, den seine Frau Margret benötigte, nicht länger gewachsen war. Herr Müller wusste, dass er besser dran war als viele andere in seiner Situation, weil ihm sein Hausarzt zur Seite stand und bei der Suche nach einer guten Betreuung behilflich war. Als er seine Frau in ein Pflegeheim brachte, legte er die gesamte Betreuung vertrauensvoll in die Hände des Personals, besuchte sie aber jeden Tag. Er empfand diese Besuche als tröstlich und traurig zugleich. Er bedauerte, dass er Margret nicht mehr zu Hause versorgen konnte und sie ihn nicht mehr zu erkennen schien.

Als er sie eines Tages weder in ihrem Zimmer noch im Aufenthaltsraum vorfand, war er ziemlich beunruhigt. Er ging auf das Pflegepersonal zu, das in einem Grüppchen beisammen stand und fröhlich mit einer neuen Bewohnerin plauderte. Als er nach seiner Frau fragte, erntete er schallendes Gelächter. Wie verblüfft war er, als die vermeintlich neue Bewohnerin ihre Lachtränen abwischte und sagte: «Aber Max, hier bin ich doch, direkt vor deiner Nase!» Das Personal hatte Frau Müller geholfen, sich zu verkleiden, sie sogar mit einer Perücke ausgestattet, um ihren Mann zu überraschen. Sie hatte großen Spaß daran, dass er sie nicht wiedererkannte!

Die Pflegekräfte hatten mit diesem kleinen Streich eine reizende Möglichkeit gefunden, Freude in das veränderte Leben des Paares zu bringen. Nebenbei haben sie Herrn Müller und allen Pflegenden folgende wichtige Lehre erteilt: Wie es sich anfühlen mag, wenn man eine altbekannte Person nicht mehr erkennt, weil sie ihre äußere Erscheinung verändert hat. Sie haben, was noch wichtiger ist, auf die vielen Möglichkeiten verwiesen – auf neue, überraschende, köstliche Möglichkeiten – die sich auftun, wenn wir den Augenblick genießen und die Person in neuem Licht sehen. Ich unterbreite Ihnen nun ein paar Vorschläge zu diesem Punkt; bitte folgen Sie mir.

2.5.1
Loben Sie sich selbst und nehmen Sie Komplimente an

- Sie leisten die beste Pflege, wenn Sie erkennen und akzeptieren, dass Sie auch nur ein Mensch sind – und deshalb unweigerlich hin und wieder Fehler machen.
- Klopfen Sie sich regelmäßig selbst anerkennend auf die Schulter.

Kleben Sie einen Merkzettel mit folgendem Text an die Tür Ihres Kühlschranks: DU BIST EINFACH TOLL! Denken Sie daran, dass Sie kein Übermensch sind, dass man nie ausgelernt hat, und es verständlich, ja absehbar ist, dass Ihnen Fehler unterlaufen. Seien Sie nachsichtig mit sich selbst und versuchen Sie, Irrtümer als Lerngelegenheiten zu betrachten. Wenn Sie eifrig damit beschäftigt sind, sich für begangene Fehler zu geißeln, werden Sie die glücklichen gemeinsamen Momente kaum genießen können. Sie tun, was sie können. Sie geben Ihr Bestes. Im Kapitel 9 finden Sie Vorschläge, wie Sie Probleme lösen und neue Wege aus schwierigen Situationen finden können.

2.5.2
Passen Sie gut auf sich auf

- Die demenzkranke Person braucht SIE.
- Sie, die Pflegekraft, müssen sich Zeit für sich selbst nehmen, um sich zu «regenerieren».

Vorschläge zu diesem Thema finden Sie in Kapitel 1.

2.5.3
Nonverbale Dankesbezeugungen beachten

- Die Person möchte anderen etwas geben.
- Sie möchten anerkannt werden.

Auch dieses Thema wurde bereits im Kapitel 1 behandelt. Dort habe ich Robert zitiert, den Mann, der seine Frau Erika als seine beste Freundin bezeichnet. Er gesteht, Erika das Leben oft schwer zu machen, ist sich aber zugleich deutlich bewusst, dass er großes Glück hat, weil «es nicht allzu viele Erikas gibt» (zitiert in Snyder, 1999, p. 86).

Es ist nur naheliegend, sich frustriert und ausgelaugt zu fühlen und sich Anerkennung zu wünschen, wenn Gedächtnisverlust Äußerungen produziert wie: «Du sprichst überhaupt nicht mehr mit mir», nachdem Sie sich soeben eine Stunde lang mit der Person unterhalten haben. Ich schlage Ihnen vor, solche Bemerkungen umzudeuten und als Ausdruck dafür zu nehmen, wie sehr Sie geschätzt und vermisst werden, wenn Sie nicht anwesend sind. Ich möchte Sie ferner anregen, auf die wortlosen Dankesbezeugungen zu «hören». Wenn es uns gelingt, den Blickwinkel zu verändern und keine Worte des Dankes mehr zu erhoffen und zu erwarten, werden wir immer wieder Anerkennung erfahren und viele solche Augenblicke genießen. Bitte lesen Sie in Kapitel 1 die entsprechenden Vorschläge nach.

2.5.4
Pflege verändert das Wesen von Beziehungen

- Die Person möchte Teil einer liebevollen Beziehung sein.
- Sie können zu akzeptieren versuchen, dass sich die Beziehung verändert hat, und kreative Wege zu finden, die Verbundenheit zu pflegen und das Vertrauen zu erhalten.

Die Aufgabe ist wahrlich überwältigend: Sie sollen das Gedächtnis des demenzkranken Menschen ersetzen, ihn durch die zahlreichen Schwierigkeiten des Alltags begleiten, sofort eine Lösung für jedes neu auftauchende Problem finden, weil das, was gestern funktioniert hat, heute völlig misslingt, ihn an früher erbrachte Leistungen erinnern, um das Vertrauen zu erhalten und die verletzten Würde zu heilen, aber auch vorausplanen, um den zukünftigen Bedürfnisse beider Beteiligten Rechnung zu tragen. Die Liste der Anforderungen an Ihr pflegerisches Wissen und Können ist endlos, das Arbeitspensum enorm, bezahlt wird nicht.

Diese Arbeitsplatzbeschreibung wird Sie wohl kaum zu einer Bewerbung reizen. Wie immer Ihre Beziehung zu der Person in Ihrer Obhut ist – als Ehepartner oder Ehepartnerin, Schwester oder Bruder, erwachsene Tochter oder erwachsener Sohn, Nachbarin oder Nachbar, Freund oder Freundin – die pflegerische Begleitung durch die Demenzerkrankung war bestimmt nicht Teil

Ihrer ursprünglichen Beziehung. Pflege verändert das Wesen von Beziehungen, wie Sie nur allzu gut wissen. Eine Ehefrau trauert um den Lebenskameraden und Liebhaber von einst, der Bruder vermisst die frühere, geschwisterliche Nähe, erwachsene Söhne und Töchter sehnen sich nach der Zeit, als sie sich am empfangenden Ende der Fürsorge und liebevollen Zuwendung befanden. All diese Gefühle sind natürlich und gesund. Wie in Kapitel 1 festgestellt, ist der Umgang mit solchen Gefühlen und Verlusten umso schwieriger, je problematischer die Beziehung vor Eintritt der Pflegebedürftigkeit war.

Dementiell veränderten Menschen fällt es schwerer als ihren Pflegenden, Beziehungen anders zu gestalten, etwas anderes zu tun, anders zu leben oder anders zu sein. Dazu kommt, dass sie ihren verlorenen Fähigkeiten nachtrauern und mit ihrer geringeren Unabhängigkeit fertig werden müssen. Es ist auch für Pflegende äußerst schwierig, sich diesen Veränderungen anzupassen. Sie sind aufgerufen, sich zu verändern, sich anzustrengen und zu wachsen, um fähig zu werden, den kranken Menschen so anzunehmen wie er ist. Sie sollen sich nicht sein früheres Selbst zurück- oder Verbesserungen herbeiwünschen. Dennoch birgt die richtige Einstellung auch die größten Chancen, «The Joy of Caregiving» zu erfahren. Ich habe zwar das Buch von Alex Comfort «The Joy of Sex» nur auszugsweise gelesen, glaube aber, dessen Kernbotschaft erfasst zu haben: Wer frühere Zwänge vergisst und Zukunftsängste ablegt, hat mehr Freude am Sex. Dieser Rat gilt auch für die Pflege. Erst wer loslässt hat die Chance, als Ausgleich für die endlosen Anforderungen der Pflegetätigkeit auf oft verblüffende Art belohnt zu werden.

Auch sind keineswegs alle Veränderungen einer Beziehung negativ. Tatsache ist, dass viele Pflegende – etwa Lisa Glavin, deren Geschichte in der Einführung erzählt wurde, oder Ann Davidson in ihrem Buch *Alzheimer's: A Love Story* (1997) – davon berichten, dass eine innigere, festere Verbindungen entstanden ist, weil sie gelernt haben, die Zeit, die sie mit dem geliebten Menschen verbringen, wirklich zu schätzen. In den folgenden Abschnitten berichten zwei pflegende Angehörige über ihre Erfahrungen.

Anfangs, als ich feststellte, dass sich etwas verändert hatte, war ich wütend. Ich tippte auf einen Seitensprung. Dann teilte uns der Arzt mit, dass er an Alzheimer litt, und ich war schrecklich wütend und total verängstigt. Ich fühlte mich in einer Falle. Sollte ich etwa gezwungen sein, diesen Mann, der nie ein idealer Ehemann war, zu pflegen?
Doch dann veränderten sich diese Empfindungen, wurden zu stiller Resignation und schließlich zu Liebe. So seltsam es klingen mag: Die vier letzten Jahre unserer Ehe waren die besten. Ich liebe meinen Mann innig und möchte, trotz des Alzheimer-Kummers, diese Zeit nicht missen. (Mrs. W., zitiert in Ballard & Poer, 1999)
Er hat mir mein Leben lang so unendlich viel gegeben, und jetzt kann er nur noch nehmen. Und doch schenkt mir die Anwesenheit meines Vaters auch heute noch den gewohnten Seelenfrieden. Heute gebe ich ihm, was ich nur geben kann. Ich habe erkannt, dass mein Geben die Folge seines Gebens ist; er hat mich emotional unterstützt, geliebt, mir spirituelle Anleitung gegeben, ist mir mit klugem Rat zur Seite gestanden und hat mir alles geboten, was eine Tochter auf ihrem Weg zum Frausein

benötigt. Er ist ein wunderbarer Mann, und ich schätze, wozu er mich befähigt hat.
(Phyllis Thomas Immanuel, zitiert in Ballard & Poer, 1999)

Pflegen ist und bleibt anstrengend, das verändert sich nicht. Wenn Sie jedoch
Ihr Denken über Pflege verändern – also die Erwartungen an Ihren Schützling –
verändern Sie auch Ihre Gefühle. Hier ein Beispiel für eine solche Wendung:

Alfred Ruland war immer wieder sehr frustriert darüber, dass seine Frau
Ruth so oft vergaß, rechtzeitig zur Toilette zu gehen. Er hatte die Erwartung
an ihr Lernvermögen noch nicht aufgegeben; sie sollte sich so verhalten wie
früher. Wir sagten ihm, dass er Ruth wegen ihres schlechten Gedächtnisses
daran erinnern musste, zur Toilette zu gehen. Er bemühte sich, blieb aber
frustriert – und hatte riesige Wäscheberge zu bewältigen – weil seine Frau
jedes Mal verneinte, wenn er sie fragte, ob sie zur Toilette gehen müsse. Nach
langem Zögern gab Alfred schließlich seine diesbezügliche Erwartung auf. Er
ging dazu über, sie alle zwei Stunden freundlich am Arm zu fassen, zur Toilette zu begleiten und bei ihr zu bleiben (ihre Aufmerksamkeitsspanne war
so kurz, dass sie ohne sein Zureden nicht sitzen geblieben wäre). So kam es,
dass er nicht mehr stundenlang mit der belasteten Aufgabe beschäftigt
waren, ihre verschmutzte Kleidung zu wechseln und zu waschen, sondern
beide zum Abendessen in ein Restaurant am Ort ausgingen, wobei Frau
Ruland stolz ihre besten Sachen trug.

2.5.5
Loslassen, um sich am Glück des Augenblicks und an einfachen Dingen zu erfreuen

Die demenzkranke Person braucht Glücksgefühle und schöne Erlebnisse.
Sie, die Pflegekraft, können Glück erfahren und schöne Augenblicke genießen, indem Sie sich der einfachen Dinge erfreuen.

Ich weiß, dass meine Erkrankung langsam fortschreitet, und Kurt hilft mir, alles zu
genießen, was möglich ist … So lange man in der Öffentlichkeit einigermaßen normal
wirkt und nicht auffällt, wen kümmert es, ob ich Alzheimer habe? Wenn ich ein Mensch
sein kann wie jeder andere, lasst mich doch bitte einer sein. (Betty, zitiert in Snyder,
1999, p. 125)

Eines Tages – ich war gerade in der Küche mit Kaffeekochen beschäftigt – fiel mir etwas
vor dem Fenster auf. Es hatte geschneit, und mir war tatsächlich entfallen, was für ein
wunderschöner Anblick leichter Schneefall sein kann. Ich war beeindruckt, kleidete
mich an, ach, so mühsam und langsam, und ging hinaus zu meinem Sohn, der unsere
Einfahrt freischaufelte. Als ich mich bückte, um ein wenig von den strahlend weißen
Flocken auf meine Schaufel zu nehmen, war ich von ihrer Schönheit völlig überwältigt.

Dass mein Sohn meine Begeisterung nicht teilte, versteht sich; für ihn war es Arbeit, für mich jedoch ein Erlebnis.

Später wurde mir klar, dass mir Gott für einen kurzen Moment die Gabe verliehen hatte, Schnee durch die unschuldigen Augen des Kindes zu sehen, das ich vor so langer Zeit gewesen bin. Noch bin ich hier, dachte ich, und jeder Tag wird mir Wunder bescheren, nur dass es jetzt andere sind … Heute besteht meine Lebensqualität darin, die Hunde zu füttern und Blumen zu betrachten. Mein Mann sagt, ich sei jetzt zufriedener als zuvor! Liebe und Würde sind die Schlüsselbegriffe. Die Krankheit führt einen zu den Grundlagen des Lebens zurück; ein Lächeln macht dich glücklich. (Eine Frau in den Vierzigern mit Demenz, zitiert in Post, 2001b, pp.28–29)

Diese Worte erinnern uns an das, womit wir uns am Anfang dieses Kapitels beschäftigt haben, nämlich dass wir uns nicht auf den Regen konzentrieren, sondern über den Regenbogen freuen sollen. Aus dieser Haltung heraus können wir Augenblicke des Glücks erfahren und die einfachen Dinge des Lebens genießen.

2.5.6
Vergessen Sie nicht: Ihr Schützling ist erwachsen und weiß das auch

- Die Person will als würdevoller erwachsener Mann oder als würdevolle erwachsene Frau behandelt werden, als Person, die eine Wahl hat und Entscheidungen treffen kann.
- Sie können erfinderisch sein und lernen, Wahlmöglichkeiten anzubieten.

Wie eingangs bereits erläutert besteht kein Zweifel, dass Demenzkranke das Gefühl für ihr Selbst bewahren und nach wie vor wissen, dass sie Erwachsene sind. Ein wesentlicher Teil des Daseins als unabhängiger erwachsener Mensch besteht darin, wählen und Entscheidungen treffen zu können. Erwachsene treffen täglich zahllose Entscheidungen, kleine Entscheidungen – wann gibt es Frühstück? – oder sehr weitreichende Entscheidungen – Umzug ja oder nein? Manchmal, etwa wenn wir überlastet sind, fällt es uns schwer, Entscheidung zu treffen, meist sind wir jedoch sorgfältig darauf bedacht, unsere Unabhängigkeit wahren und wählen zu können. Wenn Demenz zuschlägt, wird die Sache schwierig. Antworten wie: «Ich weiß nicht» auf die Frage «Was möchtest du heute tun?» oder «Bitte entscheide du» auf die Frage «Was möchtest du heute Essen?» sind Pflegenden nur allzu bekannt. Solche Antworten erwecken den Anschein, dass die angesprochene Person keine Wahl mehr treffen kann oder will. Das stimmt aber so nicht. Wie andere Menschen auch, will die demenzkranke Person Entscheidungen treffen, nur fällt es ihr zunehmend schwerer, aus einer breiten Palette von Möglichkeiten auszuwählen. Das Spektrum ist einfach überwältigend; es gibt zu viele Wahlmöglichkeiten. Reduzieren Sie die Wahlmöglichkeiten (z. B. indem Sie fragen: «Möchtest du lieber ein Wurstbrot oder lieber ein Käsebrot essen?»), geben Sie der Person die Chance, eine Entscheidung zu treffen, bestimmen zu können, ihre Würde zu wahren und sich geachtet zu fühlen. Pflegende haben festgestellt, dass sich

Kranke leichter in Aktivitäten einbeziehen lassen, wenn sie ihnen eine Wahl lassen und ermöglichen, über sich zu bestimmen.

Alice beispielsweise behauptete stets, sich ordentlich zu waschen, obwohl der «Nasentest» etwas anderes ergab. Als ich anbot, ihr beim Baden zu helfen, lehnte sie rundweg ab. Doch als ich sie fragte, ob sie lieber vor oder lieber nach dem Frühstück baden würde, erwiderte sie: «Nachher wäre mir lieber.»

Anfangs war ich mir nicht sicher, welche Wahlmöglichkeiten ich meiner Schwiegermutter anbieten konnte, doch in dieser Situation ging es nicht um Baden oder nicht Baden. Es war vielmehr eine Frage des Zeitpunkts – und den konnte Alice tatsächlich selbst bestimmen.

Kapitel 6 enthält mehr Einzelheiten über das Anbieten geeigneter Wahlmöglichkeiten, Kapitel 7 bietet Anregungen zur Hilfestellung beim Waschen, Baden oder Duschen.

2.5.7
Den ganzen Menschen sehen

- Die Person will als ganzer Mensch behandelt werden, der Stärken und Schwächen hat.
- Sie können zur Herstellung sinnvoller Zusammenhänge beitragen und Ihrem Schützling helfen, Schwächen durch Einsatz seiner Stärken zu kompensieren.

> Akzeptanz ist schwer zu lehren. Bevor es Ihnen gelingt, die Defizite anderer zu akzeptieren, müssen Sie lernen, die eigenen zu akzeptieren. Ein Mensch mit der Alzheimer-Krankheit ist so viel mehr als seine Diagnose. Jedes menschliche Wesen ist ein Ganzes. Das Wesen eines alzheimerkranken Menschen entdecken wir nur, wenn wir einfühlsam, neugierig und wirklich daran interessiert sind. Sie müssen bereit sein, sich auf die ganze Person einzulassen. (Betty, zitiert in Snyder, 1999, p. 123)

Demenz definiert den Menschen nicht. Sie ist nur ein Aspekt der Gesamtpersönlichkeit, eine Facette dieses Menschen mit einer reichen Lebensgeschichte aus der Zeit vor der Diagnose, einer einmaligen, sehr persönlichen Geschichte, die bis zum Ende seiner Tage zu diesem Menschen gehört. Pflegende, denen es gelingt, das Glas halb voll zu sehen und nicht halb leer, können sich an der Fortsetzung der Lebensgeschichte des demenzkranken Menschen erfreuen. Unter dieser Voraussetzung kann er sich angenommen, geschätzt und als wertvolle, würdevolle erwachsene Person fühlen, aufblühen und gedeihen. Hier nun die Geschichte einer jungen Frau, die die Verbindung zu ihrer Großmutter nicht abreißen lässt.

Wie sie es früher immer getan hatte, eilte Anne auch diesmal zu ihrer Groß-mutter, um ihr die gute Nachricht zu bringen und ihren Rat einzuholen. Im Laufe der Jahre und durch verschiedene Umstände hatte sich ihr beider Leben sehr verändert. Anne war inzwischen unabhängig und beruflich erfolg-reich, ihre Oma litt an Demenz. Anne ließ sich von den verbalen Schwierig-keiten ihrer Großmutter nie abhalten, die Verbindung zu pflegen. Sie platzte schier vor Freude, als sie ihr erzählte, sie sei glücklich verliebt und werde wohl bald heiraten. Die Großmutter freute sich mit Anne und Anne bat sie um einen Rat: «Was für einen Ring soll ich mir wünschen?» Oma antwortete: «Schätzchen, das solltest du wohl besser ihm überlassen.» Anne wusste, dass die Großmutter, die sie kannte und geliebt hatte, hinter dem demenzbeding-ten Durcheinander noch immer präsent war. Sie konnte noch immer auf ihren klugen Rat bauen und fand Wege, die Verbindung aufrecht zu erhalten.

Kapitel 3 liefert mehr Informationen über den Einsatz der verbliebenen Fähig-keiten demenzkranker Personen. In Kapitel 4 finden Sie Anregungen zum Thema Kommunikation.

2.5.8
Sorgen Sie dafür, dass der demenzkranke Mensch seine Lebensgewohnheiten beibehalten kann

- Die Person braucht die Unterstützung eines vertrauten Tagesrhythmus.
- Sie kennen die Lebensgeschichte Ihres Schützlings, wissen, was ihm beson-ders wichtig ist, und können dieses Wissen nutzen, um sein Leben HEUTE zu bereichern.

Claudia Fässler war eine unabhängige, selbstbewusste Frau, die, früh verwit-wet, hart gearbeitet hatte, um sich und ihre beiden Töchter durchzubringen. Sie pflegte nach wie vor eine enge Verbindung zu ihren Töchtern und deren Familien, genoss aber auch ihr eigenes Heim und ihre Unabhängigkeit. Als ihrer Tochter Johanna auffiel, dass die Mutter immer vergesslicher wurde, legte sie ihr freundlich und einfühlsam nahe, sich ärztlich untersuchen zu lassen. Schließlich ging Frau Fässler zu einem Geriater und der diagnosti-zierte ein frühes Stadium der Alzheimer-Krankheit. Sie war froh, dass man ihr die Diagnose so schonend beigebracht hatte, sprach fortan nur von ihrem «Problem» und veränderte nichts an ihrem Lebensstil. Johanna und ihre Familie respektierten Claudias dringenden Wunsch, weiter in ihrer Woh-nung zu leben, hielten aber ein Auge auf ihre Sicherheit. Johanna sprach vor-sichtig das Thema Autofahren an; als auch die Ärztin dazu riet, sah Frau Fässler schließlich ein, dass sie nicht mehr fahren und ihr Auto verkaufen sollte. Obwohl ihre Tochter recht einfühlsam vorging, war der ganze Prozess natürlich sehr schmerzlich. Als das Auto dann verkauft war und Frau Fässler den Scheck in der Hand hielt, schien sie völlig konfus. Auf dem Weg zur Bank fragte sie immer wieder, wohin sie gingen und wer ihr einen Scheck mit einer so hohen Summe gegeben hatte. Der deutliche Gedächtnisverlust verblüffte Johanna; sie fragte sich, wie ihre Mutter wohl mit den Bankgeschäften zurecht käme. Sie war jedoch entschlossen, ihre Mutter so gut es ging einzubinden und gab nicht auf.

Als sie die Bank betraten, bemerkte Johanna eine weitere erstaunliche Veränderung ihrer Mutter. Sie ging festen Schrittes auf den Kassenschalter zu und gab ihren Scheck ab. Nachdem sie den Angestellten begrüßt und ein paar freundliche Bemerkungen mit ihm ausgetauscht hatte, bat sie ihn, das Geld auf ihr Sparkonto zu überweisen. Die Frage nach der Kontonummer beantwortete sie ohne Zögern. Nach dieser Transaktion wollte Frau Fässler Geld von ihrem Girokonto abheben und auch diese Nummer wusste sie auswendig.

Claudia Fässlers Geschichte ist ein Beispiel dafür, dass eine dementiell veränderte Person ihre Alltagsaktivitäten fortsetzten kann, sofern sie mit den Abläufen vertraut ist und die äußeren Umstände gleich sind. Pflegende können Menschen mit Demenz zu ihrer Bestform verhelfen, wenn sie deren Lebensstil kennen und fördern. Dieses Thema wird in den Kapiteln 3–8 vertieft.

2.5.9
Jeder Mensch braucht eine Beschäftigung

- Die Person will am Leben teilhaben und sinnvolle Dinge tun.
- Sie können Wege finden, dem Alltag Ihres Schützlings einen Sinn zu geben.

> Ich lechze nach dem Leben, das mir genommen wurde. Ich bin ein Mensch. Ich existiere noch. Ich habe eine Familie. Ich lechze nach Freundschaft, Glück und der Berührung einer liebenden Hand. Ich wünsche mir so sehr, dass das, was von meinem Leben übrig ist, irgend einen Sinn hat. Gebt mir etwas, wofür ich sterben kann! Helft mir, stark und frei zu sein, bis mein Ich nicht mehr existiert. (J. T. zitiert in Cohen & Eisdorfer, 1986, p. 21)

Diese schriftlichen Äußerungen, die J. T.s Erfahrungen und Gedanken über das Leben mit Demenz festhalten, sind ein ergreifender Hilferuf, die dringende Bitte, sein tägliches Tun weiter zu unterstützen und ihn am Leben teilhaben zu lassen. Im folgenden Beispiel äußert Frau Angerer den gleichen Wunsch, mehr mit Taten als mit Worten.

Frau Angerer, die sich im fortgeschrittenen Stadium der Alzheimer-Krankheit befand, saß selten still, weshalb es sehr schwierig war, ihre Sicherheit zu gewährleisten. Ein weiteres Problem bestand darin, dass Frau Angerer zwar kaum noch sprechen konnte, dafür aber stundenlang stöhnte, rief und schrie. Alle Versuche des Pflegepersonals, ihre Bedürfnisse zu erfüllen oder ihren Kummer zu lindern, waren fehlgeschlagen.

Dann kam eine neue Praktikantin ins Haus. Sie befasste sich intensiv mit dieser Bewohnerin und fand heraus, dass es für sie am allerwichtigsten war, ihre Hausfrauenpflichten auch weiter erledigen zu können. Die Praktikantin brachte Plastikgeschirr, Töpfe, Küchentücher und Spülmittel auf die Station und half Frau Angerer, mit der Arbeit zu beginnen. Zur Überraschung aller beschäftigte sie sich stundenlang mit dem Abspülen, Abtrocknen und Stapeln des immer gleichen Geschirrs. Noch überraschender war, dass sie diese ganze Zeit über weder schrie und oder auf und ab lief.

Frau Angerer wird von den Pflegenden noch immer ermuntert, Geschirr zu spülen. Sie ist bei dieser für sie sinnvollen Aktivität noch immer zufrieden und ruhig. Jetzt, wo ihr Bedürfnis, aktiv zu sein – am Leben teilzuhaben – befriedigt wird, gestaltet sich ihre Betreuung längst nicht mehr so schwierig. Einige Symptome der unheilbaren Erkrankung sind erfolgreich behandelt worden.

Dies ist nur ein Beispiel von vielen, die zeigen, wie eminent wichtig eine als sinnvoll empfundene Beschäftigung ist. Bitte lesen Sie in den Kapiteln 6, 7 und 8 mehr über dieses Thema.

2.5.10
Der demenzkranke Mensch versucht sein Bestes und braucht dabei Unterstützung

- Die Person braucht ihre Mitmenschen, um zu verstehen, was es bedeutet, ein beschädigtes Gehirn zu haben.

Ich weiß sehr genau, was es bedeutet, *nicht* an der Alzheimer-Krankheit zu leiden und normal zu sein – abgesehen von ein paar kleinen Pannen hin und wieder. Bitte vergessen Sie nicht: Auch für mich hat es eine Zeit ohne Krankheit gegeben!
Und ich weiß nur allzu gut, dass sich mein heutiger Zustand von meinem früheren unterscheidet. Jetzt ist mein Kopf wie benebelt, alles ist so mühsam und anstrengend. Wenn ich mich nicht sehr zusammenreiße, passieren mir laufend Pannen. «Normale» Menschen müssen sich nicht so anstrengen, nur um in der Spur zu bleiben.
Es geht, wenn ich mich sehr anstrenge, wenn ich ausgeruht bin und kein bisschen müde. Dann könnte ich fast für normal durchgehen. In meinem Innern jedoch fühlt es sich an, als würde ich mich mit den Fingerspitzen über einem Abgrund festklammern. Ich kann mich nur mit allergrößtem Krafteinsatz am Ort halten. Die Kontrolle zu verlieren würde bedeuten, alles zu verlieren. (Boden, 1998, p. 57)

- Sie, die Pflegekraft, können lernen, besser zu verstehen, wie Demenz das Alltagsleben beeinflusst.

> Jedes Mal, wenn ich klein beigeben muss, habe ich das Gefühl, dass mir ein Stück Leben genommen wird. Wenn man alle diese Zeiten zusammenzählt, bleibt nur noch ein schmaler, begehbarer Pfad übrig. (Jean, zitiert in Snyder, 1999, p. 65).

Es ist eine Sache, zu sagen «Mutter hat Alzheimer», eine völlig andere aber zu verstehen, was der Satz für das Verhalten tatsächlich bedeutet, wie er sich in jedem Augenblick des Lebensalltags tatsächlich bemerkbar macht. Menschen mit Demenz setzen all ihre Stärken und Ressourcen, insbesondere aber ihre sozialen Fertigkeiten ein, um so normal wie irgend möglich zu bleiben. Diese großartige Stärke sollte unterstützt werden. Weil wir jedoch nicht ins Gehirn hineinschauen und die Zerstörung, die dort stattgefunden hat, nicht wirklich verstehen können, verfallen wir leicht auf den Gedanken, dass demenzkranke Menschen eigentlich mehr leisten könnten als sie tatsächlich leisten. Das kann auf Seiten der Pflegenden unrealistische Erwartungen und auf beiden Seiten Frustrationen auslösen, wie das folgende Beispiel illustriert.

Susanne ruft: «Mama, ich habe im Gemeindehaus zu tun. Ich gehe jetzt, bleibe aber nicht lang weg.»
  Die Mutter antwortet: «In Ordnung, Kind, geh' nur.»
Susanne geht ins Gemeindehaus, leichten Herzens, weil sie ihre Mutter sicher und zufrieden zu Hause weiß. Kurze Zeit später kommt der Nachbar mit Susannes Mutter an, die überaus froh ist, ihre Tochter wiederzusehen, und unter Tränen sagt: «Oh, da bist du ja, Gott sei Dank! Du warst plötzlich verschwunden.»

Weil Susannes Mutter das Gesagte offenbar verstanden hatte, ging die Tochter davon aus, dass sie die Information im Kopf behalten würde. Was Susanne nicht sehen konnte, war die schwere Schädigung des Gehirns ihrer Mutter, die es ihr unmöglich machte, die Information zu speichern. Sie verstand und erinnerte sich nur für den Augenblick; im nächsten Moment war alles wie weggeblasen, und sie bekam Panik. So sehr sich Susannes Mutter bemühte, die Situation zu meistern, die Kapazität ihres Gehirns reichte nicht aus.
  Wie bereits erwähnt, sind bereits 80 % des Gehirns geschädigt, wenn die ersten Demenzsymptome auftreten (Cummings, 1993). Diese schockierende Tatsache zeigt uns jedoch, dass sich Menschen mit Demenz nach Kräften bemühen, ihre verbliebene Gehirnkapazität zu nutzen. Pflegende sollten diese Anstrengungen würdigen und unterstützen, zugleich aber ihre Erwartungen im realistischen Rahmen halten.
  Manchmal können demenzkranke Menschen alle Reserven mobilisieren, um sinnvoll zu agieren – etwa eine befreundete Person empfangen und bewir-

ten – dann aber im nächsten Moment völlig gestört reagieren. Das ist tatsächlich schwer verständlich. Unter solchen Umständen liegt es nahe, hinter den verursachten Schwierigkeiten volle Absicht zu vermuten. Dann ist es besonders wichtig, sich zu erinnern, dass sich Ihr Schützling die allergrößte Mühe gibt, trotz des geschädigten Gehirns bestmöglichst zu funktionieren. Verstehen Pflegende die Ursache dieser rätselhaften und frustrierenden Verhaltensweisen, fällt es ihnen leichter, geduldig zu bleiben und kreative Lösungen zu finden. Kapitel 9 informiert eingehender über solche Problemlösungsstrategien.

2.5.11
Die emotionale Botschaft erfassen

- Die Person möchte ihre Gefühle mitteilen und sich in verlässlichen, vertrauensvollen Beziehungen aufgehoben fühlen.
- Sie können auf das Gefühl achten, das sich hinter den wirren Worten verbirgt.

Frau Zach lebt bereits seit mehreren Jahren in einem Pflegeheim. Sie braucht beim Waschen und Anziehen Hilfe, hat aber auch noch viele andere Bedürfnisse, die sie dem Pflegepersonal nicht richtig mitteilen kann. Einer ihrer Wünsche ist jedoch völlig klar: Sie möchte Hans, ihren Mann wiederfinden. Immer wieder fragt sie Leute, denen sie begegnet, nach ihm. Weil Hans jedoch vor Jahren gestorben ist, fällt es dem Personal schwer, ihre Frage zu beantworten. Jeder und jede reagiert unterschiedlich, je nach persönlicher Einschätzung. Manche sagen: «Er ist tot», was Frau Zach jedoch keine Sekunde lang glaubt. Andere versuchen, sie zu beruhigen und sagen deshalb: «Oh, er ist gerade beschäftigt. Er kommt später», was ihren Kummer aber nicht lindert, weil er ja nie kommt. Das führt dazu, dass Frau Zach weiter fragt und sucht. Sie weiß lediglich, dass sie Hans wirklich braucht.
Schließlich nahm sich ihr Arzt dieses immer wiederkehrenden Problems an. Er setzte sich zu ihr, um einfühlsam, aber logisch mit ihr zu sprechen. Das Gespräch verlief etwa so:
«Frau Zach, Sie wissen doch, dass Hans ein schlechtes Herz hatte, nicht wahr?»
«Hmm», sagte Frau Zach.
«Ich habe ihm viele Tabletten gegeben, das hat eine Zeitlang geholfen. Dann ist Hans aber so krank geworden, dass er ins Krankenhaus musste. Der Krankenwagen ist gekommen. Erinnern Sie sich daran?»
«Hm – ja», antwortete sie traurig.
«Frau Zach, wir haben uns wirklich sehr um Ihren Mann bemüht, aber wir konnten ihn nicht wieder gesund machen. Hans ist im Krankenhaus gestorben.»

Da äußerte Frau Zach unter Tränen: «Oh Gott, das hat mir niemand gesagt bisher.»
Der Arzt blieb noch eine Weile bei der alten Dame sitzen und tröstete sie, bis sie etwas ruhiger wirkte. Dann verabschiedete sich der Arzt, recht zufrieden, dass er das Problem endlich gelöst hatte. Ein paar Minuten danach hielt sich eine andere Person in Frau Zachs Nähe auf und hörte, wie sie sagte: «Oh je, der weiß wohl auch nicht, wo Hans ist.»

Frau Zachs Betreuungspersonen haben erfahren, dass es recht schwierig ist, auf anscheinend verwirrte Reden eines demenzkranken Menschen angemessen zu reagieren. Schließlich denken wir logisch und haben aufgrund unserer früheren Beziehung zu diesem Menschen das überwältigende Bedürfnis, solchen falschen Gedanken und Aussagen zu widersprechen. Wir sollten aber im Hier und Jetzt leben und zu begreifen versuchen, dass die kranke Person eine sehr kraftvolle «Ich»-Aussage macht und uns mitteilt, was in diesem Augenblick in ihrem Innern vorgeht, was sie fühlt und empfindet.

Alle Aspekte des Lebens von Personen mit Demenz sind von einem stetig sich verschlechternden Gedächtnis geprägt. Am Anfang bringen sie manchmal einfache Daten durcheinander, wissen z. B. nicht, wo sie wohnen oder erinnern sich nicht mehr an den Namen ihres Partners, ihrer Partnerin oder ihres Kindes. Doch dann nimmt die Verwirrtheit zu, und nicht selten suchen sie nach längst verstorbenen Angehörigen, nach ihrem früheren Wohnort oder ihren Kindern. **Wenn dieser Zustand eintritt, bedeutet «Leben im Hier und Jetzt», in die emotionale Welt des demenzkranken Menschen einzutreten, sich in sein Empfinden und sein Bedürfnis einzufühlen und zu erfassen, was er sucht und wonach er sich sehnt.**

Frau Zach sehnte sich zweifellos nach der Liebe und Gesellschaft ihres Mannes. Sie hätte gerne mit ihm geredet, wollte sich geliebt und versorgt wissen, wollte sich ihrer Umgebung sicher sein und darauf vertrauen können, dass die Menschen um sie herum ihre Bedürfnisse befriedigen. Kapitel 4 beschäftigt sich eingehender mit diesem Thema, zuvor sei jedoch noch ein weiteres Beispiel angeführt: Die Suche nach der Mutter. Wann brauchen wir die Mutter am meisten? Wir möchten die Mutter bei uns haben, wenn uns etwas weh tut, wenn wir Angst haben, wenn wir einen absolut verlässlichen Menschen benötigen oder umsorgt werden wollen, und – das vor allem – wenn uns jemand bedingungslos lieben soll. Selbst als Erwachsene mit eigenen Kindern können sich die meisten von uns an eine schmerzliche Zeit erinnern, als wir tatsächlich auf die ganz spezielle Zuwendung und Fürsorge angewiesen waren, die nur die Mutter bieten kann.

Die Person kämpft täglich mit ihrem versagenden Gedächtnis und ihren stetig nachlassenden Fähigkeiten. Gibt es eine furchterregendere, schmerzlichere Situation, eine Situation, in der ein Mensch mehr Trost und Liebe nötig hat?

Sie als Pflegende können sich in die Gefühlswelt hineinversetzen, die emotionalen Bedürfnisse des kranken Menschen beachten und ihm versichern, dass er geliebt und versorgt wird, und dass er Ihnen vertrauen kann. Das mag mit Worten geschehen oder – noch wirksamer – mit Handlungen, etwa indem Sie Ihren Schützling umarmen (wenn angemessen), am Arm berühren, oder etwas gemeinsam tun, was beiden Freude macht (z. B. das Lieblingslied singen, eine Kleinigkeit essen). Eine weitere Möglichkeit, sich in den oben geschilderten Zustand einzufühlen und emotionale Zuwendung zu geben, besteht darin, über die Mutter Ihres Schützlings zu sprechen und Verständnis dafür zu äußern, dass er die Mutter stark vermisst.

Das Eintreten in die momentane Gefühlswelt der Person unterscheidet sich erheblich von früher empfohlenen oder üblichen Reaktionen. Auf der einen Seite steht der überholte und nicht erfolgreiche Ansatz der Realitätsorientierung (Bowlby, 1993). Er besteht darin, den demenzkranken Menschen direkt mit den Tatsachen zu konfrontieren, ihm etwa zu sagen: «Ihre Mutter ist seit zwanzig Jahren tot.» Weil das nicht der Realität der betreffenden Person entspricht, wird sie Ihnen nicht glauben, schockiert sein, äußerst niedergeschlagen oder wütend werden. So hat beispielsweise Frau Zach die Nachricht vom Tod ihres Mannes nicht als eigene Realität, sondern die Realität des Arztes aufgefasst, obwohl sie ihr in einfühlsamer, logischer Form übermittelt wurde.

Auf der anderen Seite wird angeregt, sich auf die Fehleinschätzungen des kranken Menschen einzulassen und etwa Folgendes zu äußern: «Ihre Mutter ist mit Abendessenkochen beschäftigt. Sie kommt später und besucht Sie.» Sie wissen, dass das nie der Fall sein wird und schließlich wird es die kranke Person auch wissen. Sie wird weiter Angst haben und nach der Mutter verlangen. «Leben im Hier und Jetzt» bedeutet nicht, etwas vorgaukeln oder mit der harten Realität konfrontieren. Pflegende sind vielmehr aufgerufen, sich in die Gefühlswelt ihrer Schützlinge hineinzubegeben und zu erfassen, was sie in diesem Moment bewegt. So muss beispielsweise eine Person, die nach der Mutter sucht, geliebt, unterstützt und umsorgt werden. Dann wird es ihr schließlich besser gehen. Sie tragen diesem Bedürfnis am besten Rechnung, indem Sie der Person versichern, dass sie jetzt geliebt und versorgt wird, das verbal ausdrücken und auch körperlich zeigen (z. B. durch eine Umarmung). Vielleicht drängt es Ihren Schützling, sich an die Mutter zu erinnern und von ihr zu sprechen. Pflegende können zeigen, dass sie die Sehnsucht nach der Mutter verstehen und sagen: «Ihre Mutter war eine wunderbare Frau, Sie haben sicher große Sehnsucht nach ihr.» Dieser Ansatz geht auf das Bedürfnis ein, ohne direkt mit der harten Realität – mit dem Tod der Mutter – zu konfrontieren.

2.5.12
Demenzkranke versuchen, logisch zu denken

- Die Person bemüht sich, einen Sinn hinter der verwirrenden Welt zu erkennen.
- Sie können aufhören, Ihren Schützling durch gutes Zureden und Argumentieren von etwas überzeugen zu wollen.

Als ich Alices Medikamentenvorrat überprüfte, stellte ich fest, dass sie ihre Tabletten nicht regelmäßig einnahm, was mir natürlich wirklich Sorgen bereitete. Ich war noch neu im Pflegeberuf, weshalb ich Alice die am Abend einzunehmenden Tabletten reichte und sie ermahnte, ihre Medikamente richtig einzunehmen. Zu meiner Verblüffung schrie sie mich verärgert an: «Ich war examinierte Pflegende! Ich werde wohl wissen, wann ich meine Tabletten einnehmen muss!» Dabei schleuderte sie die Medikamente durchs Zimmer. Ich hatte also einen großen Fehler gemacht. Nach einigen Tagen schenkte ich ihr einen mit der jeweiligen Tagesdosis gefüllten Medikamentenspender und ließ alle Tablettenfläschchen heimlich verschwinden.

Meine Großmutter pflegte zu sagen: «*Spar' dir deine Luft zum Abkühlen der Suppe.*»

Hätte ich nur an diese Bemerkung gedacht, als ich mich mit den Tabletten meiner Schwiegermutter befasste. Heute kommt sie mir oft in den Sinn, wenn es darum geht, einen Menschen mit Demenz von etwas zu überzeugen, ihn zu überreden oder ihm auch nur einen Vorschlag zu machen, wenn er eine bestimmte Situation nicht richtig versteht. Sparen Sie sich die Mühe, es hat wirklich keinen Zweck.

Eine kluge Pflegende hat einmal zu mir gesagt: «Den letzten Streit mit Tom habe ich gewonnen, bevor er an Alzheimer erkrankte.»

Wer an Gedächtnisverlust leidet muss das Gefühl haben, dass sich die Welt fortlaufend verändert, dass sie verwirrend, furchterregend und völlig unvorhersehbar ist. Weil alle Menschen einiger Dinge sicher sein und einen stabilen Halt haben müssen, versuchen Demenzkranke, ihre eigene Logik einzusetzen (sie mag nicht unserer Logik entsprechen, ist aber dennoch logisch), um sich an ein paar unveränderlichen Konstanten zu orientieren. Für Frau Zach war die Konstante, dass Hans immer da war, wenn sie ihn brauchte. Für andere ist die Konstante vielleicht ein Elternteil oder das Nach-Hause-gehen. Die Logik eines Demenzkranken mag ihm den Gedanken nahe legen, seine Frau habe eine Liebesaffäre. Obwohl er sie Tag und Nacht braucht, ist sie nicht immer da. Dafür gibt es nur diese eine, «logische» Erklärung. In der Logik einer Demenzkranken ist es eine Tatsache, dass man ihr Sachen wegnimmt, weil sie selbst nie etwas verlegt. Wenn alles um sie herum zerfällt, muss diese eine Sache wahr bleiben. Die Person bemüht sich sehr, hinter der für sie so verwirrenden Welt einen Sinn zu erkennen. Kapitel 9 erläutert verschiedene Reaktionsmöglichkeiten auf solche Probleme.

2.5.13

Demenzkranke sind wie sie derzeit sind

● Die Person will akzeptiert werden, und zwar so, wie er jetzt im Moment ist.
● Sie können lernen, ihre derzeitigen Qualitäten zu erkennen und zu schätzen.

Mit wackeligen, dennoch lesbaren Buchstaben schrieb Herr Frank spontan «Ich liebe Emmi», als ihn der Arzt bei der Untersuchung bat, einen Satz niederzuschreiben. Dieses Zeugnis seiner Liebe und Zuneigung berührte mich tief. Dieser Mann konnte keine der üblichen Fragen zur Orientierung beantworten, also weder seinen Namen, noch den seiner Frau oder das Datum nennen. Herr Frank war offensichtlich erheblich eingeschränkt. Doch in Herzensdingen war er offenbar empfindsam geblieben, hatte er sich ein tiefes Wissen bewahrt. Es gelang Emmi, seiner Frau, diese Äußerungen des Herzens zu würdigen; sie gaben ihr Kraft für den Pflegealltag und bestärkten sie in dem Entschluss, ihren Mann so lange wie möglich zu Hause zu versorgen, obwohl sie sich gemeinsamen Lebensabend ganz anders vorgestellt hatten.

2.5.14

Bitte nicht vergessen: Es ist schwierig, dement zu sein

● Die Person braucht andere Menschen, die verstehen, wie ihr geschieht.
● Sie können sich konkret vorstellten: «Was, wenn ich demenzkrank wäre?» und Ihren Schützling ermutigen, sich einer Selbsthilfegruppe anzuschließen.

Manche Menschen sind aber über die Tatsache, dass sie an Demenz leiden, wütend, und haben keine Lust, mit anderen Betroffenen zusammen zu sein:

> Eine Freundin gab mir ein Buch, das von einer Frau mit Alzheimer-Krankheit handelte und davon, wie toll und wunderbar sie mit ihrer Krankheit zurecht kam. Ich hasste dieses Buch. Es lag mir fern, so brav zu sein wie sie. Klar, es mochte Leute geben, die mit dieser Geschichte prima umgehen konnten. Ich nicht. Ich wollte heulen, klagen und wild um mich schlagen! Nicht das Benehmen einer Dame, wie ich zugeben muss. Manchmal kämpfe ich ein wenig dagegen an, aber meistens jammere ich: «Verdammt! Das ist ja entsetzlich! Das darf doch nicht wahr sein!» Dann kommen natürlich andere Gedanken hoch. Eine innere Stimme versucht immer wieder, zu beschwichtigen: «Es gibt so viele schreckliche Dinge, Jean. Viele Menschen leiden schwer an entsetzlichen Krankheiten und haben starke körperliche Schmerzen.» Sie wissen schon, alle solche Geschichten. Und dann denke ich: «Halt! Das hat nichts mit mir zu tun. Ich habe Alzheimer, und das hasse ich!» Ich bin wütend. Ich bin wütend, dass es diese Krankheit überhaupt gibt. (Jean, zitiert in Snyder, 1999, p. 71)

Andererseits kann es sehr hilfreich sein, mit Leuten zusammen zu sein, die wissen, was es bedeutet, Demenz zu haben.

> Es ist ganz anders, wenn man weiß, dass man mit einer Person redet, die sich mit der Krankheit auskennt. Beim Gespräch mit Leuten, die deinen Zustand verstehen und

ihn berücksichtigen, ist ein Sicherheitsnetz gespannt – solche Leute trampeln nicht auf deinen Gefühlen herum oder reden dein Problem klein. (Betty, zitiert in Snyder, 1999, p. 120)

Du verstehst einen anderen Menschen erst, wenn du eine Meile in seinen Schuhen gegangen bist.

Dieser Satz steht über einem Gedicht, das Lisa Glavin, die kluge Pflegende deren Geschichte im einführenden Kapitel erzählt wurde, an ihre Kühlschranktür geklebt hat. Es soll sie mehrmals am Tag daran erinnern, was ihr Mann durchmacht und was es für ihn bedeutet, mit Demenz zu leben.

Hören wir auf die Stimmen von Personen mit Demenz, auf ihre ausgesprochenen und unausgesprochenen Worte: Das hilft uns, eine Meile in ihren Schuhen zu gehen. Wie bei allen anderen Menschen auch, drücken ihre Stimmen Freude aus, manchmal Angst, manchmal Kummer und das Bedürfnis, die eingetretenen Funktionsverluste zu betrauern. Hier die um Verständnis bittende Stimme von Betty:

Was alle am dringendsten lernen müssen, ist die Sache mit der Akzeptanz. Ich habe zu viele professionelle Pflegekräfte erlebt, die es nie soweit gebracht haben … Sie akzeptieren die Tragweite der Erkrankung nicht. Sie kennen die Diagnose, nehmen sich aber nicht die Zeit, herauszufinden, was sie für die betroffene Person tatsächlich bedeutet. (Betty, zitiert in Snyder, 1999, p. 123)

Es hat viel zu lange gedauert, bis sie eingerichtet wurden, doch jetzt sind Selbsthilfegruppen für Menschen mit Demenz eine ausgezeichnete Möglichkeit, in den frühen Stadien der Erkrankung von Schicksalsgenossen unterstützt und verstanden zu werden.

Es gibt auch ein paar hilfreiche Chat-Groups im Internet. Bitte machen Sie die Adressen von Selbsthilfegruppen für Personen mit Demenz ausfindig.

2.5.15
Zeitgrenzen verschwimmen, ein Auslöser kann Ihren Schützling in die Vergangenheit zurückversetzen

- Die Person möchte sich früher gemachte Erfahrungen wieder vergegenwärtigen, die schönen Gefühle noch einmal genießen und einen Menschen an ihrer Seite haben, der die weniger schönen Gefühle versteht.
- Sie können ihr helfen, sich frühere Leistungen wieder bewusst zu machen und mit früher durchlebten Ängsten fertig zu werden.

Frau Ehlert war stolzes Mitglied des Heimbeirats. Bei der Jahresfeier saß sie aufrecht, mit erhobenem Kopf, klarem und aufmerksam Blick, die Fesseln zierlich gekreuzt, auf ihrem Stuhl. War das die vergrämte Gestalt, die in den Fluren der geschlossenen Pflegestation für Demenzkranke auf und ab ging?

Als ehemalige Lehrerin war Frau Ehlert solche Feiern gewohnt, weshalb sie das gewohnte Verhaltensmuster auslösten.

Wenn Sie das soziale Umfeld und die räumliche Umgebung sorgfältig beachten (siehe Kapitel 5) und den Tagesablauf entsprechen strukturieren (siehe Kapitel 6.7 und 8), werden Sie Auslöser für alte Muster finden. Noch wichtiger jedoch sind gezielte Erinnerungen an frühere Erlebnisse (z. B. in entsprechenden Gruppenstunden), weil sie die Person in die Vergangenheit versetzen. Sie kann sich zufrieden und wertgeschätzt fühlen, wie damals. Hier ein weiteres Beispiel:

Frau Schuster war sehr aufgeregt und verstört. Sie hatte sich die Hüfte gebrochen, litt starke Schmerzen und lag, von ihrer Familie und dem vertrauten Alltag getrennt, im Krankenhaus. Durch eine Tränenflut fragte sie mich, ob ich nicht auch manchmal darüber nachdächte, warum wir auf der Welt sind. Bevor ich mir eine Antwort auf diese schwierige Frage zurechtlegen konnte, griff sie nach einem kleinen Album mit Familienfotos und fing an, die Seiten durchzublättern. Sie lächelte, mit feuchten Augen, und fing an, mir von all die lieben Menschen auf den Fotos zu erzählen.

Es kann für Menschen mit Demenz, die ja oft Fehlschläge und Frustrationen erleben, sehr heilsam sein, sich an frühere Leistungen, an Angehörige, Freunde und Freundinnen zu erinnern. Mehr über das Beruhigen durch Erinnern finden Sie in Kapitel 6.

Mit dem Wort *Auslöser* wurde in den oben stehenden Beispielen dargestellt, wie früher Erlebtes der Person helfen kann, sich an frühere Erfolge zu erinnern. Wir sind allerdings gewohnt, den Begriff *Auslöser* zu verwenden, um Dinge zu beschreiben, die Kranke deprimieren oder unruhig machen. *Auslöser* können tatsächlich an traumatische Ereignisse in vergangenen Lebensphasen erinnern und solche Zustände herbeiführen. Pflegende sollen die negativen Auslöser kennen und vermeiden, um ihren Schützlingen Kummer zu ersparen. Hier ein Beispiel:

Herr Jahn hatte große Angst vor dem Duschen, was auch für seine Pflegenden sehr anstrengend war. Er wehrte sich mit aller Kraft, schrie verzweifelt und schlug um sich. Als das Personal schließlich erfuhr, dass Herr Jahn im Zweiten Weltkrieg den Untergang seines Schiffs erlebt hatte, verstand es sein Verhalten. Das Rauschen des Wassers versetzte Herrn Jahn zeitlich in diese schreckliche Situation zurück. Als daraufhin andere Waschmethoden eingesetzt wurden, Herr Jahn ein Wannebad nehmen durfte oder mit einem Schwamm gesäubert wurde, war die Sache für alle Beteiligten wesentlich leichter.

Negative Auslöser können die Jahre auslöschen und der betroffenen Person das Gefühl vermitteln, sie erlebe das frühere Trauma neu. Für Herrn Jahn war es das Duschwasser, das sich über seinen Körper ergoss. Andere Menschen werden in ein Konzentrationslager zurückversetzt, machen sexuellen Missbrauch oder körperliche Strafen noch mal durch oder durchleben erneut ein Unglück wie Feuer, Überschwemmung, Krieg. Oft haben Menschen mit traumatischen Erfahrungen jahrelang ohne sichtbare Zeichen der Belastung gelebt. Früher erlittene Traumen werden erst jetzt, wenn der Gedächtnisverlust einsetzt, wieder aktiviert. Deshalb ist es so wichtig, dass die Angehörigen andere Pflegekräfte über die Lebensgeschichte der Person informieren. Nur so lassen sich quälende Angstzustände, wie sie etwa Herrn Jahn heimsuchten, vermeiden, und andere, weniger dramatische aber dennoch rätselhafte Reaktionen, verstehen. In manchen Fällen, etwa bei sexuellem Missbrauch in der Kindheit, weiß womöglich niemand davon. Wenn die Person bei der Körperpflege unruhig und verstört wird, kann das ein Hinweis auf ein früheres Missbrauchereignis sein.

Unter Stress greifen die meisten Menschen auf bekannte Bewältigungs- oder Reaktionsmuster zurück, mögen die alten Methoden auch nicht unbedingt ideal sein. Ich beispielsweise suche, wenn ich sehr wütend oder müde bin, bei meinen Leibspeisen Trost, die allerdings oft recht ungesund sind. Dabei weiß ich genau, dass die Erleichterung nicht anhält, ich vielmehr herausfinden muss, warum ich gestresst bin, und die Sache später bereuen werde, weil ich mich aufgebläht fühle und Gewicht zugelegt habe. Doch diese rationalen Gegenargumente greifen nicht immer, und ich hole mir die Schokoladenchips trotzdem aus dem Versteck.

Es gibt wohl kaum eine stressigere Situation, als zu erleben, wie das Gedächtnis entschwindet, zusammen mit der Fähigkeit, sich wie ein erwachsener Mensch zu verhalten. Kein Wunder also, dass Demenzkranke, die ja nicht einmal die gut gelernten Gegenargumente abrufen können, manchmal auf altes Verhalten zurückgreifen. Was zum Beispiel in folgendem Fall geschah:

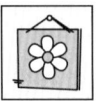

Frau Lanig hatte seit dreißig Jahren nicht mehr geraucht, doch wenn sie nachts desorientiert aufwachte, ging sie schnurstracks an ihr Zigarettenversteck und zündete sich eine an. Ihr Betreuer versuchte erfolglos, sie daran zu erinnern, dass sie das Rauchen längst aufgegeben hatte.

Auf der anderen Seite kann es eine große Hilfe sein, wenn es der demenzkranken Person gelingt, Stress wie gewohnt positiv zu bewältigen, etwa spazieren zu gehen oder Musik zu hören.

2.5.16

Wer will schon versagen?

- Die Person braucht Erfolgserlebnisse.
- Sie können das Umfeld Ihres Schützlings so gestalten, dass er erfolgreich sein kann.

Genaueres zu diesem Thema finden Sie in den Kapiteln 5–8.

2.5.17

Demenzkranken fällt es schwer, zu planen und Probleme zu lösen

- Die Person braucht vielleicht Hilfe beim Problemlösen, muss aber auch nach ihrer Meinung gefragt werden.
- Sie können ihr dabei behilflich sein, indem Sie ihre Lebensgeschichte, Stärken und Schwächen berücksichtigen.

Als Neuling im Bereich der Pflege war ich überzeugt davon, dass Alice ihre neue Adresse lernen sollte und könnte. Es gab mehrere frustrierende Versuche, ihr die Adresse einzuprägen. Ich zeigte ihr das Schild mit der Hausnummer und immer wieder ihre Visitenkarte mit der neuen Adresse. Wenn ich sie jedoch ein paar Stunden später bat, mir ihre Adresse zu nennen, blieb sie die Antwort schuldig. Endlich verstand ich die Situation und ergriff kompensatorische Maßnahmen: Wir schenkten ihr eine hübsche Halskette mit einem Anhänger, der ihren Namen und ihre Adresse eingraviert hatte, und sorgten dafür, dass ihre neue Anschrift an allen möglichen Stellen greifbar war (z. B. auf einem Zettel am Telefon und in mehreren Fächern ihrer Handtasche).

Ich hatte nur an eine Möglichkeit gedacht und mich dabei verrannt, mit dem Ergebnis, dass das Problem ungelöst blieb und wir beide frustriert waren. Als ich dann andere Ansätze erwog und dabei Alices gegenwärtige Fähigkeiten, sowie ihre Lebensgewohnheiten und Werte berücksichtigte, gelang mir eine gute Lösung. Im Kapitel 9 finden Sie weitere Anregungen zur kreativen Problemlösung.

2.5.18

Auch der demenzkranke Mensch kann lernen

- Da verbale Anweisungen nicht zielführend sind, müssen andere Formen eingesetzt werden.
- Sie können auf andere Formen des Lehrens zurückgreifen (z. B. durch Bewegung).

Alices Geschichte mit der neuen Adresse erfuhr nach einigen Tagen eine erstaunliche Fortsetzung. Sie wolle in den Laden gehen, verkündete sie und marschierte dann ganz allein von ihrer neuen Wohnung (in der neuen Stadt) zum Lebensmittelgeschäft und zurück. Ich hatte erst gar nicht versucht, ihr den Weg bewusst einzuprägen, aber nachdem sie ein paar Mal mit uns gegangen war, konnte Alice die Strecke selbstständig zurücklegen. Es fiel ihr zwar schwer, ihre neue Adresse sprachlich zu behalten, ihr motorisches Gedächtnis dagegen funktionierte ausgezeichnet. Das war auch einige Jahre später noch der Fall, als Alice nicht mehr alleine in ihrer Wohnung sein konnte und in ein Pflegeheim umzog. Etwa einen Monat nach dieser Veränderung tauchte Alice vor meiner Tür auf. Mir blieb vor Staunen der Mund offen: Behindert wie sie in mancherlei Hinsicht war, hatte sie den Weg zu meinem zwei Häuserblocks entfernten Haus behalten!

Bitte informieren Sie sich in Kapitel 3 eingehender über den Einsatz verbliebener Stärken.

2.5.19
Haben Sie Geduld mit sich selbst und der demenzkranken Person

- Sie braucht Menschen um sich, die verstehen, dass sie sich große Mühe gibt, und dass sie versucht, ihre Bedürfnisse zu äußern.
- Sie, die Pflegekraft, können sich um Verständnis bemühen und vor Augen halten, dass Ihnen die Person nicht absichtlich Schwierigkeiten macht.

Wie Alices Geschichte zeigt, wird es Pflegeprobleme geben, weil Ihr Schützling an einer Gehirnkrankheit leidet und deshalb nicht mehr zurecht kommt.

Als ausgebildete Pflegende fühlte sich Alice in ihrem Element, als sie ins Pflegeheim kam. Sie wähnte sich wieder an ihrem Arbeitsplatz und kümmerte sich sehr um «ihre Patientin» (ihre Zimmergenossin), die viel Verständnis dafür aufbrachte. Als sich eine Pflegekraft herausnahm, Alices Patientin die Tabletten zu verabreichen, wurde Alice ärgerlich. Es kam zu einem heftigen Streit. Als die Pflegekraft immer wieder betonte, Alice habe keine Patientin, schlug Alice zu. Dieses Verhalten stand im krassen Gegensatz zum Verhalten der «netten Schwester Alice», die half, Medikamente zu verteilen, indem sie den Wagen schob und das Wasser zum Nachtrinken ausschenkte.

Alice fühlte sich in ein Krankenhaus zurückversetzt und versuchte nach besten Kräften, ihre beruflichen Fertigkeiten einzubringen. Sie wollte sich nützlich machen und am Arbeitsleben teilnehmen. Pflegende, die Verständnis dafür aufbrachten und Alices Hilfe in Anspruch nahmen, hatten kaum Schwierigkeiten mit ihr. Problematisches Verhalten lässt sich oft abstellen, wenn es Pflegenden gelingt, einen anderen Denkansatz zu finden, wenn sie nach den Ursachen des Verhaltens fragen und sich bewusst machen, dass die Person lediglich versucht, mit der Situation zurechtzukommen und ihre Bedürfnisse auszudrücken. Kapitel 9 widmet sich ausführlich dem Umgang mit schwierigen Pflegesituationen.

2.6
Schlussfolgerung

Alice versuchte, ihre Pflegekenntnisse weiter einzusetzen und einen Aspekt ihrer Lebensgeschichte auszudrücken, der ihr nach wie vor sehr wichtig war. Pflegende, die es schaffen, sich in die Situation von Menschen mit Demenz einzufühlen und ihnen helfen, ihre Bedürfnisse mitzuteilen, haben etwas von den Freuden der Pflege entdeckt. In diesem Kapitel ist uns klar geworden, was es bedeutet, in der Gegenwart, im Hier und Jetzt zu leben. Demenziell veränderte Menschen haben es uns in Worten und Handlungen begreiflich gemacht. Pflegende sind eingeladen, diese Erkenntnisse und Richtlinien anzuwenden, sich in die momentane Lage der Person hineinzuversetzen und die Fülle des Augenblicks zu erfassen. Die diagnostischen und medizinischen Informationen in Kapitel 3 werden die Gründe nennen, warum Menschen mit Demenz überwiegend in der unmittelbaren Gegenwart leben.

3

Was ist Demenz?

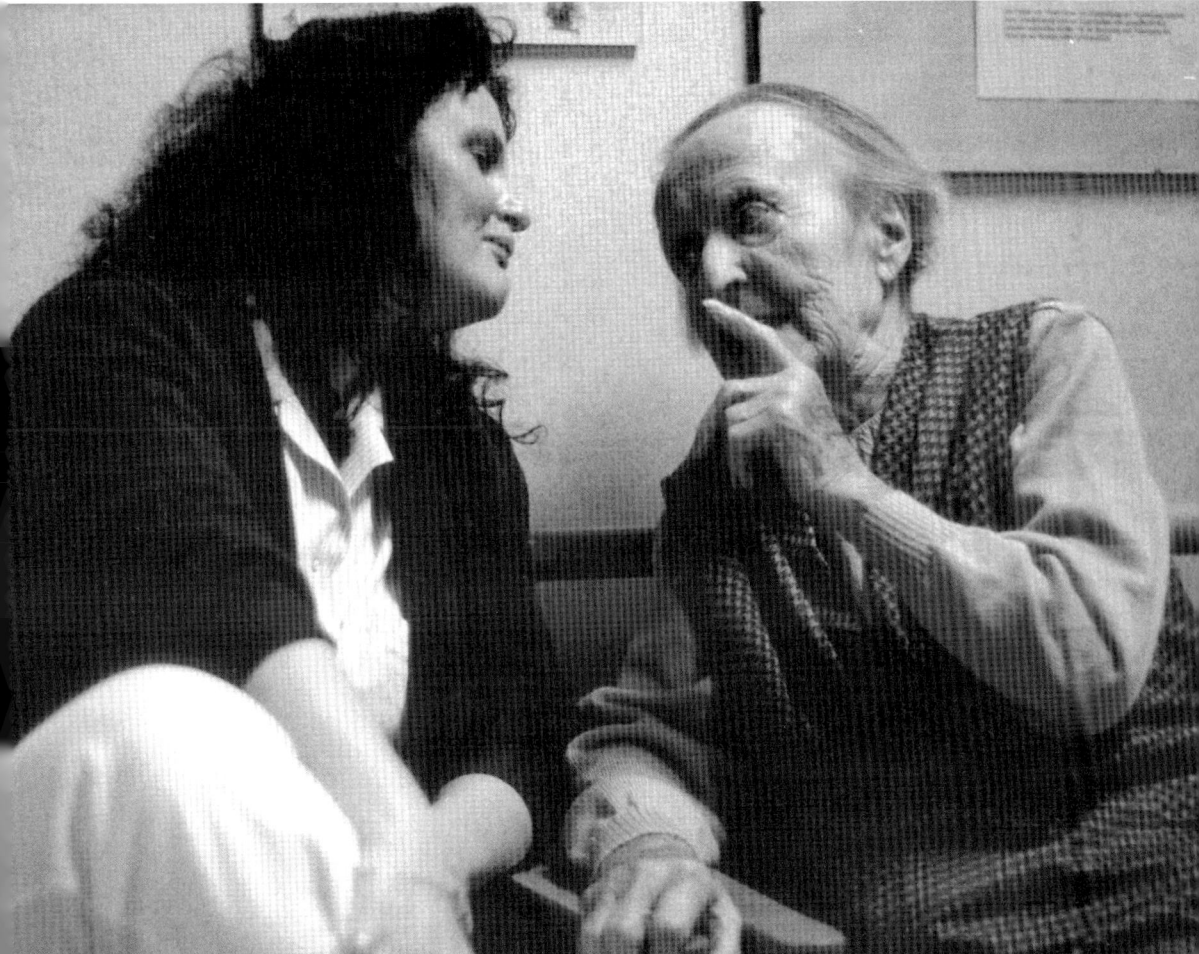

Im folgenden Bericht wird beschrieben, wie sich das Leben eines 57-jährigen Mannes veränderte, als dessen Alzheimer-Krankheit diagnostiziert wurde. Seine Mitmenschen erwarteten Symptome, die er zu diesem Zeitpunkt noch gar nicht aufwies, und verhielten sich entsprechend.

> Jede seiner Äußerungen und Bewegungen wurde beobachtet, nicht um festzustellen, was daran stimmte, vielmehr in der Erwartung, dass ihm Fehler unterliefen. Mit der Benennung der Krankheit hatte sein Leben plötzlich eine negative Wendung genommen. Jetzt wurden nur die eingetrübten Bereiche beachtet, alle positiven galten fortan als Ausnahmen einer nahe bevorstehenden, sich verdunkelnden Situation. (Buchanan, 1989, p. 43)

Ganz anders diese Einstellung:

> Es gibt Dinge, die ich gerne tun würde, aber auch immer noch Dinge, die ich tun kann und an denen ich so lange wie irgend möglich festzuhalten gedenke. Lachen zum Beispiel. Lachen ist so köstlich. Es gibt womöglich nichts Wertvolleres, als Sinn für Humor, wenn man die Alzheimer-Krankheit hat. (Henderson & Andrews, 1998, p. 14)

3.1
Demenz – Ein Überblick

Die Symptome von Demenz sind Teil einer umfassenden, fortschreitenden kognitiven Behinderung, die so erheblich ist, dass sie das soziale und berufliche Leben und/oder die Verrichtungen des Alltags beeinträchtigt. Die kognitiven Fähigkeiten lassen nach, und zwar in den späteren Lebensjahren; die Beeinträchtigung ist nicht angeboren. Die Demenz selbst ist weder eine Erkrankung noch eine Diagnose, vielmehr ein Syndrom, ein Krankheitsbild, der beschreibende Begriff für eine Vielzahl von Symptomen, die von Gehirnkrankheiten ausgelöst werden. Vermutlich ist es hilfreich, das Wort *Demenz* als Oberbegriff zu verstehen. Wie es beispielsweise in der großen Gruppe der Suppen viele Variationen gibt: Gemüse-, Pilz-, Tomatensuppe und so weiter, gibt es auch in der Gruppe der Demenzen viele verschiedene Arten: Alzheimer-Krankheit, Frontallappendemenz und Multiinfarkt-Demenz. Von den mehr als siebzig Störungen, die eine Demenz auslösen können, ist die Alzheimer-Krankheit die häufigste. Sie ist eine Erkrankung des Gehirns, die sich bis in ihre fortgeschrittenen Stadien vor allem durch Verhaltenssymptome äußert.

Es gibt zwar bedeutende Unterschiede im Hinblick auf Symptome und Verlauf zwischen der Alzheimer-Krankheit und den vielen anderen Formen von Demenz, trotzdem weisen Demenzen mehr Gemeinsamkeiten als Unterschiede auf. Was die Strategien zur Alltagsbewältigung angeht, so sind die Unterschiede zwischen den verschiedenen Typen der Demenz in ihren frühen Stadien ausgeprägter. In den mittleren und späten Stadien orientiert sich die pflegerische Betreuung überwiegend an den Gemeinsamkeiten. Deshalb wird in diesem Buch der übergeordnete Begriff *Demenz* verwendet. Dennoch kann es wichtig sein, zwischen den verschiedenen Typen zu unterscheiden, wenn es gilt, die geeignete medizinische Behandlung zu finden, sowie bestimmte Symptome zu verstehen. Ein qualifizierter Arzt, eine gute Ärztin, wird den Demenztyp im Zusammenhang mit dem Assessment und dem diagnostischen Prozess bestimmen. Die häufigsten atypischen Demenzen werden am Schluss dieses Abschnitts erläutert. Es ist nicht leicht, die einzelnen Formen voneinander zu unterscheiden. Die Lage wird ferner durch die Tatsache kompliziert, dass eine Person mehr als eine Form der Demenz aufweisen kann (z. B. Alzheimer Demenz und Frontallappendemenz).

Weil wir uns weitgehend über unser Gehirn definieren, sind die Auswirkungen von Demenz verheerend und tiefgreifend. **Pflegende dürfen niemals vergessen, dass ein Mensch weit mehr ist, als eine Erkrankung oder eine Diagnose.** Wie jeder Mensch einzigartig ist, ist die Demenzerfahrung eines jeden Menschen einzigartig. Dazu kommt, dass viele der im Laufe eines Lebens erworbenen Fertigkeiten und Angewohnheiten bestehen bleiben, ungeachtet der durch Gehirnschädigungen verursachten Ausfälle. Die folgenden Ausführungen sollen Sie mit den wichtigsten Informationen über den Krankheitsprozess versorgen; die Arten jedoch, wie sich dieser Prozess im Leben Ihres Schützlings bemerkbar macht, sind individuell höchst unterschiedlich.

David Snowdon, der den Alterungsprozess einer Gruppe von fast siebenhundert Nonnen untersucht hat, die im Lehrberuf tätig waren, fasst seine wissenschaftlichen und persönlichen Erfahrungen folgendermaßen zusammen:

> Die überraschendsten Ergebnisse der Nonnen-Studie sind vor allem diejenigen, die bestätigen, dass die Alzheimer-Krankheit keine Ja/Nein-Erkrankung ist. Sie ist vielmehr ein Prozess – einer, der sich über Jahrzehnte entwickelt und mit vielen anderen Faktoren interagiert. Wir haben auf höchst eindrucksvolle Weise belegt, wie Pathologie in die Irre führen kann. Schwester Bernadette hatte tiefgreifende Schäden und keine Symptome. Heute können wir anhand unserer Daten sagen, dass etwa ein Drittel der Schwestern in den Stadien V und VI wie Schwester Bernadette «Entwischte» waren. Auf der anderen Seite gibt es Schwester Maria, die deutliche Symptome aufwies und nur geringe Gehirnschäden. Und schließlich Schwester Rose, die Hundertjährige, die uns womöglich die wichtigste Lehre der Nonnen-Studie erteilte: Alzheimer-Krankheit ist keine zwingende Folge des Altwerdens. (2001, p. 100)

Bob Simpson, an einem frühen Stadium der Krankheit leidend, sagte:
Ich bin nicht unsichtbar. Ich bin nicht ansteckend. Oder zerbrechlich. Oder gefährlich. Ich bin der gleiche Mensch. Vielleicht ein wenig verändert, aber nicht nur «Bob mit dem Alzheimer». Ich bin Bob. Ich bin erwachsen. Behandelt mich nicht wie ein Kind. (Zitiert in Simpson & Simpson, 1999, p. 137)

3.1.1
Definition des Begriffs

Das Wort *Demenz* beschreibt eine Sammlung von Symptomen. Diese sind Teile des großen Erscheinungsbilds krankhafter Gedächtnis- und Denkstörungen. Die Probleme verstärken sich im Laufe der Zeit und werden so schwer, dass sie die normalen Tätigkeiten des Lebensalltags beeinträchtigen. Die formale Definition von Demenz besteht aus drei Teilen:

a. Abnahme der kognitiven Fähigkeiten
b. Tiefgreifende kognitive Probleme, verbunden mit Gedächtnisverlust und mindestens einem der folgenden Symptome:
   - Probleme mit abstraktem Denken
   - Eingeschränktes Urteilsvermögen
   - Probleme mit dem Sprechen und Sprachverständnis
   - Probleme mit komplizierten Aktivitäten (z. B. Scheck ausstellen, Autofahren)
   - Schwierigkeiten beim Wiedererkennen von Personen oder Dingen
   - Schwierigkeiten beim Zeichnen oder Bauen von Dingen
   - Persönlichkeitsveränderungen
c. Wachzustände abwechselnd mit Zuständen von Benommenheit

Es ist wichtig abzuklären, ob sich eine Person, die manchmal benommen erscheint und manchmal nicht, vielleicht in einem Delirium befindet. Der Zustand kann durch eine akute körperliche Erkrankung, z. B. eine Lungenentzündung, ausgelöst werden, durch eine Entgleisung des Stoffwechsels oder andere Faktoren, und bildet sich mit der Zeit wieder zurück. Die Symptome eines Delirs können jedoch noch bis zu sechs Monaten nach der Behandlung der Grunderkrankung fortbestehen. Kommt eine Demenz hinzu, ist das Gehirn so verletzbar, dass die oder der Kranke den früheren Grad der geistigen Leistungsfähigkeit womöglich nie mehr erreicht. Wichtig ist, dass Pflegende umgehend ärztliche Hilfe suchen, wenn sie feststellen, dass die Person plötzlich immer verwirrter wird oder ihre Leistungen plötzlich abfallen. Ältere Menschen, die geistig und/oder körperlich gebrechlich sind, weisen bei einer körperlichen Erkrankung häufig nicht die üblichen Symptome auf, etwa die einer Infektion, vielmehr brechen ihre geistigen Fähigkeiten ein, etwa indem sie verwirrt werden. Das ist auf den Verlust an Gehirnzellen zurückzuführen, der mit dem normalen Alterungsprozess einhergeht. Betagte, gebrechliche Menschen, die krank werden oder einer besonderen Belastung ausgesetzt sind (z. B. einer Operation), verfügen über geringere Gehirnreserven, um mit der Erkrankung fertig zu werden. Das Gehirn neigt dazu, seine Kraftreserven auf den körperlichen Heilungsprozess zu konzentrieren und dabei seine geistigen Funktionen zu reduzieren.

Bitte denken Sie immer daran, dass Demenz NICHT

- Teil des normalen Alterungsprozesses ist
- in jedem Fall irreversibel ist – ungefähr 3 % der Ursachen von Demenz können behandelt werden (z. B. sensorische Deprivation, Vitaminmangel, Alkoholismus, ein Gehirntumor, Medikamentenvergiftung, Hormon-, Elektrolytveränderungen, Schilddrüsenunterfunktion). Auch die Behandlung anderer organischer Grunderkrankungen (z. B. Diabetes, Bluthochdruck, bestimmte Formen des Hydrozephalus) oder vermehrte Hirn- und Rückenmarksflüssigkeit, sind manchmal behandelbar) oder einer Infektion kann unter Umständen die kognitiven Funktionen verbessern
- universell ist – nicht jede an einer Demenz leidende Person entwickelt sämtliche Symptome
- eindimensional ist – bei bestimmten Personen sind die Symptome sehr ausgeprägt, bei anderen fallen sie kaum auf
- konsistent ist – die Symptome sind zu manchen Tageszeiten oder an manchen Wochentagen vorhanden, dann möglicherweise wieder nicht.

Obwohl das Krankheitsbild der Demenz gewisse allgemeine Merkmale aufweist, gibt es keine universell gültige Beschreibung einer demenzkranken Person. Jeder Mensch ist einmalig, weshalb unterschiedliche Symptome auftreten und sich die Symptome unterschiedlich äußern. Die Manifestationen sind von vielen Faktoren abhängig, nämlich von/vom

- der Ursache der Demenz
- Stadium der Erkrankung
- gewohnten Lebensstil und Persönlichkeitsfaktoren
- einem günstigen Umfeld
- der sozialen Unterstützung
- der Existenz anderer Erkrankungen (z. B. Parkinsonismus, Herzerkrankung) oder einer akuten Infektion
- betroffenen Hirnareal
- Grad der körperlicher Erschöpfung oder der Stressbelastung.

3.1.2
Demenztypen

Multiinfarkt-Demenz
Jahrelang ging die Wissenschaft von 15 bis 20 % Multiinfarkt-Demenzen aus, die auch manchmal vaskuläre Demenzen genannt werden. Es handelt sich dabei um eine Serie kleinerer, «stiller» Schlaganfälle (d. h. ohne anhaltende körperliche Symptome), häufig «zerebralsklerotische Senilität» genannt. Menschen mit einer Multiinfarkt-Demenz haben ziemlich die gleichen Symptome wie Alzheimerkranke. Leistungsvermögen und Verhalten verändern sich dabei meist eher in Schritten, bei der Alzheimer-Krankheit fließender.

Die Forschungsergebnisse lassen erkennen, dass reine Multiinfarkt-Demenzen relativ selten vorkommen (Snowdon, 2001). So haben beispielsweise die Teilnehmerinnen an der Nonnen-Studie einer Gehirnautopsie nach ihrem Tod zugestimmt, wobei festgestellt wurde, dass nur 2,5 % der 118 Personen mit Demenz eine echte vaskuläre Demenz aufwiesen. Ferner wurden starke Beweise dafür gefunden, dass kleinere Schlaganfälle oft die Symptome der Alzheimer-Krankheit auslösen. Die lange bestehende Ansicht, dass 20 % der Fälle eine Kombination von Alzheimer-Krankheit und Multiinfarkt-Demenz aufweisen, wird heute in Frage gestellt. Es geht also nicht um zwei voneinander unabhängige Ursachen, wohl eher um ein komplexes Ursachengeflecht.

Atypische Demenz

Die restlichen 10 bis 15 % der Demenzfälle sind auf die oben genannten, potenziell reversiblen Ursachen zurückzuführen (in etwa 3 % der Fälle oder noch weniger), oder auf Erkrankungen, die typischerweise primär oder sekundär mit einer Demenz einhergehen. Diese Demenzen werden oft atypische Demenzen genannt. Als Beispiele seien Lewy-Körperchen-Demenz, frontotemporale Demenz und Creutzfeldt-Jakob-Krankheit genannt oder die Demenzen als sekundäres Krankheitszeichen (z. B. bei Chorea Huntington, Parkinson-Syndrom, Multiple Sklerose, AIDS).

Die Lewy-Körperchen-Demenz ist eine Form der Demenz, die heute immer häufiger diagnostiziert wird, obwohl sie ohne Autopsie von der Alzheimer-Krankheit schwer zu unterscheiden ist. Trotzdem muss unterschieden werden, weil Menschen mit Lewy-Körperchen-Demenz auf Neuroleptika äußerst negativ reagieren, auf Anti-Demenzmedikamente dagegen hervorragend ansprechen. Das Auftreten von visuellen Halluzinationen und Agnosie (Verlust der Fähigkeit zur Interpretation sensorischer Stimuli) im frühen Stadium der Erkrankung sind zwei wichtige klinische Hinweise auf eine Demenz mit Lewy-Körperchen.

Die frontotemporale Demenz, manchmal auch *progressive verhaltensbezogene Dysfunktion* genannt, kommt beispielsweise bei der Pick-Krankheit vor. Sie wird inzwischen immer häufiger diagnostiziert und ist womöglich für bis zu 10 % der Demenzen verantwortlich. An einer frontotemporalen Demenz leidende Menschen haben typischerweise zuerst Probleme mit den höheren Gehirnleistungen (z. B. mit Problemlösung, Planung, Urteilsfähigkeit, Denken, Sozialverhalten), der Gedächtnisverlust tritt erst später auf. Manche Menschen, deren Frontallappen geschädigt ist, verlieren die soziale Kontrolle und neigen zu unangemessenem Kommunikations- oder Sexualverhalten. Kranke mit frontotemporaler Demenz erscheinen apathisch und desinteressiert, sie haben große Probleme mit ihren Alltagsaktivitäten und eine kurze Aufmerksamkeitsspanne.

Pflegende können helfend eingreifen und geeignete, individuell angepasste Organisationsstrategien vermitteln. Das kann ein Kalender sein, eine Liste der anfallenden Tätigkeiten oder elektronische Erinnerungshilfen (z. B. Uhren oder Tablettenspender mit eingebautem Piepton). Sie können, um Motivationsprobleme zu überwinden und durch vorausschauende Planung potenziell peinliche Situationen zu vermeiden, konkrete Handlungsanweisungen geben. Eine pflegende Angehörige sagte, dass ihre Mutter, als diese eine frontotemporale Demenz entwickelte, sehr aus sich heraus ging und sich auffallend benahm. Sie sprach beim Einkaufen fremde Leute an, stellte ihnen intime Fragen und war in Restaurants äußerst gesprächig. Die Tochter beschloss, den Dingen ihren Lauf zu lassen und nichts dagegen zu unternehmen, solange sich die Mutter nicht in Gefahr begab. Sie nahm die Sache eher von der leichten Seite, sagte etwa: «Wir machen uns heute einfach einen lustigen Tag», und griff nur ein, wenn sich andere Personen durch ihre Mutter belästigt fühlten. Eine andere Angehörige berichtete, sie habe gelernt, die emotionale Verflachung ihres Mannes nicht persönlich zu nehmen und sich nicht wegen Kleinigkeiten mit ihm zu streiten.

Manche Menschen leiden an einer besonders die Sprache beeinträchtigenden Form der Demenz, was zu einer primär progressiven Aphasie führt (dem schrittweisen Verlust der Sprachfähigkeit). Solche Kranke können besonders von den Vorschlägen zur besseren Kommunikation in Kapitel 4 profitieren, wobei diese Strategien frühzeitig eingesetzt werden müssen. Für Menschen mit einer anderen atypischen Demenz, die primär die Sehfunktion (progressive visuell-räumliche Dysfunktion) beeinträchtigt, sind die Anregungen zur Gestaltung der räumlichen Umgebung in Kapitel 5 besonders geeignet.

Alzheimer-Krankheit

Die Alzheimer-Krankheit wurde 1906 von dem Arzt Alois Alzheimer erstmals beschrieben. Er bezog sich auf Auguste D., eine Frau in den Fünfzigern, mit den klassischen Demenzsymptomen. Lange Jahre ging man davon aus, dass diese Krankheit selten sei und vor dem 65. Lebensjahr einsetze (präsenile Demenz). Eine nach dem 65. Lebensjahr beginnende Demenz (senile Demenz) galt als eigenständige Erkrankung und wurde entweder auf den Alterungsprozess oder eine Arteriosklerose (Verhärtung der Arterien) zurückgeführt. Glücklicherweise wird die Alzheimer-Krankheit inzwischen anders klassifiziert und grundlegend anders verstanden. Die Forschung begann in den 60er Jahren des vorigen Jahrhunderts und hat zu folgenden klaren Erkenntnissen geführt:

- Demenz, welchen Typs auch immer, ist keine «normale» Alterserscheinung.
- Arteriosklerotische Veränderungen allein sind nur in weniger als 20 % der Fälle die Ursache von Demenz.

Anfangs glaubte man, es gäbe bei den Symptomen – also im Hinblick auf die pathologischen Hirnveränderungen oder das Verhalten – keine Unterschiede zwischen der früh und der spät einsetzenden Alzheimer-Krankheit. Neuere Forschungen weisen allerdings erhebliche Unterschiede nach. So verstärken sich unter anderem die Krankheitssymptome bei Personen mit frühem Beginn wesentlich schneller, auch Sprachstörungen treten verstärkt auf (Emery &

Oxman, 2003). Alois Alzheimer hat die typischen neurologischen Veränderungen zwar bereits Anfang des 19. Jahrhunderts identifiziert, sie wurden aber erst gegen Ende des vorigen Jahrhunderts als wichtige Alterserkrankung wahrgenommen. Der lange Zeitraum zwischen der ersten Beschreibung der Alzheimer-Krankheit und der Erkenntnis, dass es sich dabei um ein ernstes Gesundheitsproblem der Bevölkerung handelt, hat sich in zweierlei Hinsicht sehr nachteilig ausgewirkt. Erstens wurden signifikante Anstrengungen zur Erforschung von Ursache, Heilung und Behandlung der Alzheimer-Krankheit erst unternommen, als sich herausstellte, dass es sich dabei um ein relativ häufiges Leiden handelt. Zweitens hat das Klassifikationssystem, also die Einteilung in präsenile und senile Demenz, zu einer weit verbreiteten und höchst schädlichen Auffassung von Demenz beigetragen, indem es insbesondere den Gedächtnisverlust als normale Alterserscheinung missverstand.

Der Begriff *Senilität* wurde vielfach falsch verwendet, um Demenz und/oder Verwirrtheit und Gedächtnisverlust bei älteren Menschen zu beschreiben. *Senil* heißt nichts weiter als «alt» oder «alternd». Wenn ein alternder Mensch vergesslich wird oder andere Anzeichen einer Demenz entwickelt, ist das KEIN normales Altern, vielmehr ein Signal, gründlich nach den Ursachen zu forschen.

Die Alzheimer-Krankheit ist eine Erkrankung des Gehirns. Sie verringert im Laufe der Zeit das Leistungsvermögen der Gehirnnervenzellen (Neuronen). Um diesen Vorgang zu verstehen, müssen Sie mehr über die Neuronen wissen. **Abbildung 1** zeigt eine gesunde Nervenzelle.

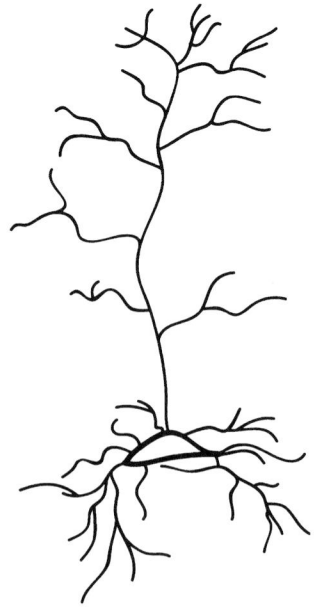

Abbildung 1

Aus der Neuronenmitte gehen zahlreiche haarfeine Fortsätze ab, die so genannten *Dendriten*. Sie übermitteln die Botschaften von einem Teil des Gehirns ans andere und an alle Teile des Körpers. Die Enden dieser im Gehirn milliardenfach vorhandenen Dendriten kommunizieren miteinander, und zwar durch chemische Prozesse die innerhalb winziger Räume, in den *Synapsen*, zwischen den Dentritenenden ablaufen.

Man kann sich das ganze Gehirn als System elektrischer Leitungen vorstellen. Durch chemische Vorgänge und mithilfe gehirnspezifischer Substanzen, die *Neurotransmitter* heißen, werden die Signale den Bahnen entlang und über die Spalten zwischen den Nervenendigungen geleitet. Dieses komplizierte System funktioniert bei einem gesunden Gehirn hervorragend. Obwohl täglich Tausende Neuronen absterben, weil wir älter werden (was bereits ab dem 20. Lebensjahr beginnt), tut unser Gehirn, weil wir so üppig mit Neuronen ausgestattet sind, seinen guten Dienst. Es hat so viele Neuronen wie die Milchstraße Sterne zählt – über 100 Milliarden! Jedes Neuron hat bis zu 15.000 Synapsen oder Verbindungen (Kolb & Whishaw, 1990). Im normalen Verlauf des Lebens schrumpft das Gehirn, es *atrophiert*, weil es Neuronen verliert. Es ist jedoch äußerst wichtig, sich klar zu machen, dass das Gehirn wegen seines gewaltigen Vorrats an Neuronen und seines noch gewaltigeren Vorrats an Dendriten die Schrumpfung an sich gut verkraften und fast völlig normal weiter funktionieren kann. Heute geht die Wissenschaft davon aus, dass die Dendriten durch geistige und körperliche Aktivität stimuliert werden, dadurch weiter wachsen und bis ins hohe Alter hinein neue Verbindungen ausbilden können (Diamond & Hopson, 1999).

Um es noch einmal zu betonen: Veränderungen der geistigen Fähigkeiten oder des Gedächtnisses, die das Alltagsleben deutlich erschweren, kommen im normalen Alterungsprozess nicht vor. Mit der Alzheimer-Krankheit sind gravierende Gehirnveränderungen verbunden, welche die geistigen Fähigkeiten und die Gedächtnisleistung erheblich beeinträchtigen.

Die Alzheimer-Krankheit verursacht drei wesentliche Gehirnveränderungen:

1. Abgestorbenes Zellmaterial lagert sich auf der Oberfläche der Neuronen ab. Diese Ablagerungen heißen *senile Plaques* und sind das pathologische Leitsymptom der Alzheimer-Krankheit.
2. Im Inneren der Neuronen entstehen dickere und gröbere Strukturen. Sie bilden krankhafte *Neurofibrillenbündel*.
3. Es sterben mehr Neuronen ab und mehr Dendriten gehen verloren als beim normalen Alterungsprozess, was bedeutet, dass das Gehirn stärker schrumpft, als altersbedingt zu erwarten wäre (Atrophie).

Diese Veränderungen gehen langsam vor sich, wobei es der betroffenen Person zunehmend schwerer fällt, die Dinge wie gewohnt zu erledigen. Diese Tatsache rückt einen sehr wichtigen Punkt der Alzheimer-Krankheit ins Zentrum: Es handelt sich zwar um eine Gehirnkrankheit, doch die meisten Symptome, besonders im frühen und mittleren Stadium, bestehen aus Veränderungen des Verhaltens. Wir dürfen keinesfalls vergessen, dass diese Verhaltensveränderungen Teil des Krankheitsbildes sind und keinesfalls beabsichtigte Versuche der Person, uns das Leben schwer zu machen. Wir dürfen ferner nicht vergessen, dass nur bestimmte Areale des Gehirns verändert sind und das Ausmaß der Schädigungen von Mensch und Mensch völlig verschieden sein kann. Die Abbildung 2 gibt einen kurzen Überblick über die Symptome.

3.2
Die Diagnose stellen

Bitte suchen Sie unverzüglich einen qualifizierten Arzt oder eine qualifizierte Ärztin auf, um die Person gründlich untersuchen zu lassen, wenn Gedächtnisprobleme die Bewältigung des Alltags erschweren. Manchmal wissen Betroffene gar nicht, dass diese Symptome Alarmzeichen sind und halten sie fälschlicherweise für eine normale Alterserscheinung. Was aber, wie bereits festgestellt, keineswegs der Fall ist. Es kommt auch vor, dass sich die Symptome langsam entwickeln und längere Zeit überhaupt nicht auffallen.

Eine Diagnose hilft Menschen mit Demenz und ihren Angehörigen, einige der auftretenden Veränderungen und Schwierigkeiten zu verstehen. Wissen kommt den Beziehungen zugute und der Fähigkeit, das Beste aus jedem Tag zu machen. Pflegende können nun anfangen, bestimmte Fertigkeiten zu erwerben, die zum Erhalt einer optimalen Lebensqualität ihres Schützlings erforderlich sind. Auch mögliche medikamentöse Behandlungen setzen eine Diagnose voraus. Nachdem die Diagnose gestellt wurde, kann die betroffene Person vielleicht, sofern sie es wünscht, an einem Forschungsprojekt teilnehmen oder in eine Medikamentenstudie aufgenommen werden. Bob Simpson bemerkt dazu:

«Kümmern Sie sich um eine Diagnose!», das wäre mein erster Rat an Leute, die vermuten, dass sie an der Alzheimer-Krankheit leiden. Erzählen Sie es dann herum. Versuchen Sie nicht, die Sache zu verheimlichen. Wenn Sie Angst haben, sprechen Sie darüber. Sagen Sie, dass Sie alzheimerkrank sind – die Leute werden hilfsbereit und verständnisvoll sein. Das nimmt Ihnen den Druck. Ich habe kaum schlechte Erfahrungen damit gemacht.

Gewiss, manche Menschen werden sich belästigt fühlen, die meisten aber hilfsbereit sein, wenn nicht sogar ausgesprochen mitfühlend. Sagen Sie beispielsweise: «Ich habe Alzheimer, darum kann ich mich nicht daran erinnern», oder «Ich kann mir nicht zu viele Sachen auf einmal merken», oder «Ich bin jetzt müde und muss mich ausruhen.»

Sie werden schnell erfahren, auf welche Leute Sie sich verlassen können und wer weg bleibt. Diese Menschen sind verunsichert. Wenn Sie als Alzheimer-Patient oder Alzheimer-Patientin nicht offen und ehrlich sind, wissen die Leute nicht, wie sie sich verhalten sollen und bleiben dann lieber weg. Sie werden einsamer werden, wenn Sie die Wahrheit verschweigen!

Dann muss ich noch sagen: Seit ich weiß, dass ich die Alzheimer-Krankheit habe, waren mir einige meiner besten Tage vergönnt. Wir haben ein schönes Leben! Schlechte Tage auch, sicher, aber wir wissen jetzt, woran wir sind. Am schlimmsten war die Zeit vor der Diagnose. Ich wollte, die Leute würden mich fragen … Vielleicht habe ich noch Zeit, mich mitzuteilen. Es geht ja nicht immer so schnell. (Simpson & Simpson, 1999, p. 156–157)

Alzheimer-Krankheit: 10 Warnsignale

1. Gedächtnisverlust, der die gewohnte Lebensführung beeinträchtigt
Es ist normal, gelegentlich einen Termin, die Namen von Kollegen oder die Telefonnummer einer Freundin zu vergessen, und dass einem die Information später wieder einfällt. Eine Person mit Alzheimer-Krankheit vergisst Dinge wahrscheinlich häufiger, sie fallen ihr auch später nicht mehr ein. Die Vergesslichkeit betrifft besonders die unmittelbare Vergangenheit.

2. Schwierigkeiten bei der Bewältigung vertrauter Aufgaben
Stark beanspruchte Menschen sind gelegentlich so zerstreut, dass sie z. B. den Topf mit den Karotten auf dem Herd vergessen und das Gemüse erst am Ende der Mahlzeit auf den Tisch bringen. Eine Person mit Alzheimer-Krankheit hat oft Schwierigkeiten mit Aufgaben, die sie ihr Leben lang gut bewältigt hat, etwa mit der Zubereitung einer Mahlzeit.

3. Probleme mit der Sprache und dem Sprechen
Jede und jeder hat gelegentlich Schwierigkeiten, das richtige Wort zu finden, eine Person mit Alzheimer-Krankheit dagegen vergisst auch einfache Worte oder verwechselt sie. Die formulierten Sätze sind zunehmend schwerer zu verstehen.

4. Zeitliche und örtliche Desorientierung
Es ist normal, dass einem für einen kurzen Moment der Wochentag, ein Ziel oder eine Absicht entfällt. Eine Person mit Alzheimer-Krankheit dagegen kann sich in der eigenen Straße verlaufen, sie kann nicht sagen, wie sie hergekommen ist und wie sie wieder nach Hause findet.

5. Geringe oder reduzierte Urteilsfähigkeit
Manche Menschen schieben z. B. im Falle einer Infektion den Arztbesuch lange auf, suchen schließlich aber doch medizinische Hilfe. Das Denkvermögen einer Person mit Alzheimer-Krankheit kann so reduziert sein, dass sie die Anzeichen eines ernsthaften medizinischen Problems überhaupt nicht erkennt. Sie kleidet sich vielleicht auch nicht angemessen, trägt womöglich an einem heißen Tag einen dicken Wintermantel.

6. Probleme mit abstraktem Denken
Es kommt bei allen Menschen hin und wieder vor, dass ihnen Aufgaben, die abstraktes Denken voraussetzen, Schwierigkeiten machen.
Eine Person mit Alzheimer-Krankheit kann mit solchen Aufgaben deutliche Probleme haben – z. B. nicht wissen, was die Zahlen auf dem Scheckvordruck oder dem Überweisungsformular bedeuten.

7. Dinge verlegen
Jede und jeder kann mal eine Geldbörse oder Schlüssel verlegen. Eine Person mit Alzheimer-Krankheit legt Dinge an völlig falschen Orten ab – z. B. das Bügeleisen in den Kühlschrank oder eine Armbanduhr in die Zuckerdose.

8. Schwankungen der Stimmung oder des Verhaltens
Jeder Mensch ist gelegentlich traurig oder verstimmt. Eine Person mit Alzheimer-Krankheit aber kann schnellen Stimmungsschwankungen unterliegen – ruhig und gelassen sein, dann wieder in Tränen ausbrechen, sich wütend gebärden – ohne erkennbaren Grund.

9. Persönlichkeitsveränderungen
Viele Menschen verändern sich im Alter. Eine Person mit Alzheimer-Krankheit jedoch kann sich dramatisch verändern, extrem verwirrt sein, äußerst misstrauisch werden oder sich völlig zurückziehen. Sie kann auch apathisch oder ängstlich werden oder sich völlig untypisch verhalten.

10. Antriebslosigkeit
Es ist ganz normal, gelegentlich der Hausarbeit, beruflicher Aktivitäten oder gesellschaftlicher Verpflichtungen überdrüssig zu sein, doch dann werden die meisten Menschen von sich aus wieder aktiv. Eine Person mit Alzheimer-Krankheit wird möglicherweise sehr passiv und braucht Anreize und Hilfestellung, um schließlich aktiv zu werden.

Abbildung 2: Symptome der Alzheimer-Krankheit. (Alzheimer Society of Canada. [2004]. *Alzheimer's disease: 10 warning signs.* Aus http://www.alzheimer.ca/english/warningsigns.htm; Stand 20. Februar 2004, adaptiert mit freundlicher Genehmigung.)

Die Informationen der betroffenen Person selbst, die der Angehörigen und vieler anderer Fachleute im Gesundheitswesen sind zwar wichtig, die Diagnose Demenz kann jedoch nur von einem Arzt oder einer Ärztin gestellt werden. Leider wissen nicht alle genug und sind nicht alle erfahren genug, um dieser Aufgabe gewachsen zu sein. Oft berichten Menschen mit Demenz und ihre Betreuungspersonen, dass ihre ersten eigenen Beobachtungen und frühen Berichte über vorhandene funktionelle Schwierigkeiten von der Ärzteschaft als unerheblich abgetan wurden. Sie mussten erfahren, dass der Weg zu einer Diagnose lang und anstrengend war und sich die Untersuchungen und Termine bei Fachleuten oft über zwei bis drei Jahre erstreckten. Besonders schwierig ist die Prozedur, wenn die Funktionen der betroffenen Person noch kaum beeinträchtigt sind. Viele der Standarduntersuchungen sind nicht geeignet, die Probleme von Personen mit kaum eingeschränkten Funktionen in den frühen Stadien zu erfassen oder/und nicht für die Schwierigkeiten von Menschen mit einer atypischen Demenz geeignet. Leidet jemand an einer der atypischen Demenzen, etwa einer frontotemporalen Demenz, kann sich die Suche nach einer kompetenten ärztlichen Fachkraft, welche die Symptome erkennt, noch wesentlich schwieriger gestalten.

> Weil selbst standardisierte neuropsychologische Tests die mit den so genannten «Frontallappen-Demenzen» einhergehenden Verhaltensveränderungen oft nicht erfassen, ist es wichtig, die Alltagsbewältigung zu betrachten, und mit Pflegenden und anderen verlässlichen Personen zu sprechen, um zu erfahren, ob die Person rational urteilen kann und wie sie sich verhält. (Weintraub, 2003, p. 4)

Wenn Sie den Eindruck haben, dass ein Arzt oder einer Ärztin Ihre Sorgen nicht ernst nimmt, sollten Sie sich unbedingt weitere Meinungen einholen. Die örtlichen oder überörtlichen Alzheimer-Gesellschaften können spezialisierte Fachleute nennen. Es gibt auch Spezialkliniken, die ausgezeichnete Anlaufstellen sind. Fast alle städtischen Hospitäler und Universitätskrankenhäuser verfügen über Abteilungen für geriatrische Untersuchungen und Behandlungen.

Gedächtnisverlust oder andere kognitiven Veränderungen, die den Lebensalltag entscheidend beeinträchtigen, dürfen keinesfalls als normale Alterserscheinungen abgetan werden. Das Wohlergehen aller Beteiligten hängt davon ab, dass so früh wie möglich eine ärztliche Untersuchung durchgeführt und ärztlicher Rat eingeholt wird. Dadurch wird auch verhindert, dass sie in einer Krisensituation, etwa anlässlich einer akuten körperlichen Krankheit, mit einer schwierigen Diagnose konfrontiert werden. Im folgenden Bericht betont eine Frau, wie wichtig es ihr war, die Diagnose und die Ursache ihrer Probleme zu kennen.

> Ich bin mir ganz sicher, dass fast alle Ärzte, die ich aufsuchte, sehr wohl wussten, dass hier die Alzheimer-Krankheit eine Rolle spielt. Sie wollten aber nichts damit zu tun haben. Das macht mich sehr wütend. Ich verstehe, dass sie in manchen Fällen vorsichtig sind, aber sie müssen die betroffene Person auf ihre Erkrankung hinweisen, anstatt sich selbst zu schützen. (Jean, zitiert in Snyder, 1999, p. 73)

3.2.1
Einen nahestehenden Menschen ermutigen, sich untersuchen zu lassen

Wie obiges Beispiel illustriert, merken manche Leute selbst, dass etwas nicht in Ordnung ist und suchen ärztlichen Rat. In anderen Fällen kann es durchaus schwierig sein, die betroffene Person dazu zu bringen, sich untersuchen zu lassen. Sie ist sich vielleicht nicht bewusst, dass sie Probleme hat, vielleicht weiß sie es auch, verleugnet dieses Wissen jedoch nach außen. Wie bei vielen anderen Aspekten der Pflege Demenzkranker gibt es leider auch für diese schwierige Situation keine Patentlösung. Wichtig ist vor allen anderen Dingen, dem betroffenen Menschen zu signalisieren, dass er, komme was wolle, unterstützt wird. Er braucht die Sicherheit, dass Sie unter allen Umständen an seiner Seite bleiben werden. Im Verlauf des diagnostischen Prozesses sind die Hilfe und Ermutigung der Pflegeperson unendlich wertvoll, insbesondere dann, wenn die Diagnose auf wenig einfühlsame Weise übermittelt wurde. Christine Boden bemerkt zu diesem Thema:

> Es ist löst große Angst aus, zu erfahren, dass man an einer unheilbaren, zur Demenz führenden Krankheit leidet. Versuchen Sie sich vorzustellen: Sie sind mit der Tatsache konfrontiert, dass sie im Laufe der Jahre alle ihre normalen geistigen Funktionen verlie-

ren werden, und niemand kann Ihnen genau sagen, was geschehen, wann es passieren und wie lange es dauern wird. (1998, p. 54)

Wenn sich das Gedächtnis deutlich verschlechtert, kann eine ruhiges, einfühlsames Gespräch mit der betroffenen Person angezeigt sein, ein Gespräch, das vermittelt, dass Sie besorgt sind und gerne die Ursache des Problems kennen würden. Diese Rolle kann auch von einem anderen Familienmitglied oder einem anderen Menschen, den die oder der Betroffene schätzt, übernommen werden. Bei diesem Gespräch gilt es vor allem, die Person nicht zu brüskieren und zu berücksichtigen, dass sie Angst hat und ihr das Thema peinlich ist. Viele pflegende Angehörige berichten, dass sie es nur zögerlich und ungern angingen, dann aber feststellten, dass die erkrankte Person wirklich erleichtert war, die Gelegenheit, über ihre Sorgen zu sprechen, gerne wahrnahm, und die Unterstützung der Familie sehr schätzte.

Vergessen Sie nicht, dass dem Arzt oder der Ärztin bei einem Routinetermin Probleme mit dem Gedächtnis kaum auffallen werden, Probleme, die im Alltag vom Freundeskreis und den Angehörigen sehr wohl bemerkt werden. Oft ist es möglich, bereits im Vorfeld diskrete Hinweise zu geben. Vielleicht wird Ihnen auch der Arzt oder die Ärztin diesbezüglich vertrauliche Mitteilungen machen. Hat die betroffene Person eine vertrauensvolle Beziehung mit einer anderen Gesundheitsfachkraft, etwa mit einer Pflegenden des ambulanten Pflegedienstes oder einem Therapeuten, empfiehlt es sich, ähnlich vorzugehen.

Bei manchen Demenzkranken, besonders bei Menschen mit fortgeschrittenen Symptomen, kann eine fürsorgliche und positive, dennoch feste Haltung angezeigt sein. Vielleicht kommen Sie mit etwa folgender Formulierung zum Ziel: «Heute gehen wir zum Arzt. Er will wissen, wie es dir geht. Ich helfe dir jetzt beim Anziehen und dann gehen wir zusammen hin.» Mehr Informationen über diese Vorgehensweise finden Sie in den Kapiteln 4 und 6.

3.2.2
Der diagnostische Prozess

Es gibt keine bestimmte Untersuchung, kein bestimmtes Verfahren, um Demenz bei einer lebenden Person zu diagnostizieren. Die klinische Diagnose der Alzheimer-Krankheit wird durch eine umfassenden Krankengeschichte, das Assessment der aktuellen Symptome und den Ausschluss anderer möglicher Ursachen gestellt. Eine so gefundene Diagnose ist, wie bereits erwähnt, in 80 % bis 90 % der Fälle richtig.

Die endgültige Diagnosestellung ist die Aufgabe des Arztes oder der Ärztin. Die dafür benötigten Informationen werden von vielen anderen Fachkräften im Gesundheitswesen, aber auch von Angehörigen und nahestehenden Personen geliefert. Die Ärztin oder der Arzt (Hausarzt, Hausärztin, eine geriatrische, neurologische, psychiatrische oder andere fachärztliche Kraft) ist verantwortlich für die Koordination der wichtigsten medizinischen Daten, der Laborwerte und der Informationen, die andere Fachleute im Gesundheitswesen beim sozialen, funktionalen, psychologischen und körperlichen Assessment bekommen haben. Weil die Erkrankung progressiv und variabel verläuft und wegen der gestörten Kommunikationsfertigkeiten Demenzkranker, muss das Assessment fortlaufend stattfinden. Entscheidend wichtig ist, Kliniker und Klinikerinnen zu finden, die sich für die Schwierigkeiten bei der Lebensführung der Person tatsächlich interessieren und diese Informationen dann auch berücksichtigen. Oft erfassen die standardisierten neuropsychologischen Untersuchungsmethoden diese Veränderungen nicht, besonders bei Menschen im frühen Stadium der Demenz. Viele Betroffene und ihre Pflegepersonen sind verständlicherweise sehr frustriert, wenn sie zwar erhebliche Veränderungen des Lebensalltags feststellen, dann aber gesagt bekommen, die neuropsychologischen Untersuchungen hätten keine Veränderungen ergeben.

Das Zusammentragen einer kompletten Krankengeschichte ist ein wichtiger Teil des Assessment- und Diagnoseprozesses. Die Fakten dürfen nicht nur von dem erkrankten Menschen stammen, weil dieser aufgrund des Gedächtnisverlustes wohl keine zuverlässige Informationsquelle darstellt, sondern auch von Familienmitgliedern, Freundinnen, Freunden und anderen Betreuungspersonen. Demenz lässt sich klinisch nur diagnostizieren, wenn die Verhaltensveränderungen über einen längeren Zeitraum hinweg dokumentiert werden. Informationen über wichtige Lebensereignisse, Werte und Gewohnheiten, frühere Coping-Stile und Persönlichkeitsfaktoren (z. B. Stressreaktionen, Sozialverhalten, Temperament, Selbstbild) sind von unschätzbarem Wert, weil sie Verhalten und Reaktionen erklären, aber auch auf wichtige persönliche Stärken und damit auf geeignete Behandlungsformen hinweisen. Um einen Behandlungsplan aufstellen zu können, müssen beim Assessment nicht nur die Defizite, vielmehr auch die noch vorhandenen Stärken und Fähigkeiten erfasst werden. Die komplette Bestandsaufnahme muss folgende Punkte umfassen:

- eine vollständige Anamnese (Krankengeschichte)
- eine neurologische Untersuchung zur Identifikation möglicher neurologischer Ursachen für die Demenz
- eine psychiatrische Einschätzung, die klärt, ob parallel eine Depression vorliegt oder eine Depression, die sich als Pseudodemenz äußert
- eine Einschätzung der sozialen Situation und des Verhaltens, also der vorhandenen familiären und gesellschaftlichen Unterstützungssysteme
- eine Einschätzung der funktionalen Leistungsfähigkeit im Hinblick auf das Alltagsleben und die Freizeitgestaltung, basierend auf den aktuellen Beobachtungen der evaluierenden Person oder den Informationen einer zuverlässigen Pflegekraft
- ein Assessment der kognitiven Fähigkeiten, aufgrund klinischer Beobachtungen und standardisierter Assessment-Methoden

- eine gründliche körperliche Untersuchung
- Laboruntersuchungen: Großes Blutbild, Differentialblutbild, Serumelektrolyte, Leber- und Nierenfunktionstests, Serum-Kalziumwert, Schilddrüsenfunktion, Syphilis-Test, HIV-Antikörper (je nach Anamnese), Serum-Vitamin B_{12}, Folsäurespiegel, Urinanalyse, Röntgen-Thorax, Elektrokardiogramm, Elektroenzephalographie, Schädel-Computertomogramm

3.2.3
Wie sicher ist die Diagnose?

Mit absoluter Sicherheit kann die Diagnose nur durch eine Gehirnautopsie nach dem Tod gestellt werden. Eine klinische Diagnose kann aber auch ein Arzt oder eine Ärztin stellen, der oder die über den Alterungsprozess und Alterskrankheiten, etwa die Alzheimer-Krankheit, besonders gut Bescheid weiß (z. B. ein Facharzt, eine Fachärztin für Geriatrie, Neurologie, Gerontopsychiatrie). Zur Abklärung sind zahlreiche Untersuchungen notwendig, aber auch Informationen der pflegenden Angehörigen und anderer Fachleute im Gesundheitswesen über das frühere Verhalten der betroffenen Person und ihre verbliebenen Fähigkeiten. Eine aufgrund dieses Prozesses gestellte Diagnose ist zu 80 bis 90 % korrekt.

3.3
Die Stadien der Alzheimer-Krankheit und anderer Demenzen

Wie bereits festgestellt, sind die Symptome und Verläufe der Alzheimer-Krankheit und der vielen anderen Demenzformen zwar verschieden, insgesamt weisen die Demenzen allerdings mehr Gemeinsamkeiten als Unterschiede auf. Die Ähnlichkeiten sind besonders unter pflegerischen Gesichtspunkten von Bedeutung. Deshalb werden nun die generellen Demenzsymptome genannt, einschließlich der Symptome der Alzheimer-Krankheit. Im ganzen Buch wird so verfahren, d. h. es werden die generellen Demenzsymptome berücksichtigt.

Die Krankheit führt vom Auftreten der ersten Symptome an meist innerhalb von sieben bis acht Jahren zum Tod. Die betroffene Person verliert im Verlauf kontinuierlich ihre Fertigkeiten und Fähigkeiten. In manchen Fällen ist der Verlauf auch sehr kurz (z. B. zwei bis drei Jahre) oder extrem lang (z. B. 20 Jahre).

Die Symptome variieren von Person zu Person erheblich. Es ist nicht möglich, das «typische» Krankheitsbild einer Demenz präzise zu beschreiben und die Symptome der verschiedenen Stadien im Detail zu benennen. Die kognitiven und funktionalen Fähigkeiten verlieren sich im Verlauf der Krankheit bis zum Tod. Ärzteschaft und Fachliteratur sind sich einig darüber, dass Instrumente zur Einteilung in bestimmte Krankheitsgrade nicht sehr nützlich sind, weder für die Lehre, noch für Pflegeplanung und Forschung. Der Grund dafür: extreme Unterschiede im Hinblick auf Beginn, Form und Schweregrad der Symptome. Dazu kommt, dass eine Gradeinteilung destruktiv wirken kann, indem sie die vorhandenen Fähigkeiten der Personen unterminiert und negative Erwartungen produziert. Das kann zu einer sich selbst erfüllenden Prophezeiung werden. So haben beispielsweise viele Menschen in den mittleren Stadien Schwierigkeiten mit dem Anziehen. Wenn nun Pflegende mit diesem Problem rechnen, sind sie vielleicht vom ersten Anzeichen an bereit, das Anziehen selbst zu übernehmen, anstatt Möglichkeiten zu suchen, die es ihrem Schützling erlauben, in diesem Bereich weiter erfolgreich zu sein (siehe Kapitel 6 und 7 für mehr Informationen über geeignete Hilfestellung). Pflegende müssen unbedingt wissen, dass sich Demenzen unterschiedlich äußern. Demenzkranke haben ihre Fertigkeiten und Gewohnheiten in einem langen Leben erworben, weshalb viele – trotz der Gehirnschädigung – weiter vorhanden sind.

Die Symptome variieren nicht nur von einem Menschen zum anderen, sie schwanken auch bei der gleichen Person erheblich von Stunde zu Stunde und von Tag zu Tag. Tom Kitwood (1997) behauptet, dass Gradeinteilungen schädlich sind, weil sie den unvermeidlichen Niedergang hervorheben und nicht berücksichtigen, was Interventionen oder Behandlungen bewirken, die die verbliebenen Fähigkeiten betonen. Er geht davon aus, dass effektive person-zentrierte Interventionen (z. B. eine unterstützende Umgebung) zu einem «re-menting» der von Demenz betroffenen Person führen können, also dazu, dass sich sie schließlich weniger Demenzsymptome aufweist.

Assessment und Pflegeplanung müssen individuell erfolgen und sich an den jeweiligen Stärken und Schwächen der Personen orientieren. Die Neuropsychologin Sandra Weintraub (2003), Direktorin des Northwestern University's Cognitive Neurology and Alzheimer's Disease Center in Chicago, bemerkt dazu:

> Die Arbeit mit dieser Erkrankung wird durch die Tatsache erschwert, dass, abgesehen von der Amnesie, verschiedene Patienten und Patientinnen völlig verschiedene Symptome aufweisen können. Dieser Umstand verwirrt Gesundheitsdienstleister und Pflegende, die sich möglicherweise vorstellen, es gebe «Stadien» der Alzheimer-Krankheit, die sich bei allen in gleicher Weise äußern.

Mit diesen wichtigen Überlegungen im Hinterkopf brauchen Pflegende dennoch eine generelle Orientierung über den Verlauf der Krankheit, damit sie sich auf künftige Pflegeerfordernisse einstellen können. Grundsätzlich gilt, dass die Ausfälle in umgekehrter Reihenfolge zum Erwerb der Fertigkeiten im Säuglingsalter und in der Kindheit eintreten (Perrin & May, 2000; Thornbury, 1993). So wird beispielsweise die alte Regel «Erst sitzen, dann stehen lernen» umgekehrt. Menschen mit Demenz können nicht mehr stehen und gehen, bevor sie die Fähigkeit zum freien Sitzen verlieren. Auch die feinmotorischen

Fertigkeiten, wie etwa die zum Schreiben erforderliche Fingerfertigkeit, nehmen ab, bevor die Grobmotorik, etwa die Gehbewegungen der Beine, beeinträchtigt ist. Diese Faustregel gilt jedoch nur begrenzt, weil tief eingeprägte Fertigkeiten, etwa das selbstständige Essen, weiterbestehen.

Wichtig ist auch die Erkenntnis, dass Verhaltenssymptome durch unterstützende Betreuung deutlich gemildert werden können, wie in den Kapiteln 4–9 beschrieben. Im Wissen um die Verschiedenartigkeit der Symptomentwicklung werden nun die generellen Merkmale eines jeden Krankheitsstadiums beschrieben. Volicer, Fabiszewski, Rheaume und Lasch (1988) haben die Demenz in vier Stadien eingeteilt:

3.3.1
Frühes Stadium (leichte Beeinträchtigung)

In den frühen Stadien sind die Veränderungen so subtil, dass sie weder der betroffenen Person noch den ihr nahestehenden Menschen sonderlich auffallen. Sie verlässt sich auf ihr Langzeitgedächtnis, auf ihre Lebensgewohnheiten, ihre Alltagsfertigkeiten und alt eingeschliffenen Verhaltensweisen. Externe Strukturen und Hilfsmittel (z. B. Kalender, Notizzettel) ermöglichen ein weitgehend normales Leben. Im Anfangsstadium entwickeln viele Menschen mit Alzheimer-Krankheit eigene Strategien, um ihrer gewohnten Lebensführung treu bleiben zu können. Es kann sogar sein, dass sie ihre Fertigkeiten äußerst geschickt so einsetzen und mit angemessenem Sozialverhalten kombinieren, dass anderen überhaupt nichts auffällt. Die Person ist im Stande, die meisten Routineaktivitäten durchzuführen (z. B. ein vertrautes Gericht kochen), lässt sich aber vielleicht bei komplexeren Aktivitäten, die höhere kognitive Fertigkeiten voraussetzen, etwa abstraktes Denken, Urteilsfähigkeit und planvolles Vorgehen, von anderen helfen. Ist der oder die Betroffene noch berufstätig, treten jetzt wahrscheinlich erste Probleme am Arbeitsplatz auf. Komplizierte Tätigkeiten des alltäglichen Lebens fallen zunehmend schwerer (z. B. der Umgang mit Geld), wovon auch die Hobbys betroffen sind. Sie können z. B. kaum noch eine Schreinerarbeit planen oder ein neues Strickmuster erlernen.

In diesem Stadium erscheint auch das Hauptkennzeichen von Demenz, der Gedächtnisverlust. Er tritt periodisch auf, schwankt und macht sich besonders in einer fremden Umgebung bemerkbar. Die Person vergisst möglicherweise, wie sie wieder nach Hause kommt, kann sich an ein bestimmtes Wort oder einen bestimmten Namen nicht mehr erinnern, vergisst, wo persönliche Gegenstände liegen, oder versagt bei einer bekannten, etwas komplexeren Aufgabe, wie dem Ausstellen eines Schecks. Anfangs wird diesen Schwierigkeiten wohl keine Bedeutung beigemessen. Die Person selbst, aber auch andere führen sie gern auf Übermüdung oder Stress zurück. Doch dann häufen sich diese Vorfälle. Die Schwierigkeiten mit komplexeren Aufgaben oder mit Freizeitaktivitäten, die Problemlösungen und ausgeprägte Urteilsfähigkeit voraussetzen, treten regelmäßig auf und sind nicht mehr zu übersehen. Andere Probleme kommen in diesem frühen Stadium wahrscheinlich nur in einer fremden Umgebung oder in einer neuen Situation zum Vorschein. So fällt es der betroffenen Person vielleicht schwer, sich in der Küche einer Freundin oder eines Freundes einen einfachen Imbiss herzurichten oder sie verirrt sich in einem neuen Einkaufszentrum.

Die Menschen reagieren auf diese Ausfälle unterschiedlich. Manche versuchen, die Sache zu ignorieren und setzen ihre verbliebenen Fähigkeiten ein. Andere ziehen sich immer mehr zurück von den vertrauten Aktivitäten, die sie nicht mehr bewältigen können, wirken apathisch und niedergeschlagen. Im frühen Stadium sind Depressionen recht häufig, was oft dazu führt, dass die Demenzsymptome gravierender erscheinen, als sie tatsächlich sind. Da es für eine Depression wirksame Therapien gibt, muss ärztlicher Rat eingeholt werden. Wieder andere äußern sich frustriert über ihre nachlassenden Fähigkeiten, suchen Hilfe beim Hausarzt oder bei der Hausärztin oder beraten sich mit ihrem Freundeskreis.

3.3.2
Mittleres Stadium (mäßige Beeinträchtigung)

Die betroffene Person verlässt sich noch immer auf eingeschliffenes Verhalten, auf ihre Gewohnheiten und die vertraute Umgebung. Weil jedoch diese Strategie inzwischen nicht mehr genügt, setzt sie räumliche und taktile Anreize ein. Sie benötigt eine unterstützende, konsistente, fürsorgliche Umgebung, um die verbliebenen Fähigkeiten einbringen zu können. Nonverbale Kommunikationstechniken werden zunehmend wichtiger, die Strukturierung des Tages wird immer weitgehender von der Betreuungsperson übernommen. Konkrete Aktivitäten (z. B. essen), die nur aus einem oder zwei Schritten bestehen und nicht neu gelernt werden müssen, sind noch möglich.

Die Probleme mit dem Gedächtnisverlust werden sehr viel offensichtlicher und erreichen in diesem Stadium einen Punkt, der die Lebensführung behindert. Die Person muss nun an Aktivitäten erinnert und aufgefordert werden, etwa sich anzuziehen und zu waschen. Bei komplexeren Aktivitäten, wie Essen kochen, Einkaufen, Umgang mit Geld, muss sie von anderen Menschen unterstützt werden. Das Autofahren wird zu gefährlich und sollte eingestellt werden. Der oder die Kranke kommt mit einer neuen, fremden Umgebung oder Situation immer schlechter zurecht, die örtliche und zeitliche Orientierung ist immer häufiger gestört, auch der Tag-Nacht-Rhythmus kann durcheinander geraten. Die Schwierigkeiten mit der schriftlichen und verbalen Kommunikation werden deutlicher. Manche Betroffene entwickeln in diesem Stadium ausgeprägte Sprechstörungen. Die körperlichen Voraussetzungen zum Sprechen und zur Verwendung von Worten sind nach wie vor da, doch der Inhalt der Sprache verflacht, oder es treten Sprechstörungen auf, etwa Perseverationen (ständiges Wiederholen eines bestimmten Wortes oder Satzes). Dazu kommen motorische Koordinationsprobleme, die je nach Person mehr oder weniger stark ausgeprägt sein können. Apraxie (die Unfähigkeit, komplexe motorische Aktivitäten durchzuführen) kann das Waschen, Anziehen und Gehen erschweren. Das Gehen wird möglicherweise zusätzlich erschwert, weil das Wahrnehmungsvermögen (Schwierigkeiten bei der Interpretation von Umgebungsinformationen) beeinträchtigt ist. Aber auch motorische Unruhe und anhaltendes Wandern treten in diesem Stadium auf. Bei vielen Kranken verstärken sich die Probleme gegen Abend. Die Kombination von Ruhelosigkeit und Angstzuständen gegen Abend wird in der Fachsprache «Sundowning» genannt. Die genaue Ursache dieser Symptome ist zwar nicht bekannt, hat jedoch zweifellos mit dem stärkeren Gedächtnisverlust zu tun, also mit ihrer Unfähigkeit, vertraute Plätze oder Menschen wiederzuerkennen.

Die Frustration über die zunehmenden Ausfälle können extreme emotionale Reaktionen auslösen; es kommt zu *überschießenden Reaktionen* auf scheinbar harmlose Anlässe. Die erkrankte Person kann aber auch apathisch und desorientiert werden, weil sie einfach nicht mehr zurechtkommt, und sich so unfähig fühlt. Manche entwickeln Wahnvorstellungen und beschuldigen andere, wenn sie einen Gegenstand nicht mehr finden oder ihnen eine Aktivität misslingt. Es gibt viele Möglichkeiten, zu verhindern, dass solche Verhaltenssymptome und die damit verbundenen Sorgen auftreten. Mehr Informationen dazu in den Kapiteln 6, 7, 8 und 9.

Die kognitiven Fähigkeiten sind im mittleren Stadium deutlich beeinträchtigt, und das erlernen neuer Dinge (insbesondere verbaler) ist sehr schwierig. Konzentrationsvermögen, Aufmerksamkeitsspanne, Denkvermögen und Urteilsfähigkeit haben sehr deutlich nachgelassen. Betroffene können nahestehende Menschen erkennen, sich aber oft an ihre Namen nicht mehr erinnern. Manchmal tritt auch Harninkontinenz auf.

3.3.3
Fortgeschrittenes Stadium (schwere Beeinträchtigung)

Im fortgeschrittenen Stadium stützten sich die Kranken auf externe sensorische Auslöser und können repetitive Aktivitäten, die nur einen Schritt erfordern, durchführen (z. B. sich kämmen), sofern sie dabei angeleitet werden. Mit Berührung und Bewegung verbundene Aktivitäten werden als angenehm empfunden. Die Kranken sind zunehmend von der emotionalen und körperlichen Unterstützung einer Pflegeperson abhängig.

In diesem Stadium genügen verbale Anregungen meist nicht mehr, vielmehr müssen die Kranken konstant überwacht und bei persönlichen Aktivitäten unterstützt werden, etwa bei den Ausscheidungen und beim Sauberhalten. In den meisten Fällen kommt es zu Stuhl- und Harninkontinenz. Die sprachlichen Fähigkeiten verkümmern zusehends; nur einfache Sätze oder Floskeln bleiben erhalten. Das Sprachverständnis ist begrenzt. Grobmotorik und Feinmotorik sind weitgehend verlorengegangen, beim Gehen wird Hilfe benötigt. Die Person muss evtl. unterstützt werden, um eine normale Sitzposition einhalten zu können. Die Desorientierung ist konstant. Bei manchen kommt es in diesem Stadium zu Anfällen. Andere entwickeln ein Hyperoralität, d. h. sie stecken sich ungeeignete Dinge in den Mund. Gelegentlich melden sich primitive Reflexe zurück, besonders oft der Greifreflex.

3.3.4
Finales Stadium

Im finalen Stadium ist der betroffene Mensch völlig auf andere angewiesen. Er kann sich nicht mehr bewegen, kann nicht mehr sprechen oder schlucken. Jetzt ist es besonders wichtig, den liebevollen, tröstlichen Kontakt zu pflegen und sich zuzuwenden. Nun gilt es, Komplikationen zu verhindern, etwa dass sich Kranke wund liegen, austrocknen, sich eine Aspirationspneumonie oder Kontrakturen zuziehen. In diesem Stadium müssen die Angehörigen und professionellen Pflegekräfte oft schmerzliche Entscheidungen treffen, z. B. über den Einsatz von Sondenernährung befinden. Die mit Demenz verbunden Komplikationen, vor allem wenn sie die Atemhilfsmuskulatur beeinträchtigen, führen zum Tod.

3.4
Die Ursachen der Alzheimer-Krankheit

Die pathologischen Vorgänge im Gehirn sind zwar weitgehend erforscht, dennoch sind die Ursachen für die Alzheimer-Krankheit ungeklärt. Zahlreiche Theorien werden derzeit wissenschaftlich untersucht. Man versucht herauszufinden, warum sich senile Plaques bilden, weil sie das wichtigste pathologische Kennzeichen der Alzheimer-Krankheit sind. Die Forschung konzentriert sich auf das Vorläuferprotein zur Bildung von Amyloid-beta-Protein, das sich im Inneren der senilen Plaques befindet. Auch die Tau-Proteine werden untersucht, die anscheinend mit der Entwicklung der Neurofibrillenbündel zu tun haben. Die wissenschaftliche Gemeinde ist sich uneins über die Frage, welche der beiden Prozesse wichtiger ist; die eine Schule stützt die These der Amyloid-beta-Proteine, die andere die des Tau-Proteins.

In bestimmten Punkten ist sich die Wissenschaft aber durchaus einig. Weitgehend akzeptiert ist die Auffassung, dass es verschiedene Typen der Alzheimer-Krankheit gibt, die jeweils verschiedene Ursachen haben oder von einer Ursachenkombination ausgelöst werden. Es können auch mehrere Typen der Erkrankung bei einer Person auftreten. Deshalb ist nicht anzunehmen, dass eine bestimmte Ursache entdeckt wird. Es verhält sich im Falle der Alzheimer-Krankheit wie mit anderen chronische-n Erkrankungen, bei denen eine Reihe von Risikofaktoren (Trigger) auf komplexe Weise mit der einzigartigen genetischen Ausstattung eines Menschen zusammenwirken. Wenn wir mehr über Genetik und die verschiedenen Risikofaktoren wissen, können auch individualisierte Behandlungen gefunden werden. Ferner wird eher zu ermitteln sein, welche Vorbeugemaßnahmen sinnvoll sind.

Dieses Krankheitsverständnis gleicht in etwa dem Model für die Entwicklung von Herzkrankheiten: Ein Mensch wird mit der genetischen Disposition zu einer Herzkrankheit geboren. Dennoch spielen Faktoren der Lebensführung und Umweltrisiken (z. B. Ernährung, Sport, Rauchen) eine wichtige Rolle dabei, ob dieser Mensch eine Herzkrankheit entwickelt – die genetische Anlage also tatsächlich zum Tragen kommt. Aber auch das Gegenteil trifft zu: Ein Mensch mit geringer genetischer Veranlagung für eine Herzerkrankung erhöht sein Gesamtrisiko für eine ernsthafte Herzerkrankung erheblich, wenn er raucht, übergewichtig ist und sich nicht sportlich betätigt.

David Snowdon beschreibt die Rolle der verschiedenen Faktoren im Hinblick auf die Alzheimer-Krankheit so:

> Sie haben sicher von dem Streit zwischen Veranlagung und Erziehung gehört. Inzwischen wissen wir, dass es eher um Veranlagung *plus* Erziehung geht.
> Beim frühen Auftreten der Alzheimer-Krankheit scheinen die Gene eine sehr große Rolle zu spielen. Beim späten Auftreten jedoch … finden wir auch andere Faktoren. Ich betone gerne Dinge, die Menschen tatsächlich selbst tun können – Immer den Sicherheitsgurt anlegen! – oder bestimmte Vitamine und Antioxydationmittel einnehmen, sich um die Herzgesundheit bemühen. Es gibt viele gute Gründe für solches Verhalten – es kann darüber hinaus womöglich der Alzheimer-Krankheit vorbeugen.

Mit großem Forschungsaufwand wird derzeit nach den Auslösern der Alzheimer-Krankheit gesucht. Weitgehend einig ist man sich darüber, dass Alter, genetische Faktoren, ein Down-Syndrom und die Zugehörigkeit zum weiblichen Geschlecht Risikofaktoren sind. Andere mögliche Risikofaktoren sind: frühere Schädeltraumen, Bildungsarmut/Einkommensarmut, eine leichte kognitive Behinderung, Gefäßerkrankung, Kontakt mit toxischen Substanzen, fettreiche, vitaminarme Ernährung, Rauchen, Bewegungsmangel, Stress und frühere Depressionen. Weil diese Risikofaktoren mit unterschiedlichen Methoden ausgewertet wurden, unterscheiden sich auch die Ergebnisse. Wichtig ist die Erkenntnis, dass sie die Erkrankung nicht zwingend verursachen, vielmehr lediglich mit der Krankheit in Verbindung stehen. Derzeit läuft eine Studie über leichte kognitive Behinderung und Faktoren, die dazu führen, dass die Alzheimer-Krankheit ausbricht (in etwa 50 % der Fälle) oder nicht. Wir werden also bald mehr über Alzheimer-Risikofaktoren wissen. Die Risikofaktoren werden weltweit erforscht, die Ergebnisse früherer Studien werden zusammengetragen und Vorhersagemodelle zum Erkrankungsrisiko entwickelt.

Wir dürfen nicht vergessen, dass die bisher gewonnenen Forschungsergebnisse keinen Weg zur Vermeidung der Alzheimer-Krankheit aufzeigen. Dennoch weitet sich das Wissen in diesem Bereich ständig aus, was erfreulich ist und zu großen Hoffnungen berechtigt. Die folgenden Abschnitte gehen auf die vier gesicherten Risikofaktoren genauer ein.

3.4.1
Alter

Der mit Abstand größte Risikofaktor für die Entwicklung der Alzheimer-Krankheit ist das Alter. Je älter wir werden, desto wahrscheinlicher ist es, diese Krankheit zu bekommen. Obschon die Prozentzahlen der über 65-Jährigen mit Alzheimer-Krankheit je nach Studie leicht variieren (je nach Untersuchungsmethode), sind sich Wissenschaftlerinnen und Wissenschaftler einig, dass das Alter der wichtigste Risikofaktor ist. So hat beispielsweise ein Vergleich von 47 verschiedenen Studien ergeben, dass sich der prozentuale Bevölkerungsanteil mit Demenz bis zum Alter von 95 Jahren alle 5,1 Jahre verdoppelt (Huang, Svenson & Lindsay, 1994). Unklar bleibt jedoch, wie der Alterungsprozess mit der Alzheimer-Krankheit zusammenhängt. Da nicht jeder alte Mensch, auch nicht jeder hochbetagte Mensch daran erkrankt, gibt es offensichtlich keine direkte Beziehung zwischen Alter und Alzheimer-Krankheit. Vergessen wir nicht: Selbst bei Berücksichtigung der höchsten, wissenschaftlich festgestellten Zahl der Personen mit Alzheimer-Krankheit, bleiben mehr als die Hälfte der über 85-Jährigen davon verschont. Es existieren durchaus Hinweise auf die Theorie, dass es «unverwüstliche Überlebende» gibt, etwa die Anzahl der über 100-Jährigen ohne Alzheimer-Krankheit (z. B. wie in der Nonnen-Studie). Weil die Erkrankungsrate in der Kategorie der 95-Jährigen nicht mehr ansteigt, liegt die Vermutung nahe, dass diese Personen weniger gefährdet sind, die Alzheimer-Krankheit zu entwickeln, als Menschen in den 80ern.

3.4.2
Genetische Faktoren

Obwohl sicher ist, dass es eine genetische Veranlagung für die Alzheimer-Krankheit gibt, ist der Zusammenhang komplex und noch längst nicht geklärt. Wir müssen wissen, dass zwei verschiedene genetische Risiken eine Rolle spielen. Ferner ist zu berücksichtigen, dass Erbfaktoren mit anderen Risikofaktoren zusammenwirken und bestimmen, ob sich die Erbanlage manifestiert oder nicht. Festzuhalten ist die klar vorhandene genetische Veranlagung aufgrund spezifischer, erblicher Chromosomenanomalien. Bis heute wurden diese Anomalien in den Chromosomen 1, 14, 19 und 21 sicher festgestellt, bei Chromosom 12 a wird eine vermutet. Diese Abweichungen haben zwar eine starke genetische Komponente, sind jedoch nur für eine relativ geringe Zahl der Fälle von Alzheimer-Krankheit verantwortlich (5 bis 10 %). Sie werden *familiäre Alzheimer-Krankheit* genannt, und in vielen Fällen entwickelt sie sich bereits weit vor dem 65. Lebensjahr.

Auch die spät einsetzende oder sporadische Alzheimer-Krankheit wird von genetischen Faktoren beeinflusst. Traten in der Familie bereits Alzheimer-Erkrankungen auf, steigt die Erkrankungswahrscheinlichkeit in allen Altersstufen auf etwa das Vierfache. Die Beziehung zu anderen Risikofaktoren ist komplex und noch nicht gänzlich geklärt. Eine Eiweißkomponente, die in der Gehirn- und Rückenmarksflüssigkeit vorkommt, das Apolipoprotein E (Apo E-Gen) spielt bei der genetischen Veranlagung ebenfalls eine Rolle. Menschen mit der Apo E-Gen Form dieses Eiweißes (Protein) haben ein höheres Erkrankungsrisiko. Das für die Produktion dieses Proteins verantwortliche Gen liegt auf Chromosom 19. Das ist die einzige, gesicherte Verbindung mit der spät einsetzenden Alzheimer-Krankheit. Dieser Zusammenhang und die Rolle von Apo E-Gen als Krankheitsauslöser sind sehr komplex und werden derzeit noch erforscht.

Die Entdeckung, dass das Apo E-Gen im Blut nachgewiesen werden kann, hat die vielschichtige Diskussion um Gen-Tests befördert. Zwar kann festgestellt werden, ob das Apo E-Gen vorhanden ist, sicher zu sagen, ob Trägerinnen und Träger des Gens die Alzheimer-Krankheit künftig tatsächlich entwickeln, ist allerdings nicht möglich. Davon abgesehen sind vielfältige ethische Gesichtspunkte abzuwägen, wenn es darum geht, einen genetischen Test anzubieten für eine Krankheit, die sich im höheren Lebensalter *eventuell* manifestiert, für die es aber derzeit noch keine Heilung gibt. Weil ein umfassendes, flächendeckendes Beratungsangebot fehlt, ist dieses Verfahren besonders problematisch. Gen-Tests werden derzeit nur in Forschungszentren durchgeführt.

Weil die genetischen Faktoren der Alzheimer-Krankheit Angehörige verständlicherweise beunruhigen, muss betont werden, dass das Erkrankungsrisiko erwiesenermaßen gesenkt werden kann, und zwar durch die bereits bestens bekannten Faktoren der gesunden Lebensführung: Sich geistig und körperlich fit halten, sich fettarm ernähren und viel Obst und Gemüse essen.

3.4.3
Down-Syndrom

Das Down-Syndrom ist eine angeborene, durch eine Abweichung des Chromosoms 21 ausgelöste Behinderung. Bei allen, wirklich allen Menschen mit Down-Syndrom treten um das 40. Lebensjahr herum die mit der Alzheimer-Krankheit einhergehenden Gehirnveränderungen (senile Plaques, Neurofibrillenbündel und Gehirnatrophie) auf, wobei nur die Hälfte tatsächlich auch die kognitiven Veränderungen der Alzheimer-Krankheit aufweist (nämlich eine Verschlechterung, verglichen mit ihrem früherem Stand als Erwachsene). Dieser beobachtete Zusammenhang wird noch nicht ganz verstanden, aber weiter untersucht. Die meisten Menschen mit Down-Syndrom sind identifiziert (d. h. haben eine Diagnose), viele leben in speziellen Pflegeheimen. Deshalb wird das Studium der Symptomentwicklung nicht nur ihnen und ihren Pflegekräften den Lebensalltag erleichtern, sondern auch wichtige Hinweise auf die Entwicklung der Alzheimer-Krankheit im Allgemeinen liefern. Vielleicht können eines Tages bereits die frühesten Symptome erkannt werden, Symptome, die bereits vor den deutlichen kognitiven Veränderungen auftreten. Eine frühe Diagnose könnte dann wiederum eine frühe Behandlung ermöglichen.

3.4.4
Weibliches Geschlecht

Weibliches Geschlecht als Risikofaktor wurde eine Zeit lang von der Tatsache überdeckt, dass es mehr ältere Frauen als ältere Männer gibt, und deshalb mehr alzheimerkranke Frauen. Inzwischen haben sorgfältige Untersuchungen ergeben, dass Frauen tatsächlich ein größeres Erkrankungsrisiko haben als Männer. Wie andere Risikofaktoren auch, ist dieser Zusammenhang bislang noch ungeklärt. Er mag mit den Hormonumstellungen in der Postmenopause zu tun haben, mit genetischen Faktoren um das X Chromosom, oder aber mit anderen, nicht identifizierten Umwelteinflüssen.

3.4.5
Vermutete Risikofaktoren

Schädeltrauma
Mehrere Studien lassen den Schluss zu, dass Schädeltraumen mit Bewusstseinsverlusten relativ bedeutende Risikofaktoren sind. Einige berichten, dass ein schweres Schädeltrauma, besonders in jungen Jahren, die Entwicklung der Alzheimer-Krankheit beschleunigen kann. Nicht alle Untersuchungen bestätigen dieses Risiko, auch der Grad des Risikos ist noch nicht bekannt.

Bildungsarmut/Einkommensarmut
Zahlreiche Forschungsarbeiten haben nachgewiesen, dass niedriger Bildungsstand und erhöhtes Erkrankungsrisiko zusammenhängen. Anders ausgedrückt: Bildung scheint ein Faktor zu sein, der davor schützt, die Alzheimer-Krankheit zu entwickeln. Dieser Befund wird derzeit damit erklärt, dass jede intellektuell anspruchsvolle Tätigkeit (z. B. der ausgeübte Beruf) die Dichte der Synapsen, also der Schaltstellen zwischen den Nervenfortsätzen im Gehirn, erhöht, was dem Auftreten der Symptome entgegenwirkt. Ein solches Gehirn verfügt also über eine gewisse Kapazitätsreserve. Es gibt jedoch nicht nur diesen einen Zusammenhang: Menschen mit geringer Schulbildung und in einfachen Berufen ernähren sich meist auch weniger gesund und haben mit den schriftlichen Tests, die zur Diagnostizierung der Alzheimer-Krankheit eingesetzt werden, größere Probleme als gebildetere Personen.

Obschon es deutliche Hinweise darauf gibt, dass ein Gehirn, das stark stimuliert und beansprucht wird, weniger gefährdet ist, Alzheimer-Symptome zu entwickeln, wäre es falsch zu glauben, dass solche Aktivitäten die Krankheit verhindern. Viele hochintelligente und aktive Menschen entwickeln eine Alzheimer-Krankheit, obgleich sich deren Symptome vielleicht erst verzögert oder überhaupt nicht manifestieren.

Das wird durch die Nonnen-Studie belegt, die auch ausgezeichnete Informationen über die Rolle von Aktivität im Hinblick auf erfolgreiches Altern geliefert hat (Snowdon, 1997, 2001). Die Teilnehmerinnen erklärten sich mit Tests und Untersuchungen zu ihren Lebzeiten und einer Gehirnautopsie nach ihrem Tod einverstanden. Sie waren alle hochbetagt – über 80 und 90 Jahre alt – führten aber größtenteils ein sehr aktives Leben. Sie nahmen nach wie vor rege am Familienleben oder an den Aktivitäten ihrer Gemeinschaft teil und waren daher körperlich und geistig gefordert. Schwester Mary, die 101 Jahre alt wurde, gilt als besonders hervorragendes Beispiel für erfolgreiches Altern. Mit 84 Jahren zog sie sich aus dem aktiven Teil des Lehrberufs zurück, unterrichtete dann aber noch Familienangehörige und ihre Mitschwestern, blieb an den Ereignissen in der Welt lebhaft interessiert und auch körperlich aktiv. Bei den kognitiven Tests erreichte sie weiter normale Werte. Die Autopsieergebnisse nach ihrem Tod waren verblüffend: Schwester Marys Gehirn war übersät mit senilen Plaques und Neurofibrillenbündeln (Degenerationsfibrillen), den Hauptmerkmalen der Alzheimer-Krankheit! Dieser Fall und andere, erlauben den Schluss, dass Menschen, die sehr aktiv bleiben, in ihrem Gehirn ein dichtes Netz an Verbindungswegen aufbauen, das es vor den Schäden der Alzheimer-Krankheit schützt (Evans et al., 1997; Huang et al., 1994; Stern et al., 1994: White et al., 1994). Interessant ist ferner, dass Schwester Mary unter allen Nonnen, die an der Studie teilgenommen haben, einen der niedrigsten formalen Bildungsabschlüsse aufwies, und erst mit über 40 Jahren erfolgreich eine höhere Schule besuchte.

Das Kungsholmen Projekt in Schweden hat nachgewiesen, dass ein dichtes soziales Netz die Gefahr, dement zu werden, um 31 % verringert (Winblad, Wang, Zenchao & Fratiglioni, 2000). Dieses Ergebnis wird auch von der CSHA (Canadian Study on Health and Aging; http://www.csha.ca) und der französischen PAQUID-Studie (Personnes Agées Quid) gestützt.

Leichte kognitive Beeinträchtigung

Treten bei Erwachsenen leichte Gedächtnisprobleme auf, spricht man, relativ neu, von einer leichten kognitiven Beeinträchtigung. Die Kriterien und Definition dieses Begriffs sind noch im Entwicklungsstadium. Im vorliegenden Werk wird von folgenden Kriterien ausgegangen (Peterson, Mohs, Carli & Galsasko, 2000):

1. Klagen über Gedächtnisstörungen werden von einem Familienmitglied oder einer nahestehenden Person bestätigt
2. normale allgemeine kognitive Funktionen
3. normale Aktivitäten des täglichen Lebens
4. Das Gedächtnis ist stärker beeinträchtigt als im Hinblick auf Lebensalter und Bildungsstand zu erwarten.
5. Die diagnostischen Kriterien für eine Demenz sind nicht erfüllt.

Leichte kognitive Beeinträchtigung wurde als Klassifikation eingeführt, weil sich ältere Menschen, die einen Gedächtnisverlust erleiden, immer häufiger und immer früher an Forschungszentren und spezialisierte Fachkräfte wenden. Das Risiko, die Alzheimer-Krankheit zu entwickeln, ist bei kognitiv leicht beeinträchtigten Menschen erhöht. Der aktuellen Datenlage zufolge entwickelt etwa die Hälfte später diese Erkrankung; was auch bedeutet, dass sich bei der anderen Hälfte die Probleme nicht verschärfen. Bei manchen Betroffenen verändert sich das Gedächtnis nicht; bei einigen verbesserte es sich. Die Faktoren, welche aus einer leichten kognitiven Beeinträchtigung die Alzheimer-Krankheit machen, werden derzeit noch erforscht, versprechen aber, zum Verständnis und zur Prävention der Alzheimer-Krankheit beizutragen.

Gefäßkrankheiten

Es gibt deutliche Hinweise darauf, dass Menschen mit einer Gefäßerkrankung, also mit Problemen des Blutkreislaufs (z. B. Herzinfarkt, arterielle Verschlusskrankheit) besonders häufig eine Multiinfarkt-Demenz, aber auch die Alzheimer-Krankheit entwickeln. Wird jedoch der Bluthochdruck behandelt, sinkt das Erkrankungsrisiko, und der Abbau der kognitiven Fähigkeiten bei bereits Erkrankten wird gebremst. Faktoren der Lebensführung, welche geeignet sind, die Schlaganfallgefahr und die Gefahr anderer Gefäßkrankheiten zu verringern, beeinflussen auch das Alzheimer-Risiko positiv.

Toxische Stoffe

Unter den Toxinen als Risikofaktoren stand Aluminium schon früh unter Verdacht. Die Untersuchungen sind noch nicht abgeschlossen. Zwar wurden erhöhte Spiegel unlöslichen Aluminiums in den Gehirnen von Alzheimer-Kranken nachgewiesen, Hinweise auf Ursache und Wirkung oder die Quelle des Aluminiumbefundes fehlen jedoch. Das Aluminium im Trinkwasser wird derzeit erforscht.

Faktoren der Lebensführung

Wie bereits erwähnt, beeinflussen wohl auch Faktoren der Lebensführung die Entwicklung der Alzheimer-Krankheit. Die Rolle der Ernährung wird erst in jüngster Zeit stärker beachtet. Eine groß angelegte retrospektive Studie an fast 6000 Personen in Holland hat ergeben, dass Menschen, deren Ernährung viel Gemüse, sowie die Vitamine E und C enthielt, ein deutlich geringeres Erkrankungsrisiko aufwiesen (Englehart et al., 2000). Eine andere wissenschaftlich begleitete Studie an 376 Personen hat nachgewiesen, dass Trägerinnen und Träger von Apo E-Genen in ihren Chromosomen, verbunden mit fettreicher Ernährung, die Alzheimer-Krankheit sieben Mal häufiger bekommen als andere (Petot et al., 2000). Die Untersuchungen über den Zusammenhang zwischen Ernährung und Alzheimer-Krankheit dauern noch an.

Alle Fachleute weltweit weisen eindringlich darauf hin, dass ein gesunder Lebensstil, also eine fettarme Ernährung, regelmäßiges Körpertraining sowie

Stressmanagement und Nikotinabstinenz dazu beitragen, die Ausprägung der Alzheimer-Symptome zu verhindern und/oder zu reduzieren (Coleman, 2000). Es ist ermutigend, dass Forschungsergebnisse diesen vernünftigen, ganz generell der Gesundheit und dem Wohlbefinden dienenden Ansatz bestätigen.

Depression

Inzwischen ist bekannt, dass Menschen, die in ihrem Leben wiederholt an Depressionen gelitten haben, auch ein erhöhtes Alzheimer-Erkrankungsrisiko aufweisen. Wie auch bei anderen Risikofaktoren ist der genaue Zusammenhang noch unklar und bedarf weiterer Studien. Die Frage, ob dieses Zusammentreffen zufällig ist, oder die Folge neurochemischer Veränderungen, oder ob Depression, zumindest teilweise, ein sehr früh auftretendes Symptom der Alzheimer-Krankheit ist, bleibt bislang offen. Wie in diesem Kapitel bereits festgestellt, ist sicher erwiesen, dass Menschen mit Alzheimer-Krankheit stark depressionsgefährdet sind und solche Depressionen gut behandelbar sind.

3.5
Wie häufig sind Alzheimer-Krankheit und andere Demenzen?

Wenn es um Gesundheitsfragen im höheren Lebensalter geht, spielen die Alzheimer-Krankheit und ähnliche Demenzen eine große Rolle. Dieses Thema und viele damit zusammenhängende Fragen wurden in der bislang umfassendsten Studie ihrer Art, der CSHA (Canadian Study on Health and Aging), dokumentiert und erläutert. Die Ergebnisse dieses Projekts sind in zahlreichen Publikationen nachzulesen (Clarfield, 1991; Clarfield & Foley, 1993; Eastwood, Nobbs, Lindsay & McDowell, 1992; Gauthier, McDowell & Hill, 1990; Lidsay, 1994a, 1994b; McDowell, 1994; Mohr, Feldman & Gauthier, 1995; Tuokko, Kristjansson & Miller, 1995).

   Die Alzheimer-Krankheit und andere Demenzen stellen vor allen anderen Einzelursachen den höchsten Pflegekostenfaktor dar und stehen in der Rangfolge der Todesursachen an vierter Stelle (CSHA, 1994; Huang, Carwright & Hu, 1988). In den Vereinigten Staaten sind etwa 5 Millionen, in Kanada etwa 300 000 Menschen demenzkrank, wobei diese Zahlen steigen werden, weil wohl auch der Bevölkerungsanteil der Hochbetagten steigen wird. Die CSHA (1994) belegt eine Prävalenzrate bei allen über 65-Jährigen von 4,2 %. Diese Zahl variiert allerdings je nach Studie erheblich, was auf die verschiedenen Diagnosekriterien und Untersuchungsmethoden zurückzuführen ist.

   Die CSHA weist eine Prävalenz der Alzheimer-Krankheit von 1 % im Alter von 65 Jahren nach, sowie eine Prävalenz von 26 % im Alter von 85 Jahren und darüber. Andere Studien mit anderen Kriterien kamen zu noch höheren Raten. So haben beispielsweise Evans et al. (1989) eine Prävalenz von 3 % bei Personen zwischen 65–74 Jahren und eine Prävalenz von 47 % im Altersbereich der 85-Jährigen und darüber gefunden. Menschen über 85 Jahren sind die am schnellsten wachsende Bevölkerungsgruppe in Nordamerika. Das bedeutet, dass hier im Jahr 2020 voraussichtlich mehr 85-Jährige als 14-Jährige leben werden. Die Prävalenz der Demenz wird sich bis zum Jahr 2050 wohl mehr als verdreifachen.

3.6
Ist Heilung möglich?

Derzeit können weder die Alzheimer-Krankheit, noch die vielen anderen Demenz-Arten geheilt werden, obschon zahlreiche, vielversprechende Medikamente erprobt werden. Es darf aber darüber keinesfalls vergessen werden, dass es durchaus Therapien gibt, die einer Person mit Demenz ein möglichst gesundes und aktives Leben ermöglichen. Pflegende können Demenzkranken die allerwichtigste Therapie bieten und tun dies in der Art, wie sie mit dem dementiell veränderten Menschen sprechen, wie sie ihn betreuen und mit ihm umgehen (ihn «behandeln»). Sie haben damit einen gewaltigen Einfluss auf die Lebensqualität und das Wohlbefinden der Betroffenen. Bob Simpson erzählt, welche Behandlung ihm seine Frau Anne angedeihen lässt:

> Du willst wirklich wissen, was jeweils los ist; du nimmst mich ernst; du willst mich verstehen, auch wenn du nicht immer tust, was ich will. Wenn ich müde bin, glaubst du mir. Ich ruhe mich aus, und dann geht es mir wieder besser.
> Ich bin so froh, dass du versuchst, mich zu verstehen. Manchmal kann ich meine Gefühle nicht mit Worten ausdrücken, das übernimmst du oft für mich. Dann bin ich wirklich glücklich! Du bist mir eine so große Hilfe. Wenn mir der Name einer Person nicht mehr einfällt, machst du ein Spiel daraus und unterstützt mich. (Simpson & Simpson, 1999, p. 129)

Trotzdem ist es für Pflegende oft sehr traurig, wenn es ihrem Schützling, aller Bemühungen zum Trotz, nicht «besser» geht. Wie im Kapitel 1 erläutert, müssen wir die Bedeutung von *Besserung* neu definieren. Demenz ist eine bislang unheilbare Krankheit. So gesehen kann es der betroffenen Person nicht «besser gehen». Dessen ungeachtet können Pflegende erwiesenermaßen zu einer Besserung beitragen: zu besseren Momenten, besseren Tagen, besserer Stimmung und einer besseren Lebensqualität ihres Schützlings.

> Mit der Alzheimer-Krankheit wird man wieder zum Kind; ja zum hilfsbedürftigen Säugling. Aber der Wert eines Menschen liegt nicht in seinem Können, vielmehr in seinem Wesen. Menschen sind wertvoll an sich, nicht allein weil sie eine Vergangenheit oder eine vielversprechende Zukunft haben. (Simpson & Simpson, 1999, p. 122)

In den folgenden Kapiteln wird beschrieben, wie Pflegende Demenzkranke behandeln können; doch zuvor ein kleines Beispiel, um das Thema zu veranschaulichen.

Herbert Groß hat viele Jahre als Briefträger gearbeitet und war nun im Ruhestand. Mit seiner Frau Evelyn hat er mehrere glückliche Rentenjahre erlebt. Sie reisten, genossen ihr Zuhause und ihre Familie. Als Herbert eine Demenz entwickelte, mussten einige dieser Aktivitäten verändert oder eingestellt werden, und das Paar verbrachte immer mehr Zeit in den eigenen vier Wänden. Auch viele Jahre nach dem Ende seiner Berufstätigkeit wurde Herbert am Morgen unruhig. Er käme zu spät zur Arbeit, sagte er immer wieder. Frau Groß versuchte ihm klar zu machen, dass er längst in Rente sei, und schlug ihm einen Spaziergang vor. Damit war Herbert jedoch nicht zufrieden, weshalb Evelyn begann, alle Werbesendungen und Reklamebriefe zu sammeln und damit für ihren Mann eine «Sortieranlage» aufbaute. Nach dem Frühstück zeigte sie Herbert seinen Arbeitsplatz, worauf er sich stundenlang zufrieden mit Sortieren beschäftigte. Als Herr Groß eine sinnvolle Arbeit hatte, die ihm das Gefühl vermittelte, nützlich zu sein und geschätzt zu werden, nahmen seine demenzbedingten Verhaltenssymptome ab. Als er in ein Pflegeheim umzog, half Evelyn dem Personal, einen Arbeitsplatz einzurichten. Dieser spielte in seinem Leben weiter eine wichtige Rolle; er verhalf Herbert zu guten Tage und zur bestmöglichen Lebensqualität.

3.6.1
Medikamentöse Behandlung

Für Menschen im frühen oder mittleren Stadium der Alzheimer-Krankheit werden vier verschiedene Medikamente empfohlen: Tacrin (Cognex®)* Donepezil (Aricept®), Galantamin (Reminyl®) und Rivastigmin (Exelon®). Derzeit ist Donepezil das am häufigsten eingesetzte Präparat. Umfassende Wirksamkeitsstudien haben ergeben, dass Donepezil moderat effektiv ist (d. h. bei unter 50 % der Versuchspersonen), und das Gedächtnis verbessert oder den Gedächtnisverlust und andere Symptome sechs Monate bis zu einem Jahr hinauszögert. Dabei darf nicht vergessen werden, dass Donepezil lediglich das Fortschreiten der Symptome bremst, die Krankheit selbst aber nicht heilt. Ferner ist anzumerken, dass ungefähr die Hälfte der mit Donepezil behandelten Personen das Medikament wegen der Nebenwirkungen absetzen musste oder überhaupt keine positiven Auswirkungen registrierte.

[* in DE praktisch nicht mehr im Gebrauch, Anm. d. Lek.]

    Es steht bislang keine Methode zur Verfügung, mit der sich vorhersagen ließe, wer auf solche Medikamente anspricht. Vor diesem Hintergrund wird manchmal empfohlen, das gewählte Medikament über einen gewissen Zeitraum hinweg auszuprobieren. Bevor eine solche Entscheidung getroffen wird, müssen aber auch noch andere Faktoren berücksichtigt werden. Antidementiva (Arzneimittel zur Verbesserung der Hirnleistung) sind sehr teuer; nicht alle Krankenkassen übernehmen die Kosten dafür. Es gibt allerdings Herstellerfirmen, die den Kauf ihrer Präparate bezuschussen. Ferner gilt, dass Patientinnen und Patienten, die an einer klinischen Studie teilnehmen, für die Medikation keine Kosten entstehen. Es wird allerdings nicht empfohlen, allein wegen der Gratismedikamente an einer Studie teilzunehmen. Die Alzheimer-Gesellschaften geben über klinische Studien Auskunft.

Die Teilnahme an einer klinischen Studie ist mit Finanzierungsfragen, aber auch vielen persönlichen und ethischen Überlegungen verbunden. Obwohl neue Medikamente hoffen lassen, müssen die betroffene Person selbst und/oder die Pflegenden sorgfältig abwägen. Was erwartet der oder die Kranke von der Behandlung? Wird der Beginn einer neuen Behandlung falsche Hoffnungen nähren? Wie wird die Person unterstützt, falls sie das Medikament nicht verträgt? Wird der Einsatz des Medikaments verhindern, dass die für die Pflege verantwortliche Person andere wichtige Behandlungen anbietet? Ferner darf nicht vergessen werden, dass das Medikament eines Tages nicht mehr wirkt; dann müssen alle Beteiligten damit fertig werden, dass die Symptome fortschreiten. Weitere Informationen zu diesem Thema finden Sie bei Bowlby Sifton (2001b) und Post (2001a).

Studien über die Wirkungen von Vitamin E und Ginko-biloba-Präparaten haben zu einigen positiven Ergebnissen geführt; derzeit laufen weitere Untersuchungen. Aufgrund erster Erkenntnisse verschreiben manche Ärzte und Ärztinnen solche Heilmittel, verbindliche Empfehlungen gibt es allerdings heute noch nicht.

Im Jahr 1999 begann die erste Versuchsreihe mit einem Alzheimer-Impfstoff, die jedoch wegen der damit verbundenen Nebenwirkungen 2001 abgebrochen wurde. Im Tierversuch hatte der Impfstoff ein Fortschreiten des Gehirnschadens verhindert, ja sogar vorhandene Schäden wieder rückgängig gemacht. Bleibt zu hoffen, dass ein auch für Menschen sicherer Impfstoff gefunden wird. (Anmerk. d. Bearbeiterin: Inzwischen sind die Forschungen wieder aufgenommen worden, beispielsweise an der Universität in Zürich.)

Inzwischen geht man davon aus, dass die Wissenschaft kurz vor dem Durchbruch steht und bald ein Medikament oder eine Wirkstoffkombination vorlegen kann, das die späteren Stadien der Alzheimer-Krankheit verhindert. So sind beispielsweise Vitamin E, entzündungshemmende Medikamente, Donepezil und Ginko-biloba-Produkte nicht nur im Hinblick auf die Verzögerung des Symptomausbruchs interessant, vielmehr auch als Präventionsmaßnahme für Menschen mit leichten kognitiven Beeinträchtigungen, die noch nicht als Demenz zu bezeichnen sind (mehr Informationen dazu im Abschnitt «Leichte kognitive Beeinträchtigung»). Der Versuch, Frauen vorbeugend Östrogenpräparate zu verabreichen, war erfolglos und musste wegen schwerer Nebenwirkungen abgebrochen werden. Die aktuellsten und seriösesten Informationen über dieses und andere Forschungsvorhaben, sind über die nationalen Alzheimer-Gesellschaften und andere verlässliche Quellen zu beziehen.

Pflegenden wird empfohlen, sich über neuere Entwicklungen auf dem Laufenden zu halten, aber auch nachzuprüfen, ob Berichte über neue Behandlungsmethoden, insbesondere in der allgemeinen Presse, korrekt sind. Es gibt zwar immer wieder gute, oftmals auch zutreffende Nachrichten, ungenaue oder irreführende Behauptungen kommen aber genauso vor.

3.7
Wer pflegt, behandelt

Die Art, wie Pflegende mit demenzkranken Menschen umgehen (oder sie «behandeln») hat sehr weitreichende Auswirkungen auf deren Lebensqualität und Wohlbefinden. Der große Humanist und Neurologe Oliver Sacks (1990) sagt: «Ein Mensch mit der Alzheimer-Krankheit hat seine Persönlichkeit oder sein Gedächtnis nicht wirklich verloren, lediglich den Zugang dazu.» Diese Feststellung erinnert uns daran, dass allen, die mit Demenzkranken Kontakt haben, eine existenziell wichtige Aufgabe zufällt: Sie müssen die Erkrankten mit ihren verbliebenen Fertigkeiten und Ressourcen in Verbindung bringen, damit sie in den Lebensalltag eingebunden bleiben. Dieser Ansatz erleichtert und bereichert aber auch den Alltag der Pflegepersonen.

Manchmal wirkt die Beeinträchtigung durch Demenz aufgrund anderer Faktoren (z. B. falsche Medikation, eine weitere Krankheit, verwirrende Umgebung, überfürsorgliche Betreuung) stärker, als sie tatsächlich ist. Man spricht dann von einer *Scheinbehinderung*. Pflegende können behandelnd wirken, indem sie sich an folgenden Leitgedanken orientieren:

- Der Mensch mit Demenz besitzt noch viele Stärken und Fähigkeiten.
- Diese Stärken können zur Kompensation einiger Ausfälle herangezogen werden.
- Es gibt acht Bereiche von Stärke. (Siehe die folgenden Unterabschnitte.)

3.7.1
Menschen mit Demenz haben noch Fähigkeiten

In den folgenden Abschnitten werden die acht wichtigsten Fähigkeiten erläutert, über die Menschen mit Demenz nach wie vor verfügen:

1. Angewohnheiten und Routinegedächtnis
2. Humor
3. emotionales Bewusstsein und emotionales Gedächtnis
4. Geselligkeit und soziale Fertigkeiten
5. sensorisches Bewusstsein und sensorische Freuden
6. motorische Fertigkeiten
7. Musikverständnis
8. Langzeitgedächtnis.

Hier finden Pflegende Antworten auf die Frage, wie sie der Person helfen können, diese Fertigkeiten und Kompetenzen zu erhalten und einzusetzen. Die

anderen Kapitel dieses Buchs beschäftigen sich noch eingehender mit jedem
einzelnen Bereich.

Angewohnheiten und Routinegedächtnis

- Routinegedächtnis bedeutet, sich daran zu erinnern, wie eine vertraute, oft
  wiederholte Tätigkeit durchgeführt wird.
- Bei Menschen mit Demenz bleibt das Routinegedächtnis lange Zeit erhalten.
- Um Ihren Schützling zu veranlassen, etwas zu tun, was Routinegedächtnis
  voraussetzt, müssen Sie dafür sorgen, dass Setting, Auslöser und Art der
  Beteiligung vertraut sind. Verwenden Sie nonverbale Signale, also Gesten,
  keine Worte.
- Menschen mit Demenz können sich eher an Personen erinnern als an deren
  Namen.
- Geben Sie dem Menschen mit Demenz immer orientierende Informationen
  (nennen Sie z. B. Ihren Namen, das Datum, den Ort).
- Das Gedächtnis für Informationen, die sich nicht verändern (z. B. Geburts-
  tag, Feriendaten), ist besser erhalten; neue Informationen werden eher ver-
  gessen.
- Es gibt keinen Beweis dafür, dass es irgendeine positive Wirkung hat, wenn
  Sie die Person wiederholt abfragen oder drängen, sich zu erinnern.

Alice, meine Schwiegermutter, hatte ihr Leben lang gerne genäht und trug
immer nur selbstgeschneiderte Sachen. Ja sogar das Flicken hatte ihr Spaß
gemacht! In den frühen Stadien der Demenz nähte sie noch, doch dann
konnte sie die Nadel nicht mehr richtig einfädeln, weil ihre Augen am Star
erkrankten. Schließlich wurden die Sehprobleme so groß, dass sie das Nähen
ganz aufgeben musste.

Etwa vier Jahre nach dem ersten Auftreten der Demenzsymptome hatte
Alice eine Staroperation. Obwohl sie sich wenige Stunden danach nicht mehr
an den Eingriff erinnern konnte, schien sich ihre Sehkraft doch allmählich zu
bessern.

Etwa ein Jahr nach der Augenoperation nahm Alice an einem Grillfest im
Kreis der Familie teil. Einer ihrer Enkel trug abgeschnittene Hosen, was ihr
überhaupt nicht gefiel – und ganz ihrer bekannten Einstellung zu solchen
Dingen entsprach. Sie bat um das «Zeug zum Nähen» (eine Nadel), weil sie
die ausgefranste kurze Hose flicken wollte. Man reichte ihr eine Nadel und die
Hose (die dem Enkel abzuringen der schwierigste Teil an der Sache war!). Alice, die über fünf Jahre lang nicht genäht hatte, säumte dann die Hosenbeine
einwandfrei ein!

Das ist ein Beispiel für das so genannte *Routinegedächtnis*, also sich an die
Art, wie etwas getan wird, automatisch zu erinnern. Alice erinnerte sich, wie
man eine Nadel einfädelt und einen Saum näht. Man kann es auch *Angewohnheit* nennen, wenn sich jemand daran erinnert, wie er eine Sache schon immer
erledigt hat. Vom Routinegedächtnis gelenkte Aktivitäten sind einfach, repeti-

tiv, vertraut und mit Bewegung verbunden (etwa mit motorischer Aktivität). Deshalb wird das Routinegedächtnis auch manchmal *motorisches Gedächtnis* genannt. Hier einige weitere Beispiele für ein funktionierendes Routinegedächtnis: sich erinnern, wie ein Besen gehandhabt wird, wie die Zähne geputzt und die Haare gekämmt werden, wie man Geschirr spült, Gemüse putzt oder Schuhe poliert.

Aus Untersuchungen ist bekannt, dass sich Menschen mit Demenz zwar an diese altvertrauten Aktivitäten erinnern, oft aber nicht fähig sind, sie ganz selbstständig zu verrichten. Wie können sie angeregt werden, mit solchen Routinetätigkeiten zu beginnen? Hier drei wichtige Tipps:

● Setzen Sie Auslöser und Hinweise ein, die mit der Aktivität in Beziehung stehen. Stellen Sie die richtigen Gegenstände zur Verfügung. Beim Nähen waren Nadel und Faden die Auslöser, sowie die ausgefranste kurze Hose. Beim Kehren sind es wohl Besen und Kehrschaufel. Eine Gabel oder ein Löffel, in die rechte Hand der Person gelegt, kann bewirken, dass sie nun anfängt zu Essen. Regen Sie an, die Katze zu füttern, indem Sie Dosenöffner und die Katzenfutterdose reichen. Überhaupt sollen Umgebung und Umfeld (also die umgebungsbezogenen Auslöser) vertraut sein. Hat die betreffende Person beispielsweise Gemüse immer am Küchentisch sitzend geputzt, soll es dabei bleiben.

● Die Aktivität soll so durchgeführt werden, wie sie schon immer durchgeführt wurde. Versuchen Sie nicht, die Methode zu verändern, das verwirrt nur. Ein Beispiel: Hat die Person den Flur von jeher mit dem Besen gereinigt, schlagen Sie ihr nicht den Einsatz eines Staubsaugers oder einer Teppich-kehrmaschine vor. Hat Ihr Schützling die Nachrichten immer am Radio gehört, schlagen Sie keine Nachrichtensendung im Fernsehen vor. Hat er das Abendessen immer auf einem Tablett im Wohnzimmer eingenommen, behalten Sie diese Praxis bei, weil er dann länger selbstständig essen kann.

● Ermutigen Sie die Person, aktiv zu werden, ohne viel Worte zu verlieren. Setzen Sie vielmehr Gesten ein, nonverbale Kommunikation und die entsprechenden Objekte. Das Routinegedächtnis bedient sich eines anderen, weniger beschädigten Teils des Gehirns, das sich mehr an Handlungen als an Worten orientiert. Weil demenziell veränderte Menschen Worte nur noch schwer verstehen, kann der sparsame Gebrauch von Worten das Routinegedächtnis stimulieren. Auf diese Weise wird die betroffene Person nicht abgelenkt, weil sie sich bemühen muss, die Worte zu verstehen, und kann sich ausschließlich dem Tun widmen. Möchten Sie Ihren Schützling beispielsweise anregen, die Pflanzen im Haus zu gießen, reichen Sie ihm die gefüllte Gießkanne und deuten Sie auf eine Pflanze. Wenn Sie zusammen Fotos anschauen möchten, klappen Sie das Album auf und klopfen Sie mit der Hand auf den Sofaplatz neben Ihnen. Soll die Person einen Pullover anziehen, reichen Sie ihr einfach stumm den Pullover hin.

Diese drei Methoden bedienen sich einer verbliebenen Kompetenz, sie helfen dem demenzkranken Menschen, aktiv zu bleiben, stützen sein Selbstwertgefühl und mildern Verhaltensstörungen.

Erkennen ist besser als sich erinnern

Obwohl Melanie ihre Mutter oft im Pflegeheim besuchte, war sie sich nie sicher, ob sie tatsächlich erkannt wurde. Eines Tages ging Melanie direkt nach einem Frisörtermin die Mutter besuchen. Sie war erstaunt, dass ihre Mutter den Arm ausstreckte, ihr Haar berührte, lächelte und sagte: «Hübsch». Sie konnte zwar Melanies Namen nicht mehr nennen, kannte ihre Tochter aber so gut, dass sie selbst kleine Veränderungen, wie ihr kürzeres Haar, bemerkte.

Aufgrund meiner Erfahrungen mit mehreren hundert Demenzkranken bin ich vollkommen davon überzeugt, dass sie Menschen, die ihnen ein Leben lang nahegestanden sind, erkennen. Die Fähigkeit, sie mit Namen anzusprechen (sich zu erinnern) mag verloren gegangen sein, sie wissen jedoch (erkennen), um wen es sich handelt. So verhält es sich auch mit Pflegekräften und bekannten Gegenständen und Ereignissen. Die dementiell veränderte Person empfindet sie als vertraut, hat allerdings Schwierigkeiten, sich an die richtigen Bezeichnungen zu erinnern.

Zum besseren Verständnis dieser Fertigkeit bitte ich Sie, sich an eine Situation zu erinnern, als Sie auf informelle Weise jemandem vorgestellt wurden, etwa bei einer Party. Weil Sie vermuten, dass Sie dieser Person nie wieder begegnen werden, bemühen Sie sich nicht allzu sehr, ihren Namen zu behalten. Einige Wochen danach treffen Sie sie im Supermarkt. Die Person grüßt Sie, worauf Sie mit einem Lächeln und ein paar freundlichen Worten reagieren. Sie wissen nicht mehr, warum Ihnen die Person bekannt vorkommt. Ich selbst fange dann sofort an, die in meinem Gehirn gespeicherte Kartei durchzublättern, weil ich die Person einordnen möchte. Sicher, wir haben keinen direkten Einblick in das Gehirn von Menschen mit Demenz, können aber davon ausgehen, dass sie jeden Tag Dutzende solcher Erfahrungen machen.

Pflegende sollen diese Fähigkeit nutzen und damit die Schwierigkeiten, sich zu erinnern, wettmachen. Achten Sie auf nonverbale Signale – vielleicht zeigt ein Lächeln oder eine Geste, dass Sie erkannt werden. Wichtig ist vor allem, dass Pflegende bei jedem Gespräch oder jeder Interaktion die Grundinformationen liefern (z. B. den eigenen Namen, das Datum, den Ort nennen). Diese Daten dienen der Rückversicherung – schließlich müssen wir alle wissen, wo wir sind und mit wem wir sprechen – sie werden nicht geliefert, um sie später wieder abrufen zu können. Ein Gespräch kann etwa so anfangen: «Hallo, Mama. Ich bin es, Carola, deine Tochter. Hier bringe ich dir das Frühstück. Heute ist ein wunderschöner Donnerstag im Juni.» Sie nehmen mit dieser Formulierung sofort den Druck aus der Situation, weil sie die Informationen liefert, an die sich die Mutter wahrscheinlich angestrengt zu erinnern versucht. Jetzt erkennt sie ihre Tochter, begrüßt sie, fühlt sich sicher und kann sich entspannt dem Frühstück widmen.

Besuche oder Gespräche sollten niemals in Prüfungen ausarten, etwa durch Fragen wie: «Erkennst du mich?», oder «Wie heiße ich?», oder «Welchen Tag haben wir heute?» Solche Fragen bringen die demenzkranke Person in Verlegenheit, sind ihr peinlich, frustrieren sie und setzen dem Besuch oder der geplanten Aktivitäten ein negatives Vorzeichen. Wenn nun die Person im Supermarkt, deren Name Ihnen entfallen ist, das Gespräch, mit dem Sie ihre Gedächtnislücke überspielen, plötzlich mit der Bemerkung unterbräche: «Ach, und wie heiße ich?» Wie ginge es Ihnen dabei?

Pflegende können diesen Ansatz auch mit anderen Familienmitgliedern, mit Leuten aus dem Freundeskreis und Besuchenden praktizieren. Wenn sie Bekannte treffen, oder wenn jemand an der Tür begrüßt wird, können sie die Führung übernehmen und ihrem Schützling den Druck wegnehmen, indem sie orientierende Informationen geben. Das klingt dann vielleicht so: «Oh, schau mal Hans, da kommt Susanne. Sie hat früher nebenan gewohnt. Ihr Garten war immer so besonders schön.»

Unveränderliche Informationen werden leichter erinnert
Die Erinnerung an unveränderliche Informationen ist eine andere Form des Gedächtnisses, die manchmal *fixiertes* oder *kristallisiertes* Gedächtnis genannt wird.

Menschen mit Demenz haben zunehmend Schwierigkeiten, sich an bestimmte Ereignisse zu erinnern, insbesondere an jüngste. Leichter fällt es ihnen, sich an unveränderliche Daten zu erinnern. Sie können sich beispielsweise das Datum von Weihnachten merken, oder dass verschiedene Frühstücksangebote gibt, jedoch nicht, mit wem sie Weihnachten gefeiert oder was sie zum Frühstück gegessen haben. Pflegende können sich diese Fähigkeit zunutze machen, indem sie Erinnerungshilfen anbieten, etwa der Jahreszeit entsprechende Dekorationen oder Fotos. Solche Hinweise oder Auslöser verhelfen der Person zu Erfolgserlebnissen, sie bleibt eingebunden, fühlt sich sicher und dadurch beruhigt. Es gibt keinen Beweis dafür, dass Ausfragerei oder Gespräche mit Gedächtnisprüfungscharakter irgendeine positive Wirkung zeitigen. Sicher ist dagegen, dass diese Herangehensweise Kummer verursacht, Verwirrung stiftet und Peinlichkeit auslöst.

Humor

Wie bereits festgestellt, können Menschen mit Demenz nach wie vor über Dinge lachen, die ihnen von jeher Spaß gemacht haben. Neue Witze können sie vielleicht nicht verstehen, an älteren Witzen und lustigen Geschichten von früher haben sie aber immer noch ihre Freude. Die altgewohnten Neckereien werden sich auch weiterhin Bahn brechen. Die meisten freuen sich auch über an Mimik und Gesten und reagieren darauf.

Sinn für Humor ist eine großartige Sache mit vielen Vorteilen. Herzliches Lachen hat therapeutische Wirkung. Wir alle haben erfahren, dass Lachen Wohlbefinden auslöst, weil es Stress, Anspannung und Angst abbaut. Dass herzliches Lachen sogar deutlich positive körperliche Auswirkungen hat, ist inzwischen wissenschaftlich belegt. Es bringt den Kreislauf in Schwung, vertieft die Atmung und erhöht die Ausschüttung positiv wirkender chemischer Verbindungen im Gehirn. Davon profitieren auch Sie als Pflegeperson! Vielleicht können Sie miteinander über alte Familiengeschichten lachen, über bekannte Komiker (z. B. Filme von Laurel und Hardy ansehen), oder sich über eine aktuelle witzige Situation amüsieren, an der sie beide beteiligt sind. Zusammen lachen ist eine wichtige Aktivität.

Das führt zu einem weiteren wesentlichen Punkt, der Humor und Pflegeperson betrifft. Wenn Sie einen Menschen mit beeinträchtigtem Gedächtnis betreuen, ergeben sich viele komische Situationen. Es spricht überhaupt nichts dagegen, zu lachen und diese Momente zu genießen oder anderen davon zu erzählen, solange Sie mit und nicht über Ihren Schützling lachen. Solche und andere Gelegenheiten, dem Pflegealltag humorvoll zu begegnen, sind auch um Ihrer eigenen Gesundheit willen wichtig.

Viele Menschen mit Demenz sind äußerst geschickt, wenn es darum geht, durch Humor ihre Würde zu schützen. Auch Pflegende können diese Fertigkeit entwickeln und sie bei Fehlleistungen entsprechend einsetzen, um keine Peinlichkeit aufkommen zu lassen.

Mit Humor können Sie sich manche Pflegesituation erleichtern und so manchen Kummer ersparen. Nehmen wir an, die Person wird unruhig, wenn die Schlafenszeit naht, und will nicht zu Bett gehen. Sie können mit lustigen Gesten und Mimik zeigen, dass Sie müde sind und darum bitten, fest zugedeckt zu werden. Gehen Sie auf individuelle Scherze und Neckereien ein, und fördern Sie insgesamt einen leichtherzigen, spielerischen Ton bei Pflegehandlungen und beim alltäglichen Zusammensein. Sie werden sich beide besser fühlen!

Emotionales Bewusstsein und emotionales Gedächtnis

Unter emotionalem Bewusstsein versteht man die Fähigkeit, die ganze Bandbreite menschlicher Gefühle zu empfinden: Liebe, Freude, Wut, Angst, Sorge usw. Auch Menschen mit Demenz haben alle diese normalen Empfindungen. Meiner Erfahrung nach, die von vielen anderen geteilt wird, reagieren sie ganz besonders sensibel auf emotionale Zustände und können die Stimmung einer anderen Person oft äußerst genau erfassen. Mit fortschreitender Demenz fällt es ihnen allerdings zunehmend schwerer, ihre Gefühle auszudrücken und uns wissen zu lassen, was sie empfinden.

Personen mit Alzheimer sind wie menschliche Barometer, empfindsam wie Säuglinge, die auf eine Veränderung in der Familie mit Weinen reagieren. Ich weine nicht, weil ich traurig bin. Ich weine, weil ich nicht mehr klug und kreativ bin. Ich weiß nicht, was ich will oder wie ich mich fühle, aber ich spüre, wie du dich fühlst. Ich weiß, wann du einfach nur sehr beschäftigt und wann du besorgt bist. (Simpson & Simpson, 1999, p. 116)

Der demenzkranke Mensch soll wissen, dass Sie seine Gefühle wahrnehmen. Beobachten Sie die nonverbalen Äußerungen (z. B. den Gesichtsausdruck) und den Tonfall der Worte, um zu erkennen, was Ihr Schützling empfindet. Sagen Sie beispielsweise: «Katharina, wie schön, dich so glücklich zu sehen. Gefällt dir diese Musik?» oder «Hans, du schaust recht bekümmert drein. Machst du dir Sorgen?» [Warten Sie auf eine Reaktion.] «Machst du dir Sorgen, weil …?» Selbst wenn es Ihnen nicht gelingt, die Ursache für den Kummer zu ergründen, trägt es nicht selten zur Entspannung bei, wenn Sie zeigen, dass Sie auf die Gefühle der Person eingehen. Mehr Informationen dazu in den Kapiteln 2 und 4.

Bieten Sie Aktivitäten an, die mit Gefühlsäußerungen verbunden sind. Viele Tätigkeiten sind nonverbale Wege, Gefühle zu äußern. Hier einige Beispiele; die späteren Kapitel enthalten noch sehr viel mehr Vorschläge.

- Pflanzen oder Haustiere versorgen (Fürsorge und Zuneigung ausdrücken, Zufriedenheit spüren und die Reaktion eines Lebewesens auslösen).
- Die Lieblingsmusik hören (löst glückliche oder traurige Empfindungen aus, die mit der Musik verbunden sind).
- Repetitive körperliche Aktivität, wie Gehen, den Garten umgraben oder Papier zerschneiden, damit es wiederverwertet werden kann (bietet Frustrationsgefühlen ein Ventil).
- Drücken Sie liebevolle Verbundenheit und Fürsorglichkeit in erwachsenengemäßer Form aus, etwa indem Sie die Person umarmen, ihr die Hand halten, die Haare kämmen oder Handcreme auftragen (vermittelt Sicherheit; siehe Kapitel 4 für weitere Ideen zum Einsatz von Berührung).
- Einfache Tätigkeiten im Haushalt, etwa Geschirr abtrocknen oder abstauben (gibt das Gefühl, nützlich zu sein und stärkt das Selbstwertgefühl).

Alle Beteiligten profitieren, wenn Sie sich um eine ruhige Pflegeumgebung und eine positive Lebenseinstellung bemühen. Wenn Umgebung und Pflegeperson ruhig, zufrieden und positiv sind, wird sich auch der Mensch mit Demenz eher ruhig, zufrieden und positiv fühlen. Das gilt auch umgekehrt: Ist die Pflegeperson unruhig, besorgt oder ärgerlich, die Pflegeumgebung chaotisch oder bedrückend, wird die Person höchstwahrscheinlich auch bedrückt und unruhig werden. Kapitel 1 bietet Pflegenden hilfreiche Anregungen zum Umgang mit Stress und zeigt, wie sie Gefühle ausdrücken und emotionales Gleichgewicht erreichen können. Gestalten Sie die Umgebung zuträglich, stellen Sie positive Beziehungen und beachten Sie bitte die Tipps in den Kapiteln 2, 5, 6, 7 und 8.

Hohe emotionale Sensibilität und ausgeprägte Intuition kommen aber auch der Spiritualität zugute. Spirituelle Aktivitäten können heilsam und von ganz besonderem Interesse sein. Bitte informieren Sie sich in Kapitel 8 eingehender über diesen Aspekt.

Das emotionale Gedächtnis speichert das mit einem Erlebnis verbundene Gefühl. Forschungsarbeiten und praktische Erfahrung zeigen, dass Menschen mit Demenz ihr emotionales Gedächtnis behalten. Sie erinnern sich beispielsweise daran, dass sie eine schöne Zeit miteinander verbracht haben, auch wenn ihnen der Anlass entfallen ist (z. B. ein Picknick). Die Person erinnert sich vielleicht nicht mehr daran, ein Bad genommen zu haben, wird sich aber womöglich daran erinnern, wenn es eine unangenehme Sache war.

Sorgen Sie für positive emotionale Erinnerungen, denn sie steigern die Lebensqualität und das Wohlbefinden erheblich und ermuntern die Person sich am Geschehen zu beteiligen. Sie mag sich später vielleicht nicht mehr an Einzelheiten entsinnen, wenn sie zusammen ein Fotoalbum betrachtet oder Plätzchen gebacken haben, das schöne Gefühl der Gemeinsamkeit und das Gefühl, nützlich gewesen zu sein, prägt sich jedoch ins emotionale Gedächtnis ein. Positive emotionale Erinnerungen dieser Art führen dazu, dass sie Ihnen eher erfreut zustimmt, wenn Sie wieder einmal eine Aktivität vorschlagen.

Sensorische Stimulierungen können zu einer positiven emotionalen Erinnerung beitragen. Ein Beispiel: Oft ist das Waschen und Baden mit Schwierigkeiten verbunden. Wenn aber dabei die Lieblingsmusik gespielt wird, ein weicher Bademantel, farbige Handtücher, duftender Puder und wohlriechende Creme zum Einsatz kommen, kann sich die Pflegemaßnahme mit positiven emotionalen Erinnerungen verbinden (für Einzelheiten siehe Kapitel 6, 7 und 8).

Alice befand sich im fortgeschrittenen Stadium der Demenz und lebte in einem Pflegeheim. Am Sonntag nahmen wir sie immer mit zur Kirche, anschließend nach Hause zum Mittagessen im Kreis der Familie. Alice wirkte bei diesen Unternehmungen immer recht glücklich; sie sang die Kirchenlieder mit, genoss es, nach der Kirche von Freundinnen und Freunden begrüßt zu werden, und half dann beim Kochen, etwa indem sie den Salat mischte.

An einem Sonntag allerdings schien sie nicht so guter Stimmung zu sein. Den ganzen Gottesdienst über hielt sie den Kopf gesenkt, versuchte nicht einmal, in die Lieder einzustimmen, und blickte auch nicht auf, als Bekannte sie freundlich ansprachen. Weil Ostersonntag war, hatten wir ein besonders aufwändiges Essen geplant, viel zu belastend für Alice, dachten wir. Auf der Fahrt zurück ins Pflegeheim hielt sie den Kopf gesenkt und die Lider geschlossen. Als wir uns dem Tor näherten, richtete sie sich zu meiner allergrößten Überraschung plötzlich kerzengerade auf und sagte mit klarer Stimme: «Warum bin ich denn schon wieder hier?»

Alice hätte mit Sicherheit niemandem erzählen können, dass ihr Sohn mit Frau und Kindern jeden Sonntag kamen, um sie zur Kirche abzuholen und anschließend zum Mittagessen einzuladen – selbst unsre Namen waren ihr entfallen. Sie hatte aber offensichtlich eine Erinnerung in ihrem Herzen, die mit Sonntag verbunden und so stark war, dass sie es merkte, wenn dem Tag etwas fehlte.

Diese und ähnliche Episoden vermitteln Pflegenden folgende fundamental wichtige Botschaft: Menschen mit Demenz können sich vielleicht nicht mehr an das Ereignis selbst erinnern, an die damit verbundenen positiven Empfindungen allerdings sehr wohl. Sie tragen die Erinnerung in ihrem Herzen. Letztendlich ist dieses Gedächtnis das wichtigste. Es beweist den Pflegepersonen, dass sie im Leben ihres Schützlings, ungeachtet des Gedächtnisverlusts, eine entscheidende, tatsächlich sehr entscheidende Rolle spielen.

Geselligkeit und soziale Fertigkeiten

Als Frau Nieberle ihre Mutter bei der Tagesstätte anmelden wollte, wurde ihr angeboten, einen Vormittag dort zu verbringen, die anderen Teilnehmerinnen und Teilnehmer und die Abläufe kennen zu lernen, sowie sich an den Aktivitäten zu beteiligen. Sie machte also beim Singen, Kochen, Zeitungslesen mit. Dabei fiel ihr eine Frau auf, der es offensichtlich besonders gut gelang, alle zum Mitmachen zu bewegen. Frau Nieberle nahm sich vor, diese energische Freiwillige in der Kaffeepause anzusprechen und eröffnete das Gespräch mit einem Kompliment über deren Fähigkeit, Begeisterung zu vermitteln und die Leute zu aktivieren. Als sie dann sagte: «Entschuldigen Sie, wie war doch gleich Ihr Name?», blickte die «Freiwillige» bestürzt drein und erwiderte: «Den hab' ich vergessen.» Die Frau mit den außergewöhnlichen sozialen Fertigkeiten war eine Teilnehmerin, die sich an ihren eigenen Namen nicht mehr erinnern konnte.

Wie diese Geschichte zeigt, bleiben soziale Fertigkeiten, die ein Mensch sein Leben lang praktiziert hat, oft lange erhalten. Es handelt sich um wertvolle Kompetenzen, die nutzbringend eingesetzt werden können. Sie machen das Leben angenehmer, verhindern Ausgrenzung und schützen die Würde der Person. Pflegende, die solche Stärken fördern und unterstützen, sind oft verblüfft über das Ausmaß der vorhandenen Ressourcen und einsetzbaren Fertigkeiten.

Das Händeschütteln ist ein ausgezeichnetes Beispiel für eine vertraute soziale Fertigkeit. Unter den sehr, sehr vielen dementen Menschen, mit denen ich zu tun gehabt habe, ist mir noch keiner begegnet, der nicht auf eine zum Gruß gereichte Hand reagiert hätte. Ein einfacher Händedruck kann viel Positives vermitteln. Die Berührung drückt Wärme und Zuneigung aus, wird meist mit einem Lächeln quittiert und löst Blickkontakt aus. Auf die Frage: «Wie geht's?», werden Sie hören: «Danke, gut.» Am wichtigsten ist dabei, dass Sie Ihr Gegenüber mit Namen ansprechen, ihm die Hand reichen und damit signalisieren: Du bist ein erwachsener Mensch, dem ich Beachtung schenke. Und das alles innerhalb einer Aktivität von zehn Sekunden! Ein weiteres Beispiel sind bestimmte Floskeln, die in Alltagsgesprächen häufig vorkommen, etwa: «Wie geht es Ihnen?», «Schönes Wetter heute, nicht wahr?» und «Das ist aber ein hübsches Kleid». Solche Sätze stehen Menschen mit Demenz meistens noch zur Verfügung und ermöglichen ihnen, an Gesprächen oder informellen Treffen teilzunehmen. Wenn Tagesablauf und Umfeld so organisiert sind, dass sie Begegnungen mit anderen Menschen erlauben, eröffnen sich zahllose Chancen für der Sozialkontakte, angefangen von einem freundlichen Gruß im Vorbeigehen bis zu einer Einladung zum Mittagessen.

Dementiell veränderte Menschen ergreifen bei geselligen Ereignissen zwar kaum die Initiative, trotzdem sind solche Treffen sehr wichtig. Versuchen Sie, die gewohnten Sozialkontakte in irgendeiner Form beizubehalten. Das kann die Kaffeestunde mit einem Nachbarn sein, eine Mahlzeit im Kreis der Familie oder eine kleine Party. Unterstützen Sie Selbstwertgefühl und Wohlbefinden Ihres Schützlings, indem Sie ihm etwas zu tun geben und ihn informieren, etwa über Namen und Datum. Sagen Sie den anderen vorher, dass die Person Probleme mit dem Gedächtnis hat und bitten Sie Leute, die zu Besuch kommen, möglichst keine Fragen zu stellen, sondern aus dem eigenen Leben zu erzählen.

Dabei darf nicht vergessen werden, dass gesellschaftliche Ereignisse viel Kraft kosten, weshalb sie mit Erholungsphasen und ruhigen Zeiten abwechseln sollen. Große Menschenansammlungen, lautstarke Feste oder andere Ereignisse, die mit viel Lärm und Durcheinander verbunden sind, sollten gemieden werden. Menschen mit Demenz können sich dabei allzu sehr aufregen; sie sind mit Situationen, die sie über ihr Maß hinaus stimulieren, leicht überfordert. Mehr dazu im Kapitel 6.

Sensorisches Bewusstsein und sensorische Freuden

Herr D. sprach nur gelegentlich ein paar Worte, «ja» oder «danke», manchmal stammelte er «ich, ich, ich, ich». Die meiste Zeit starrte er in die Luft oder saß mit gesenktem Kopf und geschlossenen Augen da. Er aß nicht mehr selbstständig. Eines Tages, Halloween stand vor der Tür, legte ich einen großen Kürbis vor ihn auf den Tisch. Sein Kopf blieb gesenkt, seine Augen blieben geschlossen. Als ich seine Hände vorsichtig an die kühle, raue Oberfläche des Kürbis' legte, hob er ihn mit beiden Händen hoch und sagte: «Oh, das ist aber ein gewaltiges Exemplar. Wo haben Sie den nur her?» Ein paar Minuten danach führte ich seine Hände sanft an die Tasse: Er tat sich Milch und Zucker in den Tee, rührte um und trank dann in großen Schlucken. Als seine Aufmerksamkeit auf das Gefühl der Kürbisschale gelenkt wurde, konnte er einen Satz sprechen. Als er durch die vertrauten Bewegungen stimuliert wurde, konnte er seine Tasse halten und selbstständig trinken.

Dieses Beispiel zeigt eindrucksvoll, was passieren kann, wenn die Sinne eines Menschen stimuliert werden. Glücklicherweise werden die Bereiche der wichtigsten sensorischen Grundfunktionen des Gehirns von demenzbedingten Zerstörungen weniger heimgesucht als andere. Pflegende können sich diese Stärke zunutze machen und der betroffenen Person helfen, auf ihre Umwelt zu reagieren. Es folgt nun eine kurze Aufzählung sensorischer Stimulierungen, die später im Kapitel 6 genauer ausgeführt werden.

Sensorisches Bewusstsein ist die Fähigkeit, sich an Bildern, Geräuschen, Gerüchen, Berührungen, Bewegungen und Geschmacksempfindungen des Alltagslebens zu erfreuen. Das ist für alle Menschen wichtig, denn durch unsere Sinne verstehen wir die Welt um uns herum und reagieren auf sie. Der köstliche Bratenduft erinnert uns daran, dass es Zeit zum Abendessen ist, das grüne Gras und die singenden Vögel erinnern uns, dass Frühling ist. Wir alle brauchen sensorische Stimulierung bis zum Ende unseres Lebens.

Damit unser Gehirn funktioniert, muss es sensorisch stimuliert werden. Sensorische Stimulierung macht uns auf die Umgebung aufmerksam und löst Reaktionen aus (z. B. sprechen oder essen). Mit fortschreitender Demenz fällt es den Kranken allerdings immer schwerer, sensorische Informationen zu verarbeiten und auf sensorische Botschaften zu reagieren. Dazu kommt, dass sie Gefahr laufen, nicht ausreichend sensorisch stimuliert zu werden. Die Gründe:

- Menschen mit Demenz können sich nur noch schwer konzentrieren und dadurch sensorische Alltagsreize nicht mehr genau interpretieren.
- Ihre Sinne sind altersbedingt eingeschränkt (z. B. Sehkraft und Hörvermögen).
- Sie ergreifen seltener selbst die Initiative, was dazu führt, dass sich andere weniger bemühen, ihnen die notwendige Stimulierung zu vermitteln.

Wissenschaftliche Untersuchungen haben nachgewiesen, dass sich angemessene sensorische Stimulierung sehr positiv auswirkt; die Personen sind wacher und reagieren eher. Wie bei Herrn D. geschehen, kann sensorische Stimulierung sogar bewirken, dass vertraute Aktivitäten wieder aufgenommen werden. Das Gehirn ist nach wie vor fähig, sensorische Botschaften zu empfangen, womit es manche demenzbedingten Ausfälle wettmachen kann. Wenn Sie die Person über ihre Sinne stimulieren möchten, achten Sie bitte auf folgende Schritte:

1. Verwenden Sie vertraute Objekte und Materialien (z. B. Teetasse).
2. Konzentrieren Sie sich jeweils auf einen Sinn (z. B. die Wärme der Teetasse).
3. Lenken Sie die Aufmerksamkeit der Person auf das Objekt (z. B. indem Sie ihre Hand sanft an die Tasse legen).
4. Ermuntern Sie die Person, zu reagieren (z. B. den Tee zu trinken).

Im Alltag ergeben sich zahllose Gelegenheiten zur sensorischen Stimulierung. Die Schritte 2, 3 und 4 können angenehme Empfindungen auslösen, die der

Person helfen, besser zu reagieren und am Leben teilzunehmen. Informieren Sie sich bitte in Kapitel 6 über Einzelheiten.

Motorische Fertigkeiten

Gewöhnlich bleiben die motorischen Bereiche des Gehirns und die motorischen Grundfunktionen, etwa das Gehen, bis in die weit fortgeschrittenen Stadien der Demenz hinein erhalten. (In wenigen Fällen, bei bestimmten Demenzformen, können die motorischen Fertigkeiten auch schon in früheren Stadien beeinträchtigt sein.) In späteren Stadien, wenn sich die Kranken kaum noch selbstständig bewegen können, müssen sie unterstützt werden, damit sie so lange wie möglich beweglich bleiben. Bewegung beugt Komplikationen vor, etwa dem Wundliegen, Atemproblemen und schmerzhaften Muskelkontrakturen.

Der Körper des Menschen ist tatsächlich nicht auf längeres Stillhalten angelegt. Wenn wir stundenlang ruhig dasitzen müssen, etwa bei einer Versammlung, rührt sich ein deutlicher Bewegungsdrang. Viele Leute ermüdet langes Sitzen mehr, als körperliche Arbeit. Die Forschung hat gezeigt, dass Bewegung und Sport die körperliche Gesundheit fördert und die geistige Leistungsfähigkeit verbessert. Das gilt sogar noch für gebrechliche über 90-Jährige und Menschen mit Demenz (Bowlby Sifton, 2000f; Cress et al., 1999). Es ist nie zu spät, mit einem Übungsprogramm zu beginnen. Selbst fünf Minuten leichte Bewegung täglich sind enorm wirkungsvoll. (Bevor mit einem anstrengenderen Trainingsprogramm begonnen wird, sollte ärztlicher Rat eingeholt werden.)

Wie bereits festgestellt, bleibt die Bewegungsfähigkeit bis in die späten Stadien der Demenz erhalten. Weil es jedoch unter Umständen ein Symptom von Demenz ist, Dinge nicht anpacken zu können und die Initiative zu verlieren, brauchen die meisten Kranken Hilfe, damit sie in Bewegung kommen. Es ist, als wäre der Anlasser kaputt. Pflegende können diese Rolle übernehmen und Bewegungsaktivitäten initiieren. Anregungen dazu finden sich in den Kapiteln 6, 7 und 8. Sie können beispielsweise einen Spaziergang vorschlagen indem Sie sagen: «So ein herrlicher Tag! Komm' mit, wir gehen raus in den Park.»

Vertraute Aktivitäten, die mit Bewegung verbunden sind, wirken meist recht motivierend. Hausarbeit ist also bestens geeignet: den Fußboden kehren, Blätter zusammenrechen, Wäsche falten, Kleider aufhängen, den Garten umgraben. Versuchen Sie, sportliche Aktivitäten, etwa regelmäßiges Schwimmen, zumindest teilweise fortzuführen. Eine Zeit lang ist auch der automatische Reflex, etwas aufzufangen, noch vorhanden. Setzen Sie ihn ein, indem Sie etwas Weiches zuwerfen, etwa ein Bohnensäckchen oder einen Vollgummiball, und begründen Sie die Aktivität erwachsenengemäß als Beweglichkeitstraining für die Hände. Mit fortschreitender Demenz wird die Person immer mehr Hilfe brauchen. Die Bewegungsabläufe müssen dann direkt angebahnt und manuell gelenkt werden. In diesem Stadium ist Bewegung allerdings wichtiger denn je. Pflegenden wird empfohlen, sich den Rat einer qualifizierten Fachkraft einzuholen, sich über geeignete Hilfsmittel zu informieren und von physiotherapeutischen Fachleuten die besten Techniken zur Förderung der Beweglichkeit vermitteln zu lassen.

Musik ist einer der besten Bewegungsauslöser. Musik kann zum Tanzen, Händeklatschen, Mit-den-Füßen-wippen und zu Wiegebewegungen verführen. Im nächsten Abschnitt wird auf den Einsatz von Musik näher eingegangen.

Musikverständnis

Oft sind die auf Musik ansprechenden Gehirnareale – meist liegen sie in der rechten Gehirnhälfte – noch erhalten. Die fortbestehende Fähigkeit, auf Musik zu reagieren und sich an Musik zu erfreuen, eröffnet zahlreiche Möglichkeiten. Musik ist ein erstaunliches Medium: Sie spricht uns an, sie belebt, bereichert und überbrückt die vielen demenzbedingten Kommunikationsdefizite. Sie erfreut nicht nur durch ihren Klang, Lieblingsmelodien und altbekannte Stücke bringen die Person auch in Kontakt mit den damit verbundenen, reichen emotionalen Erinnerungen.

Musik ist eine ganz eigene Sprache, ein anderer Weg der Kommunikation. Der Stimmung angepasste Musik kann der demenzkranken Person helfen, ihre Gefühle auszudrücken. Wenn wir unsere Lieblingsmelodie hören, werden wir in eine positive Gefühlswelt versetzt und spüren, was mit den Liedern verknüpft ist. Vertraute, ruhige Musik kann eine Entspannungs- und Einschlafhilfe sein.

Oft wird Musik als universelle Sprache bezeichnet. Das ist sie aber nur bedingt. Der Musikgeschmack der Menschen ist durchaus verschieden und liegt zwischen Volksmusik, Pop, Klassik usw. Musik entfaltet ihre Wirkung am besten, wenn Sie eine Richtung wählen, die Ihrem Schützling schon immer gut gefallen hat. Generell wird Musik aus jungen Jahren – aus der Zeit zwischen 15 und 25 – am deutlichsten erinnert und am liebsten gehört. Wichtig ist, dass auch andere Pflegekräfte über die musikalischen Vorlieben Bescheid wissen. Dafür ist der persönliche Auskunftsbogen im Anhang gut geeignet.

Weil es Menschen mit Demenz so schwer fällt, von sich aus aktiv zu werden, genügt es nicht, das Radio nur anzuschalten oder eine CD einzulegen. Wir müssen ihnen helfen, sich mit der Musik zu verbinden, etwa indem wir mitsummen oder mitsingen, rhythmisch klatschen oder mit den Füßen wippen. Oft genügt es, sich daneben zu setzen, die Hand der Person zu ergreifen und sie sanft hin und her zu bewegen. Auch Tanzen ist eine hervorragende Möglichkeit, Musik zu genießen und auf Musik zu reagieren.

Langzeitgedächtnis

Herr Kremser war seit zwei Monaten auf einer speziellen Pflegestation für Demenzkranke untergebracht. Das Personal kümmerte sich gewissenhaft um ihn, die Umgebung war freundlich, doch Herr Kremser war und blieb sehr niedergeschlagen. Die meiste Zeit saß er zusammengesunken in einem

Sessel. Gelegentlich schleppte er sich in den Aufenthaltsraum, schaute bekümmert aus dem Fenster oder nahm ein Buch in die Hand, um dann wieder seinen Sessel aufzusuchen. Niemand hatte ihn je lächeln gesehen. Auf Fragen oder Versuche, ins Gespräch zu kommen, reagierte er, wenn überhaupt, nur mit «ja» oder «nein». Alle Bemühungen, Herrn Kremser aufzuheitern, waren vergeblich. Er machte sich verzweifelte Sorgen um seine kränkliche Frau, mit der er seit 52 Jahren verheiratet war, und trauerte dem gemeinsamen Heim nach.

Auch ich hatte alles Erdenkliche versucht, Herrn Kremser zu erfreuen und ihn ins Stationsleben einzubeziehen. Er erschien zwar zu den Gruppenstunden, in denen wir uns gemeinsam an frühere Zeiten erinnerten, aber alle Versuche, ihn zu beteiligen, schlugen fehl. Doch eines Tages landete ich einen Treffer. Ich hatte ein paar Kopien von alten Autoanzeigen dabei. Als ich sie Herrn Kremser zeigte, reagierte er erst wie gewohnt mit einem traurigen Nicken. Nachdem aber einige andere Teilnehmende ihre Erinnerungen an diese Autos geäußert hatten, verblüffte er uns mit der Bemerkung, dass ein bestimmtes Modell, das hier abgebildet war, keinen rechten Erfolg gehabt hatte. Er deutete auf das Bild und erklärte, dass die Türaufhängungen hinten angebracht waren, anstatt wie gewohnt vorne. Obwohl es ein gutes Auto war, konnten sich die Leute mit den Türen nicht anfreunden, weshalb die Produktion eingestellt wurde. Ich machte mir diese überraschende Antwort zunutze, brachte die Rede auf den Erwerb des Führerscheins, die ersten Autos, Ausflüge, Lieblingsautos, Fahrzeugkosten, neue Automodelle verglichen mit früheren Modellen, das derzeitige Traumauto usw. Es entspann sich ein lebhaftes Gespräch, an dem sich auch Herr Kremser beteiligte.

Herr Kremser erzählte seine Geschichten sehr gerne. Es war ein Geschenk, ihn lächeln zu sehen und seiner lebhaften Stimme zu lauschen. Der Rückgriff auf Erinnerungen löste angenehme Gefühle aus und erhellte seine Gegenwart. In der Folge knüpfte ich (aber auch die anderen Pflegekräfte) an die in der Gruppenstunde hergestellte Verbindung an. Viele Interaktionen mit Herrn Kremser konnten nun erfreulicher gestaltet werden.

Das Langzeitgedächtnis bewahrt Ereignisse, die in früheren Jahren stattgefunden haben. Wie Herr Kremser erinnern sich Menschen mit Demenz besser an ihre Kindheit und die Jahre als junge Erwachsene, als an jüngste Ereignisse. Dinge, die vor fünf Minuten oder vor fünf Jahren geschehen sind, können vergessen sein, einschneidende Ereignisse von vor fünfzig Jahren dagegen erinnert werden. Die Erinnerungen sind lückenhaft, und diese Lücken werden mit zunehmender Demenz immer größer. Trotzdem können Sie das, was Sie über die Kranken wissen, als Hinweis oder Auslöser einsetzen und ihnen damit helfen, sich an ihre Vergangenheit zu erinnern.

Es ist wichtig, in Erinnerungen zu schwelgen. Es kann zu einem Teil des Alltagslebens demenzkranker Menschen werden. Es bringt sie zum Reden, zugleich aber auch in Kontakt mit den Gefühlen, die mit diesen Erinnerungen verbunden sind. Aktives Erinnern an wichtige Ereignisse und Erfolge im Leben versetzt die betreffende Person zurück in eine Zeit, in der sie den Gang der Dinge bestimmte, produktiv und erfolgreich war. Sie fühlt sich geschätzt, aufgeheitert und bestätigt. Sich-erinnern – also früherer Erlebnisse in der Rückschau betrachten und einordnen – ist eine wichtige und in allen Lebensphasen praktizierte Aktivität. Wenn Menschen älter werden und auf ihre Vergangenheit zurückblicken, ziehen sie Bilanz. Im Alter wird das zur entscheidenden Entwicklungsaufgabe. Der demenzbedingte Gedächtnisverlust hat zur Folge, dass diese Aufgabe nur mithilfe anderer Menschen bewältigt werden kann und diese Hilfe dankbar angenommen wird.

Nun sind aber bestimmt nicht alle Erinnerungen angenehm. Es darf nicht versäumt werden, Gelegenheit zu bieten, sich auch an schlimme Dinge zu erinnern und Trauer auszudrücken. So können Menschen ihre Gefühle besser verarbeiten und sich der Gegenwart zuwenden.

Wenn Sie die wichtigen Ereignisse im Leben der Person kennen – ihre sportlichen Erfolge, den ersten Schultag, den Hausbau für die Familie – können Sie davon sprechen und ihr helfen, sich an diese Dinge zu erinnern. Objekte aus längst vergangenen Tagen sind hervorragende Erinnerungshelfer: Fotos, Küchenutensilien, Werkzeug, Kleider, Hüte, Bücher, Zeitschriften, Kataloge, Schmuck, Uhren o. ä. Lassen Sie die Objekte in die Hand nehmen und benutzen, das stimuliert die Sinne und verstärkt die Erfahrung.

Wenn Sie versuchen, Erinnerungen auszulösen, sollten Sie keinesfalls Fragen stellen, die richtig oder falsch beantwortet werden können. Für dementiell veränderte Menschen ist die Frage: «Wie heißt dieses Ding?» schwer zu beantworten, weshalb sie unruhig werden können und sich zurückziehen. Dagegen fällt es immer leichter, eine Meinung zu äußern. Formulieren Sie lieber so: «Kommt dir das bekannt vor?», oder «Was gefällt Ihnen daran am besten?» und «Was ist Ihr Lieblings…?» So bieten Sie die Gelegenheit, sich zu beteiligen und erfolgreich zu sein. In Kapitel 6 finden Sie noch mehr Informationen über die Möglichkeit, Ihre Schützlinge in frühere lebensgeschichtliche Phasen zurückzuführen.

3.7.2
Wie sollen Pflegende mit Demenzsymptomen umgehen?

Jeder Mensch ist einmalig. Ich finde es immer wieder erstaunlich, dass wir einander bei der Geburt ähnlicher sind als zu jedem späteren Zeitpunkt im Leben. Über einen sechs Monate alten Säugling können mehr allgemein gültige Aussagen gemacht werden, als über einen 65-jährigen Menschen. Die ungeheure Vielfalt der Lebenserfahrungen in den höheren Lebensjahren hat tief greifende Auswirkungen auf das Denken und Handeln einer Person.

Wenn die Auswirkungen von Demenz dazu kommen, wird das Bild noch erheblich komplizierter. Pflegende tun gut daran, sich an den klugen Satz zu erinnern: «Entscheidend ist nicht, welche Krankheit der Mensch hat, sondern welcher Mensch die Krankheit hat». Pflegende Angehörige kennen die Person am allerbesten; ihr Wissen ist von niemandem zu überbieten. Es hilft ihnen und anderen Pflegenden, den gewohnten Lebensalltag der pflegebedürftigen Person aufrechtzuerhalten, ihre noch vorhandenen Fähigkeiten zu nutzen und ihr manchmal seltsames Verhalten zu verstehen. Die Pflege von Menschen mit Demenz ist person-zentrierte Pflege.

Ein Mensch mit der Alzheimer-Krankheit muss keineswegs sämtliche Symptome aufweisen. Die Gehirnschädigung folgt keinem bestimmten Muster. So können manche schon recht früh Objekte nicht mehr erkennen, bei anderen stellen sich diese Probleme erst im weiteren Krankheitsverlauf ein.

Wie wir alle, haben auch Personen mit Demenz gute und weniger gute Tage. Ihre Handlungsfähigkeit kann sich von einem Tag zum anderen und je nach Tageszeit verändern. Das hängt von vielen Faktoren ab, etwa davon, wie ausgeruht die Person ist, wie vertraut die Umgebung und wie ihr körperlicher Gesundheitszustand ist.

Mit diesen wichtigen Überlegungen im Hinterkopf wird nun erläutert, wie Pflegende mit den Hauptsymptomen von Demenz zurechtkommen können. Die Symptome werden in drei Kategorien eingeteilt, nämlich in kognitive, verhaltensbezogene und körperliche Fertigkeiten. (Die Einteilung ist etwas künstlich, da alle Fertigkeiten miteinander verknüpft sind.) Zuerst wird jedes Symptom kurz beschrieben, dann erläutert, wie sich die betreffende Person vermutlich dabei fühlt, was sie tun kann und wie Pflegende zur Kompensation dieser Symptome beitragen können. Schließlich folgen Hinweise auf andere Kapitel, die bestimmte Details ausführlicher behandeln.

Kognitive Fertigkeiten

> Ich kann mich noch so sehr anstrengen, trotzdem verschwinden Ereignisse und Sätze einfach aus meinem Bewusstsein … das Leck in meinem Gehirn ist einfach zu groß! Es hat gewaltige Lücken, weshalb es manche Ereignisse einfach nicht registriert – die Erinnerung daran wird nirgendwo hinterlegt. Ich habe das Ereignis also nicht vergessen, so dass du mich daran erinnern könntest. Es ist, als hätte es überhaupt nie stattgefunden. Selbst wenn du mir erzählst, was los war, kann ich nichts damit anfangen. Ich werde nur höflich lächeln und so tun, als würde ich mich sehr wohl daran erinnern. (Boden, 1998, p. 65)

Das Leitsymptom von Demenz ist der Gedächtnisverlust. Im obigen Zitat beschreibt Christine Boden, wie sich Gedächtnisverlust anfühlt. Anfangs ist mehr die jüngere Vergangenheit davon betroffen (etwa der Besuch einer Freundin am Vortag). Die Person verlegt gelegentlich Sachen, vergisst die Namen von Bekannten, vergisst Termine oder Adressen, wiederholt die gleichen Fragen oder Geschichten oder verirrt sich in vertrauter Umgebung. Mit fortschreitender Krankheit wird der Gedächtnisverlust stärker und erstreckt sich auch auf das Langzeitgedächtnis. Dieses Stadium ist der betroffenen Person womöglich peinlich. Sie kann Menschen, die ihr nahe stehen, noch erkennen und zeigt dies auch, etwa durch ein Begrüßungslächeln. Sie als Pflegende können helfen, indem Sie die Person immer mit Namen ansprechen, im Gespräch die Namen der anderen Beteiligten nennen und vermeiden, sie in Verlegenheit zu bringen (siehe Kapitel 4).

Ein weiteres kognitives Symptom ist die **Schwierigkeit, nicht konkrete Dinge zu verstehen.** Das betrifft abstrakte Gedankengänge, etwa den Umgang mit Geld. Dieses Symptom frustriert den kranken Menschen vielleicht, weil er jetzt gewisse Dinge, etwa seine persönlichen Geldangelegenheiten, nicht mehr selbstständig regeln kann. Mit Unterstützung ist er möglicherweise noch fähig, die Aufgabe teilweise zu erledigen. Pflegende können solche Dinge stillschweigend übernehmen und der Person die Möglichkeit geben, sich zu beteiligen – z. B. indem sie das Überweisungsformular ausfüllen und dann ihren Schützling bitten zu unterschreiben (siehe Kapitel 7).

Demenz beeinträchtigt auch die **Urteilsfähigkeit.** Die Person geht vielleicht an einem kalten Wintertag ohne Mantel nach draußen. Wenn ihr dann die Betreuungskraft lediglich sagt, was sie zu tun hat – etwa einen Mantel anziehen – fühlt sich der oder die Betroffene womöglich wie ein Kind bevormundet. Da nonverbale Anregungen noch verstanden werden, können sich Pflegende eines positiven Ansatzes bedienen, um ihr nahe zu legen, einen Mantel zu tragen. Halten Sie den Mantel einfach hin mit der Bemerkung: «Ich habe unsere beiden Mäntel geholt, damit wir an diesem kalten Tag rausgehen können.» (siehe Kapitel 6 und 7)

Eine **verkürzte Aufmerksamkeitsspanne** ist ein weiteres kognitives Symptom. Die Person kann z. B. einem Gespräch oder einer Fernsehsendung nicht mehr folgen, ist abgelenkt und zerstreut. Sie empfindet den normalen Alltag als wirres Durcheinander und kann kaum mehr aktiv sein. Das ist ihr unangenehm, sie wird vielleicht unruhig oder zieht sich zurück. Die Person kann sich aber noch an ruhigen Anreizen erfreuen und darauf reagieren. Hilfreich ist es, Geräusche und Stimulierung zu begrenzen, insbesondere während eines wichtigen Gesprächs oder bei den Mahlzeiten (siehe Kapitel 4, 5 und 6).

Vielen Kranken fällt es schwer, **eine Tätigkeit zu beginnen**; das ist ebenfalls ein Hauptmerkmal von Demenz. Vielleicht sieht es aus, als habe die betroffene Person das Interesse an bestimmten Aktivitäten verloren, sie wird traurig und schwermütig. Zur Untätigkeit verdammt, schreckt sie womöglich davor zurück, eine Tätigkeit anzufangen, weil sie keinen Fehler machen und sich nicht blamieren möchte. Wenn es aber gelingt, die Art und Weise, wie eine Aktivität durchgeführt wird, zu verändern, kann die Person noch viele vertraute Aktivitäten beibehalten. Pflegende können behilflich sein, indem sie unauffällig die Initiative ergreifen und ihrem Schützling versichern, dass er nicht alleingelassen wird. Sie können sich beispielsweise bei ihm einhängen und sagen: «Bitte geh' jetzt mit mir spazieren.» (Siehe Kapitel 6, 7 und 8.)

Der Mensch mit Demenz wird auch **Problemlösungsschwierigkeiten** haben. Er wird beispielsweise nicht begreifen, dass die Lampe nicht leuchten kann, weil die Glühbirne durchgebrannt ist. Weil ihm Dinge, die früher so klar waren, inzwischen Rätsel aufgeben, ist er vielleicht frustriert und verärgert. Er kann aber noch vieles tun, vorausgesetzt, die Lösung ist immer gleich (z. B. das Licht anschalten, um einen dunklen Raum zu erhellen). Sie können der Person die Sache erleichtern, indem Sie versuchen, unlösbare Probleme aus dem Weg zu räumen und ihr Gelegenheiten bieten, sich nützlich zu machen (z. B. mit der Bitte, beim Einsetzen einer neuen Glühbirne zu helfen) (siehe Kapitel 6, 7 und 8).

Eine andere Schwierigkeit ist die **Planung und Organisation von Aufgaben oder Tätigkeiten.** Anfangs fällt möglicherweise eine komplexe Aufgabe schwer, etwa die Zubereitung einer Mahlzeit. Der Mensch mit Demenz verliert den Faden zwischen den einzelnen Schritten und vergisst, was als nächstes zu tun ist. Im Laufe der Zeit bereiten ihm auch weniger komplexe Tätigkeiten, etwa das Zähneputzen, zunehmend Probleme. Er ist dann vielleicht so frustriert und fühlt sich so beschämt, dass er aufgibt. Mit entsprechender Hilfestellung bleiben dennoch viele vertraute Aktivitäten möglich. Passen Sie das, was zu tun ist, den Möglichkeiten der Person an, um ihr Erfolgserlebnisse zu vermitteln (z. B. die Aktivität in Einzelschritte zerlegen, jeden Schritt mit einem Hinweis oder einem Auslöser begleiten) (siehe Kapitel 6, 7 und 8).

Einer Person mit Demenz fällt es zunehmend schwerer, **Dinge zu beschreiben oder zu erklären.** Sie wird dann vielleicht frustriert, verlegen und verärgert sein. Andere Kommunikationswege sind aber nach wie vor vorhanden. Versuchen Sie, die emotionale Botschaft zu erfassen. Achten Sie auf die Mimik und andere nonverbale Äußerungen Ihres Schützlings (siehe Kapitel 4).

Eine Demenz erschwert es zunehmend, **Gesprochenes zu verstehen.** Das ist der Person vielleicht peinlich und verärgert sie. Die emotionale Botschaft des Menschen, der sie anspricht, verstehen sie aber noch, weshalb sie oft mit Standardreaktionen antworten. Pflegende können andere Kommunikationswege beschreiten und sich die sozialen Fertigkeiten der Personen zunutze machen, um ihre Würde zu wahren (siehe Kapitel 4).

Demenzkranke können **vertraute Aktivitäten** kaum noch **koordinieren,** etwa sich ankleiden, auf einem Stuhl sitzen und gehen. Die körperliche Fähigkeit dafür ist zwar erhalten, die dafür notwendige Fähigkeit, Bewegungen und Schritte zu koordinieren, ist verlorengegangen. Diese Störung heißt *Apraxie*. Oft haben Betroffene Angst vor Stürzen und schämen sich ihrer Unbeholfenheit. Sie sind jedoch zu einfachen Bewegungen fähig und können sich, mit Unterstützung, auch anziehen. Geben Sie Anleitung (z. B. indem Sie die Person am Arm fassen und sagen: «Der Stuhl steht direkt hinter Ihnen») und gestalten Sie das Umfeld so sicher wie möglich (siehe Kapitel 5, 6, 7 und 8).

Ein weiteres Symptom von Demenz ist die **Schwierigkeit, Dinge oder Personen zu erkennen, insbesondere außerhalb der gewohnten Umgebung.** Das hängt mit einer Störung der Wahrnehmung zusammen – d. h. das Gehirn

kann Botschaften der Sinne nicht richtig verarbeiten. Die Sinnesorgane nehmen die Information zwar auf und senden sie ans Gehirn, doch das beschädigte Gehirn kann einfach nicht mehr entschlüsseln, was die sensorischen Botschaften bedeuten. Es können eine oder alle Formen der Wahrnehmung
beeinträchtigt sein: Sehen, Tastsinn, räumliche Orientierung und Körper-
bewusstsein. Ein Beispiel: Die Person kann einen Löffel nicht als solchen erkennen, wenn er mit anderem Besteck vermischt vor ihm liegt, erkennt den in der
Hand liegenden Löffel aber durch Berührung. Bei anderen ist die Tiefensensi-
bilität gestört, d. h. sie können die Stellung und Bewegung des Körpers im
Raum nicht mehr richtig wahrnehmen. Weil sie nicht wissen, wo ihr Körper
sich im Verhältnis zum Stuhl befindet, können sie schlecht auf einem Stuhl sitzen. Dieses Problem löst bei Betroffenen Angst, Frustration und Verzweiflung
aus. Sie sind aber weiter im Stande, Hilfsangebote und Fürsorge zu erkennen
und anzunehmen. Pflegende können unterstützend eingreifen, indem sie die
vertraute Umgebung so wenig wie möglich verändern und von jeder anwesenden Person immer den Namen nennen (siehe Kapitel 4, 5, 6 und 7).

Menschen mit Demenz fällt es im Krankheitsverlauf zunehmend schwerer,
orientierende Informationen abzurufen. Sie können möglicherweise weder
das Datum, noch den Aufenthaltsort, die Tageszeit oder den eigenen Namen
nennen. Sie sind deshalb verlegen, ängstlich und frustriert. Betroffene nehmen
jedoch Orientierungshilfen dankbar an (siehe Kapitel 4).

Die demenzkranke Person **kann kaum Entscheidungen treffen.** Selbst einfache Entscheidungen, etwa die Wahl eines Kleidungsstücks, fallen ihr schwer.
Dieser Umstand macht sie traurig, entmutigt und frustriert sie. Die Betroffenen fühlen sich machtlos und ausgeliefert. Pflegende können helfen, indem
sie zwischen zwei Dingen wählen lassen (z. B. fragen: «Möchtest du das weiße
Hemd tragen oder das grüne?») und nach überschaubaren Wahlmöglichkeiten suchen (siehe Kapitel 6, 7 und 8).

Aufgrund all der Veränderungen im Gehirn kann sich auch die **Persönlichkeit verändern.** Manche Menschen verändern sich auffallend – z. B. wird eine
normalerweise freundliche, eher gelassene Person nun angespannt und ängstlich. Oft spüren sie, dass sich etwas verändert hat – und sind entsprechend
bedrückt – in anderen Fällen fehlt diese Erkenntnis. Sie sind noch immer im
Stande, auf eine unterstützende Pflegesituation zu reagieren. Pflegende können helfen, indem Sie die Veränderungen als Ergebnis der Gehirnschädigung
begreifen. (Sämtliche Kapitel dieses Buchs gehen auf dieses Thema ein.)

Verhalten

Veränderungen des Verhaltens sind auf die Leistungseinbußen des Gehirns
zurückzuführend und/oder auf Probleme der Person, sich mit der Tatsache
abzufinden, dass sie bestimmte Fertigkeiten verloren hat. Verhaltensveränderungen sind Demenzsymptome. Bitte denken Sie daran: Die an einer Demenz
leidende Person will Ihnen nicht bewusst das Leben schwer machen, will Sie
nicht bewusst ärgern. Oft ist das, was sich als Verhaltensauffälligkeit darstellt,

die einzige Möglichkeit für die Person, ihre Bedürfnisse mitzuteilen. Im Kapitel 9 wird ausführlicher erläutert, wie Verhaltenssymptome verstanden, vermieden und/oder gehandhabt werden können.

Schlafstörungen treten auf, weil der für den Schlaf-Wach-Rhythmus zuständige Teil des Gehirns beschädigt und die zeitliche und örtliche Orientierung beeinträchtigt ist. Die Kranken sind dann in der Nacht ruhelos und verstärkt verwirrt. Sie können aber noch immer zu anderen Tageszeiten oder nachts an einem anderen Ort schlafen. Pflegende können die Schlafstörung günstig beeinflussen, etwa indem sie den Abend immer gleich gestalten (siehe Kapitel 7).

Vielleicht erfährt die Person einen **Energiestau**, der Unruhe, Herumzupfen an der Kleidung und Herumwandern auslöst. Oft steigern sich diese Symptome gegen Abend. Betroffene sind dann verängstigt oder verschreckt und können nicht mehr stillsitzen. Sie haben aber noch immer Freude daran, die Hände bei einfachen, vertrauten Tätigkeiten zu bewegen. Sie kehren gerne den Fußboden und legen gerne Wäsche zusammen. Geben Sie Ihrem Schützling etwas zu tun, sorgen Sie für eine freundliche, beruhigende Atmosphäre, besonders am Ende des Tages (siehe Kapitel 5, 6, 7, 8 und 9).

Es fällt der demenziell veränderten Person zunehmend schwerer, ihre **Sachen in Ordnung zu halten oder verwirrende Situationen zu begreifen.** Weil sie aber darum ringt, die Dinge zu verstehen, wird sie womöglich andere beschuldigen, Sachen versteckt oder Informationen zurückgehalten zu haben und sich aufregen, weil sie danach suchen muss. Sie nimmt noch immer wahr, dass etwas Wichtiges, Wertvolles verloren gegangen ist. Pflegende können die Situation entschärfen, indem sie nicht-konfrontierend reagieren, ruhig und gelassen bleiben und Ersatz vorhalten, etwa eine zweite Brille oder einen weiteren Schlüssel. Eine pflegende Tochter bemerkte: «Meine Mutter verliert ständig ihre Geldbörse, weshalb ich inzwischen eine ganze Schublade voller Geldbörsen besitze!» (siehe Kapitel 5, 6, 7, 8 und 9).

Manchmal hat ein Mensch mit Demenz **Halluzinationen** (d. h. er sieht oder hört Dinge, die real nicht vorhanden sind) oder **Wahnideen** (fixierte, aber unzutreffende Vorstellungen). So kann sich z. B. ein Mann einbilden, seine Frau habe eine außereheliche Affäre. Diese Symptome treten zwar relativ selten auf, sind dann aber für alle Beteiligten höchst verstörend. Solche Fehlwahrnehmungen können, ungeachtet des Gedächtnisverlusts, äußerst hartnäckig sein. Halluzinationen und Wahnideen hängen unmittelbar mit der Gehirnschädigung zusammen. Die Person ist sich absolut sicher, dass diese Dinge tatsächlich geschehen, was ihr Angst macht und/oder sie verärgert. Sie wird sich aber von angenehmen Eindrücken ablenken lassen. In manchen Fällen ist eine medikamentöse Behandlung angezeigt. Pflegende können helfen, indem sie den Rat eines Arztes oder eine Ärztin einholen, auf den Kummer der Person verständnisvoll reagieren, beruhigend einwirken, eine geschätzte Beschäftigungen anbieten (z. B. die Leibspeise reichen, das Lieblingslied spielen) und keinen Streit beginnen (siehe Kapitel 2 und 9).

Auch **Perseveration**, also das ständige Wiederholen von Handlungen oder Äußerungen, kann bei Demenz auftreten. In dem Fall «hängt» das Gehirn, wie eine gesprungenen Schallplatte. Vielleicht ist die Person zufrieden, dass sie etwas tun kann, vielleicht aber auch frustriert, weil sie sich von einer bestimmten Aktivität nicht lösen kann. Andere interessante, repetitive (immer wiederkehrende) Tätigkeiten sind ihr noch immer möglich, weshalb sich Pflegende die Perseveration zunutze machen und der Person notfalls eine andere repetitive Tätigkeit anbieten können. Ist z. B. fortgesetztes Händeklatschen das Problem, versuchen Sie, eine Aktivität anzubieten, die mit vertrauten, ruhigen Handbewegungen verbunden ist, etwa ein Brett abschmirgeln oder Geschirr abtrocknen (siehe Kapitel 5, 7 und 8).

Einer dementiell veränderten Person fällt es womöglich schwer, **sich «zuhause» zu fühlen**, weshalb sie sich auf die Suche nach ihrem Zuhause begibt und Gefahr läuft, sich zu verirren. Sie fühlt sich in einer solchen Situation verängstigt und verloren, wird aber erleichtert reagieren, wenn man ihr versichert, dass es Leute gibt, die sich zuverlässig um sie kümmern. Pflegende können helfen, indem sie ihrem Schützling Sicherheit vermitteln (ihm z. B. den Arm um die Schultern legen, Umgebung heimelig gestalten) (siehe Kapitel 2 und 5).

An einer Demenzerkrankung leidende Menschen fühlen sich oft äußerst entmutigt und/oder sind klinisch **depressiv**. Zwischen 30 und 50 % der Betroffenen in den frühen und mittleren Stadien der Alzheimer-Krankheit sind deprimiert. Sie fühlen sich von ihrem Schicksal völlig überwältigt, werden aber auf Pflegende, die Verlässlichkeit und Unterstützung signalisieren, positiv reagieren, sowie gegebenenfalls auf ärztliche Behandlung (d. h. Beratung und/oder Medikamente) ansprechen. Ihre Aufgabe als Pflegekraft besteht darin, eine Ärztin oder einen Arzt hinzuzuziehen, falls die Depressionssymptome länger als drei bis vier Wochen anhalten (Appetitlosigkeit, Schlafstörungen, häufiges Weinen oder Niedergeschlagenheit, Apathie). Die betroffene Person soll sich mit Ihrer Hilfe unterstützt und erfolgreich fühlen können (siehe Kapitel 2, 6, 7 und 8).

Ein **akuter Erregungszustand, eine überschießende Reaktion,** ist ein unerwarteter Gefühlsausbruch, der sich in Weinen, Schreien, Zuschlagen äußert, und in keinem Verhältnis zum jeweiligen Anlass steht. Ein Beispiel: Die Person fängt heftig an zu schreien, weil sie sich die Schuhe nicht selbstständig anziehen kann. Sie fühlt sich offenbar von bestimmten Aufgaben oder Umständen überfordert. Die Hilfe kann darin bestehen, belastende Situationen zu vermeiden, im Falle eines akuten Erregungszustands für Ablenkung zu sorgen und ruhige Zuwendung anzubieten (siehe Kapitel 2, 6, 7, 8 und 9).

Körperfunktionen

Veränderungen der kognitiven Fertigkeiten und der Kommunikationsfähigkeit – im späteren Stadium auch der körperlichen Leistungsfähigkeit – erschweren es der Person mit Demenz zunehmend, unabhängig zu arbeiten, die Freizeit zu gestalten und sich selbst zu versorgen. Anfangs bereiten ihr kompliziertere Aktivitäten Schwierigkeiten, Aktivitäten, die Planung, Problemlösungen und Entscheidungen verlangen. Es fällt der Person zunehmend schwer, etwa ein neues berufliches Projekt zu entwickeln, mit Geld und Vermögen umzugehen oder einem komplizierten Strickmuster zu folgen. Im weiteren Krankheitsverlauf nehmen auch die Alltagskompetenzen ab, d. h. die Person kann sich nicht mehr allein sauber halten, anziehen und schließlich auch nicht mehr alleine essen. In dieser Zeit ist es für das Wohlbefinden des demenzkranken Menschen entscheidend wichtig, an den Aktivitäten des täglichen Lebens weiterhin so unabhängig wie möglich beteiligt zu bleiben. Glücklicherweise gibt es für Pflegende viele Möglichkeiten, helfend und unterstützend einzugreifen. (Näheres dazu in den Kapiteln 6, 7 und 8, wo auch erläutert wird, wie die Unterstützung bei den Aktivitäten des täglichen Lebens konkret aussehen kann.)

Mit Fortschreiten der Demenz beeinträchtigt der Abbauprozess des Gehirns die wichtigsten Körperfunktionen. Die Kranken können nicht mehr gehen, ihre Ausscheidungen kontrollieren, auch nicht mehr schlucken. Wie bereits festgestellt, gehen diese Fähigkeiten meist in umgekehrter Reihenfolge ihres Erwerbs wieder verloren. Zuerst lässt die Feinmotorik nach, was z. B. den Umgang mit Knöpfen behindert, dann erst treten Probleme mit der Grobmotorik auf, etwa beim Halten des Esslöffels. Schwierigkeiten mit dem Gehen zeigen sich zuerst, später können sich die Kranken nicht mehr aufsetzen. Ihre lebenslangen Gewohnheiten und Rituale sollen auch in dieser Phase fortgesetzt werden. Wenn sie unterstützt werden, können sie ihre Alltagskompetenzen zumindest teilweise erhalten und – was am wichtigsten ist – auch ihr Selbstwertgefühl. Alle Kapitel dieses Buchs enthalten entsprechende Empfehlungen.

Im mittleren und späten Stadium treten unter Umständen **Probleme mit dem Gehen und Gleichgewichtsstörungen** auf. Dann fühlt sich die betroffene Person womöglich beschämt und frustriert, weshalb es sein kann, dass sie ihre Bemühungen, etwas mit den Händen zu tun, einstellt. Wenn die Aktivitäten jedoch angepasst werden, kann sie ihre Hände weiter benutzen. Pflegende können für erfolgversprechende Aktivitäten sorgen (siehe Kapitel 6, 7 und 8).

Probleme mit der Kontrolle von Blase und Darm sind körperliche Symptome der fortgeschrittenen Stadien. Wenn Demenzkranke in diesem Bereich abhängig werden, sind viele sehr verlegen und frustriert. Sie werden respektvollen Umgang schätzen, möchten trotzdem als Erwachsene behandelt werden, und können von regelmäßigem Toilettengang und/oder Inkontinenzprodukten profitieren. Achten Sie jederzeit die persönliche Würde der inkontinenten Person, bringen Sie sie nicht in unangenehme, beschämende Situationen und erwähnen Sie das Problem nie in der Öffentlichkeit (siehe Kapitel 7).

Im letzten Stadium einer Demenzerkrankung treten bei manchen gelegentlich Anfälle auf (bei etwa 10 %). Pflegende sollen für den Umgang mit solchen Anfällen ärztlichen Rat einholen. Bei manchen Personen treten auch die sogenannten **primitiven Reflexe wieder auf** (Altman, 1987; Burns, Jacoby & Levy, 1991; Volicer et al., 1987). Sie heißen «primitive» Reflexe, weil es automatische, vorprogrammierte, frühkindliche Bewegungen sind. Säuglinge brauchen diese automatischen Bewegungen, etwa den Saug- und Suchreflex, zum Überleben. Beim Heranwachsen, wenn die frühkindlichen Bewegungen zunehmend geschickter und gezielter werden, verschwinden sie. In den späten Stadien der Demenz, wenn kompliziertere Bewegungen nicht mehr möglich sind, treten manchmal die primitiven Reflexe wieder auf. Geschickte Pflegepersonen können solche Reflexbewegungen in die Betreuung einbeziehen und nutzbar machen. Wichtig ist, sich klar zu machen, dass diese Bewegungen (z. B. das Festhalten am Arm oder an den Haaren der Pflegeperson) nicht bewusst erfolgen, sondern automatisch stattfinden, wie bei einem Säugling, der alles festhält, was seine Handinnenfläche berührt. Es folgt eine Erläuterung der am häufigsten wieder auftretenden Reflexe.

Greifreflex
Dieser bekannte Reflex wird durch eine leichte Berührung der Handinnenfläche ausgelöst. Dadurch können Säuglinge eine Rassel, ein Spielzeug, Brille oder Haar der Eltern festhalten. Ist der Greifreflex vorhanden, werden sich die Finger automatisch krümmen und festhalten, was immer die Handinnenfläche der betreffenden Person sacht berührt; oft ist es die Hand oder das Handgelenk der Pflegekraft.

Ist der Greifreflex ausgelöst, versuchen Sie bitte nicht, den Griff energisch zu lösen, weil der Reflex damit nur verstärkt wird. Lenken Sie die Person ab, indem Sie ihr etwas Interessantes anbieten (z. B. eine Süßigkeit, ein Lieblingsobjekt), das zum Zugreifen ermuntert. Sollte dieser Trick nicht funktionieren, reiben oder beklopfen Sie den Muskelstrang an der Außenseite des Unterarms, direkt unter der Furche des Ellbogengelenks, dann strecken sich die Finger wieder. Sie können die Stelle am eigenen Körper finden, indem Sie die Finger krümmen, den Unterarm auf den Tisch legen und darauf achten, was sich verändert, wenn Sie die Finger wieder ausstrecken.

Am besten ist es, den Reflex gar nicht erst zu stimulieren, was für sämtliche primitive Reflexe gilt. Der Greifreflex kann aber auch nützlich sein, etwa in folgenden Situationen:

- Festhalten beim Transfer oder beim Aufrichten vom Liegen zum Sitzen oder Stehen
- Festhalten des Esslöffels
- Festhalten sicherer, interessanter Gegenstände als selbstbestimmte Aktivität

Saugreflex
Der Reflex, die Lippen um ein Objekt zu schließen, wird durch leichte Berührung der Lippen ausgelöst. Der Saugreflex lässt das Neugeborene an der Mutterbrust oder aus dem Fläschchen trinken. Erfahrene Pflegekräfte können sich

den Saugreflex, sofern er vorhanden ist, im Spätstadium der Demenz beim Esseneingeben zunutze machen. Trotzdem soll dieser Reflex möglichst nicht ausgelöst werden. Er kann beim Essen stören und dazu führen, dass der schwerst demenzkranke Mensch gefährliche oder ungenießbare Objekte in den Mund steckt.

Personen mit aktivem Saugreflex darf das Essen nur von professionellen Pflegekräften, oder von einer entsprechend ausgebildeten Betreuungskraft eingegeben werden. Der Saugreflex ist hilfreich, wenn Flüssigkeit durch einen Strohhalm oder aus einer Schnabeltasse getrunken werden soll. Manche Pflegefachleute empfehlen, um das Saugbedürfnis zu befriedigen, Schnuller für Erwachsene. Die Akzeptanz dieser Methode ist allerdings noch nicht sehr groß.

Suchreflex
Werden Mundwinkel oder Wange leicht bestrichen, verzieht sich der Mund in die Richtung des Reizes. Wie der Saugreflex, kann auch der Suchreflex die Nahrungsaufnahme stören. Er sollte allenfalls von professionellen oder erfahrenen Pflegekräften ausgelöst werden.

Adduktorenreflex (Gegenhalten)
Das reflexhafte Gegenhalten tritt recht häufig auf. Viele Menschen im Spätstadium der Demenz halten die Arme flexiert (angewinkelt) und eng am Körper. Pflegende, die ihnen beim Anziehen helfen wollen, werden natürlich versuchen, die Arme ihres Schützlings auszustrecken. Diese Bewegung des Unterarms von einer angewinkelten Position in eine extendierte (ausgestreckte) stimuliert jedoch den Widerstand. Dieser Reflex erschwert ganz offensichtlich die Hilfestellung; die Hand lässt sich beim Anziehen und bei Bewegungsübungen, etwa beim Werfen eines Balls oder eines Bohnensäckchens, nicht mehr richtig führen. Vermeiden Sie es, bei der Pflege oder anderen Aktivitäten, diesen Reflex zu stimulieren. Bieten Sie das Objekt an und bitten Sie die Person, den Arm auszustrecken. Bluse, Hemd und Pullover lassen sich leichter anziehen, wenn die Person steht und die Arme bereits ausgestreckt hat.

Positive Reaktionen (Mitgehen)
Bei einer positiven Reaktion streckt die betreffende Person die Beine aus, wenn fester Druck auf die Fußsohlen ausgeübt wird (z. B. von den Fußstützen eines Rollstuhls). Dieser Reflex ist natürlich eine Hilfe beim Aufrichten aus dem Sitzen in den Stand, stört aber, wenn die Person vom Stand zum Sitzen gebracht werden muss, etwa zum Essen oder für eine andere Aktivität am Tisch. Sie bleibt dann womöglich stocksteif aufrecht stehen. Der Reflex lässt sich am besten durch einen Stimulus auflösen, der automatisch dazu führt, dass die Person die Knie beugt und niedersitzt. Ein gedeckter Tisch, an dem die anderen bereits Platz genommen haben, hilft, diesen Reflex zu überwinden. Führen Sie Ihren Schützling behutsam zum Stuhl, legen Sie Ihre Hände an seine Hüften und seine Hände auf die Armlehnen oder den Tisch. Drücken

Sie nun seine Hüften sanft nach unten. Setzen Sie dabei keinesfalls Kraft ein; drücken Sie vor allem niemals Kopf und Schultern der Person nach unten.

Schreckreflex
Ein plötzliches Geräusch oder eine plötzliche Bewegung kann den Schreckreflex auslösen, der dazu führt, dass die oder der Kranke Arme und Beine plötzlich ausstreckt, den Kopf zurückwirft und sich aufbäumt. Jeder Mensch erschrickt, wenn plötzlich eine Tür knallt. Der Schreckreflex ist eine extreme Ausprägung dieser Reaktion, der bereits von einem leichten, plötzlichen Geräusch (z. B. durch Niesen) ausgelöst werden kann. Die betroffene Person fühlt sich dabei sehr unglücklich und regt sich womöglich so sehr auf, dass es zu einer überschießenden (katastrophalen) Reaktion kommt. Wie in Kapitel 5 ausführlich dargestellt, muss bei der Betreuung Demenzkranker sehr sorgfältig auf eine ruhige, ausgeglichene Umgebung geachtet werden. Besonders wichtig: Bewegen Sie nie den Stuhl einer Person, ohne sie vorher darüber zu informieren und sicherzustellen, dass sie von Ihrer Anwesenheit Kenntnis genommen hat.

3.8
Schlussfolgerung

Weil das Wissen über die Alzheimer-Krankheit und andere Demenzen seit den 80er Jahren des vorigen Jahrhunderts explosionsartig zugenommen hat, enthält dieses Kapitel einige, für die Betreuung hilfreiche Grundinformationen. Zwei Dinge sind bei der Verarbeitung dieser Informationen und der Informationen aus anderen Quellen elementar wichtig: 1. Jeder Mensch mit Demenz besitzt noch viele Fähigkeiten, die zur Kompensation demenzbedingter Ausfälle herangezogen werden können. 2. Immer steht die *Person* im Mittelpunkt der Bemühungen, nicht die Demenz, weil jeder Mensch die Demenz anders erlebt. In Kapitel 4 erfahren Pflegende, wie sie durch geeignete Kommunikation die Verbindung mit der Person pflegen können.

4

Mit einem demenzkranken Menschen kommunizieren

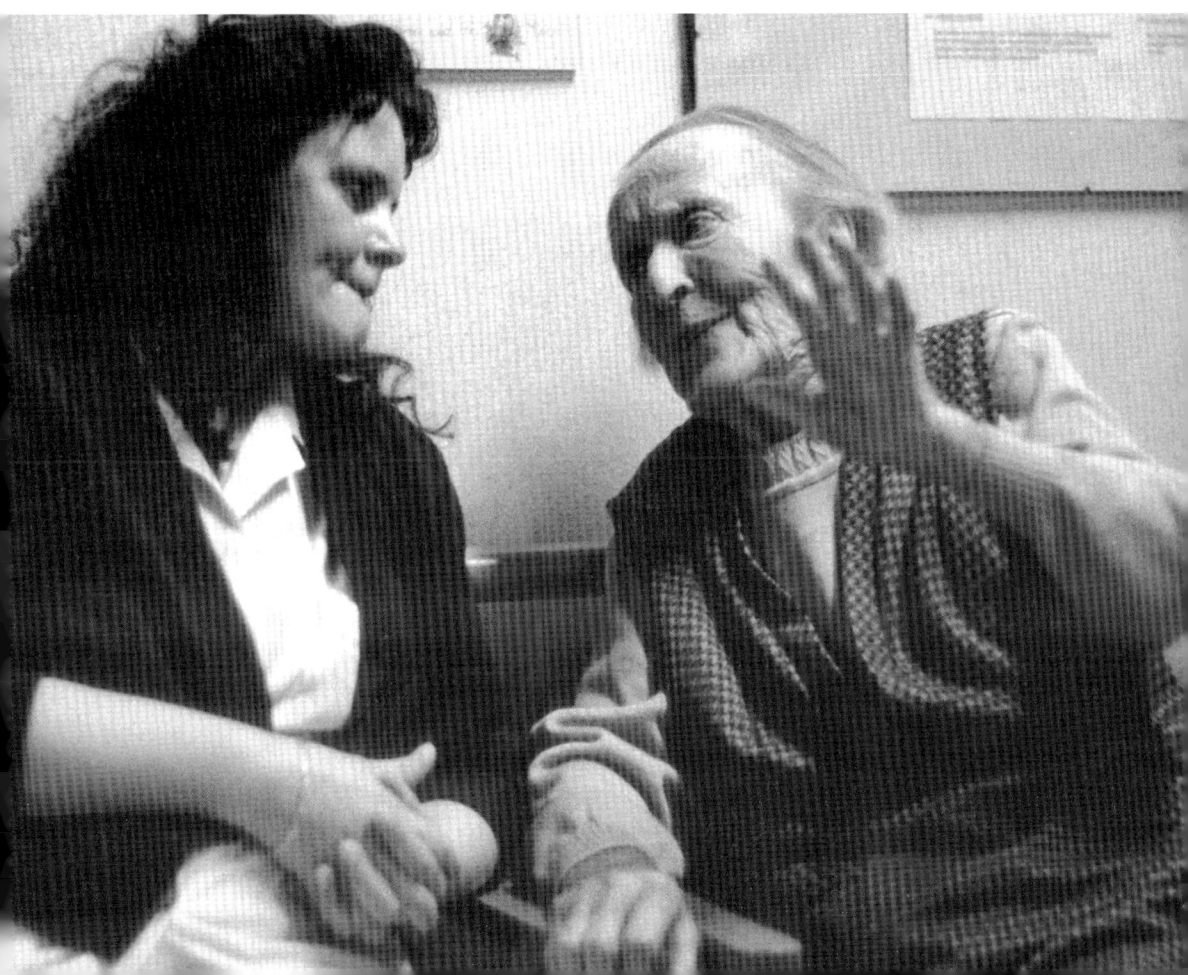

An ihrem Geburtstag suchte Michaela im ganzen Haus nach ihrem Geschenk. Ihre Mutter, hatte eine «Schatzsuche» vorbereitet und einen Hinweis unter dem Rauchmelder versteckt. Ich sagte: «Hol' das Papiertaschentuch zum Draufsteigen!», statt zu sagen «Hol' den Hocker».

Nun stellen Sie sich bitte vor, dass Ihnen das *fast jedes Mal* passiert, wenn Sie den Mund aufmachen – wohl wissend, dass es nur immer schlimmer wird. Oft frage ich mich, ob es sich lohnt, etwas zu sagen, weil es immer falsch raus kommt und dann alle lachen.

So ist es, die Alzheimer-Krankheit zu haben. (Boden, 1998, p. 75)

4.1
Zuhören lernen: Die Kunst der Kommunikation[4]

In der modernen Welt lebend, werden wir von Botschaften und Informationen geradezu bombardiert, mit einem wirren Durcheinander von Nachrichten im Fernsehen rund um die Uhr, auf größeren oder kleineren Bildschirmen, von Hintergrundmusik und Werbedurchsagen in Kaufhäusern, Werbeprospekten – für deren Papier ganze Wälder abgeholzt werden – Spam-Mails, Telefonwerbung usw. Mittendrin im Trubel frage ich mich: «*Hört* denn überhaupt noch jemand *zu*?» Ist uns die Fähigkeit, Zuzuhören, abhanden gekommen, weil es so anstrengend ist, unsere eigene Botschaft zu vermitteln oder unerwünschte Botschaften aus den vielen verschiedenen Quellen abzuwehren? Haben wir vergessen, dass echte Kommunikation durch Zuhören und Sprechen/Schreiben entsteht und wir diese Fertigkeiten brauchen, um Übereinkunft zu erreichen?

Wir müssen über diese Fragen nachdenken und entsprechend reagieren, weil sie sämtliche Aspekte unseres Alltagslebens und alle beruflichen Tätigkeiten betreffen. Sie bekommen jedoch höchste Priorität, wenn wir uns Tag für Tag um demenzkranke Personen kümmern.

Menschen mit Demenz kommt unsere gemeinsame Sprache schrittweise abhanden, weshalb Pflegende deren Sprache erlernen müssen. Es ist unsere Aufgabe, mit unseren Ohren, Augen, Köpfen – und insbesondere mit unseren Herzen – zu hören. Es folgt nun ein Beispiel für diese Art des Hörens.

Maria: «Diesmal ist es nicht, hier … du weißt schon … Es ist immer, nun ja … sehr nett.»

Helene: «Maria, ich freu' mich, dass es nett war. Du siehst auch sehr nett aus in diesem schönen Kleid.»

Maria: «Ja, das ist das eine, das nicht so schwer war, du weißt schon, die eine hat es mir gegeben.»

---

4   Auszüge dieses Kapitels wurden bereits veröffentlicht in Bowlby Sifton, C. (2002). Lessons on listening: The *art* of communication. *Alzheimer's Care Quarterly, 3*(2), ivvi; adaptiert mit freundlicher Genehmigung.

Helene: «Ja, egal, du bist immer ein hübscher Anblick. Das Rot steht dir prima. Ist Rot deine Lieblingsfarbe?»

Maria: «Rot, schwarz ... schwarz ... ah, schwarz, gold und ah, ja, das war es doch immer, du – das geht doch so, wie – hmm.»

Helene: «Oh, das ist eine gute Idee, Maria – schwarz, rot, gold, sollen wir das Deutschlandlied singen?»

Maria: «Ja, das ist es eben – es ist viel zu, hmm, und dann ist es, du weiß schon was.»

Wer je mit einer demenzkranken Person zusammen war, wird solche Gespräche kennen. Im ersten Moment würden es viele nicht als Gespräch bezeichnen. Schließlich hat wirklich kein Austausch sinnvoller Informationen stattgefunden, und Maria hat das, was Helene sagte, nicht verstanden und hat nicht darauf reagiert. Es war kein Gespräch im gewohnten Sinn. Wenn wir jedoch alle nonverbalen Anteile in die Beurteilung einbeziehen, wird klar, dass eine durchaus sinnvolle Kommunikation stattgefunden hat.

Maria: «Diesmal ist es nicht, hier ... du weißt schon ... Es ist immer, nun ja ... sehr nett.» (*Maria geht im Wohnzimmer auf und ab; sie wirkt, während sie diese Satzbruchstücke vor sich hin murmelt, ängstlich und verwirrt.*)

Helene: «Maria, ich freu' mich, dass es nett war. Du siehst auch sehr nett aus in diesem schönen Kleid.» (*Helene spricht Maria mit freundlicher, beruhigender Stimme an, berührt sie dabei leicht am Arm und bringt sich in ihr Blickfeld. Maria bleibt stehen, schaut Helene an und lächelt unsicher.*)

Maria: «Ja, das war das eine, das nicht so schwer war, du weißt schon, die eine hat es mir gegeben.» (*Maria nimmt Blickkontakt auf mit Helene. Ihr Gesichtsausdruck und ihre Körperhaltung wirken entspannter. Sie zuckt die Schultern und macht eine Handbewegung als wollte sie sagen: «Nun, ja ist ja nicht so wichtig.»*)

Helene: «Ja, egal, du bist immer ein hübscher Anblick. Das Rot steht dir prima. Ist Rot deine Lieblingsfarbe?» (*Helene streichelt bewundernd Marias Kleid, nimmt sacht ihren Arm und führt sie in die Küche. Maria reagiert freundlich, lächelt Helene offen an und setzt sich Richtung Küche in Bewegung.*)

Maria: «Rot, schwarz ... schwarz ... ah, schwarz, gold und ah, ja, das war es doch immer, du – das geht doch so, wie – hmm.» (*Maria schaut ein wenig verunsichert und summt schließlich zögerlich.*)

Helene: «Oh, das ist eine gute Idee, Maria – schwarz, rot, gold. Sollen wir das Deutschlandlied singen?» (*Helene legt den Arm um Maria, was Maria, die noch immer versucht, irgendetwas zu summen, gerne zulässt.*)

Maria: «Ja, das ist es eben – es ist zu, ah, hmm, du weißt schon was.» (*Maria ringt nach den richtigen Worten und versucht, das Deutschlandlied anzustimmen. Sie schaut Helene hilfesuchend an. Helene lächelt freundlich und fängt an zu singen. Maria strahlt und fällt ein. Beide gehen fröhlich in die Küche.*)

Erst zusammen mit den «Regieanweisungen» wird deutlich, dass hier tatsächlich eine sinnvolle Kommunikation stattgefunden hat. Vor allem aber hat sich Marias Stimmung verändert, sich ist nun nicht mehr ängstlich besorgt, sondern singt freudig ein bekanntes und geschätztes Lied. Maria und Helene haben einen Augenblick inniger Verbundenheit erlebt und erfahren, dass sie einander wichtige Bezugspersonen sind.

Helene hat sich als sehr geschickte, aktive Zuhörerin erwiesen. Sie hat auch das Unausgesprochene wahrgenommen, indem sie sich in Maria einfühlte und auf ihre Mimik, Körpersprache und Gestik achtete. Sie konnte die unvollständigen Sätze ergänzen und auf sinnvolle Weise kommunizieren. Helene erwies sich als Meisterin dessen, was manchmal *Alzheimersprache* genannt wird.

Kommunikation – die Vermittlung von Gedanken, Vorstellungen und Gefühlen – ist die Grundlage zwischenmenschlicher Beziehungen, das Herzstück des Zusammenlebens und des Kontakts mit anderen Menschen. Demenzkranke werden im Laufe der Zeit unfähig, sich verbal mitzuteilen und unsere Worte zu verstehen. In dem Maße, wie die üblichen Kommunikationsfertigkeiten abnehmen, erstarken ihre anderen Möglichkeiten, mit den Mitmenschen zu kommunizieren und Kontakt aufzunehmen. Sie entwickeln eine intuitive Sprache, verstehen die beredte Sprache des Herzens und teilen sich in dieser Sprache mit. Sie haben gelernt, die Gesten, Berührungen, Handlungen, Wortschöpfungen, Mimik, Körpersprache und emotionalen Signale anderer Menschen zu interpretieren. Das folgende Beispiel stammt aus dem Erfahrungsschatz einer professionellen Pflegekraft, meiner Kollegin Anna Ortigara.

Anna, eine Betreuerin, unterhielt sich angeregt mit der demenzkranken Louise. Beide genossen das Zusammensein und den Austausch von Gedanken und Empfindungen, obschon die Unterhaltung auf eine uneingeweihte Person sinn- und inhaltsleer wirken mochte. Das Gespräch fand am einen Ende des belebten Flurs einer Pflegestation statt. Bewohner und Personal redeten durcheinander und gingen ihren täglichen Verrichtungen nach. Am anderen Ende des Flurs wollte ein Wäschereiarbeiter die Aufmerksamkeit einer Pflegehelferin auf sich lenken, die sich jedoch nicht sonderlich interessiert zeigte. Louise äußerte, dass sich der junge Mann vergeblich um eine Verabredung mit der Pflegehelferin bemühte. Erstaunlich, dachte Anna, dass sich Louise trotz der Unruhe im Flur mit ihr unterhalten konnte. Dann ließ Louise jedoch eine Bemerkung fallen, die ihre Pflegerin völlig verblüffte: «Oh je, oh je. Der bietet seine Ware vergeblich feil.»

Trotz widriger Bedingungen hatte Louise ihre Fähigkeit zum intuitiven Hören eingesetzt und verstanden, was am anderen Ende des belebten Flurs vorging. Obwohl ich schon so viele Jahre mit demenzkranken Menschen umgehe, bin ich immer wieder erstaunt, wie kreativ und geschickt sie auch ohne Worte kommunizieren können.

Wir sind eingeladen, in die reiche Welt der Kommunikation ohne Worte einzutreten, in eine Welt, die aktives Zuhören voraussetzt. Es gibt viel Erfreuliches zu entdecken, wenn wir uns diesen anderen Kommunikationswegen öffnen; es gibt viel zu hören und zu verstehen, wenn wir uns zurücknehmen, die eigenen Belange hintanstellen und mit dem Herzen hören. Wir müssen die Kunst des Zuhörens von unseren großen Meistern lernen: von den Menschen mit Demenz.

Aktives Zuhören ist eine Fähigkeit, die alle unsere Beziehungen verbessert, insbesondere aber die zu Demenzkranken. Sie trägt entscheidend dazu bei, die von der Erkrankung unangetastete Würde und den unbeeinträchtigten Wert von Menschen zu stärken und anzuerkennen, deren Fähigkeit, Worte zu sprechen und zu verstehen, kontinuierlich nachlässt. Das Bedürfnis, mit anderen Menschen verbunden zu bleiben und mit ihnen zu kommunizieren, wurde bereits in Kapitel 2 deutlich, als die demenzkranke Maria ihr Herz tätschelte und zu ihrem Ehemann sagte: «Michael, vergiss bitte nie, dass ich noch immer hier drin bin.» Wir dürfen nicht vergessen, dass Demenzkranke nach wie vor sehr präsent sind und das Bedürfnis haben, von anderen Menschen wahrgenommen und mit anderen Menschen verbunden zu sein.

Der Sprachverlust mag den Gedanken nahe legen, dass wir die Person nicht mehr erreichen können, in Wahrheit verhält es sich völlig anders: Nie war ihr Wunsch nach Kommunikation und Kontakt stärker. Pflegende sind aufgefordert, die von Menschen mit Demenz so häufig und geschickt eingesetzten nonverbalen Äußerungen zu begreifen und zu übernehmen. Verbunden bleiben – durch Worte oder auf andere Weise zu kommunizieren – ist von entscheidender Bedeutung. Bob und Anne Simpson führen dazu aus:

> Wir haben beschlossen, aufzuschreiben, was wir als Hilfe empfunden haben. Wenn jemand einen Verlust betrauert, welchen Verlust auch immer, sind wir verunsichert und wissen nicht so recht, was wir sagen sollen. Oft ziehen wir es vor, zu schweigen, weil wir zweifeln, ob uns die «richtigen» Worte zur Verfügung stehen.
>
> Unsere erste Bitte lautet: Sagen Sie etwas, *irgend etwas*. Sagen Sie: «Es tut mir so Leid», sagen Sie «Ich denke an Sie», sagen Sie «Ich schließe Sie ins Gebet ein» oder einfach «Wie geht es dir?» Wenn Sie liebevoll und mitfühlend sprechen, ist die Wortwahl zweitrangig. Lassen Sie sich auch nicht davon abhalten, wenn Sie fürchten, nur stammeln zu können. Wenn Sie zeigen, dass Sie unser Verlust berührt, wissen wir, dass Sie sich bemühen, unsere Trauer zu verstehen und Anteil zu nehmen.
>
> Sprechen Sie persönlich mit uns. Besuchen Sie uns, bemühen Sie sich um ein Gespräch, bei allernächster Gelegenheit, etwa bei einem zufälligen Treffen im Lebensmittelladen, auf der Straße, in der Kirche oder bei Freunden. Wenn Sie bei einer Begegnung stumm bleiben, denken wir, dass Ihnen die Sache egal ist. (Simpson & Simpson, 1999, p. 64)

4.2
Nonverbale Kommunikation

In unserer westlichen Gesellschaft wird Kommunikation meist mit gesprochener und geschriebener Sprache gleichgesetzt. Wir sind entzückt, wenn Kleinkinder versuchen, ihre ersten Worte, später ihre ersten Sätze zu formulieren. Gesprochene und geschriebene Worte begleiten glückliche und traurige Lebensereignisse: ein Trinkspruch auf das Brautpaar, ein kirchlicher Segen usw. Durch jahrelangen Schulbesuch, viele Veranstaltungen, den Kauf von Büchern und die Nutzung von Bibliotheken wurden gesprochene und geschriebene Formen der Kommunikation perfektioniert und zum Allgemeingut. Vieles von dem, was uns interessiert, was wir verstehen möchten und fühlen, wird mündlich oder schriftlich übermittelt.

Mit dieser starken Betonung von Sprache und Schrift gerät die schriftlose, nonverbale Sprache von Tonfall, Mimik, Körperhaltung, Berührung und Gestik oft aus dem Blickfeld. Erinnern wir uns, dass Säuglinge, lange bevor sie ein Wort formulieren können, bereits ausdrücken, ob sie zufrieden, hungrig oder unglücklich sind und getröstet werden wollen. Es gelingt ihnen auch ohne Worte, uns glücklich zu machen. Die nonverbale Sprache ist unsere erste Verständigungsmöglichkeit, und sie bleibt ein wesentlicher Teil derselben. Fachleute behaupten, dass der nonverbale Anteil von Kommunikation bis zu 55 bis 97 % beträgt (Gross, 1990)!

Sie können dies wahrscheinlich aus eigener Erfahrung bestätigen. Haben Sie nicht schon einmal die Ehrlichkeit einer Entschuldigung oder Erklärung angezweifelt, weil das Gesicht oder die Augen des Gegenübers etwas ganz anderes sagten? Wer kann die mächtigen nonverbalen Botschaften vergessen, die Eltern aussenden – das strahlende Gesicht im Publikum beim Weihnachtskonzert oder den strengen Blick bei schlechten Tischmanieren? Denken Sie ferner an unsere Hemmungen, traurige Nachrichten, etwa einen Todesfall, telefonisch zu übermitteln. Ohne nonverbale Elemente ist es sehr schwierig, Mitgefühl, Anteilnahme, Unterstützung und Besorgnis auszudrücken. Manchmal verstecken wir uns gar hinter dem Telefon oder einer E-Mail, ja hinter kühlen juristischen Formulierungen, wenn wir einen schwierigen Sachverhalt erklären und dabei unsere Gefühle unter Kontrolle halten müssen. Ich schlage Ihnen vor, eine eigene Liste über die Macht nonverbaler Kommunikation anzulegen und über den Wert nonverbaler Botschaften nachzudenken. Nonverbale Botschaften stehen auch Menschen mit Demenz noch reichlich zur Verfügung.

Für Demenzkranke wird die nonverbale Verständigung – die frühe, wortlose Sprache des Körpers – erneut zum wichtigsten Kommunikationsmittel. Wie bei einer hörgeschädigten Person, werden Gesichts-, Tast- und Geruchssinn zu Rettungsankern. Pflegende, die in erster Linie auf die nonverbale Sprache setzen, erhalten ihrem Schützling trotz fortschreitender Demenz und steigender Sprechprobleme die Möglichkeit, Gedanken, Bedürfnisse und Gefühle mitzuteilen. Wer nonverbale Kommunikation einsetzt und auf solche

Signale eingeht, eröffnet der Person einen Weg, sich auszudrücken, die an sie gerichteten Erwartungen zu verstehen und ihr Selbstwertgefühl zu stärken. Wenn Pflegende nonverbale Kommunikation einsetzen und beachten, werden ihre Schützlinge ruhiger und zufriedener, manchmal verwenden sie dann auch wieder Worte. Wenn die beredten Stimmen des Herzens sprechen, können alle Menschen, auch demenzkranke, von Mensch zu Mensch miteinander kommunizieren.

Weil wir unser Leben lang auf die erwachsene, verbale Kommunikation hin orientiert worden sind, fällt es nicht ganz leicht, sich wieder auf die frühe, nonverbale Sprache zu besinnen. Wenn Ihr persönlicher Kommunikationsstil schon bisher von vielen Berührungen und Gesten geprägt war, können Sie sich womöglich leichter umstellen. Andere brauchen vielleicht mehr Übung und müssen diese Art der Kommunikation bewusst erlernen. Sicher ist, dass sie erlernbar ist, mehr noch, dass es unerlässlich ist, sie zu erlernen.

Wenn Berührung, Mimik, Stimmlage, Körperhaltung und Gestensprache zum Einsatz kommen sollen, sind folgende Punkte zu beachten:

1. Die Rückkehr zu früher, nonverbaler Sprache bedeutet NICHT Rückkehr in die Kindheit und zu kindlichem Verhalten. Ich bin mir völlig sicher, dass Menschen mit Demenz das Gefühl für ihr Erwachsensein behalten. Wann immer Pflegende mit ihrem Schützling wie mit einem Kleinkind kommunizieren (z. B. ihm den Kopf tätscheln), verletzten sie dessen Würde.

2. Persönliche, generationenbedingte und kulturelle Gewohnheiten und Traditionen müssen respektiert werden. Obschon Umarmungen und Berührungen im Familien- und Freundeskreis heutzutage eher akzeptiert werden, sind sie für viele ältere Menschen ungewohnt. Solche und andere Formen der Berührung werden dann als Verletzung der persönlichen Grenze empfunden oder als Verhalten, das nur den engsten Angehörigen, Freunden und Freundinnen zugestanden wird. Benötigt die betroffene Person Hilfe bei der Körperpflege oder lebt sie mit anderen zusammen in einer Institution, etwa einem Pflegeheim, bekommen Intimsphäre und Privatbereich einen besonders hohen Stellenwert.

3. Pflegende müssen herausfinden, auf welche Arten und Kombinationen von nonverbaler und verbaler Sprache Menschen mit Demenz reagieren. Manche verstehen Gesten und pantomimische Darstellungen problemlos, für andere sind schriftliche Anweisungen besser geeignet.

4.2.1
Berührung

Berührung ist ein verblüffend machtvolles Instrument, was sich schon sehr früh erweist: Ein acht Wochen alter Fötus reagiert bereits auf Berührung (Huss, 1976). Säuglinge lernen und erobern sich die Welt durch Berührung – sie fühlen sich auf dem Schoß der Mutter geborgen, in den Armen des Vaters getröstet, sie spüren die warme Decke oder die nasse Windel auf der Haut. Das ganze Leben hindurch bleibt Berührung ein mächtiges Kommunikationsmedium, auch wenn wir andere Formen der Kommunikation entwickeln. Zwar sind Umarmungen zur Begrüßung inzwischen weit verbreitet, dennoch sind Berührungen meist auf enge persönliche Beziehungen beschränkt – Eltern und Kinder, Liebende, Eheleute und sehr enge Freunde. Meist schütteln wir einander die Hand und halten dabei eine Armlänge Abstand. Aber auch der Händedruck selbst spricht Bände. Wir unterscheiden einen festen, warmen, langen Händedruck von einem allzu kräftigen, Dominanz und Wut signalisierenden Griff und wissen eine zögerlich angebotene, schlaffe Hand richtig zu deuten. Wie Mary Judd sehr treffend formuliert hat: «BERÜHRUNG ist die Sprache, die von Blinden gesehen, von Tauben gehört und von allen gefühlt wird.» (1983, p. 13) Rufen wir uns einmal ins Bewusstsein, wie oft der Begriff Berührung in unseren Gesprächen vorkommt: eine tief berührende Ansprache, lieber nicht an dieses Thema rühren, die Reise brachte uns mit vielen Menschen in Berührung, die Bemerkung hat mich unangenehm berührt etc.

Das Bedürfnis, berührt zu werden und selbst zu berühren verlässt uns ein Leben lang nicht. Es ist besonders ausgeprägt, wenn wir krank oder niedergeschlagen sind. Denken Sie nur an den großen Trost, den die Berührung einer liebevollen Hand in solchen Situationen bietet. Vielleicht erinnern Sie sich auch an heilsame Berührungen Ihrer Mutter oder Ihres Vaters. Wenn wir älter werden, Verluste erleiden und Erkrankungen durchleben, haben wir diese Berührung, diese wortlose Rückversicherung und mütterlich liebevolle Zuwendung besonders nötig. Dann kommt aber womöglich die Zeit, wo Ehemann, Partnerin, Kinder, Geliebter, Freundinnen, Freunde und andere Menschen, denen wir durch Berührung verbunden waren, nicht mehr da sind. Durchaus möglich auch, dass es einem Partner oder einer Partnerin in der Rolle als Pflegeperson schwer fällt, die körperlichen oder sexuellen Beziehungen fortzusetzen. Die Situation kann sich noch verschärfen, wenn die Frau oder der Mann mit Demenz eine liebevolle, fürsorgliche Berührung fälschlich als Einladung zum Geschlechtsverkehr interpretiert. Es ist jedoch völlig normal, so zu empfinden und zu reagieren. In Kapitel 7 wird dieses Thema eingehender behandelt.

Die Berührung der Hand, eine Umarmung, ein leicht um die Schulter gelegter Arm oder das besonders sorgfältige Überlegen der Bettdecke trägt oft dazu bei, einen verängstigten oder leidenden Menschen zu beruhigen. Wer liebevoll berührt wird, fühlt sich getröstet und auch ohne Worte verstanden. Leider sind Angehörige, Freunde und Freundinnen von den demenzbedingten Veränderungen häufig so verstört, dass sie den persönlichen Kontakt reduzieren. Angestelltes Pflegepersonal scheut sich, alte Menschen zu berühren – von unmittelbaren Pflegeverrichtungen abgesehen – weil ihre Haut runzlig und schlaff ist. Auch reale Barrieren – Gehwagen, Rollstuhl und Bettgitter – erschweren Berührungen. Ergebnis ist, dass ausgerechnet besonders berührungsbedürftigen Menschen, also Demenzkranke, vor allem solche in Langzeitpflegeeinrichtungen, die geringsten Chancen haben, berührt zu werden. Bei Menschen mit fortgeschrittener Demenz lassen sich oftmals Äußerungen dieses Wunschs nach Berührung beobachten: Ihre Hände strecken sich nach zufällig Anwesenden aus, sie reiben die am Rollstuhl befestigte Tischplatte, streicheln ihre Kleidung, Stoffstückchen oder Spieltiere. Die professionelle Pflege ist bemüht, diesen Mangel an Berührung zu beheben. So werden beispielsweise Pflegekräfte in Therapeutischer Berührung geschult, wie sie von Doris Krieger (1979) entwickelt wurde. Die Ergebnisse der bislang zu diesem und zu anderen Ansätzen nur spärlich vorliegenden Forschungsarbeiten sind sehr positiv (Griffin & Vitro, 1998; Woods & Diamond, 2002).

Richtlinien zum Einsatz von Berührung

Weil sie so wirkungsvoll sind, müssen Pflegende darauf achten, dass sie Berührung nicht willkürlich einsetzen und womöglich negative Folgen auslösen. Bitte halten Sie sich an folgende Grundsätze:

Respektieren Sie die Würde der Person, sowie ihren kulturellen und sozialen Hintergrund

Berührung kann sich negativ auswirken, wenn sie auf eine Weise erfolgt, die der Würde, dem Erwachsenenstatus und der Privatsphäre der Person nicht gerecht wird. Wir alle haben schon einmal erlebt, wie unangenehm es sein kann, etwa von einer Verkaufskraft, allzu vertraulich berührt zu werden. Die Gefahr der Grenzverletzung ist beim Umgang mit demenzkranken Menschen noch größer, insbesondere dann, wenn sie bei der Körperpflege unterstützt werden müssen. Bitten Sie daher immer um Erlaubnis, bevor sie für bestimmte Pflegemaßnahmen in die Intimsphäre Ihres Schützlings eindringen.

Die Situation kann besonders schwierig und heikel sein, wenn der Ehemann, die Ehefrau oder ein anderes Familienmitglied die Pflege übernimmt und bei intimen Verrichtungen helfen muss, etwa beim Waschen. Versetzen Sie sich kurz in die Lage Ihres Schützlings. Wie immer die Beziehung früher gewesen ist, sie wird sich wohl kaum auf Unterstützung beim Waschen oder bei anderen intimen Aktivitäten erstreckt haben. Bei solchen Aktivitäten sind wir am liebsten allein. Bei älteren Paaren kann es durchaus sein, dass sie sich niemals nackt gesehen haben. Wenn es in der Rolle als Pflegekraft unumgänglich ist, diese Schwelle zu überschreiten, kann die Situation für beide Seiten problematisch werden. So war beispielsweise die Mutter einer pflegenden Tochter bereit, sich bei der Körperpflege helfen zu lassen, wollte dann aber samt Badeanzug in die Wanne steigen! In einem anderen Fall wusste sich ein pflegender Ehemann keinen anderen Rat, als die Arme seiner Frau festzuhalten, während eine professionelle Pflegekraft die Intimpflege durchführte. In dieser Situation war die Berührung alles andere als therapeutisch, vielmehr ein Instrument zur Machtausübung, Kontrolle und Erniedrigung. Glücklicherweise gelang es diesem Mann später, durch fachkundige Beratung, dazuzulernen, und seine Rolle als Pflegender wieder aufzunehmen. Er hielt sacht die Hand seiner Frau und sang ihr ein bekanntes Lied vor, während sie von der Pflegenden mit warmen Lappen und vorsichtigen Berührungen gewaschen wurde. Die Kapitel 6 und 7 enthalten weitere Informationen über Berührung und Kommunikation bei der Körperpflege.

Professionelle Pflegekräfte müssen, was Berührung angeht, unbedingt über die persönlichen Gewohnheiten und Wertvorstellungen der Person informiert werden. Dabei sollen auch kulturelle und soziale Gegebenheiten angesprochen werden. So sind beispielsweise in manchen europäischen Ländern Umarmungen und Wangenküsse als Begrüßungsform unter Erwachsenen durchaus üblich, während in anderen der Händedruck die einzig akzeptabel Form der Berührung ist.

Gehen Sie schrittweise vor und beobachten Sie dabei fortlaufend die Reaktion der Person, die Sie berühren.

Im westlichen Kulturkreis ist das Händeschütteln eine akzeptierte und vertraute Form der Begrüßung, weshalb sie bei Menschen mit Demenz häufig eingesetzt werden soll. Ich bin bislang keiner einzigen Person begegnet, die, selbst im fortgeschrittenen Stadium von Demenz, auf diese gewohnte Art der Berührung nicht irgendwie reagiert hätte. Was diese Berührung so wertvoll macht, ist, dass sie sich an die erwachsene Person richtet, verstärkt dann, wenn sie dabei mit Namen angesprochen wird. Reagiert die Person gut auf den Kontakt, kann auch die andere Hand aufgelegt, also durch einen doppelten Händedruck intensivere Zuwendung signalisiert werden.

Für ein persönliches Gespräch ist die Entfernung von etwa 1 m bis 1,20 m angemessen. Fühlt sich die angesprochene Person mit diesem Abstand wohl, können Sie sich vorsichtig annähern. Folgende Reaktionen lassen erkennen, ob die Berührung akzeptiert oder abgelehnt wird: Mimik, Muskelreaktion des berührten Bereichs (entspannte Muskulatur deutet auf Wohlbefinden hin, angespannte auf Unbehagen), Körperhaltung (zurücklehnen bedeutet Rückzug, nach vorne neigen Akzeptanz).

Achten Sie auf den emotionalen Anteil einer Berührung

Es mag uns zwar nicht immer bewusst sein, trotzdem erfahren wir beim Händeschütteln oft eine Menge über die andere Person. Wie bei verbaler Kommunikation auch, ist das Wie so wichtig wie das Was – wenn nicht gar wichtiger. Berührung muss liebevoll und einfühlsam geschehen, behutsam, jedoch nicht zögerlich.

Achten Sie auf den Ort der Berührung

Eine Berührung der Hand oder ein Händedruck ist die vertrauteste und am wenigsten bedrohliche Form der Berührung, insbesondere durch Fremde. Pflegende Angehörige dürfen, so traurig es ist, nicht vergessen, dass sie von ihrem Schützling im fortgeschrittenen Stadium der Demenz möglicherweise nicht mehr erkannt werden. Deshalb sollen sie bei der Berührung anfangs Distanz wahren. Die Reaktion auf eine Berührung der Hand (z. B. die Mimik) kann als Hinweis gelten, ob eine intimere Form der Berührung (z. B. Anfassen am Arm, an der Schulter, am Rücken) angemessen ist oder nicht. Berührungen von Gesicht und Kopf sind sehr viel intimer, was viele ältere Leute als zudringlich empfinden, besonders wenn sie glauben, ihr Gegenüber nicht gut zu kennen. Häufig nimmt das Gefühl in den Fingerspitzen und Handflächen im Alter und/oder mit fortschreitender Demenz ab.

Bedienen Sie sich vertrauter, mit Berührung verbundener Aktivitäten

Berührungen und Umarmungen waren in der Familie einer 65-jährigen pflegenden Tochter nicht üblich gewesen. In ihrer eigenen Familie jedoch, mit Sohn und Ehemann, hatte sie einen berührungsfreundlichen Umgang gepflegt. Als sie ihre 95-jährige Mutter mit fortgeschrittener Demenz im Pflegeheim besuchte, wusste sie anfangs nicht, wie sie sich verhalten sollte. Ihre liebevollen Worte erreichten sie nicht und konnten sie nicht beruhigen. Da bemerkte sie, dass die Fingernägel ihrer Mutter schlimm aussahen. Das Pflegepersonal hatte das Nägelschneiden eingestellt, weil es die Kranke so sehr aufregte. Die Tochter sann auf eine Möglichkeit, eine Verbindung zu ihrer Mutter herzustellen und widmete sich daraufhin der Nagelpflege – Nägel einweichen, schneiden, feilen – wobei sie ihrer Mutter fortlaufend freundlich und aufmunternd zusprach und ihre Hände liebevoll streichelte.

Diese pflegende Tochter hatte einen Weg gefunden, Verbindung herzustellen und ihre Fürsorge und Zuneigung auszudrücken. Dass die Mutter ihrer Tochter erlaubte, sich um ihre Hände und Nägel zu kümmern, hatte darüber hinaus den Vorteil, dass sie sich während dieser Aktivität beruhigte und entspannte. Auch folgende vertraute Aktivitäten sind mit Berührung verbunden:

- Beim Gehen den Arm unterhaken
- Bei der Körperpflege helfen (z. B. beim Waschen, Frisieren)
- Hände eincremen oder Rasierwasser auftragen
- Füße, Hände, Arme oder Schultern leicht massieren
- Körperpuder auftragen
- Tanzen

Schlagen Sie anderen Familienmitgliedern und Besuchenden Aktivitäten vor, die mit akzeptierten Berührungen verbunden sind. Gehen Sie mit gutem Beispiel voran und ermuntern Sie auch andere, durch Berührung zu kommunizieren.

Leichte Berührung stimuliert, feste Berührung beruhigt
Eine sanfte Berührung mit den Fingerspitzen oder das Streicheln mit einem weichen Material erregt die Aufmerksamkeit und stimuliert die betroffene Per-

son. Solche Berührungen können gezielt eingesetzt werden, um sie zu bewegen, sich an bestimmten Aktivitäten zu beteiligen, etwa am Essen oder Anziehen. Eine feste Berührung dagegen wirkt bestärkend und beruhigend (z. B. ein fester Händedruck, den Arm um die Schulter legen, die Person fest zudecken). Solche Berührungen können eingesetzt werden, wenn die Person unruhig oder ängstlich ist. Ist sie jedoch extrem unruhig und gereizt, empfiehlt es sich, Abstand zu halten und auf eine Berührung zu verzichten, damit sie nicht fälschlicherweise als Gewaltanwendung oder Fixierung interpretiert wird.

Machen Sie sich bemerkbar, bevor Sie Ihren Schützling berühren
Weil der Zustand von Menschen mit Demenz schwankt, Gehör und Sehkraft möglicherweise nachlassen, merken sie oft nicht, dass sich jemand nähert. Deshalb erschrecken sie vielleicht, wenn sie berührt werden. Sie haben das Gefühl, dass die Berührung aus dem Nichts kommt.

Vorsicht: Die Haut alter Menschen ist brüchig und leicht zu verletzen
Der Transfer von einem Ort zum anderen oder die Hilfestellung bei Lageveränderung im Bett sind gute Gelegenheiten, Kranke liebevoll und fürsorglich zu berühren. Weil die Haut alter Menschen brüchig und leicht verletzbar ist, muss dabei äußerst behutsam vorgegangen werden.

Akzeptieren auch Sie angemessene Berührungen
Besonders Pflegekräfte, die nicht zur Familie gehören (z. B. professionell Pflegende, Nachbarn, Bekannte) müssen bereit sein, angemessene Berührungen zuzulassen. Professionelle Pflegekräfte wissen meist, dass auch ein Mensch mit Demenz das Recht und das Bedürfnis hat, zu berühren. Andererseits herrscht auch die Auffassung, dass es für Patientinnen und Patienten unangemessen ist, Pflegekräfte, ärztliches oder therapeutisches Personal zu berühren. Ihr scheinbar unberechenbares Verhalten mag diese Einstellung noch verstärken. Bitte lesen Sie in Kapitel 9 nach und informieren Sie sich, welche wichtige Rolle Sie als Betreuungsperson spielen, wenn es darum geht, unangemessenes Verhalten – das immer ein Bedürfnis ausdrückt – zu verstehen und zu verhindern.

Auch Menschen mit Demenz möchten sich dankbar zeigen und anderen etwas Gutes tun. Sie können dieses Bedürfnis stillen, indem sie Berühren. Professionelle Pflegekräfte brauchen möglicherweise etwas Zeit und ein gutes Verhältnis zu der schutzbefohlenen Person, bis sie sich bei dergleichen Gefühlsäußerungen wohl fühlen. Aber es ist der Mühe wert! Das leichte Streicheln meiner Wange durch die zerbrechliche Hand eines hochbetagten Menschen gehört zu meinen kostbarsten Pflegeerfahrungen.

Achten Sie vor allem sorgfältig darauf, dass liebevolle Berührung nicht sexuelle Bedeutung annimmt
Menschen mit Demenz können eine Berührung falsch interpretieren, weil sie nicht mehr fähig sind, ihre Umgebung richtig zu deuten. Pflegende sollten

deshalb vermeiden, etwa auf dem Bett, Hüfte an Hüfte zu sitzen. Eine Hand auf der Schulter oder dem Arm ist neutraler und weniger geeignet, sexuelle Gefühle auszulösen, als ein Arm um die Taille.

Achtung: Die Berührung bestimmter Bereiche kann frühkindliche Reflexe aus- lösen. Manchmal treten in späten Phasen der Demenz Reflexe der frühen Kindheit wieder auf. Kapitel 3 informiert ausführlich über diese Reflexe.

4.2.2
Gesten

Die meisten Menschen unterstreichen ihre Meinungsäußerungen unwillkür- lich auch mit Gesten. Mir beispielsweise haben Angehörige und befreundete Leute versichert, dass ich mit auf dem Rücken zusammengebunden Händen nicht fähig wäre, ein Telefongespräch zu führen! Womit sie vermutlich Recht haben.

Wenn es Demenzkranken mit der Zeit schwer fällt, Sie zu verstehen, kön- nen Sie zur Unterstützung Ihrer Worte bewusst Gesten einsetzen. Ein Beispiel: Holen Sie den Mantel und gehen Sie zur Tür, wenn ein Spaziergang ansteht. Indem Sie die entsprechenden Bewegungen und Gesten vormachen, ermun- tern Sie Ihren Schützling, diese zu imitieren.

Hier eine Aufzählung hilfreicher, üblicher Handbewegungen:

- Zum Abschied oder zur Begrüßung winken
- Jemanden herbeiwinken
- Jemandem mit ausgestreckter Hand einen Platz am Tisch oder eine Sitzge- legenheit zuweisen
- Übertriebene spielerische Darstellung bestimmter Aktivitäten, wie Hände oder Gesicht waschen, Essen, Zähneputzen, Haare kämmen und Telefonie- ren (um Verwirrungen vorzubeugen, nur im richtigen Kontext einsetzen)
- Sich selbst und andere mit Namen vorstellen und dabei mit der ganzen Hand auf sich oder die bezeichnete Person hinweisen
- Die Person leicht am Ellbogen fassen, um ihr zu bedeuten, dass sie mitkom- men soll

Viele Richtlinien für verbale Kommunikation gelten auch für Handbewegun- gen. Stellen Sie sicher, dass Ihre Anwesenheit registriert wurde und bewegen Sie sich nicht zu hastig. Ruhige, etwas übertriebene Bewegungen sind ange- sagt. Äußern Sie Ihre Botschaft gleichzeitig verbal und mit dem passenden Gesichtsausdruck.

4.2.3
Auch die räumliche Umgebung ist wichtig

Die räumliche Umgebung kann ebenfalls Fürsorge und Sicherheit vermitteln. Vertraute und geschätzte Möbel, sorgfältig ausgewählte neue Dinge und dekorative Elemente können beim Berühren angenehme Empfindungen auslösen. Die Bezüge von Polstermöbeln sollen sich warm, weich und angenehm anfühlen. Es gibt inzwischen luftdurchlässige, abwaschbare, wasser- und schmutzabweisende Materialien, die wesentlich ansprechender sind als Plastik und Vinyl. Vielleicht genügt es, den Lieblingssessel mit einem Stück Plastikfolie zu schützen und ein waschbares Tuch darüber zu legen. Bitte lesen Sie in Kapitel 5 mehr zum Thema Umgebung und in den Kapiteln 6 und 7 mehr darüber, wie sich mit Pflanzen, Haustieren, unterschiedlichen Stoffqualitäten u. ä. Berührung stimulieren lässt.

4.3
Richtlinien zur Verbesserung der verbalen Kommunikation

4.3.1
Interpersonale Ansätze

Die nun folgenden Abschnitte erläutern interpersonale Ansätze zur besseren Kommunikation mit einem demenzkranken Menschen.

Sprechen Sie die Person immer als erwachsenen Menschen an
Demenzkranke sind sich, ungeachtet ihres Leidens, immer sehr genau bewusst, dass sie erwachsen sind. Angesichts ihrer Hilfsbedürftigkeit und ihres erschütterten Selbstwertgefühls sind sie besonders darauf angewiesen, als vollwertige Erwachsene behandelt und in ihrem Personsein gewürdigt zu werden. Begegnen Sie ihnen als wertvolle, erwachsene Menschen indem Sie Blickkontakt suchen, sie mit Namen ansprechen, und ihnen ehrliche Komplimente über ihre Kleidung, Frisur, ihr Lächeln oder andere persönliche Attribute machen. Weil Ihr Verhalten ein wirksames Medium der Kommunikation ist, führt es verständlicherweise zu Verärgerung und/oder Rückzug, wenn Menschen mit Demenz nicht mit der nötigen Achtung und dem gebührenden Respekt, der ihnen zusteht, angesprochen werden. Verwenden Sie *niemals* unpassende, herablassend klingende Kosenamen (z. B. «Alterchen», «Kinderchen», «Opa», «Oma»), oder Babysprache (z. B. «Möchtest du jetzt Pipi machen?»). Das folgende Beispiel zeigt, wie negativ sich solche Formulierungen auswirken können:

Pfarrer Johannes Dambeck litt an einer Demenz im fortgeschrittenen Stadium, weshalb er sich vom Personal ankleiden und zur Toilette führen lassen musste. Trotz allem hatte er sich seine persönliche Würde und das zu seinem Beruf gehörende Auftreten bewahrt. Was veranlasste diesen ruhigen, sanften, höflichen Herrn nur, plötzlich zu fluchen und mit den Armen zu fuchteln? Wir gingen der Sache nach und erfuhren, dass einige Pflegekräfte die Gewohnheit hatten, Pfarrer Dambeck mit «Hänschen» anzusprechen. Wenn sie «Hänschen» aufforderten, zur Toilette zu gehen, sich zu rasieren oder den Speisesaal aufzusuchen, wehrte er sich gegen die Beleidigung mit den einzigen, ihm zur Verfügung stehenden Mitteln.

Dieses Beispiel ist sehr eindrücklich und zeigt den Verstoß gegen die Würde der Person und ihren Erwachsenenstatus recht krass. Aber auch weniger offensichtliche Kränkungen können die Kommunikation unversehens beeinträchtigen. Pflegende sollten über ihre Wortwahl und deren Wirkung nachdenken. Worte üben einen starken Einfluss aus, sowohl auf Sprechende als auf Angesprochene. Wir können von Servietten, Slips und Einlagen sprechen oder aber von Lätzchen und Windelhosen. Wir können von einer Person sagen, sie sei bekümmert, erregt oder verärgert oder aber sie sei agitiert, aggressiv und außer sich. Die Wortwahl beeinflusst auch die innere Haltung. Ein bekümmerter Mensch ist trostbedürftig. Ist aber jemand agitiert oder erregt, muss diesem Verhalten, das als «schlecht» gilt – möglicherweise sogar als bewusst provozierend – Einhalt geboten werden.

Sprechen Sie die Person korrekt an

Angehörigen kommt die wichtige Aufgabe zu, andere Pflegekräfte über die bevorzugte Anrede zu informieren. Viele ältere Erwachsene sind es nicht gewohnt, von relativ Fremden mit Vornamen angesprochen zu werden. Gegen die Verwendung von Spitznamen ist nichts einzuwenden, vorausgesetzt, die damit bezeichnete Person wurde mit ihrem Einverständnis ihr ganzes Leben lang so genannt. Wenn ein Mann beispielsweise seiner Lebtag lang der «Papa» war, ist es am besten, diese Anrede weiter zu verwenden. Für einen anderen wäre sie eine große Beleidigung. Das gesamte Pflegepersonal muss auch unbedingt darüber informiert sein, wie der Name richtig ausgesprochen wird. Das signalisiert Respekt und trägt dazu bei, dass niemand fälschlicherweise meint, die angesprochene Person würde nicht auf ihren Namen reagieren. Dazu ein Beispiel:

Frau Dorothee Weber litt an einer fortgeschrittenen Alzheimer-Krankheit und war zudem erheblich schwerhörig. Ihr Freundeskreis und die Angehörigen konnten mit ihr kommunizieren, weil sie sich vertrauter Formulierungen und altbekannter Techniken bedienten. Das Personal des Pflegeheims jedoch war frustriert, weil es ihm nicht gelang, Frau Weber zu einer Antwort zu bewegen, selbst wenn es versuchte, sie auf die Zeit zum Mittagessen hinzuweisen. Eine gute Freundin, die Frau Weber eines Tages mittags besuchte, hörte die Pflegekraft sagen: «Dorothea, es ist Mittagessenszeit». Sie war frustriert, als keine Reaktion kam. Daraufhin wies die Freundin vorsichtig darauf hin, dass Frau Weber mit Vornamen «Dorothee» heißt, nicht «Dorothea». Als die Freundin Frau Weber mit «Dorothee» ansprach, hob diese den Kopf und lächelte. Obwohl die Stationsleiterin von mehreren Seiten auf diesen Punkt hingewiesen wurde, stellte sich das Pflegepersonal leider nicht um, sprach Frau Weber weiter mit «Dorothea» an und bekam nie eine Antwort.

Die emotionale Botschaft erfassen und bekräftigen

> Auch wir haben Gefühle, auch wir wissen so manches. Unser Wissen ist vielleicht nicht sehr umfassend, dennoch bin ich mir sicher, dass wir wichtige Erfahrungen gemacht haben. Wichtig besonders für Leute, die aus gutem Grund ein wenig mehr über Alzheimer erfahren möchten. Ich glaube, dass wir mehr wissen, als es den Anschein hat, weil es so schwierig geworden ist, mitzuteilen, was wir wissen. (Henderson & Andrews, 1998, p. 56)

Cary Henderson weist darauf hin, wie wichtig es ist, die hinter den Worten verborgene Gefühlsbotschaft zu erfassen, auch wenn uns die Worte völlig sinnlos erscheinen. Mit der starken Ich-Botschaft geht eine emotionale Botschaft einher, die ausdrückt, wie es im Inneren der Person aussieht. Wenn man nonverbale Äußerungen (z. B. Stimmlage, Gesichtsausdruck, Körperhaltung, Gestik) sorgfältig beachtet und mit verständlichen Worten kombiniert, wird klar, welche Gefühle die betreffende Person auszudrücken versucht.

Prüfen Sie nach, ob Sie die Lage richtig interpretiert haben, etwa indem Sie bemerken: «Herr Hauser, Sie sehen traurig aus.» Wenn Sie bestätigt werden, gehen Sie mit einer fürsorglichen Berührung und einer geeigneten Antwort auf das Gefühl ein. Sagen Sie etwa: «Das tut mir Leid. Sind Sie traurig, weil Sie Ihren Freund Johannes vermissen?» Forschen Sie weiter nach den Ursachen des Gefühls. In manchen Fällen werden sie zwar nie aufgedeckt, doch wirkt oft bereits die persönliche Zuwendung beruhigend und aufmunternd. Es ist besonders wichtig zu erfahren, ob Ihr Schützling Schmerzen hat oder sich krank fühlt, weil er das mit fortschreitender Demenz nicht mehr sprachlich mitteilen kann.

Herrn Cormiers Muttersprache war Französisch, doch hatte er im Laufe seines Lebens in dem kleinen Fischerort recht ordentlich Englisch sprechen gelernt. Als er aufgrund seiner Demenz nicht mehr alleine leben konnte, wurde er in die einzig erreichbare Pflegeeinrichtung gebracht. Leider befand sie sich in einer 150 km weit entfernten Stadt, in der nur Englisch gesprochen wurde. Herr Cormier fand sich in dieser fremden Umgebung überhaupt nicht gut zurecht. Die Toilette sah nicht aus wie sein schlichtes Plumpsklo von zu Hause, weshalb er in Ecken, Eingänge und Blumentöpfe urinierte. Er sehnte sich nach der frischen Luft und seinen Aktivitäten im Dorf, ging deshalb pausenlos mit großen Schritten auf der Station herum, verrückte Möbel und wühlte in Schubladen. Die einst vertrauten englischen Worte seiner Betreuungspersonen verstand er nicht mehr.

Eines Tages ließ der Wagen mit frischer Wäsche auf sich warten. Herr Cormier lief im Schlafanzug den Flur der Station auf und ab. Er kam sehr erregt auf mich zu, deutete auf seinen Schlafanzug und sagte: «Ce, ce non, non terrible, this, this jacket» (Dies, dies nicht, nicht schrecklich, diese, diese Jacke.).

Im ersten Moment ergaben diese Worte keinen Sinn. Weil ich auf die nonverbalen Hinweise achtete, verstand ich, was er meinte. Ich antwortete: «Ja, schlimm, dass noch keine frische Hose für Sie da ist. Es muss unangenehm sein, so spät am Morgen noch im Schlafanzug herumzulaufen. Sobald die saubere Wäsche geliefert wird, helfe ich Ihnen beim Anziehen.»

Als Herr Cormier spürte, dass ich seine Sorgen ernst nahm, beruhigte er sich.

Menschen mit Demenz suchen manchmal nach einer Person oder einer Sache, die es in Wirklichkeit nicht mehr gibt. Eine Frau beispielsweise sucht nach ihrem längst verstorbenen Gatten oder ihren inzwischen erwachsenen Kindern, ein inzwischen pensionierter Mann mimt, ins Büro gehen zu müssen, eine Person, die seit vielen Jahren in einer Pflegeeinrichtung lebt, will unbedingt nach Hause gehen. Die spontane Reaktion auf solche «verfehlten» Suchaktionen ist, die Sache richtig zu stellen, also der Frau zu sagen, dass ihr Mann tot ist und ihre Kinder erwachsen sind, oder dem alten Herrn zu sagen, dass er sich längst im Ruhestand befindet. Über viele Jahre hinweg wurde empfohlen, auf solche Aussagen mit Realitätsorientierung zu reagieren. Inzwischen haben Erfahrungen und Forschung ergeben, dass dieser Ansatz die Verwirrtheit und den Kummer nur verstärkt (Bowlby, 1993). Solche Antworten passen eben nicht zur Realität der jeweiligen Person. Schlimmer noch: Sie befriedigen die Bedürfnisse der Kranken nicht und stillen ihre quälende Sehnsucht nicht.

Pflegende sind aufgefordert, die emotionale Botschaft hinter den scheinbar verwirrten Aussagen zu beachten, das dahinter verborgene Bedürfnis zu verstehen und zu befriedigen. Wenn auf das Bedürfnis eingegangen wird, das hinter diesen Suchaktionen liegt, wird die Person erleichtert reagieren und sich beruhigen. Obwohl das Bedürfnis später möglicherweise wieder auftritt, ist es doch im Augenblick gestillt (siehe Kapitel 2). Die Frau, die ihren Gatten sucht, vermisst zweifellos seine Person, aber auch die liebevolle Fürsorge und Unterstützung, die mit dieser Beziehung einherging. Sie möchte von ihrem Mann sprechen, sich an ihn erinnern und bestätigt bekommen, dass sich jetzt andere Menschen um sie kümmern. Die Suche nach den Kindern oder dem Büro weist oft sehr deutliche auf das Bedürfnis hin, noch gebraucht zu werden, eine sinnvolle Aufgabe zu haben. In solchen Fällen können Sie die wertvolle Arbeit dieses Menschen in der Vergangenheit erwähnen, die Lebensleistungen dieser Person würdigen und ihr Gelegenheit geben, sich auch in der jetzigen Situation sinnvoll zu betätigen (siehe Kapitel 6, 7 und 8). Sucht ein dementiell veränderter Mensch fortwährend sein zu Hause, heißt das oft, dass er sich wieder so vertraut und sicher fühlen möchte, wie früher daheim (siehe Kapitel 5).

Kommunikationsversuche anerkennen und freundlich darauf eingehen

Christine Boden hat am Anfang des Kapitels bemerkt: «Oft frage ich mich, ob es sich lohnt, etwas zu sagen, weil es immer falsch raus kommt und dann alle lachen … So ist es, die Alzheimer-Krankheit zu haben.» (1998, p. 75) Reagieren Sie unbedingt mit einem Lächeln, einer Berührung oder positiven Worten, denn damit helfen Sie Menschen mit Demenz, ihre tief empfundene Scham und Frustration zu überwinden. Selbst wenn Sie nicht verstehen, was die Person sagt, ist es für die Beziehungspflege unerlässlich, das Bemühen zu würdigen. Sie stärken damit das Selbstwertgefühl und Selbstbewusstsein Ihres Schützlings, zeigen sich an seiner Person interessiert und beweisen, dass von Ihnen keine Gefahr ausgeht, beschämt zu werden. Sie werden im Gegenzug mit zusätzlichen Informationen und klareren Reaktionen belohnt. Wenn sich die Person jedoch ignoriert und abgefertigt fühlt, falls Sie ihre Äußerungen nicht verstehen, wird er entmutigt verstummen, weil sie meint versagt zu haben, übergangen und abgewertet zu sein. Sie kann dann aber auch wütend reagieren oder deprimiert werden.

Achten Sie auf alle Aspekte Ihrer Äußerungen

Der Ton macht die Musik.

Diese Volksweisheit besagt, dass die nonverbalen Anteile von Kommunikation so wichtig sind, dass sie gesprochene Worte verstärken oder überlagern können. Der Satz: «Schön, dass du gekommen bist», kann völlig abgewertet sein, wenn er in verärgertem oder unbeteiligtem Ton, mit desinteressiertem Gesicht oder ohne Blickkontakt geäußert wird. Andererseits kann der gleiche Satz, begleitet von einem warmen Lächeln und Blickkontakt, mit munterer Stimme gesprochen, eine völlig andere Botschaft vermitteln und eine völlig andere Reaktion auslösen. Weil Menschen mit Demenz für Gefühle und emotionale

Botschaften hoch sensibel sind, sind die nonverbalen Aspekte von Kommunikation – etwa Stimmlage, Körperhaltung, Mimik – besonderes bedeutsam.

Beziehen Sie die demenzkranke Person ins Gespräch ein

> Die Leute müssen lernen, Alzheimerkranke zu verstehen. Wir sind noch da! Wir haben noch immer Gedanken und Ideen und können sie ausdrücken. Seid einfach geduldig und hört uns zu. Wir sind Menschen wie andere auch! Der Mensch und die Erkrankung sind zwei verschiedene Dinge. Nur die Krankheit unterscheidet uns von euch. (Simpson & Simpson, 1999, p. 52)

Einer vom Gespräch ausgeschlossenen Person wird sehr deutlich signalisiert, dass sie eine nicht zu respektierende Unperson ist. In vielen Fällen verstehen sie mehr als wir vermuten. Wenn Sie selbst schon mal in einer solchen Situation waren – dass Leute Sie übergangen haben – werden Sie wissen, was für eine demütigende und herabsetzende Erfahrung das ist. Organisieren Sie ein eigenes Treffen oder Telefonat, wenn Pflegeangelegenheiten oder andere Dinge privat besprochen werden müssen. Bemühen Sie sich bei allen anderen Gelegenheiten, die demenzkranke Person ins Gespräch einzubeziehen, etwa indem Sie nonverbale Zeichen geben, sich ihr zuwenden, sie nach ihrer Meinung fragen und über Dinge reden, die ihr geläufig sind. Sie stärken damit das Selbstwertgefühl Ihres Schützlings und reduzieren sein Unbehagen.

4.3.2
Gesprächsführung

Mit orientierenden, beruhigenden Informationen beginnen

> Offenbar ist in meinem Kopf für dieses Gerede von «Dienstag», oder von welchem Wochentag auch immer, für dieses «April» oder «2006»-Zeug kein Platz mehr … Ich stelle fest, dass es mich am Sprechen hindert. Ich suche angestrengt nach Worten, um Fragen zu beantworten wie: «Wie war dein Tag?», wobei ich meistens verzweifelt versuche, mich zu erinnern, welcher Tag heute ist. Ist es morgens oder abends? Was hab' ich heute getan?! (Boden, 1998, p. 62)

Kommunizieren heißt, Informationen austauschen und Beziehung herstellen. Pflegende müssen die Voraussetzungen schaffen und die Information liefern, welche Demenzkranke brauchen, damit sie sich sicher fühlen und bereit, an einem Gespräch teilzunehmen. Wenn eine Person anfängt, Namen und Datum zu vergessen, müssen Pflegende diese Information zu Beginn eines jeden Gesprächs liefern, um ihr damit den Druck wegzunehmen. Das kann einfühlsam und unauffällig geschehen, etwa durch den einleitenden Satz: «Hallo, Mama. Ich bin's, deine Tochter Karin. Ich hab' dir heute Nachmittag eine Tasse Kaffee mitgebracht. Es ist ja so kalt im Dezember.» Damit ist Ihr Gegenüber informiert, braucht sich nicht den Kopf über Dinge zerbrechen, die ihm entfallen sind, und kann sich unbelastet auf das Gespräch und den Besuch einlassen.

Bitte denken Sie daran, dass diese Informationen lediglich zur Beruhigung gegeben werden und nicht, um später abgefragt zu werden (z. B. Namen und Datum). Das Gespräch soll einfach Freude bereiten und keinesfalls zu einem Gedächtnistest ausarten, der wenig nützt und lediglich bewirkt, dass die Person traurig wird, sich schämt und mit ihren Ausfällen und ihrem Unvermögen konfrontiert wird. Es ist wichtig, dementiell veränderte Menschen zu stimulieren und ihnen zu helfen, geistig beweglich zu bleiben; es gibt jedoch keinen Beweis dafür, dass Ausfragerei entsprechend wirkt.

Wiedererkennen ist wichtiger als erinnern

Pflegende möchten gern, dass sich die Person mit Demenz an ihren Namen erinnert, das ist verständlich. Ebenso verständlich ist es, dass diese sich nur schwer an die Namen ihrer Betreuerinnen oder Betreuer erinnern, selbst im frühen Stadium ihrer Demenz. Alice beispielsweise fing schon sehr bald an, mich als «diese andere Frau» zu bezeichnen (die ihr den Sohn weggenommen hat!), noch bevor die Diagnose gestellt wurde. Pflegende müssen darauf vertrauen, wiedererkannt zu werden, und auf andere Bemerkungen und nonverbalen Reaktionen achten, etwa auf ein Lächeln oder die freundlichen Umarmung. Wie in Kapitel 3 dargestellt, erkennen demenzkranke Menschen, die ihnen nahe stehen, bis zum Ende ihres Lebens. Hier ein Beispiel aus meiner privaten Pflegeerfahrung:

Als Alice bereits sehr schwer alzheimerkrank war, zogen wir aus beruflichen Gründen für ein Jahr nach Kalifornien um. Die Entscheidung war uns nicht leicht gefallen. Alice blieb im Pflegeheim in Nova Scotia, wo sie bereits seit über einem Jahr gewohnt hatte. Während unserer Abwesenheit baute Alice stark ab. Sie konnte nicht mehr alleine gehen, wurde inkontinent und saß die meiste Zeit des Tages fixiert auf einem Stuhl. Das Personal berichtete uns, Alice spräche sehr wenig, strahle aber, wenn ihr Sohn erwähnt wurde. Bei unseren Telefonanten aus Kalifornien verblüffte sie uns, weil sie ein Gespräch führen konnte. Sie sagte die üblichen Sätze, etwa: «Wie schön dich zu hören», und «Wie geht's den Kindern?» Nach acht Monaten kam ihr Sohn aus Kalifornien kurz zu Besuch. Als er die Hand seiner Mutter ergriff und «Hallo, Mama» sagte, drückte ihr ganzer Körper Wiedererkennen aus. Sechs Monate danach, als die ganze Familie wieder zurück kam, wiederholte sich die Szene bei jedem Familienmitglied – selbst bei unseren beiden Kindern, die in der Zwischenzeit erheblich gewachsen waren.

Obwohl uns Alices inzwischen so zerbrechlich gewordene Gestalt zu Tränen rührte, waren wir völlig sicher, dass sie *wusste* wer wir waren, auch wenn sie uns nicht mit Namen ansprach, und *wusste* ferner, dass unsere Besuche fröhliche und tröstliche Ereignisse waren.

Einfache, jedoch sprechende Signale zeigen uns Pflegenden, dass wir erkannt und unsere Bemühungen anerkannt werden. Wenn wir demenzkranken Menschen Gedächtnisleistungen abverlangen und fragen: «Wie heiße ich?», oder «Erkennen Sie mich?» bekommt das Gespräch eine negative Wendung, konfrontieren wir sie mit ihren Behinderungen. Versuchen Sie sich vorzustellen, wie peinlich es einer Person mit Demenz sein muss, wenn sie sich an den Namen eines Sohnes, der Tochter, des Ehemanns oder der Ehefrau, oder einer lieben Freundin nicht mehr erinnern kann. Vermutlich kennen Sie das unangenehme Gefühl, das sich einstellt, wenn andere bemerkt haben, dass Ihnen der Name eines Arbeitskollegen oder einer Bekannten entfallen ist.

Das gleiche Prinzip gilt für alle Aspekte des Gesprächs mit Demenzkranken. Wenn Pflegende den Gesprächeinstieg durch Orientierungshilfen und entsprechende Hinweise positiv gestalten, ist der Boden bereitet, können sie ihre Fähigkeit einsetzen und Personen oder Dinge wiedererkennen (siehe Kapitel 3). Das folgende Beispiel zeigt, wie entscheidend wichtig dieser Grundsatz sein kann.

Herr Heinrich Schuster war schwer alzheimerkrank, konnte deshalb nicht mehr alleine gehen und litt unter erheblichen Einschlafstörungen. Tagsüber saß er meist dösend in seinem Sessel, doch manchmal rief er mit laut nach seiner Schwester Emilie. Sie und ihr Mann hatten viele Jahre vor seiner Erkrankung in Heinrichs Nachbarschaft gewohnt, Emilie hatte für ihren alleinstehenden Bruder gekocht. Obwohl er regelmäßig nach seiner Schwester rief, erkannte er sie erstaunlicherweise nicht, als sie ihn besuchen kam. Oder vielleicht doch?

An einem kalten Wintertag versammelte sich Emilies ganze Familie, noch mit Mänteln und Mützen, um Herrn Schuster im Aufenthaltsraum einen Besuch abzustatten. Dort ging es recht laut und lebhaft zu. Emilie wollte gerne erkannt werden, stellte sich direkt vor ihren Bruder hin und fragte: «Kennst du mich?» Darauf er mit dröhnender Stimme: «Nein, wer sind Sie?» Ich bemerkte, wie verstört seine Schwester war und riet der Familie, einen ruhigeren Ort aufzusuchen und Mäntel und Mützen abzulegen. Emilie nahm daraufhin ihre Kopfbedeckung ab, zog den Mantel aus, beugte sich zu Heinrich hinab, nahm seine Hand und sprach ihn mit Namen an. Herr Schuster reagierte mit einem klaren: «Hallo, Emilie, wie geht es dir?»

Formulieren Sie positiv, ohne Verbote und Befehle

Mit Speck fängt man Mäuse.

Wenn Sie einen Menschen mit Gedächtnisverlust betreuen, den Sie anweisen und unterstützen müssen, damit er seinen Alltag bewältigen kann, gerät dieser Grundsatz leicht in Vergessenheit. Wir greifen spontan zu Befehlen, wenn wir feststellen, dass die Person offenbar nicht im Stande ist, etwas zu tun oder etwas Unerwünschtes tut. Trotzdem müssen wir uns immer wieder vor Augen halten, dass unser Schützling, obwohl er Hilfe benötigt, unabhängig sein möchte und weiß, dass er erwachsen ist. Niemand wird gern herumkommandiert. Formulieren Sie Anregungen und Anweisungen positiv – immer davon ausgehend, dass die betreuungsbedürftige Person willig ist und die angebotene Unterstützung zulässt – das erhöht die Chance auf eine positive Reaktion. Sagen Sie beispielsweise: «Dein Lieblingsessen ist fertig. Es gibt Thunfischsalat. Ich bringe dich zum Tisch», nicht etwa «Setz dich und iss jetzt.» Bieten Sie einen Arm an und sagen Sie: «Hans, ich möchte dir gern die Fotos von deinem Schiff zeigen, die ich heute bekommen habe», anstatt «Hans, mach' die Schublade zu. Du bringst nur alles durcheinander.» Kapitel 6 enthält weitere Anregungen zum Thema Aktivitäten anbieten.

Nicht streiten, widersprechen, herabsetzen

Die Feststellung einer pflegenden Ehefrau, den letzten Streit mit ihrem Mann habe sie gewonnen, bevor er alzheimerkrank wurde, belegt, wie fruchtlos es ist, über Irrtümer oder falsche Vorstellungen zu streiten. Für einen Menschen mit Gedächtnisverlust muss die Welt unsicher erscheinen, in ständigem Wandel, verwirrend, beängstigend und völlig unberechenbar. Weil es aber ein urmenschliches Bedürfnis ist, sicheren Grund unter den Füßen zu haben, setzen Personen mit Gedächtnisverlust oft ihre eigene Logik ein, um sich bestimmte Ankerpunkt zu erhalten. Wie bereits festgestellt, mag das unserer Logik nicht entsprechen und trotzdem logisch sein. Obwohl es uns mit jeder Faser der Vernunft drängt, zu beharren, und die Dinge richtig zu stellen, wird ein Streit darüber höchstwahrscheinlich alle Beteiligten nur verärgern. Pflegende müssen lernen, mit unspezifischen Äußerungen zu zeigen, dass sie interessiert sind. Das ist eine Kunst. Machen Sie einfach: «Hm, hm», sagen Sie «Klingt interessant», oder «Man stelle sich das mal vor», zählen Sie dabei bis zehn und wechseln Sie dann das Thema. Es ist ferner wichtig, wie bereits erwähnt, auf das Gefühl einzugehen, auf die Ich-Botschaft des Gesagten.

Wenn die Äußerungen auf Wahnvorstellungen basieren, ist es ganz besonders wichtig, keinen Streit darüber zu beginnen. Wie unzutreffend die Information auch sein mag, die Person ist durch eigenes Nachdenken und die eigene Wahrnehmung darauf gekommen. Auf direkte Versuche, die Falschinformation zu korrigieren, wird sie womöglich verärgert und gereizt reagieren, weil sie sich bedroht fühlt. Versuchen Sie stattdessen, sich in die mit solchen Aussagen verbundenen Gefühle hineinzuversetzen und positive Verbindungen mit den erwähnten Personen oder Dingen herzustellen. Die folgende Geschichte aus meiner eigenen Pflegeerfahrung ist ein Beispiel dafür, was Sie besser *nicht* tun sollten.

In den ersten Jahren meiner Arbeit als professionelle Pflegekraft und pflegende Angehörige lebte Alice nach einer Staroperation einige Zeit bei uns.[5]

---

5   Eine frühere Version dieser Geschichte ist erschienen in Bowlby Sifton, C. (2000e). Meeting needs. *Alzheimer's Care Quarterly, 1*(4), iv; adaptiert mit freundlicher Genehmigung.

Wir hatten Weihnachtsferien und entsprechend viel um die Ohren. Nach einer sehr gelungenen Familienfeier, bei der sich Alice als kompetente Mit-Gastgeberin erwiesen hatte, war sie erschöpft und wollte zu Bett gehen. Ich erinnerte Sie an ihre Tabletten. Sie habe die Tabletten bereits eingenommen, behauptete sie. Als ich widersprach, wurde sie ziemlich wütend: Schließlich habe sie seit Jahren ihre Tabletten selbst eingenommen und nie sei ihr ein Irrtum unterlaufen. Meine Schwiegermutter war inzwischen so erregt, dass sie die Tabletten quer durchs Zimmer schleuderte, was ihrem Wesen überhaupt nicht entsprach. Ihrem Sohn gelang es schließlich, die Situation zu entschärfen, indem er sich eine Zeitlang zu ihr setzte und sie beruhigte. Dann reichte er ihr freundlich die Tabletten, wobei er ihr versicherte, dass er sehr um ihre Gesundheit besorgt sei.

Die längerfristige Lösung bestand darin, mit Alices Arzt die Dosierung zu besprechen, damit sie das Medikament nur einmal am Tag einnehmen musste. Danach gaben wir Alice die richtige Anzahl Tabletten für eine ganze Woche mit. Jetzt konnten wir leicht feststellen, ob sie ihre Tagesration eingenommen hatte.

Ich habe in dieser Situation viele Fehler gemacht. Zuerst hätte ich Alice für ihre Mithilfe beim Fest danken sollen. Dann hätte ich ihr ruhig mitteilen sollen, dass es Zeit für ihre Tabletten sei und sie ihr in die Hand geben. Damit wäre die Auseinandersetzung höchstwahrscheinlich zu vermeiden gewesen. Hätte Alice darauf bestanden, die Medikamente bereits eingenommen zu haben, wäre ein Themawechsel fällig gewesen. Ich hätte bemerken können, was für einen anstrengenden, schönen Tag wir erlebt hatten. Dann hätte ich das Gespräch darauf bringen können, wie leicht man im Trubel etwas vergisst, Tabletten zum Beispiel. Eine andere Pflegekraft lernte auf andere Art, Streit zu vermeiden:

Frieda Mayr hatte ihr Leben lang eine Vorliebe für chice, ausgefallene Schuhe. Ihre Schuhsammlung war erstaunlich umfangreich – Schuhe für alle Gelegenheiten. Als Frau Mayr an Demenz erkrankte und nicht mehr alleine zurechtkam, war sie gerne bereit, zu ihrer Tochter Katharina zu ziehen. Vor dem Umzug sortierten sie zusammen die Schuhkollektion aus und verschenken viele Paare – Schuhe, die ihr nicht mehr passten oder aus der Mode waren. Frau Mayr und ihre noch immer stattliche Schuhsammlung fanden bei Katharina und ihrer Familie einen guten Platz.

Als jedoch Frau Mayrs Gehirn immer mehr abbaute, verlor sie nach und nach die Übersicht über ihre Schuhe. Manchmal stürmte sie in die Küche und beklagte sich lautstark, Katharina habe ihr wieder einmal ihre Schuhe weggenommen, und dass sie ihre schwarzen Lackschuhe mit der Schleife vermisse. Nach einigen missglückten Versuchen, ihre Mutter daran zu erinnern, dass sie diese Schuhe bereits vor zwei Jahren weggegeben hatte, griff ihre Tochter zu einer anderen Methode. Sie sagte einfühlsam: «Ja, Mama, das waren ganz besonders schöne Schuhe. Man hat nie genug Paar Schuhe. Komm, wir sehen nach, was sich finden lässt.» Dann legte sie den Arm um die Schultern ihrer Mutter und ging mit ihr zum Schuhschrank. Frau Mayr fing an, die Schuhe zu sortieren und jedes Paar zu kommentieren (z. B. wie hübsch dieses Paar, was für ein guter Kauf jenes gewesen sei), vergaß dabei ihren Kummer und widmete sich ganz in der Bewunderung ihrer Kollektion.

Nun noch ein weiteres Beispiel zum Thema Konfliktvermeidung. Die Unterhaltung hat im Aufzug eines Pflegeheims stattgefunden.

Es war Sonntagnachmittag und das Pflegeheim voller Besucher. Eine gebrechliche alte Dame in Begleitung einer Pflegenden betrat den Aufzug, in dem sich bereits die Leute drängten. Beide trugen Mäntel und kamen offensichtlich von einem Termin in der Notfallambulanz zurück. Eine Besucherin fragte die betagte Dame höflich, in welches Stockwerk sie fahren wolle. «Sechster Stock, bitte» lautete die Antwort. Darauf die Pflegende schroff: «Nein, wir fahren in den dritten.» Die alte Dame blickte verwirrt und fragte «Warum denn?» Darauf hätte die Pflegende etwa so reagieren können: «Ja, es ist wirklich schwer, sich zurechtzufinden, nach all der Aufregung heute Nachmittag und besonders jetzt, wo Sie sich nicht wohl fühlen, aber Ihr Zimmer ist wirklich im dritten Stock.» Stattdessen tätschelte sie ihr auf den Kopf und sagte: «Weil Sie 90 Jahr alt sind und völlig verwirrt.» Sie hatte damit die Frau ohne Not vor fremden Menschen gedemütigt und bloßgestellt, und ihr zudem die gewünschte orientierende Information vorenthalten.

Vorinformationen liefern und nach der Meinung fragen

Jeder Mensch kann eine Meinung äußern. Auch Demenzkranke können entsprechende Fragen mit einer Meinungsäußerung beantworten. Folgende Formulierungen bieten sich an: «Was gefällt Ihnen am besten oder am wenigsten an _____?», «Was fällt dir bei diesem Gegenstand ein?», oder «Erinnert dich das an etwas?» Fragen, die richtig oder falsch beantwortet werden können, sind problematischer. Etwa «Wie heißt das?» und «Welche Farbe ist das?» Pflegende fragen besser so: «Margret, was für ein hübsches Kleid – ist blau deine Lieblingsfarbe?» und nicht «Margret, was für ein hübsches Kleid – wo hast du es her?»

Lenkende Fragen, welche die Antwort praktisch vorgeben, sind besser geeignet als offene Fragen. So könnte eine Tochter etwa formulieren: «Mama, die Wohnung sieht prima aus, aber du wirkst müde – hast du heute den ganzen Tag geputzt?» und nicht: «Mama, was hast du heute den ganzen Tag gemacht?» Während die zweite Version eine Person mit Demenz überfordern kann, begrenzt und lenkt die erste die möglichen Antworten.

Kurze, einfache, vernünftige Sätze bilden

Im Verlauf der Demenz fällt es Betroffenen immer schwerer, sich auf mehr als einen oder zwei Gedanken gleichzeitig zu konzentrieren. Daher wird es immer wichtiger, dass Pflegende kurze, einfache Sätze bilden. Schildernde und komplizierte Worte sollten ebenso unterbleiben wie lange Sätze. «Hans, schau dir den schönen Sonnenaufgang an», ist wesentlich besser formuliert als «Guten Morgen, lieber Hans, das gibt einen herrlichen Tag; vom Westfenster im Wohnzimmer aus kann man in dem Moment einen phantastischen Sonnenaufgang beobachten.»

Bilden Sie unbedingt erwachsenengemäße, richtige Sätze – wie auch jede andere Art der Kommunikation erwachsenengemäß sein muss. Einfach bedeutet nicht kindisch.

Das jeweils vertrauteste Wort verwenden

Weil Sprache viele individuelle Nuancen und Bedeutungsvarianten hat, gilt es, die jeweils zutreffende zu erfassen. Die als Kleinkind erlernten Sätze, Formulierungen, Ausdrücke, Dialekte, insbesondere die Muttersprache, werden oft am besten erinnert und am liebsten verwendet. Im Laufe des späteren Lebens erlernte Sprachen und Sprachformen verblassen, auch wenn sie über viele Jahre hinweg gesprochen wurden. Pflegende können besser kommunizieren, wenn sie diese tiefer eingeprägten sprachlichen Fertigkeiten erlernen und anwenden. Auch professionelle Pflegekräfte sollen darüber informiert werden, am besten anhand des im Anhang enthaltenen persönlichen Auskunftsbogens. Sie müssen auch schwer verständliche Fachausdrücke vermeiden und dürfen keinesfalls Fachchinesisch sprechen.

Es gibt innerhalb ein und derselben Sprache auch für recht alltägliche Dinge viele nur regional übliche Redewendungen, Ortsbezeichnungen und Aussprachevarianten. Das kann selbst für Leute ohne kognitive Einschränkungen verwirrend sein. Denken Sie nur an die regionalen Unterschiede innerhalb Deutschlands und die lediglich in der Schweiz oder in Österreich verwendeten Begriffe.

Ein in Russland geborener und ausgebildeter Psychiater konnte beim besten Willen nicht verstehen, warum ein Demenzkranker beim Zubettgehen jedes Mal so unruhig wurde. Der Patient bat inständig darum, «fest zugedeckt» zu werden. Erst in der Teambesprechung des Personals und anhand persönlicher Beispiele wurde ihm klar, dass mit diesen beiden schlichten Worten auch der Wunsch nach Sicherheit und Zuneigung ausgedrückt wurde.

Für Menschen mit Demenz sind manche Situationen noch schwieriger zu durchschauen, wie folgende Geschichte belegt.

Um drei Uhr nachmittags fragte eine schwer demenzkranke Dame die Besucherin eines Mitbewohners: «Haben wir schon gegessen?» Weil diese ans Abendessen dachte, antwortete sie: «Nein, noch nicht. Gegessen wird in zwei Stunden, um fünf Uhr.» Die alte Dame reagierte sehr ärgerlich und schimpfte, das sei doch zu spät.
Eine andere Besucherin bemerkte das Missverständnis und informierte sie: «Ja, Sie haben um zwölf Uhr zu Mittag gegessen. Abendessen gibt es in zwei Stunden.» Diese Auskunft konnte die alte Dame jedoch nicht völlig beruhigen. Sie murmelte immer wieder vor sich hin: «Mal heißt es ‹ja›, dann heißt es wieder ‹nein›.» Als sie im Flur einer Mitbewohnerin begegnete, fragte sie wieder: «Haben wir schon gegessen?»

Pflegende können solche Situationen entschärfen, indem sie genau hinhören und auf regional übliche Ausdrucksweisen achten, die andere möglicherweise nicht verstehen.

Typische Sprüche und scherzhafte Redewendungen aufnehmen

Verwandte und andere Menschen, die der demenzkranken Person nahe stehen, werden ihre typischen Sprüche, Scherze und Redewendungen kennen. Auch das professionelle Pflegepersonal sollte darüber informiert sein. Aufmerksamen Mitmenschen gelingt es, bestimmte Sprechgewohnheiten aus mitgehörten Unterhaltungen oder zufälligen Bemerkungen aufzuschnappen und zu übernehmen. Folgende kleine Szene beweist, wie wirksam diese Kommunikationsform ist.

Als meine Schwiegermutter Alice im fortgeschrittenen Stadium der Alzheimer-Krankheit war, bestand ihre verbale Kommunikation lediglich aus einzelnen Worten und gelegentlichen, kurzen Sätzen. Wenige Wochen vor ihrem Tod sprachen wir sie auf ihren bevorstehenden Geburtstag an. Sie öffnete kaum die Augen, als wir über die Organisation des Festes redeten. In der Familie war bekannt, dass Alice ihr Alter gerne verschwieg und seit nunmehr 43 Jahren immer wieder ihren 39. Geburtstag feierte. Plötzlich fiel mir dieser Scherz ein und so fragte ich sie: «Wie alt wirst du an deinem Geburtstag, Mutter – wieder 39?» Alice reagierte prompt, öffnete die Augen, grinste schelmisch, ging auf den alten Scherz ein, und antwortete: «Na, klar.»

Haupt- und Eigenschaftswörter verwenden, Fürwörter vermeiden

Es empfiehlt sich, beschreibende Worte zu verwenden, also nicht zu sagen: «Wir essen auswärts», sondern «Thomas, du und ich gehen jetzt ins Restaurant Zum Goldenen Lamm – in dem Lokal gibt es den Apfelstrudel, den du so gerne magst.»

Konkret und eindeutig formulieren

Frau Dinser hatte noch immer bemerkenswert gute Umgangsformen, was ihre Mitmenschen sehr zu schätzen wussten. Dass ihre sprachlichen Fertigkeiten weit stärker geschädigt waren, fiel deshalb gar nicht so stark auf. Eines Tages wollte ich ihr vom Stuhl aufstehen helfen und sagte zu ihr: «Darf ich Ihnen meinen Arm anbieten?» Sie reagierte verwirrt und meinte: «Na, mit drei Armen sähe ich wohl komisch aus, oder?» Trotz ihrer intakten Umgangsformen konnte sie Redewendungen und abstrakte Formulierungen nicht mehr richtig interpretieren.

Wendungen wie «Hut ab!» oder «ins Bett hüpfen» können durchaus wörtlich genommen werden. Vermeiden wir also Redewendungen und sprachliche Bilder, die missverstanden werden können.

4.3.3
Äußere Bedingungen

Störungen vermeiden

> Wir werden immer und überall abgelenkt und gestört. Ich finde es nicht verwunderlich, dass sich ein Mensch mit Alzheimer nur jeweils einer Sache widmen kann und diese eine Sache einigermaßen leicht verständlich sein muss. (Henderson & Andrews, 1998, p. 74)

Wir leben in einer lauten Welt. Für viele Hochbetagte mit Demenz sind die Geräusche, die in modernen Haushalten fortlaufend produziert werden, schwer auszuhalten. Dazu kommt, dass ihre Konzentrationsfähigkeit durch die Gehirnschädigung leidet, was sich besonders bemerkbar macht, wenn viele Geräusche oder andere Ablenkungen vorhanden sind. In fortgeschrittenen Stadien kann sogar Verkehrslärm, der durch ein offenes Fenster dringt, das Brummen des Kühlschranks oder ein leises Gespräch anderer Tischgenossen störend wirken. Auch ein Übermaß an visueller Stimulierung, etwa der stumm geschaltete Fernsehapparat, kann die demenzkranke Person ablenken.

Sorgen Sie deshalb mit allem Nachdruck für Ruhe, wenn Sie ein Gespräch führen oder Ihren Schützling für eine Aktivität gewinnen wollen (z. B. essen).

Ihr Gegenüber direkt ansprechen

Um die Botschaft richtig verstehen zu können, sind Menschen mit Demenz auf alle nur möglichen nonverbalen Hilfsmittel angewiesen (z. B. Mimik, Körperhaltung, Lippenbewegungen). Sie werden einen Zuruf vom Hausflur oder einem anderen Raum aus sehr wahrscheinlich überhören oder falsch interpretieren. Sitzt die Person, die Sie ansprechen möchten, gehen Sie vor ihr in die Hocke oder beugen Sie sich zu ihr hinunter, damit Sie in Augenhöhe sind. Kommen Sie ihr aber nicht näher als gesellschaftlich üblich, um nicht fälschlicherweise als bedrohlich oder sexuell interessiert wahrgenommen zu werden.

Sich bemerkbar machen

Demenz erschwert es den Kranken zunehmend, ihre Umgebung richtig zu interpretieren. Dann wird es immer wichtiger, sich bemerkbar zu machen, bevor Sie ein Gespräch beginnen. Berühren Sie vorher die Hand der Person und sprechen Sie sie zuerst mit ihrem Namen an.

Langsam und deutlich sprechen

Weil Demenzkranke Informationen langsamer verarbeiten, müssen Sie langsam sprechen. Sie brauchen hilfreiche Hinweise, greifen daher nach jedem Strohhalm, und manche sind unbewusst dazu übergegangen, von den Lippen abzulesen.

Rhythmisch sprechen

Wenn Worte als Verständigungsmittel versagen, prägen Menschen mit Demenz andere Kommunikationskanäle stärker aus. Wie in Kapitel 3 ausgeführt, sind Musik und Rhythmus ihre wichtigen Kanäle. Wenn der natürliche Rhythmus von Musik auf die Sprache übertragen wird, gelingt es manchen Kranken, an sie gerichtete Botschaften zu verstehen. Wie alle anderen Anpassungen auch, sollen diese Veränderungen behutsam und altersentsprechend eingesetzt werden. Pflegekräfte haben wiederholt berichtet, dass sie ihre Mitteilungen singend vorbringen und damit Erfolg haben, weil Gesprochenes nicht mehr verstanden wird. In einem Fall hat die Pflegekraft Gymnastikübungen rhythmisch singend angeleitet und dieses Vorgehen dann auf andere Situationen übertragen. Die Person hat positiv reagiert und beim Anblick der Pflegekraft oft sofort angefangen zu singen.

Mit tieferer Stimme und etwas lauter sprechen, aber nicht brüllen

Diese Empfehlung gilt auch für die Verständigung mit schwerhörigen Personen. Im Alter fällt es zunehmend schwer, höhere Stimmlagen wahrzunehmen. Wenn jemand offensichtlich nicht gut hört oder versteht, liegt es nahe, sehr laut zu sprechen. Dennoch: Schreien und Brüllen ist besonders bei Menschen mit Demenz zu unterlassen. Wahrscheinlich verstehen sie das Gesagte trotzdem nicht, nehmen hingegen die mit Schreien verbundene nonverbale Botschaft wahr. Sie spüren, dass die andere Person ärgerlich und irritiert ist, was ihren Kummer verstärken und schließlich zum völligen Zusammenbruch der Kommunikation führen kann. Dazu kommt, dass Schreien Töne und Worte verzerrt, weshalb das Gesagte noch schwerer zu verstehen ist.

Normale Gesprächsregeln einhalten

Menschen mit Demenz haben im Gespräch zwar manchmal Verständnisprobleme, folgen aber dennoch ihren gewohnten Gesprächsmustern, etwa der ungeschriebenen Regel, dass alle Beteiligten abwechselnd zu Wort kommen. Sie verändern nach wie vor die Sprachmelodie am Satzende und bei einer Frage, behalten ihren typischen Sprachrhythmus bei, ihren Satzbau, ihre Aussprache und ihre grammatikalischen Formen. Indem wir uns den Sprechgewohnheiten der Person anpassen, stärken wir das kommunikative Band.

4.3.4
Kommunikationstechniken

Verstärkt nonverbal kommunizieren und nonverbale Signale beachten

Wie bereits an früherer Stelle erwähnt, können Menschen mit Demenz oftmals die nonverbale Anteile von Sprache noch interpretieren, also Gesichtsausdruck, beruhigende Berührungen, Gesten, Stimmlage, Symbole und vertraute Musik richtig deuten. Pflegende, denen es gelingt, diese Ausdrucksmöglichkeiten zu fördern, zu berücksichtigen und einzusetzen, eröffnen zahlreiche Kommunikationswege. So ist es einer Fachpflegekraft schwer demenzkranker Menschen mit stark eingeschränkten sprachlichen Fertigkeiten gelungen, mithilfe von Papier und Bleistift einen Zugang zu deren Gedanken, Gefühlen und Erinnerungen zu bekommen. Schließlich kann ein «Gespräch» auch aus abwechselnd zu Papier gebrachten Zeichnungen bestehen. Sie hat dabei festgestellt, dass die meisten Menschen, ungeachtet ihrer Demenz, gewisse Zeichen und Symbole durchaus noch verstehen. Solche Visualisierungen von Gedanken und Vorstellungen fördern ihre weiteren symbolischen und sprachlichen Mitteilungen.

Botschaften wortgleich wiederholen

Wenn das Gegenüber unsere Botschaft nicht versteht, formulieren wir sie automatisch um und wiederholen sie. Wir sagen z. B.: «Das Essen ist fertig» und danach, wenn der Satz nicht verstanden wurde «Zeit zum Mittagessen.» Was bei hörgeschädigten Menschen recht gut funktioniert, funktioniert bei dementen schlecht, weil diese möglicherweise noch immer versuchen, die erste Version zu entschlüsseln. Wiederholungen sind nur hilfreich, wenn dabei die gleichen Worte verwendet werden.

Frustrierende Kommunikationsversuche abbrechen

Manchmal verrennt man sich in eine kommunikative Sackgasse und weigert sich stur, einfach umzukehren. Es ist jedoch besser und für alle Beteiligten weniger frustrierend, wenn das Thema nach ein paar vergeblichen Anläufen gewechselt wird. Manchmal gelingt es nach einer gewissen Pause den Sinn der Äußerung zu entschlüsseln oder aber die eigene Botschaft anders zu vermitteln.

Gesten einsetzen und Aktivitäten vorführen

Gesten und das Vorführen von Verrichtungen können sehr hilfreich sein, besonders wenn es darum geht, die demenzkranke Person zu aktivieren. Mit einiger Übung kann eine einfache, gemeinsame Gebärdensprache entwickelt werden. Gesten sind konkreter Natur, weshalb sie tendenziell einprägsamer sind als Worte.

Manchmal erwünscht: mit dem gesuchten Wort aushelfen

Menschen mit Demenz ersetzen manchmal ein Wort durch ein ähnlich klingendes (sagen z. B. *Gift* anstatt *Stift*), beschreiben den Gegenstand, dessen Name ihnen entfallen ist (sagen z. B. «das Ding zum Schreiben») oder verbeißen sich in ein Wort. Wenn Ihr Schützling vergeblich nach einem bestimmten Wort sucht und feststeckt, ist es vielleicht gut, mit dem gesuchten Begriff auszuhelfen. Diese Technik muss allerdings ganz individuell eingesetzt werden. Manche Menschen sind dankbar für diese Hilfe, anderen ist sie peinlich. In kaum einem Fall wird es sinnvoll sein, die Suche nach einem Wort in eine Gedächtnisprüfung ausufern zu lassen.

Die letzten Worte der Person wiederholen

Sie können Demenzkranken helfen, einen Gedankengang zu verfolgen, wenn Sie die letzten Worte ihres Satzes wiederholen. Auch diese Technik muss individuell angewandt werden, weil sie für manche Menschen hilfreich, für andere frustrierend ist.

4.4.
Besuche kommunikativer gestalten

Christine Boden (1998) hat darüber berichtet, wie schwer es ist, als Alzheimer-Kranke Konversation zu machen, eine Technik, die ihr in gesunden Tagen zur zweiten Natur geworden war. Als hochrangige Verwaltungsangestellte im Dienst der Australischen Regierung war sie es gewohnt, Sitzungen zu leiten, Presseerklärungen zu geben, Arbeitsergebnisse zu präsentieren und im informellen Rahmen Fachgespräche zu führen. Als sie die Alzheimer-Krankheit entwickelte, fiel es ihr immer schwerer, an lockeren Gesprächsrunden teilzunehmen. Sie hatte jedoch, wie andere Demenzkranke auch, den Wunsch nach Gesellschaft, nach Besuchen und Gesprächen im Familien- und Freundeskreis. Besucherinnen und Besucher sollen sich auf die Welt des kranken Menschen einlassen und sein Bedürfnis nach Kontakten befriedigen, ohne ihn dabei zu überfordern oder zu beschämen. Ann Davidson hat sehr schön geschildert, wie wertvoll Besuche für sie selbst und ihren schwer demenzkranken Mann waren:

Erinnerungen an die Besuche in letzter Zeit gehen mir durch den Kopf. Julian, im kleinen Musikzimmer sitzend, wie er im Lehnstuhl schläft und Mozart-Musik hört. Ich knie vor ihn hin, fasse seine Knie und sagte: «Hallo, Julian, mein Schatz, hallo, Julian.» Er schlägt langsam seine blauen Augen auf, starrt aber zur Seite.
«Julian … hallo … ich bin's … schön, dich zu sehen.»
Schließlich sucht er Blickkontakt. Er zögert, atmet tief ein. Manchmal gelingt ihm ein: «Oh … wie schön!» Seine im Schoß verkrampften Hände greifen nicht nach den Pralinen, die ich ihm mitgebracht habe. Ich stecke ihm eine in den Mund, und er kaut genüsslich, aber stumm, mit geschlossenen Lidern.
Ich setze mich auf die Armlehne, fahre ihm mit den Fingern durchs Haar und massiere seine Schulter. Wie gut das tut, wie vertraut es sich anfühlt, so eng beisammen zu sitzen und ihn zu berühren. Aus der Art, wie er sich entspannt und seufzt schließe ich, dass meine Anwesenheit und meine Berührung auch ihm gut tun, ungeachtet seiner Behinderung.
Eng aneinandergedrückt lauschen wir beiden Seiten des Tonbands mit den Mozart Quartetten, den schnellen Läufen der Geigen und Celli. Julian öffnet hin und wieder die Hände und begleitet das Cello mit lautem Klatschen. (2001, p. 3)

Die folgenden Vorschläge beziehen sich auf Besuchssituationen und ergänzen die bereits erläuterten Richtlinien zur Kommunikation. Pflegende Angehörige dürfen nicht vergessen, auch andere Besuchende, die nicht so genau wissen, was die Person will, braucht und kann, über diese Dinge zu informieren und ihnen ein Vorbild zu sein. Die Anregungen sollten auch im persönlichen Auskunftsbogen oder einem ähnlichen Vordruck festgehalten werden. Lebt der demenzkranke Mensch in einem Pflegeheim, ist die schriftliche Version besonders wertvoll, weil dort Besuche oft ohne Anleitung durch die Angehörigen stattfinden.

4.4.1
Besuche planen und ankündigen

Die meisten Leute schätzen es, wenn sie sich auf einen Besuch rechtzeitig einstellen können. Wir haben dann die Möglichkeit, eine uns angenehme Zeit vorschlagen – eine Zeit, in der wir den Besuch am besten genießen können. Dieser Faktor wiegt bei einer Person mit Demenz noch schwerer. Ein unangekündigter Besuch kann die Person oder die Pflegekraft in einem besonders müden, überlasteten Zustand vorfinden. Vielleicht ist sie auch gerade mit einer anderen betreuungsbedürftigen Person beschäftigt. Obwohl Menschen mit Demenz häufig recht gut erhaltene Umgangsformen haben, kosten sie ihnen doch viel Kraft und Konzentration. Besuche zu ungelegenen Zeiten können sie überfordern, entweder bereits während des Besuchs oder aber hinterher, was die positiven Auswirkungen von vornherein schmälert.

Oft müssen pflegende Angehörige die Sache in die Hand nehmen und Freunden, Verwandten, Nachbarn und Nachbarinnen mitteilen, dass ihre Besuche sehr gern gesehen sind, diese aber vorgeplant werden müssen. Besuche sollen zu einer Zeit stattfinden, wenn die kranke Person am besten ausgeruht und sonst wenig los ist. Auch bei Besuchen in einem Pflegeheim sollte man sich beim Personal nach der geeignetsten Zeit erkundigen.

Je nach Stadium der Demenz ihres Schützlings müssen die Angehörigen entscheiden, wie lange im Voraus sie ihm einen Besuch ankündigen. Informieren sie zu früh, fragt sich die Person womöglich besorgt, wie sie wohl damit zurecht kommt. Sind allzu ausgedehnte Besuche zu befürchten, empfiehlt es sich, eine Zeit anzusetzen, die von vorn herein begrenzt ist (z. B. kurz vor einer Mahlzeit oder einem anderen Termin).

4.4.2
Besuche kurz halten

Es ist Ihnen vielleicht bereits aufgefallen, dass die Person nach einem langen Besuch oder einem ausgedehnten gesellschaftlichen Ereignis total erschöpft und psychisch besonders labil ist. Leichte Ermüdbarkeit ist eines der Symptome von Demenz, und Besuche sind besonders kräftezehrend. Manche Leute spüren das und richten sich danach, andere müssen darüber informiert oder gar daran erinnert werden. Als pflegendes Familienmitglied können Sie auf die vertrauten Anzeichen von Müdigkeit achten, dann taktvoll einschreiten und den Besuch beenden. Manchmal übernimmt die Person mit Demenz selbst diesen Part. Ich habe erlebt, dass Kranke einen Besuch abbrachen, indem sie an die Zeit für ihren Spaziergang oder an eine bestimmte Fernsehsendung erinnert haben oder um eine Tasse Tee baten. In anderen Situationen entziehen sie sich einfach dem Gespräch, werden traurig und wollen nur noch weg oder nach Hause gehen. Schreiten Sie besser ein, bevor es soweit kommt.

Je gebrechlicher die Person wird, desto geringer ihre Kraftreserven, desto schwächer ihre Konzentrationsfähigkeit. Parallel dazu sollen auch die Besuche kürzer ausfallen. Das betrifft auch Besuche in Pflegeheimen, weil das Zusammenleben mit vielen anderen Menschen und die damit verbundene Unruhe die Kräfte demenzkranker Personen besonders beanspruchen.

4.4.3
Für eine ruhige Atmosphäre sorgen

> In den frühen Stadien versuchen wir, belastende Situationen zu vermeiden. Gespräche, Unterhaltungen, spielende Kinder, Hintergrundmusik – all das können wir nur schwer ertragen, weil es unserem Gehirn so schwer fällt, die unterschiedlichen Geräusche und optischen Eindrücke richtig zu verarbeiten. (Boden, 1998, p. 52)

Leute, die einen Besuch machen, sollen auf die Bedürfnisse Demenzkranker Rücksicht nehmen. So sehr Besuche erwünscht sind, müssen sie, um erfreulich zu sein, doch ihrer gegenwärtigen Verfassung angepasst werden. Zu viel Unruhe ist schwer zu ertragen und führt zu Problemen. Besuche sollen ruhig verlaufen, an Gesprächen sollen sich nicht mehrere gleichzeitig beteiligen, die

Anzahl der Personen soll eng begrenzt sein. Sorgen Sie bei größeren Zusammenkünften, etwa bei Familienfeiern, für einen ruhigen Ort, an dem sich jeweils nur eine Person bei Ihrem Schützling einfinden oder er sich einfach vom Trubel erholen kann.

4.4.4
Stille aushalten und genießen

> Du hast viel zu tun, ich weiß. Und ich kann dir nicht einmal helfen! Erinnerst du dich an die Zeit, als wir uns kennen gelernt haben – wie gern wir einfach nur *beisammen* waren? Wir haben geredet, gelacht und sonst nichts weiter getan. (Simpson & Simpson, 1999, p. 99)

Die miteinander verbrachte Zeit ist das Kostbarste an jedem Besuch. Wenn Worte und Unterhaltungen nicht mehr möglich sind, genügt es vollauf, still beisammen zu sitzen, einander die Hände zu halten, vielleicht Musik zu hören. Wer einen demenzkranken Menschen besucht, sollte Stille aushalten können. Nicht jede Minute muss unbedingt mit Gesprächen ausgefüllt sein. Reden hilft oft lediglich den Besuchenden über ihre Befangenheit hinweg, bis sie sich an die andere, die stille Form des Zusammenseins gewöhnt haben.

4.4.5
Übernehmen Sie die Gesprächsführung

Obwohl es keineswegs erforderlich ist, immerfort zu reden, müssen Besuchende vielleicht doch die Führung übernehmen und von sich aus Themen anschneiden, die beide Seiten interessieren. Die in diesem Kapitel vorgestellten Richtlinien zur Kommunikation können helfen, die Zeit so schön wie möglich zu gestalten.

4.4.6
Etwas zusammen tun

Wenn Worte versagen, können Besuchende und Besuchte einfache Tätigkeiten zusammen durchführen und so die Zeit erfreulich gestalten. Bereiten Sie sich vor und gehen Sie mit gutem Beispiel voran. Solche Aktivitäten sind besonders beim Besuch von Kranken in Langzeitpflegeeinrichtungen bedeutsam. Inzwischen stellen manche Heime Besuchenden individuell ausgestattete Kistchen mit geeignetem Material und persönlichen Erinnerungsgegenständen zur Verfügung. Die Zusammenstellung einer solchen Kiste kann ein sinnvolles Projekt sein, an dem die Person mit Demenz, Angehörige und professionelle Pflegekräfte gemeinsam arbeiten können. Viele Dinge kommen jedoch spontan zustande und brauchen kein oder nur wenig Material. Es folgt eine kleine

Liste möglicher Aktivitäten; die Kapitel 6, 7 und 8 enthalten noch sehr viel mehr Anregungen.

- Ein Fotoalbum oder ein Poesiealbum anschauen
- Ein bekanntes Lied singen
- Die Hände der Person eincremen
- Ihre Fingernägel maniküren
- Ihr die Haare bürsten und frisieren
- Die Schuhe polieren
- Gemeinsam die Bilder einer Zeitschrift oder an der Wand betrachten (sich dabei an die Kommunikationsempfehlungen halten)
- Zusammen ein Getränk und/oder einen einfachen Imbiss zubereiten und einnehmen
- Gemeinsam Postkarten anschauen oder schreiben. Menschen mit Demenz, die Grußkarten nicht selbst schreiben können, sind oft froh, wenn andere das für sie übernehmen. Manchen fällt das Schreiben sogar leichter als das Sprechen.
- Pflanzen pflegen und/oder gemeinsam bewundern

Auch hier gilt, was bereits für Gespräche gesagt wurde: Es ist keineswegs nötig, pausenlos aktiv zu sein. Wahrscheinlich würden Sie die Person damit nur überfordern.

4.4.7
Ein Gästebuch führen

Bitten Sie alle Besucherinnen und Besucher um einen Eintrag ins Gästebuch. Es soll Spalten haben für Datum, Namen und Notizen über die gemeinsame Aktivität. Die Person kann dann das Gästebuchs betrachten und wird merken, dass sie nicht vergessen ist. Eine sehr sinnvolle Aktivität! So ein Buch gewinnt besonders bei der Unterbringung in Langzeitpflegeheimen an Bedeutung.

4.5
Telefonieren

Ach, das Telefon. Es gibt nichts Frustrierendes! Es macht mich so nervös. Ich bekomme dann kein Wort heraus. Ich bin völlig ratlos und hilflos. Besonders schlimm ist es, wenn ich allein zu Hause bin. Ich schaff' es einfach nicht, auch wenn die Leute am Telefon ungeduldig werden und schließlich auflegen, auch wenn jemand anruft, mit dem wir wirklich gerne sprechen möchten. Wenn die Leute merken, dass ich lange und umständlich nach Worten suche, geben sie es meist auf. (Henderson & Andrews, 1998, p. 79)

Dinge, die ich früher fast instinktiv erledigt habe, kosten mich jetzt große Mühe. Telefonieren zum Beispiel ist Schwerstarbeit. All diese Zahlen ... mit wem will ich eigentlich sprechen? … was will ich sagen? … Das war früher doch nicht so schwer! Aber ich will das Telefonieren doch nicht aufgeben. (Simpson & Simpson, 1999, p. 79)

Carry Henderson und Bob Simpson, beide an der Demenz leidend, haben geschildert, wie schwierig das Telefonieren im Laufe der Zeit wird. Das erklärt sich wohl damit, dass beim Telefonieren die Worte im Vordergrund stehen, all die wichtigen nonverbalen Hinweise jedoch entfallen. Aus diesem Grund soll das Telefon Notfällen vorbehalten bleiben oder nur zum Kontakthalten mit weit entfernt wohnenden, befreundeten und verwandten Personen eingesetzt werden. Es gibt viele verschiedene Apparate – solche mit größerem Tastenfeld, Notruftaste oder automatischen Nummernwahlsystemen – die hilfreich sein können, sofern Betroffene im frühen Stadium ihrer Erkrankung lernen, sie zu bedienen. Pflegende sollten ein möglichst einfaches Telefon aussuchen und dann mit ihrem Schützling die Benutzung des Apparates üben. Bei einem automatischen Wählsystem empfiehlt es sich, die Anleitung und allenfalls notwendige Codes aufzuschreiben und am Telefon bereitzulegen.

Richtlinien zur Verbesserung der verbalen Kommunikation mit einem demenzkranken Menschen

A Angemessen sprechen: Denken Sie daran, dass Sie eine erwachsene Person vor sich haben. Nicht angemessen sind: Streit, Konfrontation, Fragen, die mit Ja oder Nein zu beantworten sind, negative Formulierungen, Befehle

L Laut und mit tieferer Stimme sprechen (jedoch nicht schreien) Langsam sprechen und einfach formulieren

Z Zielgerichtete Aufmerksamkeit herstellen, Konzentration erleichtern

H Holistisch vorgehen, d. h. die individuellen Werte der Person achten. Humor einsetzen!

E Emotionale Botschaft: die «wirre» Sprache entschlüsseln Emotionales Gedächtnis: eine Stärke

I Identifizieren Sie fehlende oder falsch eingesetzte Worte. Identifizieren Sie sich: Stellen Sie sich jedes Mal mit Namen vor

M Maximieren Sie den Einsatz von Berührung und nonverbaler Kommunikation Möglichst normale Gesprächsstruktur erhalten

E Eliminieren Sie Ablenkungen Einfach formulieren und langsam sprechen

R Realitätsorientierende Informationen liefern (z. B. wer, was, warum, wann, wo) Regelmäßig die gleichen Worte verwenden

S Sprechen Sie langsam und in einfachen Worten

Abbildung 3: Akronymisierte Gedächtnisstütze zur Verbesserung der verbalen Kommunikation mit einem demenzkranken Menschen. (Copyright © 2004 by Health Professions Press, Inc.)

Pflegende sollen dem Menschen mit Demenz den Stress des Telefonierens möglichst ersparen. Weil es dem oder der Kranken meist schwer fällt, eine Nachricht zu überbringen, ist in Abwesenheit der Pflegeperson der Anrufbeantworter einzuschalten. Kurze Anrufe können durchaus eine gute Möglichkeit sein, den Kontakt mit weiter entfernt lebenden Menschen zu pflegen, trotzdem müssen Pflegende dabei sein, um das Gespräch zu erleichtern und in Gang zu halten.

4.6
Schlussfolgerung

Es gibt viele verbale und nonverbale Möglichkeiten, die Verbindung zu pflegen und die Kommunikation aufrecht zu erhalten. Pflegende können die in diesem Kapitel genannten und andere, ihrer individuellen Situation entsprechende Techniken einsetzen, um mit demenzkranken Personen, die andernfalls leicht vereinsamen und isoliert werden, verbunden zu bleiben. Die in Abbildung 3 vorgestellte, akronymisierte (speziell abgekürzte) Gedächtnisstütze hebt die wichtigsten Punkte noch einmal hervor. Vielleicht möchten Sie sich eine Kopie davon an Ihre Pinnwand in der Küche hängen? Kommunikation ist jedoch nicht die einzige Möglichkeit, Verbindungen zu pflegen. Wie soll der Lebensraum demenzkranker Personen aussehen, damit sie mit ihren Mitmenschen und ihrem Wohnumfeld verbunden bleiben? Dieser Frage widmet sich das folgende Kapitel.

5

Eine unterstützende Umgebung schaffen

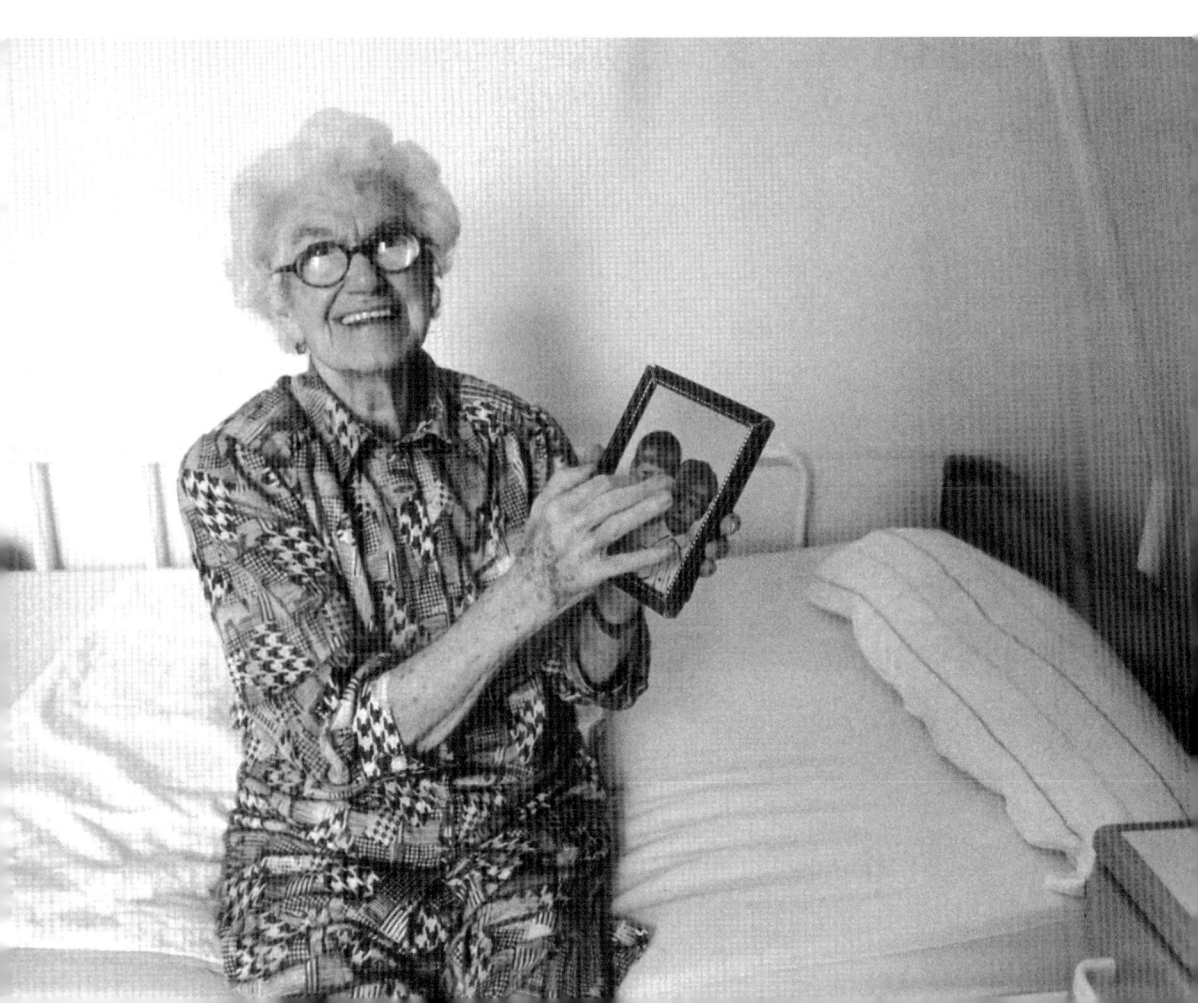

Manchmal bin ich einfach überlastet. Es gibt so vieles, die ich bedenken sollte. Ich fühle mich manchmal einfach im Weg. Jawohl, einfach sehr im Weg. Ein Mensch mit Alzheimer kann wohl nicht voll am Leben teilhaben. Manchmal denke ich: Du bist wirklich tüchtig. An anderen Tagen fühle ich mich wieder völlig hilflos. Ein Riesendurcheinander. Vermutlich können Alzheimerkranke nur jeweils eine Sache tun, sonst sind sie überfordert. Und diese eine Sache muss dann auch noch leicht verständlich sein. (Henderson & Andrews, 1998, p. 74)

5.1
«Ich will nach Hause»[6]

«Zuhause ist dort, wo sie dir die Tür aufmachen müssen.» *(Robert Frost)*

Jeden Tag nach dem Abendessen, schob Herr Ritter seinen Stuhl zurück, schaute seine Frau Eva an, mit der er seit 45 Jahren verheiratet ist, und sagte: «Vielen Dank für das wunderbare Essen, aber jetzt möchte ich gern nach Hause.»
Bernhard Ritter wohnte seit 45 Jahren mit Eva in diesem Haus und hatte es eigenhändig gebaut. Deshalb war diese Äußerung für Eva, die ihn pflegte, jedes Mal besonders schmerzlich. Die Alzheimer-Krankheit hatte in ihrer beider Leben schreckliche Zerstörungen angerichtet. Trotzdem versicherte Eva ihrem Mann jeden Tag aufs Neue geduldig, dass sie sich um ihn kümmern werde und ihn an ihrer Seite brauchte. Obwohl es immer ein schwieriger Moment war, ließ sich Bernhard von Evas freundlichen Worten beruhigen. Seine Miene entspannte sich, sie setzten sich eng umschlungen auf die Couch und hörten ihre Lieblingsmusik. Der Schmerz wich einem Augenblick voller Zufriedenheit.

Es ist nicht ungewöhnlich, dass Menschen mit Demenz ihr Zuhause suchen, ob sie nun daheim leben, wie Herr Ritter, oder in einer Langzeitpflegeeinrichtung. Oft äußern sie immer wieder Sätze wie: «Ich möchte nach Hause», «Ich kann nicht hier bleiben – ich muss wieder heim», und «Können Sie mir sagen, wie ich nach Hause komme?». Sie werden womöglich unruhig und suchen nach ihrem Zuhause, versuchen, wegzugehen oder laufen tatsächlich davon. Was für Angehörige und Pflegepersonal sehr belastend ist, stellt für die betreffende Person oftmals ein ernstes Sicherheitsrisiko dar.

Wie bei anderen Pflegeproblemen auch, besteht der erste Schritt darin, zu entschlüsseln, was das Verhalten bedeutet. Demenzkranke, deren Fähigkeit,

---

6   Teile dieses Abschnitts sind bereits in Bowlby Sifton, C. (2000b) erschienen. Caregiving challenges: Searching for home. *Alzheimer's Quarterly, 1* (1), 81–85; bearbeitet mit freundlicher Genehmigung; und Bowlby Sifton, c. (2000d). It is in the shelter of each other that people live. *Alzheimer's Care Quarterly, 1* (1), iv; bearbeitet mit freundlicher Genehmigung.

sich auf konventionelle Weise mitzuteilen, eingeschränkt ist, können oft nur durch bestimmte Verhaltensweisen kommunizieren. Die Suche nach dem Zuhause ist in Fällen wie dem von Bernhard Ritter besonders schmerzlich und irritierend, weil er ja tatsächlich zu Hause war. Wir sollten uns überlegen, was *zu Hause* unter diesen Umständen bedeuten könnte. Was assoziieren Sie mit dem Begriff *zu Hause*? Vielleicht kommen Ihnen Worte in den Sinn wie: warm, freundlich, gemütlich, sicher, entspannt, willkommen, fürsorglich. Wir beschreiben unser Zuhause meist mit Worten, die Gefühle transportieren, weniger mit sachlichen Angaben. Selten wird jemand sagen, zu Hause sein bedeute «blau gemalte Wände», «ein Eichenholzschreibtisch», oder «Lindenstraße 220». Auch konkrete Beschreibungen haben meist eine starke emotionale Komponente, etwa «mein Lieblingssessel». Zu Hause ist eher ein Gefühl, eher ein emotionaler, als ein tatsächlicher Ort.

Unsere Kranken suchen wahrscheinlich einen emotionalen Schutz vor den furchterregenden Stürmen eines Lebens mit Demenz. Sie sagen, zu Hause sei, wo sie sich auskennen (*Home Is Where I Remember Things*, Titel des Buchs von Gwyther, 1997), oder «Zu Hause ist, wo ich Ich sein kann.» (Fazio, Seman & Stansall, 1999, p. 81)

Würden Sie nach einem langen, anstrengenden Tag, der Sie völlig erschöpft hat, lieber nach Hause gehen oder lieber auf eine Party mit nur vage bekannten Menschen? Zweifellos würden die meisten Leute antworten: «Lieber nach Hause.» Wenn wir uns überlastet fühlen, müde, krank, schwach oder gestresst, zieht es uns in die gewohnte und überschaubare Umgebung unserer Wohnung und zu den Menschen, die darin leben. Für die meisten von uns bedeutet Zuhause: der Ort, an dem wir ganz wir selbst sein können und einfach akzeptiert werden, mit all unseren Schwächen und Fehlern.

Das erklärt, warum Menschen mit Demenz oft nach Hause gehen wollen. Sie sehnen sich mit aller Macht nach einem Ort, an dem sie ganz sicher sind und akzeptiert werden, weil ihr Leben mit den demenzbedingten Einschränkungen so schwierig und anstrengend geworden ist. Für eine Person mit Gedächtnisverlust, der es schwer fällt, die Menschen und Dinge in ihrer Umgebung zu erkennen, muss die Welt ein sehr verwirrender und angsteinflößender Ort sein.

Zuhause sein bedeutet aber auch, selbst bestimmen zu können, was wir tun, wann und wie wir etwas tun. Es bedeutet, Entscheidungen treffen zu können – kleine, wie etwa das Abendessen auf einem Tablett im Wohnzimmer zu servieren und nicht am Esstisch einzunehmen – aber auch große, wie den Entschluss, die Küche zu renovieren. Die von der Demenz verursachten Gehirnschädigungen entziehen sich jeder Kontrolle. Das Gefühl, von einem Zustand beherrscht zu werden, der nicht zu steuern ist, verstärkt verständlicherweise den Wunsch nach einem sicheren, kontrollierbaren Ort, eben nach dem Zuhause.

Pflegende stellen fest, dass der Wunsch, nach zu Hause zu gehen, am Ende des Tages besonders ausgeprägt ist. Wohin streben wir am Abend? Nach Hause. Der Mensch mit Demenz spürt das gleiche Bedürfnis, begegnet auf dem Weg aber größeren Hindernissen. Das Phänomen des unruhigen abendlichen Suchens ist, wie bereits gesagt, recht vielschichtig. Es gibt zahlreiche miteinander verwobene Erklärungen und Reaktionen, die in Kapitel 9 näher ausgeführt werden.

Im Licht dieser Erkenntnisse verstehen wir besser, warum eine Person nach einem Ort im Leben sucht, der behaglich, sicher und überschaubar ist. Er wünscht sich womöglich an einen Ort der Gesundheit und Normalität zurück. Wegen der fortschreitenden Gehirnschädigung gibt es aber leider kein dauerhaftes Zurück in ein gesundes Leben. Wie gut, dass es viele Möglichkeiten gibt, Betroffenen das Leben zu erleichtern und dafür zu sorgen, dass sie sich im gegenwärtigen Moment wohlfühlen (siehe Kapitel 2). Im nächsten Abschnitt können sich Pflegende Anregungen holen zum Umgang mit Menschen, die ihr Zuhause suchen. Sie erfahren ferner, wie sie eine Umgebung herstellen können, in der sich demenzkranke Menschen zu Hause fühlen können.

5.1.1
Der Person helfen, ihr Zuhause zu finden

Die hier und in anderen Kapiteln enthaltenden Anregungen sollen helfen, die Zeiten des vergeblichen Suchens einzuschränken. Wegen der reduzierten Hirnleistung wird es jedoch nicht gelingen, das Suchen völlig abzustellen.

Pflegende Angehörige und Pflegekräfte im praktischen Dauereinsatz können von den alltäglichen Anforderungen so sehr in Beschlag genommen sein, dass es ihnen schwer fällt, einen Augenblick innezuhalten, um über Ursachen und Lösungsmöglichkeiten eines Problems nachzudenken, sich etwa zu fragen, warum ihr Schützling wegläuft. Folgende Problemlösungsschritte sind auf die Pflege und Betreuung von Menschen mit Demenz zugeschnitten. Sie basieren auf der Überzeugung, dass es wichtig ist, nach der Ursache des Weglaufens zu forschen und erst danach Maßnahmen zu ergreifen. Detaillierte Problemlösungsvorschläge und entsprechende Beispiele finden Sie in Kapitel 9.

1. Schritt: Das Hauptproblem erkennen

Die Betreuung eines demenzkranken Menschen ist eine befriedigende, aber auch mit zahlreichen Hürden verbundene Aufgabe. Wenn sich Pflegende überfordert fühlen, ist es ihnen oft nicht mehr möglich, unter der Fülle der Probleme das Hauptproblem zu erkennen. Weil wir alle nur das Menschenmögliche, also nur eine Sache auf einmal tun können, müssen wir einen Schritt zurücktreten und uns nur auf ein Thema oder ein Problem konzentrieren. In diesem Fall besteht das Hauptproblem darin, dass unser Schützling weglaufen oder sich verirren kann, wenn er immer wieder versucht, sein Zuhause zu finden.

**2. Schritt: Wer hat das Problem? Ist es ein Problem für
die Pflegeperson oder für den demenzkranken Menschen?
Falls es ein Problem für die Pflegeperson ist, kann es ignoriert werden
(d. h. ist es tatsächlich ein Problem)?**

Denken Sie sorgfältig nach über die jeweilige Person und die individuelle Situation. Es kann sein, dass sich eine umherwandernde, demenzkranke Person lediglich Bewegung verschafft und die Umgebung erkundet. Forschungsarbeiten haben ergeben, dass Betroffene, die viel Gehen, gesünder sind als solche, die sich wenig bewegen (Cohen-Mansfield, Werner, Marx & Freedman, 1991).

Trotzdem: Ständiges Umherwandern, die anhaltende Suche nach zu Hause, kann die Betreuungsperson sehr belasten. Vielleicht fühlt sich die Person mit Demenz dabei so elend, dass die Pflegekraft einschreiten muss. Wenn Gefahr für Leib und Leben besteht (z. B. durch drohende Erschöpfung, Stürze oder Verirren), müssen Pflegende versuchen, ihren Schützling besser zu verstehen und entsprechend reagieren. Sie müssen sicherstellen, dass ihrem Schützling ein sicherer Ort zur Verfügung steht, in dem er umhergehen und den er erforschen kann, ferner, dass er sich der körperlichen Belastung entsprechend, ausreichend ernährt.

3. Schritt: Suchen Sie nach Erklärungen für das Problem

Es gibt einige häufig vorkommende Gründe:

- Der demenzkranke Mensch sucht nach seinem Zuhause, weil er nicht im *eigenen* Heim wohnt (sich z. B. in einer Pflegeeinrichtung befindet), oder ist vor kurzem umgezogen.
- Er hat nichts Sinnvolles zu tun, nichts, was ihn befriedigt.
- Fehlende Wahlmöglichkeiten, d. h. die Gelegenheiten, Dinge selbst zu entscheiden und selbst zu regeln, sind zu selten.
- Der Tagesablauf unterscheidet sich von der gewohnten oder bevorzugten Routine.
- Er fühlt sich nicht ausreichend geschätzt und respektiert.
- Vielleicht fehlt ein freier Zugang nach Draußen.
- Vielleicht gab es in der persönlichen Vergangenheit der demenzkranken Person traumatische Erlebnisse, weshalb sie sich jetzt verstärkt bedroht und unsicher fühlt.
- Die Person fühlt sich unbehaglich, muss z. B. zur Toilette, schwitzt oder friert, ist durstig, unbequem gekleidet oder unbequem platziert.
- Vielleicht kündigt sich eine Erkrankung an.
- Vielleicht handelt es sich um die Reaktion auf ein Medikament.

**4. Schritt: Stellen Sie fest, ob die fortschreitende Demenz
das Problem erklärt**

Obwohl auch hier nach den individuellen Gründen geforscht werden muss, gibt es mehrere bekannte Ursachen für das Suchen nach dem Zuhause:

● Die Person hat Angst, ist von den vielen Einschränkungen und Verlusten traumatisiert und sucht nach emotionalem Halt.
● Die Gehirnschädigung kann die Wahrnehmungsfähigkeit herabsetzen; Menschen und Dinge in der Umgebung werden nicht mehr erkannt.
● Sie hat vergessen, dass sie umgezogen ist oder fühlt sich ins frühere Wohnumfeld oder die Umgebung der Kindheit versetzt.
● Geräusche (z. B. der von draußen kommende Ton einer Sirene), optische Eindrücke oder Menschen in der Umgebung werden falsch interpretiert, lösen Alarm und die Suche nach einem geschützten Ort aus.
● Der Versuch, mit einem geschädigten Gehirn den Alltag zu bewältigen, ist äußerst kräftezehrend. Menschen mit Demenz ermüden sehr schnell und brauchen den Schonraum, den ein Zuhause bietet, besonders nötig.
● Urteils- und Denkvermögen können demenzbedingt getrübt sein. Die Person kann vielleicht nicht einsehen, dass sie die lange Fahrt nach Hause überfordern würde.
● Gedächtnisverlust und Schwierigkeiten, die Umgebung zu interpretieren, können dazu führen, dass traumatische Erfahrungen der Vergangenheit in die Gegenwart versetzt werden (z. B. können Geräusche eines Kriegsfilms im Fernsehen einen ehemaligen Soldaten dazu veranlassen, in den Kampf zu ziehen).

5. Schritt: Versetzen Sie sich in die Lage Ihres Schützlings

Ganz wichtig: Nehmen Sie sich einen Augenblick Zeit, um sich in dessen Situation hineinzuversetzen. Versuchen Sie sich vorzustellen, wie Sie sich an seiner Stelle *fühlen* würden. Das ist nicht nur ein Weg, mehr Empathie und Mitgefühl zu entwickeln, sondern führt darüber hinaus oft zur Lösung von Problemen. Wie belastend wäre es beispielsweise wohl für Sie, wenn Sie *wüssten*, dass Sie am Arbeitsplatz oder zu Hause bei den Kindern gebraucht würden, ohne die Möglichkeit, dorthin zu gelangen? Wie würden Sie sich in einer solchen Situation fühlen, an einem unbekannten Ort eingesperrt?

Wenn wir begreifen, wie schlimm und real diese Gefühle sind, fällt es uns bestimmt leichter, hilfreich zu reagieren. Wir können der Person in unserer Obhut vielleicht versichern, dass ihre Lebensleistungen anerkannt werden (z. B. indem wir uns über die frühere Arbeit unterhalten) und dass sie heute noch gebraucht wird (z. B. ihre Mithilfe im Haus).

6. Schritt: Ist eine Veränderung notwendig oder kann das Verhalten akzeptiert werden?

Die Antwort ist von der jeweiligen Situation abhängig. Es ist unrealistisch, zu erwarten, dass Menschen mit Gedächtnisverlust lernen, nicht mehr nach zu Hause zu verlangen, wenn sie sich nicht heimisch fühlen. Werden jedoch die in diesem und in anderen Kapiteln vorgestellten Ideen umgesetzt, werden sie die Fragen und Bitten weniger häufig und dringlich äußern. Wenn der Drang, wieder nach Hause zu gehen, für alle Beteiligten emotional allzu belastend wird, oder zu körperlicher Gefährdung führt, müssen Pflegende überlegen, wie sie die Situation entschärfen können.

7. Schritt: Was geschieht unmittelbar vor und nach dem problematischen Verhalten?

Es kann erhellend sein, über Leute und Orte, die mit dem problematischen Verhalten in Verbindung stehen, nachzudenken. Oft ergeben sich daraus Lösungswege. Tritt das Verhalten zu einer bestimmten Tageszeit auf, bei einer bestimmten Betreuungskraft oder wenn die Person müde ist? Bitte notieren Sie Ihre Beobachtungen.

Hier eine Aufzählung von Ereignissen und Aktivitäten, die bei an Demenz erkrankten Menschen den Wunsch auslösen können, nach Hause zu gehen:

- Das Kommen und Gehen von Pflegepersonen
- Die Information über ein nicht unmittelbar bevorstehendes Ereignis oder einen Termin in den nächsten Tagen kann dazu führen, dass sich die Person Sorgen macht und fragt, ob sie rechtzeitig dort sein wird.
- Eine reizarme Umgebung kann Anlass sein, Stimulierung zu suchen.
- Nicht einlösbare Erwartungen (z. B. die Toilette finden, wenn die Person nicht mehr dazu fähig ist)
- Tageszeit (z. B. wird der Tagesbeginn mit dem Aufbruch zur Arbeitsstelle verbunden, der Abend mit der Heimkehr), oder andere Auslöser in der Umgebung (z. B. ein neben der Tür hängender Mantel)

Bitte vergessen Sie nicht, dass gewisse Reaktionen der betreuenden Personen das Bedürfnis und die Versuche der Demenzkranken, nach Hause zu gehen, noch verstärken. Wenn sie das Gefühl haben, dass ihre Bedürfnisse ignoriert werden, versuchen sie, an den Ort zu gelangen, wo Bedürfnisse befriedigt werden: Sie wollen nach Hause. Bekommen sie nur Aufmerksamkeit und Zuwendung, wenn sie versuchen, das Pflegesetting zu verlassen, sonst aber nicht (z. B. wenn sie ruhig dasitzen), werden sie dieses Verhalten verstärkt einsetzen. Schließlich ist negative Zuwendung besser als gar keine.

8. Schritt: Erstellen Sie eine an den verbliebenen Stärken orientierte Liste möglicher Lösungen

Welche unmittelbaren Reaktionen sind hilfreich, wenn eine demenzkranke Person nach ihrem zu Hause sucht? (Kapitel 5 liefert weitere Anregungen und zeigt, wie Sie mit dem Verhalten umgehen und wie Sie es verhindern können.) «Wie können wir Pflegende dem Menschen mit Demenz helfen, sein Zuhause zu finden?», diese Frage steht am Anfang. Wir können sie beantworten, wenn wir über den emotionalen Gehalt des Begriffs, sowie über das innere Bedürfnis nachdenken, das sich hinter dem Satz «Ich will nach Hause» verbirgt.

Die Fähigkeit eines an Demenz erkrankten Menschen, sich zu erinnern, zu verstehen und zu handeln wird durch die Demenzsymptome fortlaufend geschwächt. Deshalb muss er sich bedingungslos akzeptiert und geliebt fühlen können, muss beruhigt und getröstet werden, sowie bestätigt bekommen, dass er zuverlässig versorgt wird, dass seine Gefühlsäußerungen wahrgenommen werden und er noch gebraucht wird. Eine Person mit Demenz möchte nicht ein weiteres Mal mit der Nase auf seine Defizite gestoßen werden, indem sie zu hören bekommt: «Aber du bist doch zu Hause.» Sie kann das verlorene Gedächtnis nicht zurückholen, versteht die Situation eben nicht und fühlt sich offenbar nicht daheim. Es hilft ihr nicht, immer wieder das Gegenteil versichert zu bekommen.

Mit welchen Worten und auf welchen Wegen sich Kranke beruhigen lassen, ist individuell verschieden. In diesem Kapitel wurde beispielhaft die Geschichte des Ehepaars Ritter erzählt. Eva hat gelernt, Streit zu vermeiden, ihren Mann stattdessen mit Worten, Berührungen und später durch vertraute Musik und ruhiges Beisammensitzen zu beruhigen. Verbale Beruhigungsversuche sollen sich an der jeweiligen Person orientieren, an ihren Lebenserfahrungen und Bedürfnissen. Es empfiehlt sich immer, dem Gegenüber zuerst zu versichern, dass seine Empfindungen verstanden und Bedürfnisse wahrgenommen werden, etwa mit den Worten: «Du klingst wirklich traurig, Johanna. Sicher vermisst du deine gemütliche Wohnung.»

Der nächste Schritt verlangt großes Einfühlungsvermögen, weil die Gründe für das starke Bedürfnis, nach Hause zu gehen, sorgfältig eingeschätzt werden müssen. Überlegen Sie, nach welchen Aspekten sich Ihr Schützling in dem Moment besonders sehnt (Fazio et al., 1999). Die Suche nach bestimmten Personen, etwa den Kindern, dem Ehemann oder der Ehefrau, kann bedeuten, dass sich Ihr Schützling nach Gemeinschaft sehnt. In diesem Fall wird er sich beruhigen, wenn Sie mit ihm über das frühere Zuhause und die damit verbundenen Menschen reden, zusammen Fotos oder persönliche Andenken betrachten. Manchmal verursachen die Erinnerungen jedoch nur weiteren Kummer. In einem anderen Fall vermisst die Person vielleicht das Arbeiten im oder ums Haus und reagiert gut auf die Bitte, bei der Hausarbeit zu helfen. Bieten Sie eine geeignete Beschäftigung an, entweder im eigenen Zimmer oder in einer anderen Räumlichkeit. Das kann mit folgender Formulierung geschehen: «Johanna, du bist doch so geschickt. Bleib' bitte hier und hilf mir, die Bilder im Wohnzimmer umzuhängen.»

Manche Menschen mit Demenz sind sich offensichtlich nicht im Klaren darüber, wo sie zu Hause sind und das beunruhigt sie. Sie sind wahrscheinlich dankbar zu hören, dass sie ein Zuhause haben und sich jemand um sie kümmert. Sie brauchen vielleicht auch das Versprechen, dass es immer einen Ort geben wird, wo die Türen offen stehen und sie willkommen sind.

Hin und wieder möchten Menschen mit Demenz, wo immer sie derzeit leben mögen, Gäste zu sich nach Hause einladen, Gastgeber oder Gastgeberin sein und anderen ihr Zuhause zeigen. Besuchende und Angehörige können diesem Bedürfnis Rechnung tragen, indem sie den Privatbereich respektieren und immer anklopfen, bevor sie das Zimmer betreten.

Oft lassen sie sich mit einer Lieblingsbeschäftigung ablenken, etwa dem Angebot eines Spaziergangs oder einer kleinen Mahlzeit. Vielleicht lässt dann der Wunsch, nach Hause zu gehen, nach, vielleicht ist er aber so stark, dass er jeder Ablenkung widersteht. Manchmal wird als letztes Mittel eine therapeutische Notlüge empfohlen. Sie kann besonders bei Kranken, die in einer Langzeitpflegeeinrichtung leben, besagten Drang dämpfen. Folgende Szene illustriert dieses Vorgehen.

Frau Mohn äußerte häufig das starke Bedürfnis, loszugehen und ihre Kinder abzuholen. Wenn sie sich überhaupt nicht davon abbringen ließ, beruhigte sie das Personal mit der Versicherung, dass die Babysitterin angerufen habe und ausrichten ließ, sie habe die Kinder zu sich genommen und zum Abendessen eingeladen. Das beruhigte Frau Mohn. Die Pflegekräfte baten sie dann, bei den Vorbereitungen fürs Abendessen mitzuhelfen und den Tisch zu decken. Sie unterhielten sich mit ihr über ihre inzwischen erwachsenen Kinder und betrachteten die Familienfotos. Frau Mohn machte immer gerne mit und fühlte sich danach wieder wohl.

Es ist sehr wichtig zu bedenken, dass diese Technik viel Geschick erfordert und eine sehr genaue Kenntnis der Person voraussetzt. Bei manchen Kranken kann sie auch das genaue Gegenteil bewirken. Sie erinnern sich zwar nicht an den Inhalt der Worte, sehr wohl aber an das Gefühl, hintergangen worden zu sein. Solche Situationen säen Misstrauen. Vor allem muss sich die Betreuungsperson, die sich dieser Technik bedient, damit wohl fühlen. Demenzkranke haben ein sehr ausgeprägtes Gefühl für emotionale Zustände und merken schnell, wenn sich jemand unbehaglich fühlt oder wenn sie manipuliert werden sollen. Ich selbst schwindle sehr ungern, auch therapeutische Lügen sind mir zuwider, weshalb ich nie zu diesem Mittel greife und anderen eher davon abrate. Wie an Frau Mohns Beispiel zu sehen, kann es aber, geschickt eingesetzt, durchaus Erfolg haben.

9. Schritt: Prüfen Sie die verschiedenen Lösungsmöglichkeiten und entscheiden Sie sich für die beste

Weil Sie Ihren Schützling am besten kennen und wissen, was Sie bereits ausprobiert haben, können Sie am allerbesten beurteilen, welche Methode am erfolgversprechendsten ist, bzw. welche Methode wirken *könnte*. Die Betonung liegt auf *könnte,* weil erst der Versuch zeigen wird, ob sie geeignet ist oder nicht.

10. Schritt: Setzen Sie den Entschluss in die Tat um

Um einschätzen zu können, ob eine Maßnahme erfolgreich oder nicht erfolgreich ist, sind möglicherweise mehrere Versuche nötig. Wenn der erste Versuch nicht völlig daneben ging, lohnt es sich, geduldig zu sein.

11. Schritt: Prüfen Sie den Erfolg des eingeschlagenen Weges; versuchen Sie einen anderen, falls der Erfolg ausbleibt

Wie bereits erläutert, ergeben sich durch den Problemlösungsprozess mehrere mögliche Lösungen. Erweist sich eine Methode als erfolglos, empfiehlt es sich, einige Schritte zurück zu gehen und einen neuen Versuch zu starten. Manchmal führt eine Kombination mehrerer Wege schließlich zum Ziel.

In Kapitel 9 finden Sie weitere Einzelheiten zum Problemlösungsprozess.

5.2
Leitlinien zur demenzgerechten Lebensraumgestaltung

Die Umgebung beeinflusst unser aller Wohlbefinden maßgeblich – wir können uns im Haus von Freunden sehr glücklich und zufrieden, bei einem Bewerbungsgespräch im Büro einer Firma äußerst unbehaglich fühlen. Körperliche oder kognitive Einschränkungen verstärken tendenziell unsere Abhängigkeit von der Umgebung. Wer je auf einen Rollstuhl oder auf Krücken angewiesen war und Treppen, nicht abgesenkten Bordsteine und schweren Türen begegnet ist, weiß das aus eigener Erfahrung. Wer demenzbedingte Verluste und Einschränkungen hat, ist verstärkt von einer unterstützenden Umgebung abhängig, z. B. von einer guten Beleuchtung und kontrastreicher Gestaltung. Klare Wegführungen und Hinweise helfen, Orientierungsprobleme zu meistern. Eine ruhige, freundliche Umgebung wirkt stimmungsaufhellend.

Ein sicher und unterstützend gestalteter Lebensraum kann Vertrauen einflößen und therapeutisch wirken und zwar rund um die Uhr. Das ist die positive Seite. Leider gibt es auch für diesen Bereich kein allgemein gültiges Regelwerk. Forschung und klinische Erfahrungen (Brawley, 1997; Calkins & Marsden, 2000; Lawton & Maddox, 1985; Warner, 2000) haben jedoch wichtige Erkenntnisse gebracht. Die daraus abgeleiteten Richtlinien können in drei Bereiche eingeteilt werden: erfolgreiches Handeln ermöglichen, verschiedene Bedürfnisse in Einklang bringen, Verluste ausgleichen. Die nun folgenden Richtlinien für eine demenzgerechte Lebensraumgestaltung erheben nicht den Anspruch der Vollständigkeit, sollen vielmehr den Einstieg ins Thema erleichtern.

5.2.1
Erfolgreiches Handeln ermöglichen

Diese Empfehlungen knüpfen an die verbliebenen Fähigkeiten des Menschen mit Demenz an und sollen dafür sorgen, dass er möglichst erfolgreich handeln kann. Vertraute Gesichter und die gewohnte Umgebung spielen dabei eine wesentliche Rolle.

Vertraute Gesichter und Orte

Als Alice in ihrer Wohnung nicht mehr alleine zurecht kam, mussten wir, ihre einzigen Verwandten, die schwierige Entscheidung treffen, das Haus zu verkaufen und den Umzug quer durchs Land in unsere Nähe zu bewerkstelligen. Wir machten uns große Sorgen und fragten uns, wie Alice diesen Umzug verkraften würde. Schließlich war es schmerzlich und schwierig, das Haus zu verlassen, in dem sie 45 Jahre lang gewohnt hatte. Ich machte ein paar Riesenfehler, etwa den, Alice zu sagen, es sei zu teuer, ihren gewaltigen, günstig erstandenen Konservenvorrat zu transportieren. Alice hatte die Weltwirtschaftskrise erlebt und überstanden, weshalb sie dieses Ansinnen wie den Diebstahl ihres Sparguthabens bei der Bank empfand und sich schrecklich aufregte. Es hätte überhaupt keine Veranlassung gegeben, diesen Punkt Alice gegenüber zu erwähnen, weil ich selbst fast alle Sachen zusammen- und wieder auspackte. Beim Auspacken hätte sie ihre angesammelte Vorräte sicher bereits vergessen gehabt und sich über die Sonderangebote von Konserven, die ich in ihr Regal geräumt hätte, gefreut.

Eine andere Sache ist uns aber recht gut gelungen. Wir fanden eine Wohnung in unserer Nähe, die ähnlich zugeschnitten war wie ihre frühere. Ich stellte ihre Lieblingsmöbel und die kostbaren, in vielen Jahren zusammengetragenen Sammlungen wieder in der gleichen Art auf. Das gab Alice einen großen Halt und erleichterte ihr die Anpassung an die enorme Veränderung. Am ersten Tag in der neuen Wohnung, die mit all ihren Sachen ausgestattet war, saß ich mit Alice am Küchentisch. Da bedankte sie sich für meine Mühe und äußerte zu meiner Überraschung, sie sei wirklich sehr glücklich und würde «das andere Haus» überhaupt nicht vermissen. Die folgenden Anregungen können Ihnen vielleicht helfen, einen Lebensraum zu gestalten, in dem Ihr Schützling «das andere Haus» nicht vermisst.

Die Umgebung so vertraut wie möglich halten und gestalten
Obwohl Demenzkranke oft ihr altes Zuhause suchen, sollen Pflegende nicht glauben, die jeweilige Umgebung spiele keine große Rolle. Es kommt sehr darauf an, das Pflegeumfeld so vertraut wie irgend möglich zu erhalten oder zu gestalten. Möbel und Dekorationsgegenstände sollen wie gewohnt stehen, Schränke und Schubladen wie gewohnt eingeräumt sein, häufig benutzte Dinge, etwa die Artikel zur Körperpflege, am gleichen Platz liegen. Ihr Schützling mag vielleicht nicht verbal zu erkennen geben, dass er weiß, wo er sich befindet, eine irgendwie vertraute Umgebung fördert jedoch sein Gefühl, zu Hause zu sein. Eine fremde Umgebung kann Verwirrung stiften. Hier ein Beispiel dazu:

Von seiner Familie und anderen Pflegekräften unterstützt, war es einem bekannten Unternehmer mit Demenz nach wie vor sehr gut möglich, zu Hause zu leben. Weil er sich in der Öffentlichkeit hervorragend zu bewegen wusste und seine Umgangsformen intakt waren, nahm er häufig an Ver-

anstaltungen und Feierlichkeiten teil. Beim Festessen eines Wohltätigkeits-
vereins in einem großen Hotel entschuldigte er sich, um zur Toilette zu
gehen, was er daheim problemlos tun konnte. Deshalb war seine Frau entsetzt, als sie hörte, wie ihr Mann in der Toilette lautstark mit anderen Herren
stritt. Als sie zu ihm eilte, sagte ihr ein anderer Gast, er habe lediglich versucht, ihren Mann davon abzuhalten, in den Abfalleimer zu urinieren. Der
fremde Raum, mit all den Spiegeln, Lichtern, Zwischenwänden und Urinalen
hatte ihren Mann offenbar dermaßen verwirrt, dass er nicht mehr richtig
handeln konnte.

Jetzt wäre der völlig falsche Zeitpunkt, die Wohnung oder das Haus zu renovieren, einschneidende Veränderungen vorzunehmen, Möbel umzustellen, die
Wände in einer anderen Farbe zu streichen oder den ganzen Einrichtungsstil
umzukrempeln. Häufig benutzte Gebrauchsgegenstände sollten aussehen und
funktionieren wie immer. Ein Beispiel: Mit einem Hebel zu bewegende Ab-
flussverschlüsse sind zwar leichter zu betätigen, werden aber von einer demenziell veränderten Person möglicherweise nicht als solche erkannt.

Ist eine Veränderung unumgänglich – aus Gründen der Sicherheit oder
weil der Schlafraum näher ans Badezimmer gerückt werden muss –, soll sie
schrittweise und so unauffällig wie möglich stattfinden. Bitte versuchen Sie,
den Standort der wichtigsten Möbel im Hauptwohnbereich (in Küche, Bad,
Wohn- und Schlafzimmer), insbesondere aber die Lieblingssitzplätze der
erkrankten Person nicht zu verändern. Lassen Sie besonders geschätzte Bilder
und liebgewordene Dinge in ihrem Blickfeld.

Der Mensch ist ein Gewohnheitstier. Ich selbst habe erst anlässlich einer
Reise zum Ort meiner Kindheit erfahren, wie stark das Bedürfnis nach Verlässlichkeit und Konsistenz ist. Als ich mich an den Küchentisch setzte, zog
ich unwillkürlich den Kopf ein, um nicht gegen das alte Kurbeltelefon an der
Wand über dem Stuhl zu stoßen. Dieses Telefon hing jedoch schon seit 30 Jahren nicht mehr dort und war schon zehn Jahre vor meinem Wegzug entfernt
worden! Für Menschen mit Demenz, die ihre Fähigkeit verlieren, die Dinge in
ihrer Umgebung zu verstehen, werden solche Muster und Gewohnheiten
noch viel wichtiger.

Veränderungen in kleinen Schritten vornehmen
Ist ein Umzug notwenig, sollen Möbel und andere Objekte wie gewohnt auf-
gestellt werden. Beziehen Sie die Person in die Gestaltung des neuen Zimmers
soweit eben möglich ein, etwa in dem Sie fragen: «Soll das Bild von deiner
Mutter hier neben der Tür hängen oder besser über der Kommode?» Es gibt
jedoch sicherheitsrelevante Dinge, die nicht verhandelbar sind: Auf dem
Boden neben dem Sofa verstreute Zeitschriften sind zu entfernen, an Badewanne und Toilette sind Griffe anzubringen. Werden solche Veränderungen

diskret und ohne viel Aufheben vorgenommen, bleiben sie womöglich gänzlich unbemerkt. Kommt es durch Veränderungen dagegen zu Streit und Auseinandersetzung, lösen sie vermutlich Groll und Verstimmung aus.

Der Umzug von der eigenen Wohnung in eine Langzeitpflegeeinrichtung kann für alle Beteiligten besonders traumatisch sein. Dazu nun einige wichtige Tipps; mehr darüber finden Sie in Kapitel 10.

- Bringen Sie möglichst viel eigene Möbel und andere Besitztümer der Person mit ins Pflegeheim (z. B. Frisierkommode, Stuhl, Federbett, Fotos, Andenken).
- Richten Sie das neue Schlafzimmer soweit irgend möglich genau so ein, wie das vorige eingerichtet war. Übernehmen Sie beispielsweise die gewohnte Ordnung in den Schubladen. Sie erleichtern sich die Arbeit, wenn Sie die Schubladen für den Umzug gar nicht erst ausräumen.
- Beteiligen Sie Ihren Schützling am Einrichten oder Ausschmücken des neuen Zimmers.
- Platzieren Sie Lieblingsfotos und andere wichtige Dinge so, dass sie leicht sichtbar sind.
- Verbringen Sie gemeinsam eine schöne Zeit in der neuen Umgebung. Machen Sie einen Besuch, essen Sie eine Kleinigkeit, schauen Sie zusammen Fotoalben an oder widmen Sie sich anderen, erfreulichen Aktivitäten. Vielleicht ist es sogar möglich, zum Einstand ein paar Leute einzuladen.
- Erkunden Sie die Umgebung (z. B. den Speisesaal, den Innenhof), um dann wieder «nach Hause» zu gehen.

Unabhängige Aktivitäten fördern

Ungeachtet der Tageszeit oder ob Herr Garbe soeben gegessen hatte oder nicht, fragte er täglich dutzendfach, ob es schon Zeit fürs Abendessen sei. Keine Antwort konnte ihn wirklich zufrieden stellen; immer schien er beunruhigt auf seine Mahlzeiten zu warten. Eine neue Pflegekraft beschloss, Herrn Garbe regelmäßig beim Tischdecken helfen zu lassen. Nach ein paar Tagen wollte er soeben wieder fragen, ob es Zeit fürs Abendessen sei, hielt dann aber inne und antwortete sich selbst: «Moment mal. Ich habe beim Tischdecken geholfen, deshalb haben wir wohl schon gegessen.» Manchmal konnte Herr Garbe seine Frage selbst beantworten, manchmal brauchte er einen kleinen Hinweis. Weil er sich an das Tischdecken erinnerte, war er immer beruhigt und wusste, dass er bereits gegessen hatte.

Auf diese Art und ungezählten anderen Wegen hilft eine vertraute Umgebung, die sinnvolle Tätigkeiten erlaubt, einige der demenzbedingten Ausfälle zu kompensieren und die Lebensqualität aller Beteiligten zu steigern.

Haben Sie jemals eine Person mit Demenz gefragt, was sie heute gerne tun würde? Welche Antwort haben Sie gehört? Wahrscheinlich so was wie: «Nichts» oder «Was immer Sie gerne tun möchten» oder «Entscheide du». Wie bereits bemerkt, können solche Äußerungen Pflegenden den Gedanken nahe legen, dass ihrem Schützling der Wunsch, etwas zu tun, abhanden gekommen ist. Das trifft aber nicht zu. Was die Person verloren hat, ist die Fähigkeit, zu entscheiden, was sie tun will und wie sie anfangen soll, die Fähigkeit, initiativ zu werden und das «Tun» eigenständig zu planen und zu organisieren. Ist der Lebensraum jedoch auf vertraute, sinnvolle Teilhabe an Aktivitäten ausgerichtet, können solche Probleme teilweise überwunden werden. Sinnvolle häusliche Tätigkeiten verbinden den demenzkranken Menschen mit seiner Vergangenheit, versichern ihn seiner Identität und stärken seine Selbstachtung.

Betätigungsmöglichkeiten werden besonders wichtig, wenn die Person in ein Pflegeheim umzieht. Die Angehörigen sollen nicht nur selbst für Beschäftigung sorgen, sie spielen auch eine wichtige Rolle, wenn es darum geht, das Personal über die Interessen und Vorlieben des betreuungsbedürftigen Menschen zu informieren. Der persönliche Auskunftsbogen im Anhang soll entsprechende Informationen enthalten.

Dieser Abschnitt beschäftigt sich schwerpunktmäßig mit den verschiedenen Möglichkeiten, eine Struktur herzustellen, die selbstbestimmte Aktivitäten unterstützt. Die Kapitel 6, 7 und 8 enthalten viele weitere Anregungen, die einem Menschen helfen, trotz Demenz weiterhin «tätig» zu sein. In Langzeitpflegeeinrichtungen arbeitende Personen möchte ich auf das Buch *Therapeutic Activities with Persons Disabled by Alzheimer's Disease and Related Disorders* (Bowlby, 1993) verweisen.

Auf früher geschätzte Aktivitäten zurückgreifen
Überlegen Sie: Was hat der Person früher gut getan oder Freude bereitet? Womit hat sie sich entspannt und beruhigt, bevor sie die Demenz entwickelte? Gartenarbeit, Musik und Sportsendungen hören, Zeitung lesen, Mittagschlaf halten, Kochen, Schwimmen, spazieren gehen – es gibt ungezählte Möglichkeiten. Früher geschätzte Aktivitäten fallen der Person leicht, bereiten ihr die größte Freude und lassen sich mit Unterstützung leichter fortsetzen.

Beschäftigung leicht machen
Nachdem Sie erkannt haben, welche Aktivitäten für die betreute Person am besten geeignet sind, sorgen Sie bitte dafür, dass sie selbstständig durchgeführt werden können. Die Erfahrung zeigt, dass sich Menschen mit Demenz für Dinge interessieren, die in ihr Blickfeld kommen, und sie in die Hand nehmen möchten. Liegen die Gegenstände zur Benutzung bereit, ist der erforderliche Anreiz vorhanden.

Nehmen wir an, die Person hat sich bislang bei der Gartenarbeit entspannt, kann diese Tätigkeit aber nicht mehr selbstständig durchführen. Greifen Sie die im Kapitel 8 enthaltenen Anregungen zum gemeinsamen Gärtnern auf und überlegen Sie darüber hinaus, wie sich andere, eigenständig zu bewältigende gärtnerische Aktivitäten anbahnen lassen:

- Einen Wasserzerstäuber füllen und griffbereit zu den Topfpflanzen stellen.
- Eine Gartenzeitschrift oder einen Samenkatalog aufgeschlagen neben den Sessel legen.
- Ein kleines Fotoalbum mit den Lieblingsfotos vom Garten bestücken.
- Die Person anregen, welke Blätter von den Pflanzen zu zupfen.
- Ein großes Gefäß mit Blumenerde zum Mischen bereitstellen.
- Getrocknete Kräuter ausbreiten, die zerkleinert und in Gläser gefüllt werden sollen.

In gleicher Manier können durch entsprechende Anreize im Umfeld des betreuten Menschen andere Lieblingsbeschäftigungen angeregt werden. Er soll weiter selbstständig sinnvolle Dinge tun können, weil solche Aktivitäten Sicherheit vermitteln, Halt geben, sowie das Gefühl stärken, bei sich selbst und in der Umgebung zu Hause zu sein. Ein Geschäftsmann will Papiere und Akten ordnen und einen Schreibtisch haben, an dem er Platz nehmen kann, die Lehrerin will Geschriebenes korrigieren und Bücher lesen, eine Hausfrau Geschirr abspülen, Wäsche aufhängen und Gegenstände abstauben. Weitere Anregungen finden Sie in den Kapiteln 6, 7 und 8.

Einen Arbeitsplatz einrichten

Aus Gründen der Sicherheit oder der Ordnung kann es angezeigt sein, einen eigenen, speziell für die Interessen und Fähigkeiten der Person ausgestatteten Arbeitsbereich zu schaffen. Wählen Sie vorzugsweise einen Ort, der in Ihrer Nähe, aber auch frei zugänglich, gut sichtbar und damit einladend ist. Auch dafür gibt es zahlreiche Möglichkeiten. Hier ein paar Vorschläge:

- Einen Schreibtisch zur Verfügung stellen mit Schriftstücken, Aktenordnern, Büchern, Umschlägen und Stiften.
- Eine Kommode mit Socken, Strümpfen und Taschentüchern füllen, zum Sortieren.
- Eine Werkbank mit ungefährlichen Gegenständen ausstatten, die sich auseinander bauen und wieder zusammensetzen lassen.
- Einen Nähtisch mit Knöpfen, Nähgarn und Stoffstücken bereitstellen.

Erinnerungsanreize bieten

Als Edda Bauer von zu Hause weg in ein Pflegeheim umziehen musste, legte ihre Tochter Rosemarie weite Fahrten zurück, um ihrer Mutter zur Seite zu stehen und ihr den Umzug so angenehm wie möglich zu gestalten. Dieser Umzug ins Heim fand vor vielen Jahren statt, lange bevor es möglich war, eigene Möbel mitzubringen. Rosemarie bestand jedoch darauf, im Zimmer ihrer Mutter die Familienfotos aufzuhängen. Mehrere Monate danach benötigte Frau Bauer noch mehr Pflege und wurde im gleichen Haus auf eine andere Station verlegt. Diesmal war Rosemarie leider verhindert und konnte beim Umzug nicht helfen, sie vertraute jedoch auf das kompetente Personal. Die Pflegekräfte setzten sich tatsächlich sehr ein, kümmerten sich rührend um Frau Bauer und erleichterten ihr die Veränderung nach besten Kräften.

Nach dem Umzug waren alle sehr überrascht, dass die normalerweise so freundliche und angenehme Frau unruhig und recht widerspenstig wurde. Sie fing an, Tag und Nacht in den Fluren umherzuwandern, immer wieder in die Zimmer anderer Bewohner zu gehen und dort etwas zu suchen. Das Pflegepersonal erklärte sich dieses Verhalten anfangs mit Anpassungsschwierigkeiten, war aber nach drei Wochen doch besorgt und rief die Tochter an. Rosemarie machte sich unverzüglich auf die Reise. Als sie das neue Zimmer ihrer Mutter betrat, erkannte sie sofort die Ursache des Problems. Die geliebten Familienfotos hingen noch nicht an den Wänden!

Die Bilder verbanden Frau Bauer mit der Vergangenheit und waren ihr deshalb sehr kostbar. Als sie fehlten, fühlte sie sich niedergeschlagen und von einem wichtigen Aspekt ihres Lebens abgeschnitten. Das Personal versicherte ihr zwar, sie müsse sich keine Sorgen machen, der Hausmeister würde ihre Fotos bald aufhängen, aber Frau Bauer vergaß diese Zusage fast im gleichen Moment. Waren ihr die Fotos nicht direkt vor Augen, begann sie verzweifelt danach zu suchen.

Wie bereits in Kapitel 6 ausgeführt, haben alle Menschen das Bedürfnis, sich zu erinnern, für ältere sind jedoch Gelegenheiten, in Erinnerungen zu schwelgen, besonders wichtig. Bei betagten Menschen mit Demenz kommen konkreten Erinnerungsstücken und Andenken noch größere Bedeutung zu.

Die Umgebung kann dabei eine sehr hilfreiche Rolle spielen. Wenn sie nämlich geeignet ist, Erinnerungen auszulösen, vermittelt sie Sicherheit und bietet die Gelegenheit, an Personen und Erlebnisse aus früherer Zeit zu denken. Die kranke Person kann sich in die Jahre hineinversetzen, als das Leben noch einfacher und nicht durch Demenz belastet war. Auch Pflegende können dabei Hilfestellung geben, doch vor allem sind Familienfotos an der Wand, Alben und kleine Souvenirs in Sicht- und Reichweite willkommene Brücken in die Vergangenheit. Oft ermöglichen beschriftete Fotos und persönliche Andenken der Person eine Gedankenreise in ihr früheres Leben und ermuntern Besuchende, sich dieser Reise anzuschließen. Sie können zusammen aktiv sein, ein Fotoalbum oder ein Erinnerungsbuch zusammenstellen, beschriften und betrachten.

Zerbrechliche Gegenstände sollen auf einem hoch aufgehängten Regal, einem geeigneten Gestell, oder in einem abschließbaren Geschirrschrank ausgestellt werden. Pflegende können ihrem Schützling die kostbaren Sachen dann immer wieder zeigen und anfassen lassen.

Neben den persönlichen Andenken spielt die Raumausstattung insgesamt eine große, unterstützende Rolle. Möblierung, Stoffe, Tapeten und Dekorationsgegenstände sind geeignet, Erinnerungen wachrufen. Ich arbeitete einmal auf einer Station, die ein altes Kurbeltelefon besaß, das Geschenk einer Angehörigen. Die Bewohnerinnen und Bewohner verbrachten vergnügte Stunden damit, den altvertrauten Klingelton auszulösen oder befreundete Leute anzurufen und sich zu verabreden, wie früher, als sie noch jung waren.

5.2.2
Verschiedene Bedürfnisse in Einklang bringen

In bestimmten Bereichen – etwa wenn es gilt, Wahlmöglichkeiten anzubieten, Einladungen zu organisieren und sensorische Stimulation anzubieten, ohne zu überfordern – müssen zwei gegensätzliche Bedürfnisse in Einklang gebracht werden. Dann ist eine individuelle Lösung zu suchen.

Einfache Wahlmöglichkeiten

Zu Hause ist, wo wir entscheiden dürfen, wie die Dinge laufen sollen. Wir bestimmen, was wir essen, wo das neue Bild seinen Platz bekommt und ob wir das Bett sofort, später oder überhaupt nicht machen wollen! Der Ausspruch «My home is my castle» bedeutet nichts weiter, als dass man sich daheim wie ein Schlossherr oder eine Schlossherrin fühlen darf, wie im großen, eigenen Königreich.

Um sich zu Hause fühlen zu können, mit dem Szepter in der Hand, müssen Menschen mit Demenz die Möglichkeit haben, Entscheidungen zu treffen. Sie können sich im Laufe der Zeit aus einer großen Bandbreite nicht mehr für eine bestimmte Sache entscheiden, doch stärkt auch das Angebot einfacher Wahlmöglichkeiten ihr Gefühl: Hier bin ich zu Hause. Folgende Episode habe ich selbst erlebt. Sie illustriert, welche Fallgruben hier lauern. Kapitel 6 enthält weitere Anregungen zum Thema Wahlmöglichkeiten.

Was immer mit ihrem Sohn zu tun hatte, war für meine Schwiegermutter von großer Bedeutung. Deshalb ging ich mit ihr lange vor seinem Geburtstag ein Geschenk einkaufen. Weil ich wusste, dass er sich ein Handy wünschte, half ich Alice bei der Auswahl und erinnerte sie dabei wiederholt an den Anlass des Kaufs. Das Ganze war ein recht aufwändiges Unternehmen: Es war Februar, ich musste Alice an meinem freien Samstag durch Schnee und Matsch in ein überfülltes Einkaufszentrum bringen. Das Telefon alleine einzukaufen hätte mich nur etwa ein Viertel der Zeit und ein Zehntel der Kraft gekostet. Da ich jedoch wusste, wie wichtig das Geschenk für Alice war, wollte ich sie gerne dabei haben. Um weder sie noch das Telefon zu gefährden, packten wir das Geschenk ein, und ich bewahrte es bis zum großen Tag bei mir zu Hause auf.

Sie können sich bestimmt meine Enttäuschung vorstellen, als Alice am selben Tag noch anrief, um mir zu sagen, dass sie noch kein Geburtstagsgeschenk für ihren Sohn hatte. Sie rief mich deshalb täglich an und, als der Tag heran-rückte, mehrmals täglich. Ich versicherte Alice jedes Mal: «Doch, wir haben ein Geschenk. Es ist hier, bei mir, damit ihm nichts passiert.» Dann sprach ich von unserem aufregenden gemeinsamen Einkaufserlebnis. Der Erfolg meiner Bemühungen hielt sich allerdings in Grenzen. Am Geburtstag erschien Alice zum Familienfest stolz mit einem Päckchen. Sie hatte in ihrer Panik am selben Morgen ihre Haushaltshilfe gebeten, mit ihr zusammen ein Geschenk zu besor-gen. Alice strahlte wie eine Schneekönigin, weil sie es geschafft hatte, ein Rasier-zeug zu besorgen für ihren Sohn – der sich nie rasierte, weil er einen Bart trug!

Erst jetzt, Jahre später, glaube ich zu verstehen, was damals schief gelaufen ist. Ich hatte Alice beteiligt und ihr Wahlmöglichkeiten angeboten. Das Geschenk war jedoch so weit entfernt von allem, was Alice je für ihren Sohn in Erwägung gezogen hätte, dass die Entscheidung ihr überhaupt nichts bedeutete. Dazu kam, dass sie kein mit Geschenkpapier und Schleife aus-gestattetes Päckchen als Erinnerungsstütze vor Augen hatte. Vielleicht hatte sie die ganze Einkaufsaktion auch überfordert, so dass sie eher negative als positive Erinnerungen damit verband. Der einfache Weg zur Drogerie mit ihrer Haushaltshilfe war viel naheliegender.

An welchen Entscheidungen kann die demenzkranke Person beteiligt wer-den? Es folgen nun einige Vorschläge für den häuslichen Bereich.

- Fragen Sie Ihren Schützling nach dem richtigen Platz für ein Foto oder ein Bild: «Sollen wir es hier aufhängen oder lieber dort?»
- Bitten Sie ihn, zwischen zwei verschiedenen Sorten Bettwäsche zu wählen, wenn Sie das Bett frisch beziehen.
- Lassen Sie die Person zwischen zwei verschiedenen Dekorationsmöglichkei-ten entscheiden (z. B. Tapeten, Wandfarben, Stoffen). Ist ein gemeinsamer Einkauf zu anstrengend, bringen Sie Muster zur Auswahl mit nach Hause.
- Lassen Sie ihr die Wahl zwischen zwei Sitzplätzen.
- Bitten Sie die Person, sich für eine von zwei verschiedenen Servietten oder Platzdecken zu entscheiden.

Zugang ins Freie
Alle Menschen möchten selbst entscheiden können, ob und wann Sie aus dem Haus ins Freie gehen. Dieses wichtige Thema muss eigens betrachtet werden.

Viele Körperfunktionen sind von natürlichem Tageslicht und Sonnenlicht abhängig, insbesondere die Bildung von Vitamin D. Heute sind viele Lebens-mittel künstlich mit Vitamin D angereichert, wobei natürliches Licht erwiese-nermaßen effektiver ist (Brawley, 1997). Werden Hände und Gesicht, entspre-chend geschützt, nur zehn Minuten der Sonne ausgesetzt, entsteht dabei der Tagesbedarf an Vitamin D.

Der Körper braucht natürliches Licht auch zur Verarbeitung von Kalzium und zur Stärkung des Immunsystems. Die innere Uhr, auch Schlaf-Wach-Rhythmus oder 24-Stunden-Rhythmus genannt, ist ebenfalls von einer tägli-chen Ration natürlicher Helligkeit abhängig. Jahreszeitlich bedingte, depressionsähnliche Stimmungstiefs treten bevorzugt auf, wenn die Tage kurz sind und nur wenige Sonnenstunden haben.

Es ist bewiesene Tatsache, dass viele alte Menschen gebrechlich sind, weil sie zuwenig Sonnenlicht bekommen. (Brawley, 1997; Gill, Williams & Tinetti, 2000). Die Folgen sind geringe Vitamin D- und Kalziumspiegel, Störungen des Schlaf-Wach-Rhythmus', Depression oder winterliche Stimmungstiefs. Der Mangel an natürlichem Licht kann sich für Menschen mit Demenz besonders negativ auswirken, weil ihr Schlaf-Wach-Rhythmus bereits gestört ist und sie bereits Orientierungsprobleme haben. Mehrere, unter wissenschaftlicher Kontrolle durchgeführte Experimente haben ergeben, dass helles Licht erregte demenzkranke Menschen beruhigt und ihr abendliches Herumwandern bei besserer Beleuchtung abnimmt (Volicer & Bloom-Charette, 1999). Es ist eine gute Nachricht, dass die Bau- und Umbaupläne für Langzeitpflegeeinrichtungen das Bedürfnis der Menschen nach Tageslicht und einem Zugang ins Freie zunehmend berücksichtigen.

Dazu kommt, dass die Befriedigung dieser Bedürfnisse auch ihr Gefühl stärkt, selbst bestimmen und ihre Umgebung beeinflussen zu können und schon fühlt sich die betreffende Person wohler. Eine interessante Studie hat ergeben, dass eine unverschlossene Tür zum Innenhof einer Pflegeeinrichtung die Bewohnerinnen und Bewohner nicht unbedingt dazu veranlasste, viel Zeit draußen im Freien zu verbringen, dass sie vielmehr die Tür oft und gerne aufdrückten, um einen kurzen Blick nach draußen zu werfen. Diese Maßnahme wirkte sich auch sehr positiv auf Unruhezustände aus (Namazi & Johnson, 1992). Pflegende, die dieses Instrument einsetzen, dürfen jedoch ihre Aufsichtspflicht nicht vernachlässigen, damit ihre Schützlinge nicht weglaufen oder sich anderweitig gefährden.

«Herr Doktor, das ist Medizin für die Seele» sagte die Bewohnerin eines Pflegeheims, als sie mit anderen zusammen Pflanzen umtopfte. Diese Äußerung bestätigt, dass die Beschäftigung mit Pflanzen therapeutisch wirkt, ob innerhalb oder außerhalb des Hauses. Das ist wissenschaftlich und durch praktische Erfahrungen vielfach belegt (Bowlby Sifton, 1998; Hewson, 1994). Menschen, die ihr Leben lang im Freien gearbeitet oder ihre Freizeit immer in der Natur verbracht haben, können sich überhaupt nur mit einem Zugang nach draußen wohlfühlen.

Der tägliche Gang an die frische Luft tut allen gut, Demenzkranken jedoch ganz besonders. Es gilt, ihnen sichere Außenbereiche zur Verfügung zu stellen, seien es eingefriedete Gärten, Innenhöfe oder Terrassen. Auch Spazierwege im Freien werden sehr gerne in Anspruch genommen. Damit die Wege gefahrlos begangen werden können, sollen sie eben und deutlich abgegrenzt sein, aber auch möglichst nicht in einer frustrierenden Sackgasse enden. Die Zäune müssen so hoch sein, dass niemand drüberklettern kann. Stühle, Bänke und ähnliche Gegenstände, die als Kletterhilfe eingesetzt werden könnten, dürfen nicht im Bereich des Zauns stehen. Sie müssen anderswo platziert und dort sicher fixiert sein.

Wenn es gelingt, das eingezäunte Gartenareal interessant zu gestalten, wird die demenzkranke Person weniger stark nach draußen drängen. Der Außenbereich kann z. B. mit Skulpturen, einem Futterhäuschen für die Vögel, einem Vogelbad, einer Sonnenuhr, Bänken und ungiftigen, nicht stacheligen Pflanzenarrangements angereicht werden. Für öffentliche Räume oder Stadtparks kommen größere Gegenstände mit lokalem Bezug in Frage, etwa ein Schiffsanker in einem Küstenort oder landwirtschaftliche Geräte in einer Landgemeinde. Auch andere große Sachen sind geeignet, das Interesse der Kranken auf sich zu ziehen. So bieten in vielen Pflegeeinrichtungen alte Autos den Bewohnerinnen und Bewohnern eine Beschäftigungsmöglichkeit (ein altes Auto stand gar auf einer begrünten Dachterrasse). Sie waschen das Auto, basteln vergnügt daran herum oder setzen sich einfach hinein.

Bitte vergessen Sie nicht, dass das schlichte Vorhandensein eines Außenbereichs nicht genügt. Menschen mit Demenz müssen ihn auch betreten und benutzen können. Deshalb soll der Bereich in Sichtweite und deutlich markiert sein; trotzdem brauchen manche Hilfe, um nach draußen zu gehen.

«Willkommen, bitte eintreten»

Ich habe einmal in einem Pflegeheim gearbeitet, dessen alte, unpraktische Badezimmer und Toiletten renoviert und an die Bedürfnisse von Menschen mit Demenz angepasst werden mussten. Ein ortsansässiger Architekt erbot sich, die Planungen vorzunehmen, sehr zu meiner und der Pflegedienstleiterin Freude. Wir versicherten uns, dass die Damentoilette frei war und führten den Herrn Architekten munter hinein. Da stürmte eine sonst sehr zurückhaltende alte Dame, die immer nur mit Hut und Handtasche ausgestattet unter die Leute ging, in den Raum. Wir waren völlig verblüfft, weil sie den erschrockenen, hilfswilligen Architekten anschrie, er solle gefälligst verschwinden. Die Pflegedienstleiterin reagierte schnell und richtig, ergriff die Hand der alten Dame, entschuldigte sich ausführlich, gab ihr völlig recht und bat sie dann um Erlaubnis, dem Herrn Bad und Toilette zeigen zu dürfen, weil er bei der Renovierung mithelfen wolle. Daraufhin beruhigte sich die Bewohnerin und erteilte uns, etwas von oben herab allerdings, die Genehmigung.

Wir hatten den großen Fauxpas begangen, einen Mann den privatesten Frauenbereich – die Damentoilette – betreten zu lassen. Das blieb dieser hochbetagten Dame, auch im fortgeschrittenen Stadium der Demenz, nicht verborgen. Die sanitären Einrichtungen sind in den meisten Familien zwar allen zugänglich, werden aber immer nur von jeweils einer Person benutzt. Dieses in fast allen Familien etablierte, hoch geschätzte Recht wird meist besonders von älteren Erwachsenen konsequent verteidigt.

Wenn eine Person bei der Toilettenbenutzung und beim Waschen Hilfe benötigt, müssen die Pflegenden sehr darauf bedacht sein, ihre Intimsphäre und Würde zu achten. Pflegenden Angehörigen mag es peinlich sein, dabei zu assistieren, weil solche Hilfestellungen der gewohnten Beziehungsebene total widersprechen. Diese Themen werden in Kapitel 7 eingehender behandelt.

Bad und Toilette gehören zur Privatsphäre eines Menschen. Darüber hinaus haben wir alle das Bedürfnis nach einem Ort, der nur uns gehört. Demenzkranke sind oft nicht fähig, ihre Privatsphäre zu schützen oder dementsprechende Wünsche zu äußern. Deshalb müssen Pflegende dafür sorgen, dass sie einen privaten Bereich haben und dieser geschützt wird. Wenn sich diese Menschen nicht räumlich von anderen zurückziehen können, ziehen sie sich womöglich innerlich zurück.

Bitte halten Sie sich auch beim Zusammenleben mit Demenzkranken an folgende bewährte Regeln zum Schutz der Privatsphäre:

- Halten Sie die Toiletten- und Badezimmertür geschlossen. Stehen Sie vor der Tür bereit und bieten Sie Ihre Hilfe an, falls gewünscht.
- Klopfen Sie immer an und bitten Sie immer um Erlaubnis, bevor Sie einen privaten Raum betreten, etwa das Schlafzimmer.
- Erhalten Sie die vertrauten Einfriedungen, etwa das Geländer um die Terrasse oder den Gartenzaun.
- Respektieren Sie das anhaltende Bedürfnis Ihres Schützlings nach einem privaten Bereich, dass er auch mal allein sein möchte und einen Rückzugsort braucht. Dieser Ort kann größer sein, etwa das Schlafzimmer, oder sehr viel kleiner, etwa der Lieblingssessel im Wohnzimmer oder der eigene Platz am Esstisch.

Je weiter die Erkrankung fortschreitet, je mehr Hilfe nötig wird und je weniger Bedürfnisäußerungen möglich sind, desto wichtiger werden die privaten Bereiche. Helfen Sie der Person in Ihrer Obhut, diese Orte aufzusuchen und zu genießen. Berücksichtigen Sie dabei die vor Beginn der Demenz vorhandenen Verhaltensmuster der Betreffenden und verhelfen Sie einer Person, die schon immer zurückgezogen gelebt hat, zu einem möglichst großen eigenen, ungestörten Bereich.

Das Bedürfnis nach Alleinsein mit dem Bedürfnis nach Gesellschaft
in Einklang bringen
Wir Menschen brauchen das Alleinsein, aber genauso sehr das Zusammensein mit anderen. Pflegende sollen sicherstellen, dass ihrem Schützling beides in gewohntem Ausmaß zur Verfügung steht. Wie bei vielen anderen Aspekten des täglichen Lebens auch, fällt es demenzkranken Personen zunehmend schwerer, soziale Aktivitäten anzubahnen und zu organisieren, wenngleich ihre gesellschaftlichen Umgangsformen meist recht gut erhalten sind. Mit einem entsprechend gestalteten Lebensraum sind Hürden, die gesellschaftlichen Aktivitäten entgegenstehen, leichter zu überwinden. Es folgen nun einige Tipps, die helfen

sollen, günstige äußere Voraussetzungen zu schaffen. In den Kapiteln 6, 7 und 8 finden Sie weitere Anregungen, die helfen, soziale Kontakte anzubahnen.

- Stellen Sie Ihrem Schützling einen bequemen Stuhl an einen Ort, von dem aus er das Kommen und Gehen anderer Leute beobachten und deren Grüße erwidern kann (z. B. vor dem Haus oder am Fenster zur Straße).
- Richten Sie der demenzkranken Person einen gemütlichen Platz neben oder in der Küche ein, damit sie am Familienleben teilhaben kann. Einfach zuschauen und hin und wieder eine Bemerkung zu machen, auch das ist eine wichtige soziale Aktivität. Achten Sie auf Anzeichen von Überforderung durch allzu großen Trubel und führen Sie die Person dann zu ihrem Lieblingsstuhl an einem ruhigeren Ort.
- Ist es die betreffende Person gewohnt, oft und ausführlich mit Angehörigen und dem Freundeskreis zu telefonieren, fördern Sie diese Art der Kontaktpflege. Stellen Sie ihr einen vertrauten Telefonapparat an einem leicht zugänglichen Platz zur Verfügung (z. B. ein Telefon mit Wählscheibe und abnehmbarem Hörer, anstatt eines moderneren, schnurlosen Modells). Lernt und übt sie bereits in frühen Demenzstadien, wie gespeicherte Nummern benutzt werden, kann sie oft auch noch in fortgeschrittenen Krankheitsstadien selbstständig telefonieren. Dabei darf nicht übersehen werden, dass das Telefonieren für viele Menschen mit Demenz zu anstrengend ist und auf Notfälle beschränkt sein sollte (siehe Kapitel 4).
- Bei manchen Menschen bewährt sich eine quer unterteilte Schlafzimmer- oder Küchentür, weil sie einerseits ihrem Bedürfnis nach Rückzug, andererseits ihrem Bedürfnis nach Teilhabe am Familienleben und Kontakt zur Betreuungsperson entspricht.
- Aus Stoffbahnen hergestellte, in halber Höhe mit Klettverschlüssen am Türrahmen fixierte Vorhänge erfüllen die gleiche Funktion wie Halbtüren. Auch Fliegenvorhänge, wie in südlichen Ländern üblich, sind geeignet. Beide können bei Bedarf leicht angebracht und wieder abgenommen werden, weshalb sie häufig in Langzeitpflegeeinrichtungen, zum Schutz der Privatsphäre der Bewohnerinnen und Bewohner verwendet werden. Sie können auch ein locker hängendes, dickes, farbiges Seil oder eine Kordel anbringen, wie sie für Absperrungen im Theater benutzt werden, das Seil oder die Kordel mit dekorativen Quasten versehen und in beiderseits am Türrahmen angebrachte Ringe einhängen.

Sensorische Stimulierung ohne Stress

Wir alle sind von unseren Sinnen abhängig, womöglich stärker als uns bewusst ist. Sie vermitteln uns, wo wir sind, was wir zu tun und wie wir zu reagieren haben. Sehen können, hören, berühren, schmecken und riechen: was für eine reiche Quelle der Freude! Der sensorische Anteil des Gehirns ist bei Menschen mit Demenz noch ziemlich intakt, problematisch ist die Interpretation dieser sensorischen Informationen.

Ist die sensorische Stimulierung zu stark, fällt es bekanntlich viel schwerer, richtig zu reagieren. Ein Beispiel aus eigener Erfahrung: Ich komme nach einem anstrengenden Arbeitstag heim, alle Kinder sind zu Hause, zusammen mit ihren Freundinnen und Freunden, das Telefon klingelt, der Hund bellt, der Fernseher läuft auf vollen Touren und die Küche ist in einem schlimmen Zustand. Müde wie ich bin, fällt es mir schwer, die vielen sensorischen Informationen in der richtigen Reihenfolge zu verarbeiten. Wenn ich dann noch gefragt werde: «Was gibt's zum Abendessen?», raste ich aus.

Menschen mit Demenz sind oft schon mit weit geringeren sensorischen Belastungen überfordert. Deshalb müssen ihre sensorischen Reize, so anregend und belebend sie auch sind, in Grenzen gehalten werden. Ein Balanceakt, der oft als «stressfreie Stimulierung» bezeichnet wird.

Kapitel 6 bietet eingehendere Informationen über den Einsatz der Sinne, trotzdem hier einige Hinweise für ein zuträgliches, nicht überlastendes räumliches Milieu für die Person in Ihrer Obhut:

- Verwenden Sie vertraute, ruhige Muster und unterschiedlich beschaffenes Material für Wandgestaltung, Möbel und andere Raumausstattungen. Bevorzugen Sie das Bekannte, vermeiden Sie lebhafte oder abstrakte Muster, die allzu stimulierend oder verwirrend wirken könnten.
- Bieten Sie Dinge an, die angenehme Berührungen erlauben, etwa Schultertücher, Wolldecken und Kissen, die Gemütlichkeit und Geborgenheit signalisieren.
- Stellen Sie der Person unterschiedliche, bequeme, die Sinne anregende, jedoch nicht überlastende Orte zur Verfügung: eine Sitzgelegenheit im geschützten Innenhof oder Garten, einen Platz am Fenster mit Blick zum Vogelhäuschen oder einen bequemen Stuhl in der Küche, wo es etwas zu Sehen, Riechen und Hören gibt.
- Sorgen Sie für eine angenehme und anregende Rückzugsmöglichkeit, wenn es allzu unruhig oder turbulent zugeht (z. B. bei Partys, Familienfeiern).
- Beim Kochen entstehen vertrauten Gerüche (der z. B. beim Brotbacken, Fleisch anbraten, Suppe kochen), die nicht nur appetitanregend wirken, sondern auch Gemütlichkeit und Sicherheit signalisieren. Auch moderne Geräte, wie Brotbackautomat oder Römertopf tun hier einen guten Dienst.

5.2.3
Verluste ausgleichen

Die folgenden Vorschläge zur Gestaltung des Lebensraums zielen darauf ab, einige demenzbedingte Ausfälle zu kompensieren.

Das Bedürfnis, sich zu Hause zu fühlen

Es gibt verschiedene Möglichkeiten, die äußeren Gegebenheiten so herzurichten, dass sie einem richtigen Zuhause entsprechen, einem Ort, an dem sich Menschen mit Demenz gerne aufhalten. In einer anheimelnden Umgebung fühlen sie sich sicher und orientiert.

Der Person braucht ihre gewohnte Umgebung und vertraute Gesichter, aber auch Hilfe beim Aufsuchen bestimmter Örtlichkeiten, etwa von Toilette, Bad und Schlafzimmer. Weil es viele Hilfsmöglichkeiten gibt, müssen Sie vielleicht experimentieren, um herauszufinden, was bei Ihrem Schützling am besten funktioniert. Dabei gilt es zu beachten, dass die Umgebung weiterhin so normal wie möglich aussehen soll. Dazu nun einige Tipps:

- Heben Sie den Türdurchgang mit schmückenden Stoffbahnen, Tapete oder aufgemalten Verzierungen hervor. Möglicherweise ist auch ein in der Lieblingsfarbe der Person angestrichener Türrahmen eine wirksame Hilfe, besonders wenn er sich dadurch von den Wänden und anderen Türen abhebt.
- Stellen Sie eine auffallendes Transparent, eine Fahne oder ein dreidimensionales Objekt (z. B. ein Tischchen, eine Bodenvase, Pflanze oder ein Kunstwerk) neben die Tür, damit sie vom Flur aus besser zu erkennen ist.
- Kreieren Sie einen «Fühlpfad», der an der Wand entlang zum Bad oder Schlafraum führt. Das kann ein Handlauf sein, eine hölzerne Zierleiste, ein Tapetenstreifen oder ein Teppichband. Versuchen Sie, den Geschmack der Person zu treffen, etwa ihre Lieblingsfarben und -muster zu verwenden, um ihr das Lenkungssystem schmackhaft zu machen. Damit Ihr Schützling den Fühlpfad selbstständig nutzen kann, werden Sie ihn anfangs freundlich anleiten müssen und etwas üben lassen.

Einem Menschen mit Demenz kann es schwer fallen, nachts die Toilette zu finden. Manchen hilft es, wenn die Lampe angeschaltet bleibt oder ein paar Nachtlichter den Flur beleuchten, bei anderen verstärken sich dadurch die Orientierungsprobleme. Der Fachhandel bietet bewegungsgesteuerte Lichtschalter an (d. h. dass sich das Licht anschaltet, wenn jemand vorbei geht).

Das Bedürfnis nach Realitätsvergewisserung

Menschen mit Demenz fällt es nicht nur schwer, ihr Zuhause zu erkennen, auch die Verarbeitung andere Orientierungsinformationen bereitet ihnen Probleme (z. B. Datum, Jahreszeit, Uhrzeit, Wochentag). Es ist zwar nicht besonders erfolgversprechend, solche Informationen einzutrichtern und wiederholen zu lassen, dennoch braucht die Person (wie wir alle) die Sicherheit, sich diese Informationen beschaffen zu können. Es folgen einige praktische Vorschläge zu diesem Punkt.

- Platzieren Sie leicht lesbare Uhren in Augenhöhe. Bedenken Sie, dass moderne Digitalanzeigen fremder sind als Uhren mit traditionellen Zifferblättern. Uhren mit Stundenschlag helfen, die Aufmerksamkeit zu fokussieren. Es gibt auch Uhren mit Sprechansagen, die aber wohl eher verwirren.

- Hängen Sie einen Kalender mit groß gedruckten Zahlen auf und markieren Sie das Datum, etwa indem Sie jeden vergangenen Tag durchstreichen. Manche Demenzkranke kommen mit einem Tagesabreißkalender, auf dem jeweils nur Monat und Tag angegeben ist, besser zurecht. Sie sind in Läden für Bürobedarf zu kaufen.
- Sorgen Sie für einen leicht zugänglichen Außenbereich und leicht zugängliche Fenster; das dient der jahres- und tageszeitlichen Orientierung.
- Dekorieren Sie die Räume der Jahreszeit entsprechend (z. B. mit einem traditionellen Adventskranz).

Wie bereits erwähnt, fällt es Menschen mit Demenz häufig schwer, Personen und Dinge in ihrer Umgebung zu erkennen. Deshalb ist es besonders wichtig, potenziell verwirrende Ausstattungen oder Dekorationen zu meiden. Sie versuchen möglicherweise Keramikfrüchte zu essen, künstliche Pflanzen zu gießen oder ein realistisch gemaltes Wandbild an der Gartenmauer zu betreten. Teppichböden, die aussehen, als wären sie voller Staubflocken oder Löcher, können je nachdem Reinigungsversuche oder Vermeidungsverhalten auslösen. Spiegel oder andere reflektierende Oberflächen sind oft besonders verwirrend, weil sich die Person möglicherweise selbst nicht mehr erkennen kann. Sie wird vielleicht vor der «fremden Person» in ihrem Badezimmer erschrecken oder ein echtes Gespräch mit ihr versuchen. Um solche belastenden Erfahrungen zu vermeiden, sollen große Spiegel bereits im Frühstadium der Demenz entfernt werden, kleinere Spiegel vorsichtig, je nach ausgelöster Reaktion, platziert werden.

Das Bedürfnis nach einem sicheren Ort
Bei Menschen mit Demenz ist das Thema «häusliche Sicherheit» in mehrerlei Hinsicht relevant. Es gibt zum einen die demenz- und altersbedingten körperlichen Veränderungen, zum anderen die demenzbedingten Einschränkungen des Urteils- und Wahrnehmungsvermögens.

Umherwandern verhindern
Für die meisten Pflegenden stehen die mit Weglaufen und Verirren verbundenen Sicherheitsprobleme ganz oben auf der Liste. Deshalb werden nun einige praktische Gestaltungsmöglichkeiten vorgestellt (siehe Kapitel 9 für weitere Anregungen im Hinblick auf das Wandern). Bitte machen Sie sich dennoch klar, dass Wandern – vielleicht besser «Herumgehen» zu nennen – nicht nur Körper und Kreislauf stärkt, sondern auch zeigt, dass die Person etwas erleben und die Umwelt erkunden möchte. Wenn Demenzkranke auf sicheren und interessanten Wegen wandern können, werden die Sicherheitsfragen weniger brisant.

Wenn sich Kranke tagsüber ausreichend bewegen können und sie ausreichend stimuliert werden, lässt ihr Wandertrieb nach. Nur unter dieser Voraussetzung kann sich Ihr Schützling abends zu Hause entspannen und ausruhen. Auch ein emotionaler Schutzraum – eine akzeptierende und anregende Umgebung, die das Gefühl vermittelt: «Bleib' bitte bei mir» – kann helfen, das Weglaufen und Wandern einzudämmen. Eine Person, die Gelegenheit hat, zu Hause interessante Sachen zu sehen und zu tun, wird vermutlich weniger frustriert sein und seltener den Wunsch verspüren, weg zu gehen, um sich Anregungen außer Haus zu verschaffen. Halten Sie Mäntel, Straßenschuhe, Autoschlüssel usw. außer Sichtweite, weil solche Gegenstände Aufforderungscharakter besitzen.

Sichern Sie die Türen, tun Sie es aber unauffällig, damit sich die betreffende Person nicht darüber ärgert und eingesperrt fühlt.

Dazu ein paar Tipps:

- Bringen Sie Zusatzschlösser, Riegel oder Bolzen am oberen und unteren Rand der Tür an, sowie Sicherheitsschlösser und Schlüssellochabdeckungen, die sich unauffällig in die Umgebung einfügen, etwa durch entsprechende Farbgebung getarnt sind.
- Verdecken Sie Türgriffe mit einer Kindersicherung (erhältlich in Spielwarenläden oder Kinderabteilungen großer Kaufhäuser).
- Tarnen Sie den ganzen Türdurchgang mit Stoffbahnen oder einer Dekoration. Sehr effektiv sind auch gemalte Wandbilder mit freundlichen Motiven (z. B. Blumengärten), die zwar interessant sind, sich aber dennoch ganz klar von der Realität unterscheiden und sich über Tür, Türrahmen und angrenzende Wandflächen erstrecken. (Ein in der Wandfarbe gehaltener Türrahmen lässt die Tür fast «verschwinden».) Achten Sie gleichzeitig darauf, dass nichts den Gesamteindruck stört und die Aufmerksamkeit auf die Tür lenkt, etwa einzelne Bastelarbeiten, Vorhänge, Spiegel oder andere Dekorationen.
- Eine einfache Vorrichtung kann Ihnen anzeigen, dass sich jemand am Ausgang zu schaffen macht: eine Glöckchenkette am Griff, eine kleine Glocke über der Tür oder eine Sensormatte, die ein Signal gibt, wenn sie betreten wird. Die Montage eines Bewegungsmelders oder eines ähnlichen Alarmsystems ist etwas aufwändiger.

Informieren Sie Nachbarn und Nachbarinnen, sowie die lokalen Geschäftsleute über Ihre Befürchtungen. Eine betreuende Angehörige hat berichtet, dass mit diesem Vorgehen sehr gute Erfahrungen gemacht und die Gelegenheit ergriffen hat, andere über das Krankheitsbild aufzuklären. Zeigen Sie ein Foto herum (wenn erforderlich), damit Ihr Schützling erkannt wird, wenn er draußen herum läuft.

Statten Sie die Person mit den wichtigsten Kontaktadressen und Telefonnummern aus. Ein Namensbändchen am Handgelenk oder ein Erkennungsschildchen um den Hals ist dafür gut geeignet. Wenn Sie diese Sachen als besondere Geschenke präsentieren, werden sie sicher lieber benutzt.

Halten Sie ein aktuelles Foto der Person bereit, um im Notfall die Identifikation zu erleichtern. Stecken Sie ein paar getragene Kleidungsstücke ungewaschen in eine Plastiktüte und legen Sie diese in die Gefriertruhe, damit zur Personensuche eingesetzte Spürhunde den Geruch aufnehmen können.

Ein weiteres Problem ist das Betreten häuslicher Gefahrenzonen oder anderer Bereiche, wo sie andere Familienmitglieder stören. Folgende Maßnahmen können Abhilfe schaffen:

- Bieten Sie einladende Sitzgelegenheiten oder stimulierende Beschäftigungen an, die zum Verweilen anregen. Der Gedanke, einen extra Arbeitsplatz einzurichten, wurde bereits erwähnt und wird in Kapitel 6 ausführlicher erläutert.
- Verwenden Sie Halbtüren für Räume wie Küche und Schlafzimmer, damit Blickkontakt nach draußen möglich ist und andere Familienmitglieder gesehen werden können.
- Stellen Sie aus hellem Stoff «Signale» her, die sich bei Bedarf mit Klettverschlüssen quer in den Türrahmen spannen lassen. Vielleicht genügt dieses Signal bereits, um die Person davon abzuhalten, ein bestimmtes Zimmer zu betreten oder veranlasst sie, in ihrem Schlafraum zu bleiben. Ein rot-weißer Plastik-Markierungsstreifen kann den gleichen Dienst tun. **Achtung: Schutzgitter für Kinder sind nicht geeignet, vielmehr besonders an Treppen gefährlich. Demenzkranke nehmen sie meist als ein unnatürliches Hindernis wahr, versuchen eventuell, drüber zu steigen und können dabei stürzen.**
- Sichern Sie die gefährlichsten Bereiche mit einer der oben beschriebenen Schließ- und Tarntechniken. Das werden im Laufe der Zeit Keller, Dachboden, Werkstatt, Garagen und Wäscheraum sein. Hat sich die Person in Ihrer Obhut in gesunden Tagen bevorzugt an diesen Orten aufgehalten und beschäftigt, ist es wichtig, für sichere Alternativen zu sorgen (z. B. einen anderen Platz zum Wäsche falten).

Sichere Wanderwege anbieten
Bieten Sie der demenzkranken Person im oder beim Haus einen sicheren Bereich an, in dem sie herumgehen und wandern kann. Der Grundriss mancher Häuser bietet sich für komplette Rundgänge geradezu an, weil man durch Küche, Flur und Wohnzimmer wieder zurück in die Küche gelangt. Ihr Schützling wird diesen Rundweg vielleicht ganz von alleine für sich entdecken. Treffen Sie die notwendigen Sicherheitsvorkehrungen, weil z. B. lose Teppiche, Unebenheiten des Bodens, Unordnung, zu viele herumstehende Möbel oder instabile Einrichtungsgegenstände, die nicht zum Abstützen

geeignet sind, eine Gefahr darstellen. (Siehe auch die obigen Anregungen in diesem Kapitel.) Den Weg entlang angebrachte Handläufe oder Griffe wirken einladend und erhöhen die Sicherheit. Der Weg soll einerseits nicht durch Hindernisse erschwert sein, andererseits an ungefährlichen, interessanten Objekten vorbei führen, etwa an Bildern oder Andenken, die zum Verweilen und Betrachten anregen. Ein Stuhl an entsprechender Stelle kann die Person veranlassen, Platz zu nehmen und sich auszuruhen. Gibt es an diesem Ort außerdem Tonbandmusik oder andere interessante Dinge, lädt er bestimmt zum Verweilen ein. Bitte versuchen Sie, frustrierende Sackgassen zu vermeiden (z. B. abgeschlossene Türen). Wie bereits erwähnt, können Fühlpfade dazu beitragen, dass die sicheren Wege tatsächlich benutzt werden.

Die Wegführung im Außenbereich soll sich an den gleichen Grundsätzen orientieren: Rundwege verhindern Sackgassen, sie sollen glatte Oberflächen haben, keine störenden Hindernisse oder andere Gefahrenpunkte aufweisen – etwa stachelige oder giftige Pflanzen – sowie mit interessanten Objekten und Sitzgelegenheiten ausgestattet sein. Dazu eignen sich, wie schon genannt, Brunnen, Vogelhäuschen, Standbilder, Gartendekorationen und Ruhebänke. Mehr dazu im Abschnitt *Zugang ins Freie*.

Allgemeine Sicherheitsvorkehrungen

Küche, Badezimmer und Treppen sind besonders sicherheitsrelevante Bereiche. Nach dem Motto «Aus den Augen, aus dem Sinn» empfiehlt es sich, alle potenziell gefährlichen Dinge wegzuräumen und unter Verschluss zu halten: Werkzeug, Messer, Reinigungsmittel, Medikamente, giftige Pflanzen (z. B. Weihnachtsstern, Dieffenbachie), Waffen, kleine Elektrogeräte, Autoschlüssel, Alkohol, sowie Nahrungsmittel und Gewürze, die – in großen Mengen genossen – schaden können. Entfernen Sie schwere oder zerbrechliche Objekte, insbesondere von hoch hängenden Regalen, die beim Herunterfallen kaputt gehen oder zu Verletzungen führen können. Das gleiche gilt für andere Dinge, die Schaden anrichten können, wenn die Person deren eigentliche Bestimmung vergisst (z. B. Tierfutter, Katzenklo).

Versehen Sie Kästchen, Schubladen, Fenster und Wandschränke mit Sicherheitsverschlüssen. Baumärkte bieten verschiedene preiswerte Lösungen an. Tore können mit Schließvorrichtungen gesichert werden, die sich nur mit beiden Händen bedienen lassen und von der demenziell veränderten Person deshalb vermutlich nicht zu öffnen sind. Schubladen lassen sich mithilfe von Einkerbungen an den unteren Ecken vor Zugriff schützen, weil zwei Handgriffe gleichzeitig erforderlich sind, um sie zu bedienen: hochheben und herausziehen. Die meisten Baumärkte führen einfache Fensterstopper; damit lassen sich die Fenster nur einen Spalt breit öffnen. Schranktüren können durch einen unten angebrachten, in der gleichen Farbe wie der Schrank angemalten Riegel geschützt werden. Um Ihren Schützling durch solche Vorkehrungen nicht zu frustrieren, ist es wichtig, ihm eine leicht zugängliche Schublade oder einen anderen Behälter mit allerlei ungefährlichen Dingen zur Verfügung zu stellen, mit Sachen, die sortiert, geordnet und herumgetragen werden können (z. B. Postkarten, Spielkarten, Papiere, Umschläge).

Auch Maßnahmen gegen Verbrennungen und Verbrühungen sind angezeigt. Stellen Sie den Heißwasserbereiter auf eine niedrigere Temperatur ein. Bringen Sie an Wasserhähnen und Duschköpfen einfache Temperaturregler an oder ersetzen Sie die normalen Duschköpfe durch solche mit einem automatischen Temperaturregler.

Gleichmäßiges, nicht blendendes Licht ist ebenfalls ein wichtiger Faktor, weil die Augen eines alten Menschen, um gut zu sehen, ein dreimal helleres Licht benötigen. Weil Menschen mit Demenz meist auch Wahrnehmungsstörungen haben, sind sie ganz besonders auf gute Beleuchtung angewiesen. Sorgen Sie dafür, dass potenziell gefährliche Bereiche, etwa Treppenabgänge, ausreichend hell sind. Mit entsprechenden Lichtquellen lassen sich auch Schattenwürfe vermeiden, die Angst machen und falsch interpretiert werden können. Auf das Thema Sehen wird auch im Abschnitt 5.3 eingegangen (Anpassungen an altersbedingte Veränderungen).

Stellen Sie sicher, dass sich Ihr Schützling nicht in Bad, Toilette oder irgendeinen anderen Raum einschließen kann. Ist die Tür mit einem von innen verschließbaren Druckschloss versehen, halten Sie einen Reserveschlüssel parat (jedoch außer Sichtweite) oder setzen Sie den Mechanismus mit einem Klebestreifen außer Funktion. Entfernen Sie auch Riegel, Haken und andere Sperrvorrichtungen. In vielen Baumärkten gibt es Schlösser, die von beiden Seiten zu öffnen sind.

Entfernen Sie alle Abflussstöpsel, dann gibt es keine Überschwemmung, falls vergessen wird, den Wasserhahn zu schließen. Manche Pflegende drehen sogar den Zufluss ab, um dieses Problem zu verhindern. Der Fachhandel bietet auch preiswerte Überschwemmungsmelder an. Das sind kleine Geräte, die auf den Boden gelegt werden und beim Kontakt mit Wasser Alarm geben.

Glasschiebetüren sind unfallträchtig und deshalb mit Aufklebern oder Abziehbildern zu versehen, die sie sichtbarer und auffallender machen.

Beim Herd sollen die Einschaltknöpfe oder der Zündmechanismus außer Funktion gesetzt, wahlweise eine Kindersicherung angebracht werden. Diese Vorkehrung ist nicht zwingend; sie erübrigt sich wahrscheinlich bei Personen, die die Küche auch als Gesunde nie benutzt haben. Denken Sie bitte trotzdem an den Herd, besonders wenn die oder der Demenzkranke gelegentlich alleine im Haus ist. Es empfiehlt sich, den Deckel über der Herdoberfläche zu schließen, die Kochstelle damit dem Blickfeld zu entziehen, keine Neugier aufkommen zu lassen und damit zu verhindern, dass sie unsachgemäß benutzt wird.

Kaufen Sie Kleingeräte, die sich automatisch abschalten (z. B. Wasserkocher, Bügeleisen). Sie können darüber hinaus mit einem Zeitschalter versehen werden, damit sie nur zu bestimmten Zeiten benutzbar sind – beispielsweise nicht in der Nacht. Elektrokleingeräte bleiben in der Regel ausgesteckt. Sicherheitsstecker sind eine hervorragende Ergänzung, weil sie die Zufuhr sperren, wenn ein Stromschlag möglich ist. Pflegende können den Knopf drücken und damit die Stromzufuhr bestimmen. Steckdosen können aber auch mit Sicherheitskappen abgedeckt werden.

Objekte oder Möbel mit scharfen Ecken oder Kanten sollen möglichst entfernt, harte Ecken anderer Oberflächen abgepolstert werden. Rohrisolierungen aus Schaumstoff sind eine sehr gut geeignete und billige Lösung. Halten Sie Türen immer entweder ganz offen oder ganz geschlossen, damit die Person nicht versehentlich gegen eine Türkante rennt.

Notfallpläne
Besonnenes Verhalten in Notfällen, etwa bei einem Brand, einer gesundheitlichen Krise oder einem Sturz, muss immer wieder geübt werden. Das betrifft bereits die frühesten Stadien der Erkrankung, weil Ihr Schützling in solchen Situationen vielleicht panisch reagiert. Ein gut eingeübter Plan und eine Liste der im Notfall telefonisch zu alarmierenden Stellen oder Personen neben dem Apparat erleichtern Demenzkranken eine richtige Reaktion.

Solche Pläne werden mit fortschreitender Erkrankung immer wichtiger, besonders aber bei Betroffenen, die gelegentlich allein im Haus oder in der Wohnung sind. Eine dauerhaft alleinlebende demenzkranke Person braucht dabei besondere Unterstützung. Betreuende können regelmäßige telefonische Nachfragen organisieren und hilfsbereite Nachbarinnen oder Nachbarn bitten, nach der Person zu sehen. Vielleicht ist es angezeigt, ein Alarmsystem einzuführen, das an einem Band um den Hals getragen wird und/oder die Notfallnummer auf ein Armband zu schreiben, damit der Notarzt verständigt werden kann. Je früher der Umgang mit solchen Systemen eingeübt wird, desto besser. Sie werden von den Kranken wahrscheinlich leichter akzeptiert, wenn die Betreuungsperson erklärt: «Bitte tu' es für mich. Es ist zu meiner Beruhigung.»

5.3
Anpassungen an altersbedingte Veränderungen

Oft sind Menschen mit Demenz auch aufgrund ihres Alters körperlich eingeschränkt. Inzwischen weiß man, dass vieles, was früher ausschließlich dem Alterungsprozess zugeschrieben wurden – etwa die reduzierte Körperkraft – in Wirklichkeit vom Lebensstil (z. B. Ernährung, Bewegung) abhängig ist. Dennoch sind gewisse Veränderungen Teil des normalen Alterns. Solche Einbußen – etwa im Seh- und Hörvermögen – wirken sich bei Demenzkranken besonders gravierend aus. Das heißt: Pflegende müssen kompensatorische Maßnahmen ergreifen. In den folgenden Abschnitten werden einige altersbedingte Veränderungen dargestellt und geeignete Kompensationsvorschläge unterbreitet.

5.3.1
Sensorische Veränderungen

Drei Viertel aller Menschen über 65 Jahren weisen eine signifikante Beeinträchtigung einer oder mehrere Sinne auf.

Sehfähigkeit
Bei den meisten Menschen nehmen zwischen vierzig und fünfzig Jahren Sehschärfe (die Fähigkeit, kleine Details zu unterschieden) und Akkomodation (Scharfeinstellung der Augen je nach Entfernung des Gegenstandes) ab. Diese Veränderungen lassen sich mit geeigneten Brillengläsern kompensieren. Das Gesichtsfeld (peripheres Sehen) wird ab dem 60. Lebensjahr enger. Das Auge passt sich im Alter langsamer veränderten Lichtverhältnissen an, also dem Wechsel von Helligkeit zu Dämmerlicht und Dunkelheit. Es braucht mehr Zeit, um sich von grellem, blendendem Licht zu erholen. Die Fähigkeit, räumlich zu sehen – z. B. eine grüne Zahnbürste vom grünen Untergrund zu unterscheiden – nimmt im Alter ab. Gleiches gilt für die Fähigkeit, Entfernungen richtig einzuschätzen, also die relative Entfernung und Größe von Objekten zu erkennen. Die Fähigkeit, Farben zu unterscheiden, besonders solche im blaugrünen Bereich, lässt im Alter nach; bei Männern häufiger als bei Frauen.

Anpassungen
Weil davon auszugehen ist, dass Menschen mit Demenz Wahrnehmungsdefizite aufweisen, sind folgende Anpassungen besonders dringlich:

- Sorgen Sie durch speziell für die benötigte Funktion entwickelte Lichtquellen für mehr Helligkeit (z. B. Stehlampe neben dem Leseplatz) oder setzen Sie eine stärkere Glühbirne ein. Neonlicht empfiehlt sich nicht, weil es leicht flackert und dadurch das ältere Auge stört.
- Sorgen Sie für matte, nicht blendende Oberflächen (z. B. sind glänzend polierte Fußböden irritierend). Arbeiten Sie mit mattem Bohnerwachs. Leichte Vorhänge oder Jalousien an Fenstern und Lampenschirme können blendende Helligkeit dämpfen.
- Setzen Sie kontrastierende Farben ein – etwa an Treppenkanten oder zur Unterscheidung der Toilette von ihrer Umgebung – weil sie die Sichtbarkeit erhöhen. Farbiges Isolierband tut hier guten Dienst. Auch der Farbunterschied zwischen Essen und Servierunterlage ist wichtig.
- Vermeiden Sie Farben der blau-grünen Skala, schwer zu unterscheidende Pastellfarben, sowie gemusterte, möglicherweise verwirrend wirkende Fußbodenbeläge, Tapeten, Tischsets und anderen Dekorationen im Haushalt.
- Ergreifen Sie einfache, aber effektive Maßnahmen, etwa indem Sie jederzeit für saubere Brillengläser sorgen, Lampen richtig aufstellen und das Arbeitsmaterial ordentlich hinlegen, vermehrt andere sensorische Anregungen anbieten und groß gedrucktes Lesematerial zur Verfügung stellen.

Hörvermögen

Schwerhörigkeit ist die im Alter am häufigsten auftretende Beeinträchtigung des Gehörs. Weil hohe Töne nicht mehr gut wahrgenommen werden, fällt es alten Menschen immer schwerer, Gesprochenes zu verstehen. Dazu kommt, dass sie die Geräuschquelle nicht mehr genau lokalisieren, Hintergrundgeräusche (z. B. das Brummen eines Kühlschranks) nicht mehr gut ausblenden und Telefongespräche nicht mehr so deutlich hören können.

Anpassungen

- Versuchen Sie, Hintergrundgeräusche zu verringern oder zu beseitigen.
- Machen Sie die Person auf sich aufmerksam, bevor Sie anfangen zu sprechen; wenden Sie sich ihr zu und sprechen Sie klar und deutlich.
- Setzen Sie nonverbale Reize ein, verstärken Sie andere sensorische Hinweise, schreiben Sie die Schlüsselworte auf ein Blatt und beziehen Sie sich, zum besseren Verständnis, immer wieder auf bekannte Namen.
- Sorgen Sie für eine gründliche Gehörprüfung. Manchmal genügt es, angesammeltes Ohrenschmalz zu entfernen, um das Hörvermögen deutlich zu verbessern.

In Kapitel 4 finden Sie Richtlinien zur Kommunikation mit demenzkranken Personen. Die folgenden Empfehlungen gelten insbesondere für Menschen, die demenzerkrankt und schwerhörig sind.

- Sind Wiederholungen notwendig, verwenden Sie dabei bitte die gleichen Worte. Dieses Vorgehen unterscheidet sich vom sonst üblichen Neuformulieren, das bei nur Schwerhörigen angezeigt ist. Menschen mit Demenz schließen aus anderen Worten womöglich, dass es sich um zwei unterschiedliche Botschaften handelt.
- Sprechen Sie mit tieferer Stimme und etwas lauter als gewohnt, jedoch ohne zu schreien. Schreien verzerrt die Stimme zusätzlich und kann als Verärgerung aufgefasst werden.
- Demenzkranke mit Hörverlust fühlen sich besonders leicht ausgeschlossen, oft sogar völlig grundlos, weil sie wegen ihrer kognitiven Probleme geneigt sind, Dinge und Geräusche falsch zu interpretieren.

Geruchssinn

Die Fähigkeit, Gerüche wahrzunehmen, verändert sich etwa um das 60. Lebensjahr. Fast die Hälfte der über 80-Jährigen kann überhaupt nichts mehr riechen. Das hat ernste Folgen für die Sicherheit der Betroffenen, weil sie warnende Gerüche, wie sie von Rauch, verdorbenen Speisen oder einem Gasleck ausgehen, nicht mehr wahrnehmen. Auch ihr Appetit leidet darunter. Was wir mit dem Geschmackssinn zu erkennen glauben, ist in Wirklichkeit oft eine Geruchswahrnehmung. Hochbetagte, die nicht mehr richtig riechen können, haben möglicherweise auch Probleme mit der persönlichen Hygiene. Es gibt

Hinweise, dass Menschen mit Alzheimer-Krankheit ihren Geruchssinn eher verlieren als andere.

Anpassungen

- Verstärken Sie die häuslichen Sicherheitsvorkehrungen. Setzen Sie Rauchdetektoren ein. Überprüfen Sie in regelmäßigen Abständen die Lebensmittelbestände und werfen Sie Essensreste weg.
- Verbinden Sie die Mahlzeiten mit anderen sensorischen Reizen und sozialen Aktivitäten, um sie anregender zu gestalten.
- Bieten Sie, weil es intensiverer duftet, heißes und lang durchgekochtes Essen an. Wenn kalte Speisen auf den Tisch kommen, empfiehlt es sich, als Appetitanreger, nebenbei eine Suppe auf dem Herd köcheln zu lassen.

Geschmackssinn

Im Alter lässt die Fähigkeit, Süßes und Salziges zu schmecken, deutlich nach. Das erklärt womöglich, warum alte Menschen oft sehr viel Zucker und Salz verwenden. Bitteres und Saures nehmen sie noch länger wahr; vielleicht ist das mit ein Grund, weshalb ihnen das Essen nicht mehr so gut schmeckt.

Anpassungen

- Verstärken Sie den Geschmack des Essens, indem Sie reichlich würzen, kochen Sie beliebte traditionelle Gerichte und richten Sie die Speisen farblich interessant an.
- Verbessern Sie das Umfeld der Mahlzeiten, indem Sie es möglichst vertraut und heimelig gestalten.
- Setzen Sie natürliche Appetitanreger ein, wie pikante Vorspeisen, gemeinsame Mahlzeiten und körperliche Bewegung. Wenn keine medizinischen Gründe dagegen sprechen, ist eine geringe Menge Alkohol (z. B. ein kleines Glas Wein pro Tag) ein guter Appetitanreger.
- Unterstützen Sie die Person beim Zähneputzen. Schlechte Mundhygiene kann den Geschmacksinn beeinträchtigen, aber auch beim Essen Schmerzen und Unbehagen verursachen.

Bitte informieren Sie sich in Kapitel 7 über Möglichkeiten, Menschen mit Demenz zum Essen zu bewegen und ihnen bei der Nahrungsaufnahme zu helfen, wenn sie nicht mehr selbstständig essen und trinken können.

Tastsinn

Die Haut ist das größte Organ des Körpers und für Umwelteinflüsse äußerst empfänglich. Der Tastsinn und andere somatische Empfindungen sind durch den Alterungsprozess glücklicherweise weniger beeinträchtigt als die Hauptsinnesorgane, weshalb sie Einbußen des Seh- und Hörvermögens etc. zumindest teilweise wettmachen können. Das feine Gefühl in Handflächen, Fingerspitzen und Fußsohlen lässt altersbedingt etwas nach.

Anpassungen
Siehe die Richtlinien für liebevolle Berührungen in Kapitel 4.

5.3.7
Schmerz

Schmerz ist das Alarmsystem des Körpers; er zeigt ein Problem an. Die altersbedingt veränderte Schmerzwahrnehmung kann gefährlich sein, beispielsweise wenn ein betagter Mensch nicht bemerkt, dass er eine Krankheit ausbrütet oder ein Druckgeschwür entwickelt. Weil sich Demenzkranke nur noch eingeschränkt mitteilen können, müssen Pflegende dieses Thema besonders beachten.

Anpassungen

- Ergreifen Sie Maßnahmen gegen die Entwicklung von Druckgeschwüren und Wundliegen. Die betreffenden Personen sollen sich alle zwei Stunden umsetzen oder umgelagert werden.
- Achten Sie auf ungewöhnliche Anzeichen einer Infektion. Will sich die Person in Ihrer Obhut beispielsweise plötzlich ins Bett legen? Ist sie plötzlich verwirrter als sonst?

5.3.8
Temperatur

Alte Menschen, insbesondere gebrechliche, nehmen Temperaturunterschiede häufig besonders deutlich wahr. Oft empfinden Sie eine normale Raumtemperatur als kalt, heißes Wetter als äußerst belastend. Diese Veränderungen sind mit Umstellungen des Kreislaufs, einer geringeren Zahl von Schweißdrüsen und einer niedrigeren Körpertemperatur zu erklären. Es gilt zu beachten, dass ein alter, gebrechlicher Mensch selbst bei normaler Raumtemperatur unterkühlt sein kann, weshalb er dann vielleicht apathisch und weniger ansprechbar wird.

Anpassung

- Ergreifen Sie bei alten, gebrechlichen Menschen, die alleine leben, besondere Vorsichtsmaßnahmen. Vielleicht muss die Durchschnittsraumtemperatur deutlich erhöht werden.

5.3.9
Kinästhesie, Raumgefühl und Vestibularapparat

Kinästhesie ist die Wahrnehmung von Bewegung. Das Raumgefühl vermittelt uns die Position des Körpers im Raum und seine Beziehung zu den umgebenden Objekten. Der Vestibularapparat regelt den Gleichgewichtssinn. Es gibt Hinweise, dass diese Systeme im Alter weniger gut funktionieren. Besonders wichtig: die Veränderungen erhöhen das Sturzrisiko. Dass ältere Menschen öfter stürzen, wird mit einem neuromuskulären Kontrollverlust erklärt. Stürze lassen sich durch folgende Vorsichtsmaßnahmen weitgehend verhindern:

- Prüfen Sie die räumliche Umgebung auf ihre Sicherheit. So ist beispielsweise die Beleuchtung am oberen Ende der Treppe sehr wichtig. Die meisten Stürze ereignen sich nämlich in diesem Bereich.
- Ablenkungen an den Wänden der Treppen entlang sind zu vermeiden. Wenn die Person, etwa durch Bilder, abgelenkt wird, verliert sie womöglich das Gleichgewicht.
- Lassen Sie Ihrem Schützling bei jeder Bewegung reichlich Zeit.
- Teppichböden sind sicherer als blanke Fußböden; sie federn auch einen Sturz ab.
- Sorgen Sie für passendes, sicheres Schuhwerk.
- Hängen Sie Bilder, Schilder etc. in Augenhöhe auf. Damit verhindern Sie, dass der alte Mensch zum Betrachten den Kopf in den Nacken legt, was wegen der gedrosselten Blutzufuhr zum Gehirn einen Schwindelanfall auslösen kann.
- Bringen Sie Handläufe und Griffe an. Sie sollen fest in den Wänden verankert und überall dort sein, wo die Person möglicherweise Halt sucht (z. B. in Fluren, im Treppenhaus, an der Stelle, wo sich die Person anzieht, bei der Badewanne, neben Bett und Toilette. Entfernen Sie instabile Gegenstände in Reichweite, die keinen Halt bieten (z. B. Schaukelstuhl, rollbare Möbel, Halterungen für Handtücher, für Seife und für Toilettenpapier). Viele gebrechliche Hochbetagte lernen, im Haus oder in ihrer Wohnung herumzugehen und sich dabei an Möbelstücken festzuhalten. Wenn sich Ihr demenzkranker Schützling an diese Art der Fortbewegung gewöhnt hat und gut damit zurecht kommt, ist es ratsamer, für sichere Haltepunkte zu sorgen (z. B. sehr stabile Möbelstücke oder Griffe), als ihm einen Gehwagen oder Stock anzutrainieren.
- Achten Sie insbesondere auf einen sicheren Bad- und Toilettenbereich, weil sie, neben dem Treppenabgang, die unfallträchtigsten Orte im Haus sind. Das Angebot preiswerter Sicherheitsvorrichtungen für die Sanitäranlagen ist groß: Haltegriffe, Toilettenaufsätze, Transferhilfen für die Wanne, Handduschen, mit denen man sich im Sitzen abduschen kann. Fachkräfte (z. B. Ergotherapeutinnen, Physiotherapeuten) können wertvolle Ratschläge geben und feststellen, welche Vorrichtungen in Ihrem Fall für alle Beteilig-

ten am günstigsten sind. Dessen ungeachtet soll jede Badewanne mit einer Antirutschmatte ausgestattet sein. Oft sind Handtuch-, Seifen- und Toilettenpapierhalter nicht fest genug in der Wand verankert und deshalb eine Gefahrenquelle. Sie dürfen nicht als Griffe verwendet und belastet werden, sonst brechen sie ab. Stürze und Verletzungen sind die Folgen. Entfernen Sie die genannten Gegenstände und ersetzen Sie sie durch sicher verdübelte Haltegriffe.

- Stellen Sie normal schweres oder besonders schweres Essbesteck und -geschirr zur Verfügung (keinesfalls besonders leichtes oder Plastiksachen), weil es von den spezifischen Rezeptoren (Propriorezeptoren) besser wahrgenommen wird.
- Bieten Sie einen kippsicheren Schaukelstuhl an, weil Schaukeln den Gleichgewichtssinn schärft.

5.3.10
Knochen, Gelenke und Skelettmuskulatur

Inzwischen ist wissenschaftlich erwiesen, dass Veränderungen, die lange Zeit ausschließlich dem Alterungsprozess zugeschrieben wurden, eher davon abhängig sind, wie sportlich und bewegungsfreudig ein Mensch bisher gelebt hat.

Anpassungen
Funktionsverluste von Knochen, Gelenken und Skelettmuskulatur lassen sich am ehesten durch Sporttreiben kompensieren. Selbst über neunzigjährige, sehr gebrechliche Menschen können durch entsprechendes Training und Gymnastikübungen deutlich kräftiger und ausdauernder werden, Atmung und Kreislauf verbessern und ihre kognitiven Funktionen stärken (Cress et al., 1999; Fiatrone et al., 1990; Taaffe, Duret, Wheeler & Marcus, 1999). Es ist tatsächlich nie zu spät, mit einem Sport zu beginnen (bitte holen Sie zuvor ärztlichen Rat ein). In den Kapiteln 3 und 8 finden Sie entsprechende Anregungen.

5.3.11
Sitzen und Positionsveränderung

Die mit Demenz einhergehende Gehirnschädigung beeinträchtigt im Laufe der Zeit die Körperfunktionen, weshalb es den Betroffenen zunehmend schwerer fällt, zu gehen, sich zu setzten, wieder aufzustehen und sich anderweitig körperlich zu betätigen. Weil die Kranken möglichst mobil bleiben sollen, ist es entscheidend wichtig, ihnen Gelegenheiten zur Bewegung anzubieten und jede Situation entsprechend zu nutzen.

Anpassungen

- Gehen Sie mit Ihrem Schützling täglich spazieren, auch wenn es nur kurze Spaziergänge sind.
- Bieten Sie geeignete Stühle und Sessel an. Solide Armstützen, eine feste, ebene, etwa 40 cm vom Boden entfernte Sitzfläche und eine gerade Lehne erleichtern das Hinsetzen und Aufstehen. Gut möglich jedoch, dass der Lieblingsplatz Ihres Schützlings diesen Anforderungen nicht entspricht. Wenn die Umstellung auf einen anderen, besser geeigneten Sitzplatz zu problematisch wäre, kann der Lieblingssessel vielleicht entsprechend angepasst werden. Legen Sie Klötzchen unter die Stuhl- oder Sofabeine oder stellen Sie das Sitzmöbel auf ein stabiles Podest. Ein festes Schaumgummistück oder eine Sperrholzplatte unter einem Sesselpolster oder Sofakissen erhöhen und stabilisieren die Sitzfläche. In manchen Fällen mag auch ein Sessel mit elektrischer Aufstehhilfe angezeigt sein, obwohl das eine teurere Anschaffung ist.
  Fachgeschäfte für Sanitätsartikel bieten verschiedene Aufsätze für Toilettensitze an. Sie helfen der Person, selbstständig von der Toilette aufzustehen. Wählen Sie ein passendes, sicher fixierbares Modell. Auch seitliche Armstützen sind an der Aufhängung des Toilettensitzes leicht zu installieren. Sie nehmen nicht viel Platz in Anspruch und machen aus einem Toilettensitz einen bequemen Sessel. Sie sind in Sanitätshäusern und im Versandhandel zu erwerben.
- Unterstützen Sie die Person beim Aufstehen von einem Sitzplatz. Geben Sie, wegen der Gedächtnisprobleme, immer die gleichen Anweisungen (notieren Sie sich gegebenenfalls die einzelnen Schritte, auch zur eigenen Gedächtnisstütze):
  1. Bitte rutsche an den Rand vor.
  2. Winkle die Knie an und setze die Füße fest auf den Boden.
  3. Drücke dich mit beiden Händen fest von den Armlehnen ab.
  4. Beuge den Oberkörper vor, bis die Nasenspitze über den Zehen ist.
  5. Drücke dich jetzt mit Händen und Beinen nach vorne und hoch.
  Wenn die Person einen Gehwagen benutzt, darf sie sich keinesfalls an dessen Griffen hochziehen, weil der Wagen kippen kann. Sie soll sich vielmehr wie beschrieben aufrichten, und erst dann den direkt vor ihr platzierten Gehwagen anfassen. Die Betreuungskraft soll den Wagen dabei stabilisieren.
  Bitte versuchen Sie nicht, die kranke Person zu drehen, zu zerren oder aus dem Sitz hochzuziehen, um sich nicht selbst zu gefährden und den eigenen Rücken nicht zu überlasten. Lassen Sie sich von einer Fachkraft zeigen, wie Sie ihr am leichtesten und am sichersten Hilfestellung geben können.
- Fragen Sie eine erfahrene ergotherapeutische oder physiotherapeutische Fachkraft, ob Mobilitätshilfen, etwa Stock oder Gehwagen, angezeigt sind und wie sie eingesetzt werden. Dann muss der Umgang mit diesen Hilfen erlernt und geübt werden. Kann die Person überhaupt nicht mehr gehen,

muss ein geeigneter Rollstuhl angeschafft werden. Inzwischen sind viele praktische Modelle im Handel, die es der Person erlauben, am Alltagsleben (z. B. den Mahlzeiten) und an Ausflügen teilzunehmen. Mit einfachen Gurten ausgestattete Rollstühle sind für kurze Transporte durchaus geeignet, länger benutzt jedoch sehr unbequem. Sie können innerhalb weniger Stunden Druckgeschwüre verursachen.

5.3.12
Schlaf

Im Alter verändert sich erfahrungsgemäß das Schlafmuster. Alte Menschen schlafen nachts weniger, kompensieren den Schlafmangel jedoch tagsüber oft mit Nickerchen. Das Schlafstadium IV, der tiefste und erholsamste Schlaf, ist, besonders bei Männern, unterbrochen. Oft sind beide Faktoren zusammen dafür verantwortlich, dass sich Hochbetagte weniger ausgeruht fühlen. Es gibt ferner Beweise, dass Schlafstörungen, etwa das Schlafapnoesyndrom, bei alten Menschen seltener erkannt werden.

Anpassungen

- Raten Sie Ihrem Schützling, öfter und kürzer zu schlafen. Es ist zwar naheliegend, früher zu Bett zu gehen, wenn man müde wird, bringt damit allerdings die Schlafperiodik noch mehr durcheinander.
- Helfen Sie der Person, gute Schlafgewohnheiten zu entwickeln. Näheres dazu im Kapitel 7.

5.4
Schlussbetrachtung

Dieses Kapitel hat einige Richtlinien vermittelt und gezeigt, wie Sie den Lebensraum von Menschen mit Demenz unterstützend und sicher gestalten können, damit ihre verbliebenen Fähigkeiten bestmöglich zur Geltung kommen. Über den vielen praktischen Dingen, die getan werden können, dürfen wir nicht vergessen, dass es nicht genügt, allein den Lebensraum zu verändern. Das psychosoziale Umfeld – also die Interaktionen mit den Menschen im Umfeld – und sinnvolle Beschäftigungsgelegenheiten wirken mit der unterstützenden Umgebung zusammen und erhöhen gemeinsam die Lebensqualität. Bitte informieren Sie sich in Kapitel 6, wie Sie durch sinnvolle Aktivitätsangebote die Lebensqualität Ihres Schützlings steigern können.

6

Den gewohnten Lebensstil beibehalten

Teile dieses Kapitels sind bereits in folgendem Werk erschienen: Bowlby Sifton, C. (2000f). Well-being and doing: Enabling occupation with persons with dementia. *Alzheimer's Care Quarterly, 1*(2), 7–28; adaptiert mit freundlicher Genehmigung.

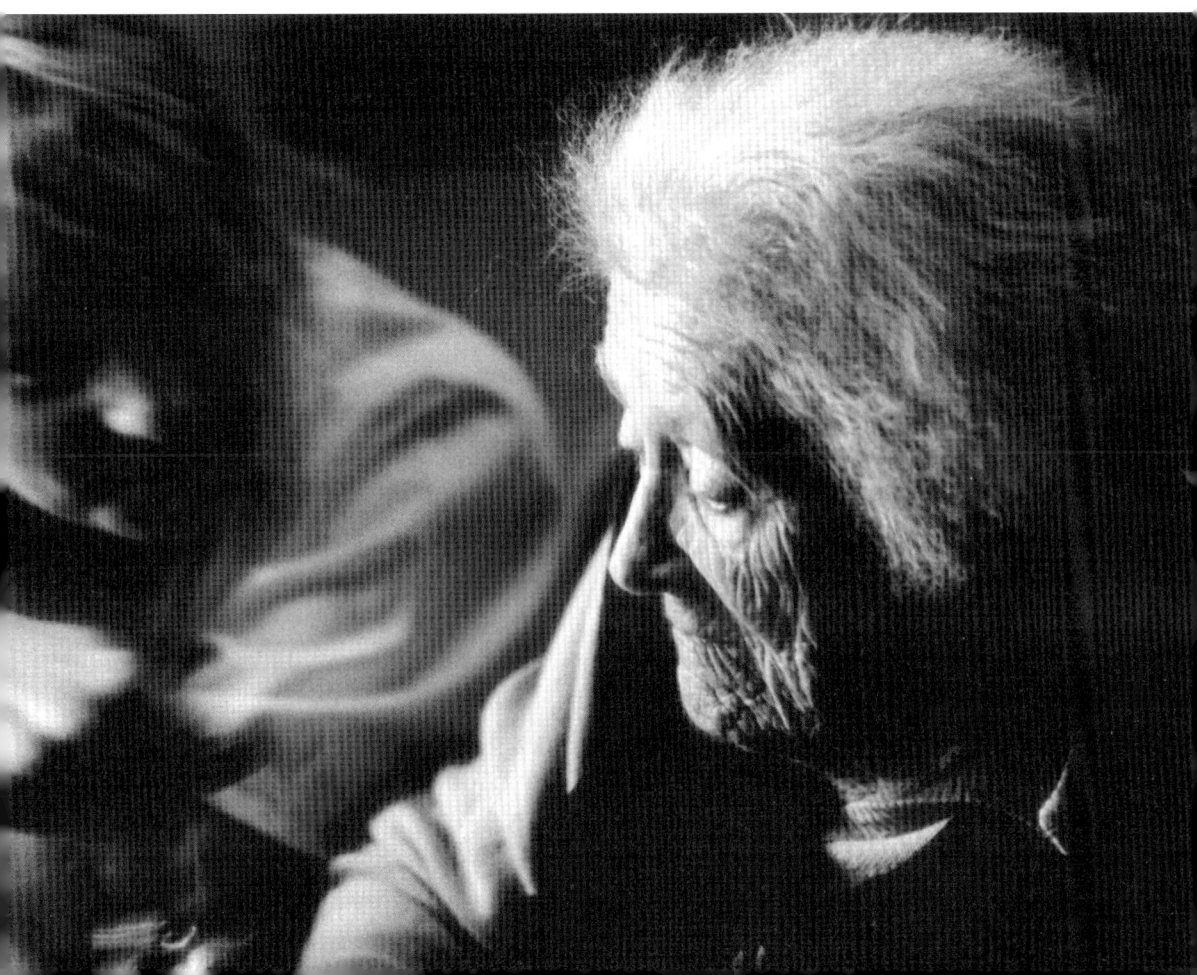

Wir können aber nichts dafür, dass wir so sind – wir wissen, dass etwas verkehrt ist, dass etwas einfach nicht stimmt. Wir kennen uns selbst nicht mehr, verlieren den Kontakt zu unseren Gefühlen und können uns nicht mehr mitteilen. Bitte helft uns! Versteckt uns nicht, lasst uns dabei sein, lasst uns durch euer Gedächtnis, eure Fähigkeiten und eure Geduld an den Freuden des Lebens teilhaben. (Boden, 1998, p. 53)

Für viele Menschen ist Arbeit einfach eine Notwendigkeit, ein Job eben, der den Lebensunterhalt sichert, aber vor allen Dingen den anderen Teil des Lebens ermöglicht, den Teil, der wirklich zählt. Dann gibt es Leute, die leben um zu arbeiten. Für sie ist der Beruf wichtiger als alle anderen Lebensbereiche. Die meisten von uns bewegen sich irgendwo zwischen den beiden Extremen und bemühen sich um eine gesunde Balance.

Herr Johannes Mayr hatte, ohne groß darüber nachzudenken, immer recht ausgewogen gelebt. Seine Arbeit als Schreiner, das Familienleben und der Alltag in seiner Kleinstadt waren auf angenehme Weise miteinander verwoben. Was keineswegs heißt, dass sein Leben perfekt oder schmerzfrei war; sein Lebensrhythmus wurde von den üblichen glücklichen Ereignissen (Hochzeiten, Geburten, Urlauben) und traurigen Begebenheiten (Krankheit, Todesfälle und Geldsorgen), die Teil eines jeden Lebens sind, verändert und unterbrochen. Weil Herr Mayr jedoch das Glück hatte, seinen Beruf als Berufung auszuüben, konnte er immer auf vertraute, tröstliche, Sicherheit gebenden Muster und Erfahrungen zurückgreifen: auf das Gefühl eines Hammers in der Hand, den angenehmen Holzgeruch und das Geräusch eines Sägeblatts. Seine Werkstatt und seine Werkzeuge waren so viel mehr als eine Erwerbsmöglichkeit. Die Arbeit verlieh seinem Leben Sinn, Zweck, Bedeutung und Struktur.

Als er mit 60 Jahren die Alzheimer-Krankheit entwickelte, wurde ihm seine Werkstatt noch wichtiger. In einer Welt, die immer fremder wurde, die er kaum noch bewältigen konnte, gaben ihm seine Werkzeuge und sein Arbeitsplatz Trost und Halt. Er brachte beispielsweise viele Stunden damit zu, die Einsätze seiner Handbohrmaschinen zu sortieren. Obwohl Herr Mayr freudig und intensiv bei der Sache war, sah die Werkzeugsammlung für einen Außenstehenden am Ende genau so chaotisch aus wie am Anfang.

Die Krankheit schritt fort, und Herr Mayr war mit der Planung und Organisation anspruchsvoller Schreinerarbeiten zunehmend überfordert. Das sprach sich herum und seine Kundschaft blieb aus. Glücklicherweise gab es ein paar Ausnahmen: Leute, die erkannten, dass er die Hände nach wie vor geschickt einsetzen konnte, wenn auch nicht den Kopf. Ein Mann war überzeugt davon, dass Herr Mayr weit und breit der einzige Schreiner sei, der die Türen und Fenster seines denkmalsgeschützten Hauses fachgerecht renovieren konnte. Er organisierte das erforderliche Werkzeug und Material und stellte sich Herrn Mayr als Lehrling zur Seite. Als er ihm vorführte, wie schlecht eine ungenau eingepasste Tür schloss, konnte Herr Mayr zwar nicht beschreiben, wie er sie zu reparieren gedachte, machte sich aber sogleich ans Werk, als ihm sein Auftraggeber das Werkzeug in die Hände legte. So kam es, dass schließlich jede Tür des Hauses so perfekt in ihren Angeln saß wie vor 200 Jahren. Sein Kopf hatte mehr vergessen als seine Hände.

Wenn Herr Mayr keine Arbeit hatte, gab es immer noch die Werkstatt. Dort hielt er sich auf, hantierte er herum, fasste die Werkzeuge an und ordnete sie neu. Er nahm Zuflucht zu seinem vertrauten Lebensmuster, und das beruhigte und tröstete ihn.

Die Erkrankung hatte natürlich auch den Lebensrhythmus seiner Frau Yvonne durcheinander gebracht. Sie musste viele Aufgaben schultern, beispielsweise über die Verwendung der nun spärlichen Geldmittel entscheiden. Als sie sah, wie schwer es ihrem Mann fiel, im häuslichen Alltag zurecht zu kommen, machte sie sich Sorgen wegen der Verletzungsgefahren in der Werkstatt. Deshalb beschloss sie, Werkstatt und Werkzeug zu verkaufen. Der andere Grund war, dass sie dringend Geld brauchte. Was in ihrer Lage eine scheinbar logische und praktische Lösung war, erwies sich als Quelle noch viel größerer Sorgen.

Herr Mayr konnte es einfach nicht fassen, dass die Werkstatt, sein Lebensinhalt, verschwunden war. Er stieg tagtäglich aufs Rad und fuhr zu seiner alten Werkstatt, nur um immer wieder festzustellen, dass sich fremde Leute darin aufhielten und seine geliebten Werkzeuge fehlten. Er geriet außer sich vor Trauer und Wut. Auch zu Hause hielten diese Gefühle an, obwohl ihm seine Frau den Sachverhalt immer wieder geduldig erklärte. Schließlich kam es so weit, dass seine Hände, die bislang nur mit dem Hammer auf einen Nagel eingeschlagen hatten, zornig nach der Frau schlugen, die seine Werkzeuge verkauft und ihn der letzten Reste seines Lebenssinns beraubt hatte.

Das gewohnte Lebensmuster des Paares war von diesem Zeitpunkt an vollkommen zerstört. Herr Mayr wurde in ein Pflegeheim gebracht. Bald danach reagierte er auf nichts und niemanden mehr.

Wie Herr Mayr, verfügte auch Wolfgang Sauer über eine Berufung, eine Lieblingsbeschäftigung, der er sich sein Leben lang intensiv gewidmet hatte: Maschinen und technische Geräte waren seine große Freude. Ihm war es allerdings nicht gelungen, mit seinem Hobby Geld zu verdienen. Marion, seine Frau, begrub ihre Erwartungen an Wolfgang und seine Ernährerrolle und suchte sich eine bezahlte Arbeit, die sie völlig in Anspruch nahm. Es gelang ihr, den drei Kindern einen erfolgreichen Start ins Leben zu ermöglichen. Sie entwickelte eigene Interessen, hatte einen eigenen Freundeskreis und überließ Wolfgang seinen endlosen Basteleien.

Als ich Herrn Sauer kennen lernte, befand er sich im Spätstadium der Demenz. Seine Frau schien sich dessen gar nicht bewusst zu sein, hatten die beiden doch im Laufe der Jahre gelernt, sich weitgehend aus dem Weg zu gehen. Marion beachtete die Betreuungsbedürfnisse ihres Mannes kaum, mischte sich aber auch nicht in seine Beschäftigungen ein. Neben der Haustür und im Wohnzimmer lagen Maschinenteile und Werkstücke in wildem Durcheinander herum. Herr Sauer hätte fast täglich frische Kleidung und ein Bad gebraucht. Mit ölverschmierten Händen widmete er sich hochzufrieden dem Zusammenbau von etwa einem Dutzend alter Motoren.

6.1
Erkennen, was «Etwas tun» bedeutet

Beide Alzheimerkranke, Herr Mayr und Herr Sauer, waren von den demenzbedingten Verlusten und Defiziten beeinträchtigt. Wolfgang Sauer konnte sich weiterhin wie gewohnt beschäftigen – was seine Tage befriedigend ausfüllte – und wirkte deshalb recht zufrieden. Marion, seine Frau, unterstützte ihn weder bei seinen Basteleien noch bei seiner Körperpflege, hinderte ihn aber auch nicht daran. Johannes Mayr dagegen war der Möglichkeiten beraubt, sich sinnvoll und wie gewohnt zu beschäftigen, weshalb er sich sehr elend fühlte. Obgleich seine Frau Yvonne in bester Absicht gehandelt hatte, ließen ihre Entscheidungen das Bedürfnis ihres Mannes, seine Tage mit sinnvollem Tun auszufüllen, völlig außer Acht.

Menschen mit Demenz brauchen, wie gesunde auch, Aktivitäten, um ihr Dasein als sinnvoll zu empfinden. Auch sie wollen eingebunden sein ins bunte Netz des Lebens. **Das Tun selbst trägt den Sinn in sich und befriedigt; nicht das Ergebnis zählt, nicht einmal die objektive, praktische Notwendigkeit für die Tätigkeit ist entscheidend.** Der Sinn liegt in der persönlichen Befriedigung, die aus dem Tun erwächst, aus der vertrauten, gewohnten Beschäftigung der eigenen Hände.

Herr Mayr und Herr Sauer wussten, was sie tun mussten und fuhren damit auch als Demenzkranke fort. Die Geschichten dieser beiden Männer illustrieren höchst eindrucksvoll, welchen positiven Einfluss das Tun, bzw. welche negativen Auswirkungen das Nicht-Tun, auf das Wohlbefinden von Menschen mit Demenz hat. Viele Leute reagieren allerdings weniger dramatisch und weniger offensichtlich als Herr Mayr auf das «Nicht-Tun». Oft erwecken sie den Anschein, jegliches Interesse an einer Beschäftigung verloren zu haben, was für Pflegende recht problematisch werden kann. Sie müssen jedoch unterstützt und ermutigt werden, um aktiv ins Alltagsleben eingebunden zu bleiben. In diesem Kapitel, sowie in den Kapiteln 7 und 8 wird erläutert, wie diese Hilfestellung aussehen kann.

6.1.1

«Etwas tun», ein ur-menschliches Bedürfnis

Im Grunde verstanden weder die Ehefrau von Herrn Mayr, noch die von Herrn Sauer die Bedürfnisse ihres Mannes und wie wichtig es für ihn war, seine gewohnten Interessen weiter zu pflegen. Die Tatsache, dass sich Wolfgang Sauer auch als demenzkranker Mensch wie gewünscht beschäftigen konnte, war eher dem Desinteresse seiner Frau und dem Zufall geschuldet. Leider regelt der Zufall in den allermeisten Fällen die Dinge nicht zu Gunsten der betroffenen Person. Frau Mayr beispielsweise war sehr engagiert und tat, was *sie* für richtig hielt. Auch das endete nicht gut. Pflegende müssen, um nicht in diese Fallen zu tappen, die je individuellen Bedürfnisse ihres Schützlings erkennen und verstehen. Wie so oft, versteht man eine andere Person erst wirklich, wenn man sich in ihre Situation hinein versetzt. Uns selbst kennen wir schließlich am besten. Deshalb möchte ich Ihnen eine sehr persönliche Frage stellen: «Warum tun Sie die Dinge, die Sie tun?»

Als pflichtbewusste Betreuungsperson eines demenzkranken Menschen lautet Ihre Antwort vermutlich: «Weil ich sie tun muss.» Das ist völlig richtig – wie ich aus eigener Pflegeerfahrung weiß. Ihre Tage sind total ausgefüllt mit unaufschiebbaren Tätigkeiten: Sie müssen kochen, putzen, Ihrem Schützling beim Waschen oder Anziehen helfen, ans Telefon gehen, sich um die Wäsche kümmern usw. Vielleicht ermüdet Sie schon allein der Gedanke an all die Dinge, die Sie tun *müssen*. Ich gehe jede Wette ein, dass Ihnen die Vorstellung, eine Weile überhaupt nichts zu tun, recht verlockend erscheint.

Bitte halten Sie kurz inne und stellen Sie sich nun vor, wie es wäre, absolut nichts zu tun zu haben. Stunde für Stunde, tagaus tagein, Jahr um Jahr, nichts zu tun. Ist auch das eine verlockende Vorstellung? Wohl kaum! Für die meisten Menschen klingt das eher langweilig. Tätigsein ist ein ur-menschliches Bedürfnis. Wenn wir uns anderen vorstellen, beschreiben wir uns anhand der Dinge, die wir tun: Ich bin Mutter, Gärtner, Sportlerin, Lehrer, ich stricke gern etc. Haben Sie schon mal überlegt, wie sich bestimmte Begrüßungsformeln auf das Tun beziehen? Beispielsweise: «Was machst du so?» oder «Was tun Sie beruflich?»

Was würden Sie gern zu Ihrer Entspannung tun, womit Ihre Freizeit verbringen? Denken Sie darüber nach, auch wenn Sie in der Pflegesituation wenig Zeit für solche Dinge haben. Was würden Sie gerne tun? Musik hören? Fernsehen? Spazieren gehen? Den Gottesdienst besuchen? Jedem Menschen sind zahlreiche Aktivitäten aus unterschiedlichen Gründen wichtig.

Dann gibt es auch Dinge, die wir jeden Tag für uns selbst tun müssen: die Haare kämmen, uns waschen und anziehen, alltägliche Verrichtungen, die uns weitgehend selbstverständlich sind. Waren Sie schon einmal krank und auf andere angewiesen? Wie war das? Vielleicht haben Sie den «Service» eine Zeit lang durchaus genossen. Doch dann kommt der Tag (meist früher als später), an dem Sie die Dinge wieder selbst tun möchten, auf Ihre Weise. Kann jemand

Ihre Haare genau so frisieren, wie und wann Sie es wünschen? Oder Ihre Zähne putzen? Können Sie sich vorstellen, wie es ist, nie mehr zum selbst bestimmten Zeitpunkt eine Tasse Tee zu bekommen oder sich nicht mehr jederzeit duschen zu können?

Kommen wir zurück auf die eingangs gestellte Frage: «Warum tun Sie die Dinge, die Sie tun?» Ich denke, wir haben ein ganzes Bündel von Gründen. Wir tun sie aus Spaß an der Sache, zum eigenen Vergnügen, weil wir sie eben tun müssen, weil sie Teil unserer Persönlichkeit sind, und weil wir keine Kinder mehr sind, sondern Erwachsene, die selbst für sich sorgen.

6.1.2
Tun ist Leben

Was immer der jeweilige Grund für unser Tun ist, es entspricht unserem angeborenen Bedürfnis, tätig zu sein. Etwas tun! Das heißt: lebendig sein, am Leben teilnehmen, eingebunden, bestätigt, wertvoll sein. Tätig sein – aktiv oder beschäftigt sein – umschließt alles, was wir im Laufe des Tages tun. Die größeren Aktivitäten sind damit gemeint, etwa ein Auto kaufen, zur Arbeit gehen, Lebensmittel einkaufen, aber auch die tausend Alltäglichkeiten, wie Zähneputzen, aus dem Fenster schauen, jemanden begrüßen. Der Rhythmus unseres Lebens und der Ablauf unserer Tage wird davon bestimmt. Wenn wir gesund und aktiv sind, nehmen wir täglich sich wiederholende Tätigkeiten, die Hausarbeit zum Beispiel, als selbstverständlich hin. Ja, sie sind uns vielleicht sogar lästig, weil sie uns womöglich an dem hindern, was wir als wirklich wichtige Beschäftigung betrachten, etwa unseren Beruf. Wenn uns jedoch eine Krankheit oder eine Behinderung von diesen persönlichen Routinetätigkeiten abhält, werden sie plötzlich ungemein wichtig.

6.1.3
Menschen, die auch im Alter aktiv bleiben, sind gesünder

Je mehr sich die Forschung mit dem Prozess des Alterns beschäftigt, desto deutlicher wird, wie wichtig es ist, wie gewohnt aktiv zu bleiben. Ältere Menschen, die ihren vertrauten Lebensstil beibehalten – Dinge aus Spaß tun und sich selbst versorgen – sind gesünder, glücklicher und kognitiv wendiger als andere. Umgekehrt werden Menschen, die sich kaum noch sinnvoll betätigen können, eher krank. Näheres dazu siehe Bowlby Sitfton (2000f).

Die wirklich gute Nachricht lautet, dass es nie zu spät ist, gesundheitlich von körperlicher Betätigung und Aktivität zu profitieren. So wurde z. B. durch wissenschaftliche Studien erwiesen, dass selbst sehr gebrechliche, über 90-Jährige, die an einem einfachen, wenig anstrengenden Trainingsprogramm teilgenommen haben, kräftiger und ausdauernder wurden, aber auch ihre Atmung und andere Funktionen enorm verbessern konnten (Cress et al., 1999; Fiatrone et al., 1990; Taaffe et al., 1999).

David Snowdon (2001) hat durch seine Studie über den Alterungsprozess einer Gruppe von fast 700 Nonnen, die im Schulwesen tätig waren, einen weiteren faszinierenden Beweis dafür geliefert, welche herausragende Rolle Aktivität im Hinblick auf erfolgreiches Altern spielt. Alle an der Studie beteiligten Frauen hatten sich zu den Testuntersuchungen bereit erklärt und einer Gehirnautopsie nach ihrem Tod zugestimmt. Sie waren alle über achtzig Jahre alt, ja über neunzig, waren aber größtenteils noch sehr aktiv. Sie nahmen nach wie vor am Leben ihrer Familien und am Leben der Gemeinschaft teil und waren sowohl körperlich, wie geistig gefordert. Schwester Mary, die im Alter von 101 Jahren verstarb, ist ein ausgezeichnetes Beispiel für erfolgreiches Altern. Mit 84 Jahren zog sie sich aus dem aktiven Schuldienst zurück, unterrichtete aber weiterhin Angehörige und Mitschwestern, nahm an den weltweiten Ereignissen regen Anteil und blieb körperlich aktiv. Die Ergebnisse ihrer Kognitionstests blieben im Normalbereich. Nach ihrem Tod wurde ihr Gehirn untersucht. Der Befund verblüffte alle: Ihr Gehirn war voller, für die Alzheimer-Krankheit typischer Plaques und Fibrillenbündel. Diese und andere Studien legen den Schluss nahe, dass das Gehirn von Menschen, die auch im Alter aktiv bleiben, ein dichtes Verbindungsnetz ausbildet, dem die Alzheimer-Krankheit wenig anhaben kann.

6.1.4
Jeder Mensch braucht eine sinnvolle Beschäftigung; jeder kann etwas tun

> Ich lebe von einem Tag auf den anderen und versuche, das Leben zu genießen, wie es ist. Ich gebe mich dem Strom des Lebens hin und bemühe mich, alles, was ich noch tun kann, möglichst selbst zu tun. Wenn ich nichts zu tun hätte, wäre ich verloren. Ich nehme mir eben die Zeit, die ich brauche und plane alles genau. Gut, ich brauche vielleicht sehr viel mehr Zeit, aber was soll's? (Bowlby Sifton, 2000a, p.1)

Menschen mit Demenz geben uns direkt (verbal) oder indirekt (durch ihr Verhalten) immer zu verstehen, dass sie etwas Sinnvolles tun möchten. Entscheidend ist, dass die Kontinuität gewahrt bleibt und sie ihren vertrauten Lebensstil beibehalten können. Die Gehirnschädigung beraubt die Kranken zunehmend der Fähigkeit, kompliziertere Aufgaben zu bewältigen (z. B. mit Geld umgehen, ein Fahrzeug lenken), weshalb es besonders wichtig ist, sie weiter mit den einfacheren Alltagsverrichtungen zu betrauen. Das hilft ihnen, sich als Individuum zu verstehen und am Leben teilzunehmen. Versetzen Sie sich in ihre Situation und stellen Sie sich vor, wie es sich anfühlt, nichts zu tun zu haben, Stunde für Stunde, Tag für Tag, Woche für Woche.

Bleiben dementiell erkrankte Menschen auf sich selbst gestellt, sind sie oft erstaunlich kreativ und finden Dinge, die sie beschäftigen. Sie gehen beispielsweise einkaufen, sie räumen und ordnen Sachen, gehen spazieren, grüßen andere Leute, falten, glätten, sortieren Stoffstücke oder untersuchen Textilien und Oberflächen. Menschen, die das gleiche alte Taschentuch immer wieder zusammen und auseinander falten, die Tischplatte, ein Tablett oder Kleidung tätscheln und reiben, immer wieder in die Hände klatschen oder ziellos umherwandern, drücken mit den einzigen Mitteln, die ihnen verblieben sind, aus, dass sie sich beschäftigen wollen. Bei ihren Mitmenschen stoßen solche Beschäftigungsversuche manchmal auf Ablehnung. Pflegende, die es verstehen, das Bedürfnis nach Tätigsein zu unterstützen und zu lenken, können Probleme reduzieren und die Lebensqualität aller Beteiligten verbessern. Dazu ein schönes Beispiel:

Frau Reuters Ehemann Albert war früher Briefträger. Er machte sich, sehr zu Rosemaries Reuters Ärger, andauernd an den Papieren auf ihrem Schreibtisch zu schaffen. Kein wichtiges persönliches Dokument, aber auch kein Papierfetzen in seiner Reichweite war vor ihm sicher. Rosemarie bat ihn immer wieder, die Sachen in Ruhe zu lassen, jedoch ohne Erfolg. Ihr Mann wurde nur zunehmend unruhig und niedergeschlagen. Das Pflegepersonal der Tagesklinik gab Frau Reuter schließlich den Tipp, für ihren Mann eine Postsortierstelle und eine einfache Verteilerstrecke einzurichten. Albert fand sich jeden Morgen an seinem Arbeitsplatz ein und war dann stundenlang zufrieden damit beschäftigt, Werbesendungen und Informationsblätter zu sortieren und zu ordnen. Anschließend ging er durchs Haus und zu einigen verständnisvollen Nachbarn und verteilte die Post. Als Herr Reuter in ein Pflegeheim umzog, informierte seine Frau das Personal über die Lieblingsbeschäftigung ihres Mannes. Es gelang tatsächlich, ihm in der neuen Umgebung eine ähnliche Aufgabe zuzuweisen.

6.1.5
Der Mensch mit Demenz lebt ganz in der Gegenwart

Ich will, wie ich es bislang getan habe, die Schönheit dieser Welt in mich aufnehmen und die Zuneigung meiner Familie und Freunde spüren. Ich möchte all diese Dinge erleben, auch wenn die Erinnerung schnell verblasst. Wir genießen solche Momente ja um ihrer selbst willen, nicht nur, um uns später daran erinnern zu können. (Boden, 1998, p. 145)

Diese Demenzkranke erinnert uns an den Wert des gegenwärtigen Augenblicks, ein Thema das bereits im Kapitel 2 eingehend behandelt wurde. Es kommt hier noch einmal zur Sprache, weil es hilft, zu verstehen, wie Betroffene das Tun empfinden. Für sie liegt der Sinn der Aktivität im Hier und Jetzt. Gesunde nehmen Aktivität oft völlig anders wahr. Mit Gedächtnisverlust leben bedeutet, den Augenblick intensiv leben. Die Zukunft kann nicht gedacht werden, die Vergangenheit wird vage erinnert oder ist vergessen, was wirklich zählt, ist die Gegenwart. Der demenzkranke Mensch hat die bemerkenswerte Fähigkeit, glückliche Augenblickserlebnisse intensiv auszukosten. Pflegende können das von ihren Schützlingen lernen und das eigene Leben damit bereichern.

Diese Tatsache müssen wir berücksichtigen, wenn wir versuchen, Menschen mit Demenz das Tätigsein weiter zu ermöglichen. Hingabe an den Moment bedeutet, dass das Ergebnis oder Endprodukt des Tuns weniger zählt als der Prozess selbst. Zeitvorstellungen und Effizienzgedanken müssen beiseite gelassen werden, um die schlichte Freude zu erfassen, die Tun bedeutet. Ein Beispiel: Sie würden das Gemüse fürs Abendessen sicher wesentlich schneller putzen als Ihr Schützling. Die wichtigste Überlegung dabei ist jedoch, ob ihn diese Aktivität erfreut und befriedigt. Das trifft auch für Personen zu, die glücklich sind, wenn sie repetitive Tätigkeiten verrichten können (z. B. immer wieder eine Schublade einräumen, Wäschestücke falten). Pflegende sollen den erhöhten Zeitaufwand bei der Tagesplanung berücksichtigen.

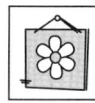

Elisabeth stellte fest, dass ihre Schwester Irmgard der Aufgabe, Handtücher und Waschlappen zu sortieren, einen eigenen Sinn verlieh. Da Irmgard immer in einem Büro gearbeitet hatte, entwickelte sie ein «Ablagesystem». Sie teilte die Sachen in verschiedene Kategorien ein und sortierte sie entsprechend: Teile mit Aufhänger und ohne, farbige und weiße, große und kleine. Irmgard war viele Stunden völlig glücklich damit beschäftigt, das Ablagesystem immer wieder neu zu organisieren. Wenn ihre Schwester ihr am nächsten Tag die gleiche Ansammlung von Handtüchern und Waschlappen präsentierte, machte sie sich erfreut sofort wieder an die Arbeit. Erst nach einiger Zeit gelang es Elisabeth, ihre Auffassung vom Sinn dieser Aktivität (d. h. die Wäsche sortiert zu bekommen) hintan zu stellen und die Auffassung ihrer Schwester, der nur das Augenblickserlebnis wichtig war, zu akzeptieren.

6.1.6
Menschen mit Demenz brauchen zum Tätigsein Unterstützung

Leider fällt es ihnen zunehmend schwerer, Dinge auf gewohnte Weise und selbstständig zu tun. Das geschädigte Gehirn kann Aktivitäten nicht mehr so gut planen und durchführen. Gut, dass es Möglichkeiten gibt, damit umzugehen.

Was womöglich wie eine zusätzliche Aufgabe klingt – schließlich sind Sie bereits gut ausgelastet – ist im Grunde eine Entlastung. Es geht nämlich nicht darum, Dinge *für* die Person zu erledigen, sondern zusammen *mit* ihr. Wenn Pflegende die ihnen anvertrauten Menschen darin unterstützen, Dinge zu tun, stützen sie ihr Selbstwertgefühl und bieten ihnen Gelegenheit, die Gegenwart so sinnvoll und erfüllt wie nur möglich zu erleben. Sie erreichen damit alle Aspekte des Menschen und helfen ihm, sich lebendig und mit dem Alltag verbunden zu fühlen.

6.1.7
Manche Demenzsymptome lassen sich durch Tätigsein behandeln

Nora Roter hatte ihr ganzes Berufsleben lang in Büros tätig und immer sehr ordentlich und sauber gearbeitet. Alles sollte akkurat aussehen, das war ihr besonders wichtig. Als sie in eine Langzeitpflegeeinrichtung umzog, wollte sie ihre Arbeit fortsetzen. Sie störte sich an den vielen verschiedenen Zetteln an der Pinwand der Station, weshalb sie die Blätter sorgfältig entfernte und säuberlich stapelte. Das war dem Personal natürlich gar nicht recht. Frau Roter ließ sich auch von Erklärungen und Bitten nicht von ihrer Arbeit abhalten. Schließlich wurde ein verglaster Info-Kasten angeschafft. Als Nora Roter feststellen musste, dass sie ihre Arbeit nicht mehr tun konnte, regte sie sich schrecklich auf. Doch dann kam eine kreative Pflegekraft auf die Idee, alte Notizzettel an die Scheibe zu kleben, die sie abnehmen und neu anordnen konnte. Jetzt war Frau Roter wieder ganz zufrieden.

Wie obige Beispiele zeigen – auch immer mehr Forschungsergebnisse bestätigen die Erkenntnis – sind Menschen mit Demenz, die eine sinnvolle Beschäftigung haben, wesentlich zufriedener und weisen weniger Verhaltensauffälligkeiten auf als solche ohne Beschäftigung. **Mit anderen Worten: Tätigsein reduziert gewisse Demenzsymptome. Manche lassen sich damit sogar behandeln.** Näheres dazu, siehe Bowlby Sifton (2000f).

Weil sich Demenz überwiegend durch Veränderungen des Verhaltens äußert, kann es leicht passieren, dass sich die Betreuung allzu sehr darauf konzentriert, störende oder negative Verhaltensweisen zu beseitigen. Wenn uns gelingt, die Sache anders anzugehen und uns zu fragen, wie wir das Tätigsein (also positives Verhalten) der Person unterstützen können, nehmen wir eine positive, förderliche Pflegehaltung ein. So ließ sich Nora Roters heftige Unruhe durch das Arbeitsprojekt weit besser beeinflussen als durch andere Maßnahmen, etwa durch Argumentieren, Schimpfen oder Ablenken.

Der Perspektivenwechsel ist nicht nur die Kranken ein wichtiger Bestandteil der Behandlung, er kann auch Pflegenden das Leben erleichtern. Dr. Carolyn Baum von der Washington University Medical School (Bowlby Sifton, 2000f) hat dazu eine überzeugende Fallgeschichte beigesteuert. Eine sehr kluge und geduldige Frau, die ihren demenzkranken Mann, einen ehemaligen Klempner, betreute, ermutigte diesen, wie in gesunden Tagen mit seinem Werkzeugkasten zum Frühstück zu erscheinen. Nach dem Frühstück nahm er seinen Werkzeugkasten, ging damit im Haus herum, und «reparierte» Wasserhähne und Abflüsse. Er beschäftigte sich stundenlang zufrieden mit solchen Arbeiten. Alles ging gut, bis er eines Tages den Anschluss für den Gasherd «reparieren» wollte. Glücklicherweise konnte seine Frau rechtzeitig einschreiten und ein Unglück verhindern. Darauf hin war ihr klar, dass ihr Mann, wegen des hohen Sicherheitsrisikos, aufhören musste zu arbeiten. Sie sperrte seinen Werkzeugkasten weg. Es dauerte nicht sehr lange, da wurde ihr sonst so gutmütiger Mann auffallend aggressiv, verbal und körperlich, und das Zusammenleben so schwierig, dass der Gedanke an eine Heimunterbringung nahe lag. Doch dann fasste sie, unterstützt vom Team einer Memory-Klinik, den Entschluss, noch einmal zu versuchen, das gewohnte Lebensmuster ihres Mannes wieder herzustellen. An einem Samstag fanden sich ein paar Freunde ein, um in der Garage eine sichere Klempnerwerkstatt zu installieren. Dann ging ihr Mann wieder zur Arbeit und konnte noch einige Zeit glücklich zu Hause leben.

6.1.8
Pflege, die den gewohnten Lebensstil unterstützt, ist die allerbeste

Je mehr wir über die Pflege Demenzkranker wissen, desto deutlicher wird, dass eine den gewohnten Lebensstil erhaltende Pflege die beste ist. Sie, die Betreuungsperson, haben die besten Voraussetzungen, Ihrem Schützling diese «Therapie» angedeihen zu lassen, den dementiell veränderten Menschen in den Mittelpunkt zu stellen und zu ermutigen, weiter sinnvoll tätig zu sein. Sie selbst sind die Therapie; es gibt derzeit keine bessere für Alzheimer-Kranke! Vielleicht verschafft Ihnen dieser Ansatz sogar mehr Zeit für Dinge, die Sie selbst gerne tun möchten.

6.1.9
Tätigsein verleiht der Gegenwart einen Sinn

Beschäftigung trägt zum Wohlbefinden der Person bei, vorausgesetzt, es ist eine sinnvolle Tätigkeit. Pseudo-Arbeit (eine Aktivität ohne persönlichen Bezug) ist kränkend und frustrierend. Ziel ist es, Aktivitäten zu finden, die der Gegenwart einen Sinn geben, nicht nur die Zeit vertreiben. Die Art dieser Aktivitäten hängt von der jeweiligen Persönlichkeit ab und ist mit dem vertrauten Lebensstil eng verknüpft. Die folgenden Abschnitte beschäftigen sich eingehender mit diesen Grundsätzen.

6.2
Person-zentrierte Pflege

Veränderungen und neue Anforderungen können Menschen mit Demenz besonders viel Angst machen. Wenn sie sich weigern, an einer Aktivität teilzunehmen, dann meist, weil sie Angst vor dem Versagen und dem Unbekannten haben, seltener weil sie desinteressiert sind. So kann beispielsweise der Besuch einer Tagesstätte für alle Teile eine große Hilfe sein, trotzdem ist es anfangs oft schwierig, Demenzkranke zur Teilnahme zu bewegen. Ist der Ort schließlich vertraut, sind die Leute bekannt und die Erwartungen klar geworden, wird die Tagesstätte schließlich zum akzeptierten und erwarteten Bestandteil des Alltags. Die folgenden Beispiele zeigen zwei Lösungen auf, die sich an den unterschiedlichen Lebenserfahrungen der betreffenden Person orientieren.

Frau Janzen hat ihren Arzt immer hoch geschätzt und seine Anweisungen aufs Wort befolgt. Wenn sie durcheinander ist und sich vor etwas fürchtet, etwa vor dem Besuch der Tagesstätte, lässt sich ihre Tochter auf keine Diskussionen ein. Sie sagt einfach: «In Ordnung, Mama. Ruf' Doktor Müller an und sag' ihm, dass du heute nicht hingehst.» Dieser Hinweis genügt, um Frau Janzen daran zu erinnern, was ihr Arzt von ihr erwartet, worauf sie sich freudig auf den Weg macht.

Frau Anders litt nicht nur an Demenz, sondern auch einer chronischen Krankheit. Deshalb hatte sie ihr ganzes Leben lang mit Ärzten zu tun gehabt und dabei einige negative Erfahrungen gemacht. Sie hat diese unglücklich verlaufenen Begegnungen bis heute nicht verwunden und weigert sich deshalb meistens, zum Arzt zu gehen, geschweige denn seinen Rat zu befolgen. Sie gibt jedoch sehr viel auf die Betreuung und Meinung ihrer ältesten Tochter Sara. Deshalb erinnert sie ihr Mann, wenn Frau Anders verwirrt und ängstlich ist und nicht zur Tagesstätte gehen will, dass Sara sicher enttäuscht wäre, wenn sie nicht hinginge.

Die beiden genannten alten Damen besuchen das Tageszentrum inzwischen sehr gerne. Um sie soweit zu bringen, haben sich ihre Betreuerinnen unterschiedlicher Ansätze bedient. Das ist nur vernünftig, weil Frau Janzen eine ganz andere Person ist als Frau Anders; beide haben je eigene Erfahrungen gemacht und je eigene Lebensgeschichten.

Wir Menschen sind einander bei der Geburt ähnlicher als wir es im Laufe des Lebens jemals wieder sein werden. Dieser Gedanke verblüfft mich immer wieder. Was für eine erstaunliche Fülle und Vielfalt von Erfahrungen prägen in den folgenden Jahren unsere Persönlichkeit! Das, was wir zwischen Kindheit und Alter erleben, ist so entscheidend, dass wir als Hochbetagte individueller sind als in der Kindheit. Wenn wir dann noch die demenzbedingten Veränderungen und Unterschiede dazu denken, wird die Sache noch wesentlich komplizierter. Wie bereits in Kapitel 3 ausgeführt, können wir über ein kleines Kind und die angemessene Betreuung dieses Kindes mehr allgemeingültige Aussagen machen, als über einen alten Menschen und dessen Betreuung im Krankheitsfall.

In Abwandlung der Worte des Arztes und Heilers Sir William Osler lautet die wichtigste Frage nicht: Welche Krankheit hat dieser Mensch?, vielmehr: Welcher Mensch hat diese Krankheit? Dorothy Seman – eine erfahrene Pflegepraktikerin, Freundin und Kollegin – hat mich auf diesen weisen Grundsatz aufmerksam gemacht. Ich bemühe mich, meine Pflegetätigkeit daran auszurichten.

Bitte versuchen Sie, möglichst viel über die Lebensgeschichte Ihres Schützlings zu erfahren, weil Sie ihn nur mit diesem Wissen einfühlsam und kreativ betreuen können. Weil jeder demenzkranke Mensch einmalig ist, können die allgemeinen Pflegeleitlinien nicht allen Fällen gerecht werden. Jede Pflegesituation ist einzigartig und erfordert daher eher individuelle Antworten. Menschen mit Diabetes können auf eine bestimmte Diät oder Insulindosis eingestellt werden, für Menschen mit Demenz dagegen existieren weder Rezepte noch standardisierte Pflegepläne.

Pflegende wissen das längst. Ein Beispiel: Eine Spazierfahrt mit dem Auto nach dem Abendessen tut der Mutter Ihrer Freundin gut; die Mutter kann dann besser schlafen. Ihr demenzkranker Mann dagegen wird dabei unruhig und traurig, weil er nicht mehr selbst chauffieren kann. Oder die Sache, die sich vorige Woche ereignet hat: Sie haben Ihrer Mutter die Kleidung in der Reihenfolge, wie sie angezogen wird, zurechtgelegt, was sich sehr gut bewährt hat. Doch diese Woche lässt sie sich nicht davon abbringen, die Unterwäsche über der Oberbekleidung zu tragen.

Wer mitten drin steckt im Pflegealltag und angestrengt nach Lösungen für die auftretenden Probleme sucht, ist leicht überfordert. Wie sollen sich dabei kreative, person-zentrierte Ideen einstellen? Das ist die enorme Herausforderung von Demenzpflege. Pflegende müssen dafür sämtliche zur Verfügung stehende Ressourcen mobilisieren. Trotzdem: Kein Grund zu verzagen! Schließlich verfügen Sie über das wichtigste Werkzeug: Sie kennen die Person in Ihrer Obhut – ihre Vorlieben und Abneigungen, Gewohnheiten, Wertvorstellungen und Lebensgeschichte – besser als sonst irgendjemand. Dieses Wissen ist der Problem lösende Schlüssel. Sie können diese Informationen im persönlichen Auskunftsbogen schriftlich festhalten und anderen Betreuungspersonen weitergeben.

«Rezepte» kann dieses Buch zwar nicht liefern, aber doch Leitlinien, die sich individuell abwandeln lassen. Sie werden im Laufe dieses Kapitels auf den Abschnitt mit der Überschrift «Etwas tun!» stoßen und dort entsprechende Tipps finden. Lassen Sie sich auch vom Abschnitt «Die einfachen Dinge genießen» anregen, um sich verstärkt auf die Person, weniger auf die notwendige Tätigkeit oder das Problem konzentrieren zu können.

6.2.1
Die tätige Person in den Mittelpunkt stellen, nicht die Tätigkeit selbst

Dieses Kapitel befasst sich zwar mit der herausragenden Rolle, die Aktivität für Demenzkranke spielt, dennoch steht nicht die Tätigkeit selbst, vielmehr die tätige Person im Mittelpunkt. Wichtig ist nicht das Ergebnis der Aktivität – beispielsweise der gebackene Kuchen oder das fertige Mittagessen –, sondern die Beteiligung Ihres Schützlings. Wir, die Pflegenden, kümmern uns um Menschen, nicht um die Erledigung von Aufgaben oder Arbeiten. Dieser Unterschied gerät in der Alltagshektik leicht aus dem Blick. Wir müssen uns regelmäßig prüfen und fragen, ob wir als Betreuungs- oder als Aufsichtspersonen agieren. *Betreuungspersonen* bieten dem betreuten Menschen die Möglichkeit, so weit und so lange wie möglich am gewohnten Alltagsleben teilzunehmen, *Aufsichtspersonen* achten darauf, dass die Tätigkeiten möglichst effizient erledigt werden. Aufsichtspersonen neigen dazu, den Menschen in ihrer Obhut Aufgaben abzunehmen, die sie selbst erledigen könnten und sie dadurch der Freude zu berauben, selbst etwas zu tun.

6.3
Die einfachen Dinge genießen

Der Sozialpsychologe Mihaly Csikszentmihalyi (1988) hat sich wissenschaftlich mit der Frage befasst, unter welchen Voraussetzungen Erfahrungen oder Aktivitäten Freude machen. Er hat sich mit mehreren hundert Leuten unterschiedlichster Herkunft unterhalten und acht allgemein gültige Merkmale glücklicher oder optimaler Erlebnisse herausgearbeitet. *Flow-Erlebnisse* können sich unter folgenden Bedingungen einstellen:

1. Die Fähigkeiten entsprechen den Anforderungen, weshalb Erfolg möglich ist.
2. Konzentration auf die Aufgabe.
3. Die Aufgabe hat ein klares Ziel.
4. Die Rückmeldung erfolgt unmittelbar.
5. Der Handlungsablauf ist fließend, dennoch so gezielt, dass die Alltagssorgen vergessen werden.
6. Das Gefühl, das Geschehen unter Kontrolle zu haben.
7. Die Ich-Wahrnehmung nimmt während der Aufgabe ab, stellt sich danach verstärkt wieder ein.
8. Die Zeitwahrnehmung verändert sich; Stunden vergehen wie Minuten.

Diese acht Elemente wurden in den folgenden Abschnitten zu sieben Fragen umformuliert (das 7. und 8. Element wurde zu einer Frage zusammengefasst), die es Pflegenden ermöglichen, ihrem Schützling zu befriedigenden Erlebnissen zu verhelfen und sich an den einfachen Dingen zu erfreuen.

6.3.1
Ist Erfolg möglich?

Als Frau Nieberle mit Ölfarben nicht mehr zurecht kam, bot ihr die Betreuerin Malbücher für Kinder zum Ausmalen an. Das machte Erika Nieberle so wütend, dass sie die Farbstifte durchs Zimmer warf. Es war der Betreuerin offenbar nicht gelungen, eine Aufgabe zu finden, die Frau Nieberles verbliebenen Fähigkeiten entsprach, sie also weder unter- noch überforderte. Als Pflegende kennen wir solche Situationen. Die Aktivität soll nicht beleidigend einfach sein, aber auch nicht Erfolg verhindernd schwierig. Ideal ist eine

Tätigkeit, die garantiert zum Erfolg führt. Denken Sie an eine Aktivität, die Ihnen schwer fällt. Bei mir zum Beispiel ist das jede Form der handwerklichen Betätigung. Es würde mich ziemlich aufregen, wenn ich mit meinen zwei linken Händen versuchen müsste, einen Nagel einzuschlagen, womöglich unter den Blicken anderer Erwachsener. Leider führt der mit dem Gehirnabbau verbundene Verlust dazu, dass Menschen mit Demenz sehr häufig erleben, dass sie versagen. Pflegende sollten versuchen, Aktivitäten zu finden, die zu Erfolgserlebnissen führen, weil sie damit die Lebensfreude ihres Schützlings unterstützen und ihm weitere Fehlschläge ersparen.

Meist ergibt sich die genau richtige Aufgabe erst, nachdem Sie ein wenig herumprobiert haben. Wir müssen die Person gut kennen, das ist das Allerwichtigste: ihre Neigungen und Abneigungen, aber auch ihre Stärken und Schwächen. In Erika Nieberles Fall würden vielleicht Poster für Erwachsene, die mit Markern koloriert werden können, Gefallen finden, *vielleicht*. Möglicherweise würde sie gerne Kunstbände oder ihre früher geschaffenen Gemälde betrachten, in Erinnerungen schwelgen und sich mit ihrer Betreuungsperson darüber unterhalten. Es kann aber auch angezeigt sein, Frau Nieberle möglichst nicht an ihre verlorenen Fähigkeiten zu erinnern und ihr eine gänzlich neue Beschäftigung zu suchen.

Um für eine dementiell veränderte Person die genau passende Aufgabe zu finden, müssen wir ihre verbliebenen Stärken berücksichten (wie in Kapitel 3 beschrieben). Der Abschnitt «Die Aufgabe und/oder die Umgebung anpassen» enthält Tipps zur Erfolg versprechenden Gestaltung von Lieblingsbeschäftigungen. Es kann angezeigt sein, eine Ergotherapie-Fachkraft hinzuzuziehen und sie um ihren professionellen Rat zu bitten.

Pflegende Angehörige sind gut beraten, Informationen über erfolgreiche Aktivitäten im persönlichen Auskunftsbogen (Anhang) festzuhalten, damit auch andere Betreuungspersonen Bescheid wissen.

6.3.2
Ist Konzentration auf die Aufgabe möglich?

Die Konzentrationsfähigkeit und Aufmerksamkeitsspanne von Demenzkranken nimmt, durch die Gehirnschädigung bedingt, im Laufe der Zeit ab. Deshalb ist es wichtig, für eine möglichst ablenkungsfreie Umgebung zu sorgen. Ein Beispiel: Obwohl gemeinsame Mahlzeiten viele Vorteile haben, fällt es dem kranken Familienmitglied möglicherweise schwer, mit anderen zusammen am Tisch zu essen. Vielleicht muss die Familie zusehen, dass die Mahlzeiten ruhiger verlaufen. Dieser Aspekt wird in den Kapiteln 5 und 7 näher ausgeführt. Auch der Abschnitt «Helfende Hände: Das Tätigsein unterstützen» enthält entsprechende Anregungen.

Auch körperliches Unwohlsein beeinträchtigt die Konzentrationsfähigkeit. Weil es Menschen mit Demenz schwer fällt, verbal mitzuteilen, was sie empfinden und denken, müssen ihre Pflegenden auf andere Äußerungen körperlichen und emotionalen Unbehagens achten. Wenn sich die Person zurückzieht, unruhig oder ängstlich wirkt, bedeutet das möglicherweise, dass ihre körperlichen Grundbedürfnisse nicht befriedigt sind.

Halten Sie sich an die Kommunikationsrichtlinien von Kapitel 4 und prüfen Sie folgende Punkte:

- Hat die Person Hunger oder Durst? Ist ihr zu warm oder zu kalt? Ist sie müde?
- Muss sie zur Toilette?
- Trägt sie zu enge Schuhe oder einschnürende Kleidung?
- Sitzt sie unbequem?

Mit zunehmender Gebrechlichkeit und körperlicher Behinderung wird richtiges Sitzen besonders wichtig. Oft isst die Person besser und ist weniger unruhig, wenn sie in einem bequemen Sessel oder richtigen Rollstuhl sitzt. Fragen Sie eine ergotherapeutische Fachkraft nach der optimalen Sitzgelegenheit. Bedenken Sie bitte, dass speziell für alte Menschen konstruierte Sessel erfahrungsgemäß keineswegs ideal sind! Ich kenne jedenfalls keine einzige betagte Person, die darin gut sitzt. Probieren Sie es selbst aus – Sie werden wahrscheinlich lange unruhig hin und her rutschen, bis sie endlich bequem sitzen.

Schmerzen beeinträchtigen das Wohlbefinden in besonderem Maße. Demenzkranke können aber oft nicht mitteilen, was ihnen weh tut. Dazu kommt, dass sich die Schmerzwahrnehmung im Alter häufig verändert. Das muss bedacht werden, weil Schmerz immer ein Warnsignal ist. Pflegende müssen deshalb auf weitere Hinweise achten, etwa verstärkte Aktivität (z. B. Ruhelosigkeit) oder verminderte Aktivität (z. B. Schläfrigkeit, Teilnahmslosigkeit, Weigerung, vom Bett aufzustehen). Vielleicht wird die Person aber auch plötzlich verwirrter oder desorientierter.

Weil die meisten Menschen mit Demenz bereits älter sind, leiden sie möglicherweise an Osteoporose und haben entsprechende Schmerzen. Wenn sie hinfälliger werden und die meiste Zeit sitzen, können Bewegungen zunehmend schmerzhafter werden. Es gibt eine Studie, die sich mit der Frage befasst hat, bei welchen Gelegenheiten dementiell veränderte Menschen nach ihren Betreuungskräften schlagen (Talerico & Evans, 2000). Sie hat ergeben, dass sich 95 % dieser Zwischenfälle ereigneten, nachdem die Personen bewegt worden waren. Wurde ihnen eine halbe Stunde vorher ein leichtes Schmerzmittel verabreicht, etwa Aspirin, reduzierten sich Zwischenfälle auf 75 %.

Emotionales Unbehagen verbal auszudrücken kann für Menschen mit Demenz noch viel schwieriger sein. Glücklicherweise können sie sich hervorragend nonverbal mitteilen. Pflegende können lernen, die Anzeichen von Angst, Wut, Ablehnung oder Unbehagen zu deuten und sie am Gesichtsausdruck oder an der Körperhaltung ihres Schützlings zu erkennen. Oft spiegeln diese nonverbalen Äußerungen den verbal nicht mitteilbaren Gefühlszustand der Person.

6.3.3
Hat die Aktivität ein klares Ziel?

Bei Menschen mit Demenz soll die Frage nach der Zielsetzung in zwei Unterfragen aufgeteilt werden: 1. Haben die Ziele der Aktivität für die Person eine Bedeutung? und 2. Versteht sie die Ziele der Aktivität und die Aktivität selbst?

Haben die Ziele der Aktivität für die Person eine Bedeutung?

Weil Menschen mit Demenz Aktivitäten nur mithilfe ihrer Betreuungskräfte planen und durchführen können, treten oft deren Ziele in den Vordergrund. Dann verwundert es kaum, dass sie sich der Aktivität widersetzen oder sie nur widerwillig durchführen. Es mag beispielsweise sein, dass beide Teile unterschiedliche Auffassungen über die Methode und den Stellenwert von Körperpflege haben. Dann kann es zu Auseinandersetzungen kommen und dazu, dass sich die Person weigert, sich zu waschen oder zu duschen. Um solche Fallstricke zu vermeiden, müssen ihre früheren Interessen und Gewohnheiten berücksichtigt werden. Vielleicht hilft es, einen Grund für das Tun zu nennen, einen für die betreffende Person wichtigen Grund (z. B. sich für den Kirchgang fertig machen), damit sie sich schließlich beteiligt. Betreuende Angehörige wissen über die frühere Lebensführung ihres dementiell erkrankten Familienmitglieds am allerbesten Bescheid. Sie sollten auch andere Betreuungskräfte an diesem Wissen teilhaben lassen und deshalb den persönlichen Auskunftsbogen (Anhang) auf dem aktuellen Stand halten.

Versteht die Person die Ziele der Aktivität und die Aktivität selbst?

Menschen mit Demenz können ihre gesellschaftlichen Umgangsformen oft lange intakt halten, was eine wichtige Stärke darstellt und ihnen hilft, ihre Würde zu bewahren. Das kann aber auch dazu führen, dass sie so tun, als verstünden sie eine Situation, in Wirklichkeit aber überhaupt nicht wissen, was gefragt wurde oder erwartet wird. Manchmal hat die Person schon in der kurzen Zeit, die Sie brauchen, um ein bestimmtes Kleidungsstück zu holen, vergessen, dass Sie ihr beim Anziehen behilflich sind. Jedes Mal, wenn Sie Ihren Schützling in eine Aktivität einbeziehen, **müssen Sie ihm alles erklären wie beim ersten Mal.**

Um besser verstanden zu werden empfiehlt es sich, alle Schritte einer Aktivität mit beruhigenden Worten zu begleiten und immer wieder zu erklären. Das Ziel der Handlung muss möglicherweise wiederholt genannt werden (z. B. «Wir brauchen die Kartoffeln, die du schälst, fürs Abendessen.»). Das ist besonders wichtig, wenn die Aktivität mehrere Stufen umfasst (z. B. sich ankleiden), oder wenn das Ereignis nicht unmittelbar stattfindet oder die betreffende Person nicht anwesend ist. Wenn die Person beispielsweise Holzklötzchen für das Enkelkind abschmirgelt, könnten ein Foto des Kindes und ein paar fertig gestellte Klötzchen in Sichtweite stehen. Häufig wiederholte Erklärungen verhindern, dass die Person vermeintlich klare Situationen fehl interpretiert (z. B.

dass die Mahlzeit auf dem Tisch steht, um gegessen zu werden). Mary Lucero hat folgende Episode erzählt: Pflegende hatten für die demenzkranke Person ein Schaumbad vorbereitet. Als sie den «brodelnden Topf» erblickte, sagte sie: «Oh je, Gemüse für so viel Suppe kann ich gar nicht schneiden.»

Professionelle Pflegekräfte müssen sich dem Menschen in ihrer Obhut unbedingt jedes Mal mit Namen vorstellen, bevor sie tätig werden. Das gilt selbst für Pflegekräfte, die häufig wiederkommen. Gedächtnisprobleme und Schwierigkeiten, jemanden wieder zu erkennen, sind der Grund, warum die Person möglicherweise glaubt, ein völlig fremder Mensch wolle sie ausziehen (wenn es doch nur die Pflegende ist, die beim Baden helfen will).

6.3.4
Erfolgt die Rückmeldung sofort?

Wir alle brauchen positive Rückmeldungen. Manchmal besteht sie aus der Befriedigung, die von der Aktivität selbst ausgeht, z. B. vom Lesen. Dann wieder hoffen wir auf künftige Erfolge, etwa eine bestandene Prüfung oder eine Arbeitsstelle. Menschen mit Gedächtnisverlust können sich nur mehr schwer an Belohnungen orientieren, die in zeitlichem Abstand erfolgen und ihre Leistungsfähigkeit nicht mehr richtig einschätzen.

Es gibt Aktivitäten, etwa Musik hören oder Kochen, die unmittelbar befriedigen und deshalb sehr zu empfehlen sind. Bei anderen, etwa Handarbeiten oder Holzarbeiten, ist die positive Rückmeldung der Betreuenden entscheidend. Nur dann hat die Person Freude an der Beschäftigung und setzt sie fort.

Jeder Mensch will Freude erleben, jeder Mensch hat ein Recht auf Freude. Es fällt aber Demenzkranken zunehmend schwerer, selbst für angenehme und erfreuliche Erfahrungen zu sorgen. Es obliegt ihren Pflegenden, die Voraussetzungen zu schaffen, dass sie Freude erleben und den Augenblick genießen können. Was hat oder tut Ihr Schützling gerne? Mag er ein Lied, eine Umarmung, eine kleine Leckerei, eine kurze Unterhaltung, eine Tasse Tee oder Kaffee? Möchte er seine Lieblingsgeschichte noch einmal erzählen, einfach beisammen sitzen und ihre Hände halten, die Lieblingsfotos betrachten? Es gibt eine Vielzahl einfacher Aktivitäten, die nicht viel Zeit in Anspruch nehmen und doch viel Freude machen. Indem Sie vor einer anspruchsvolleren Handlung kurz etwas Erfreuliches tun (z. B. ein Gespräch führen), können Sie Freude bereiten und damit die Mitwirkungsbereitschaft der Person erhöhen.

6.3.5
Geht die Person ganz in der Aktivität auf?

Flow-Erleben wird meist als das Aufgehen in einer Tätigkeit beschrieben, bei dem die Alltagssorgen ausgeblendet sind. Nur die Tätigkeit zählt, alles Andere versinkt. Für unsere Alltagsaktivitäten ist dieser Grad der Konzentration und Hingabe meist nicht erforderlich. Unter Demenzbedingungen jedoch kann eine ehemals einfache Tätigkeit (z. B. Zähne putzen, Wäsche zusammenlegen) eine enorme Konzentration verlangen. Wenn sich die Person selbst eine Beschäftigung sucht, etwa Sachen in eine Schublade ordnet oder ein Türschloss untersucht, wirkt sie meist völlig absorbiert. Pflegende, die es verstehen, ihrem Schützling geeignete, zum Erfolg führende Aktivitäten anzubieten, geben ihm Gelegenheit, völlig konzentriert und ohne Alltagssorgen bei der Sache zu sein.

6.3.6
Hat die Person das Gefühl, die Situation zu beherrschen?

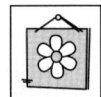

Frau Mahler hatte einen Vormittagstermin bei einem Facharzt, den sie schon häufig konsultiert hatte.[7] Weil sie diesen Termin unbedingt wahrnehmen wollte, fragte sie ihre Betreuungskräfte immer wieder, wie sie in die Arztpraxis kommen und wer sie hinbringen würde. Das Personal ging deshalb davon aus, dass sie pünktlich zur Abfahrt bereit sein werde. Doch Frau Mahler war, trotz mehrerer Bitten um Beeilung, wenige Minuten vor der vereinbarten Zeit noch immer mit ihrer Frisur und dem Make-up beschäftigt. Das Personal wurde nervös und vermutete, dass eine Begleitperson abgestellt werden musste, weil Frau Mahler wohl «Schwierigkeiten machen» würde.
Frau Mahler war noch nicht fertig angezogen und noch immer dabei, ihr Haar zu toupieren, als die Fahrerin an ihre Tür klopfte. Anstatt in den «Bitte-Beeilung-Chor» einzustimmen, versetzte sich diese kluge Frau für einen Augenblick in Frau Mahlers Lage und sagte: «Ich verstehe Sie sehr gut. Das mache ich auch jeden Morgen. Sie wollen alles richtig machen, nicht wahr?» Als Frau Mahler nickte, fuhr sie fort: «Können Sie alles Notwendige erledigen und in sechs Minuten fertig sein? Dann müssen wir fahren, schließlich dürfen wir den Arzt nicht warten lassen.»
Weil sie die Möglichkeit hatte, die Dinge auf ihre Weise zu tun, war Frau Mahler tatsächlich in weniger als sechs Minuten abfahrbereit. Die befürchteten «Schwierigkeiten» bleiben aus und die beiden hatten eine angenehme Fahrt.

Erwachsene sind es gewohnt, ihren Tagesablauf eigenständig zu bestimmen. Wir treffen dabei Hunderte von Entscheidungen – kleinere, etwa die Wahl des Fernsehprogramms, und größere, etwa den Verkauf des Hauses. Sie stärken unser Gefühl, unabhängige, kompetente, reife Wesen zu sein. Sie stärken unsere Würde und Selbstachtung. Familienangehörigen wird jedoch bereits in den frühen Stadien der Erkrankung klar, dass es der Person mit Demenz schwer fällt, sich zu entscheiden und ihren Tagesverlauf zu organisieren. Die Probleme mit komplexen Entscheidungen fallen zuerst auf, etwa bei den

---

7 Eine andere Version dieser Geschichte ist bereits in Bowlby Sifton, C. (2000e) erschienen. Meeting needs. *Alzheimer's Care Quarterly, 1*(4), v; adaptiert mit freundlicher Genehmigung.

Finanzen oder beim Autofahren. Schließlich kann die Person aufgrund ihrer Gehirnschädigung auch scheinbar belanglose Dinge nicht mehr selbst entscheiden, etwa ein Menü oder ein Kleidungsstück auswählen.

Um sich keine Blöße zu geben, versuchen Betroffene häufig, diese Schwäche zu vertuschen. Sie greifen vielleicht auf Höflichkeitsformeln zurück und sagen: «Entscheide du, mir ist alles recht.», oder bleiben völlig passiv. Wie bereits erwähnt, ist der offensichtliche Mangel an Interesse teilweise damit zu erklären, dass die Person Angst hat, zu versagen. Die Frage: «Möchtest du einen Spaziergang machen?» wird mit einem entschiedenen «Nein» beantwortet. Die meisten Pflegenden kennen solche oder ähnliche Situationen. Überwältigt von der Angst, den Erwartungen und Anforderungen nicht entsprechen zu können, scheint es sehr viel sicherer zu sein, die Sache abzulehnen. Mehr dazu im Abschnitt «Teilnahmehindernisse». Manche Personen reagieren auch trotzig oder gereizt und bestehen darauf, Dinge zu tun, die ihre Fähigkeiten überschreiten (z. B. den Herd zu benutzen). Verärgertes oder herausforderndes Verhalten kann als verzweifelter Versuch gelten, in irgendeinem Bereich wenigstens etwas Kontrolle auszuüben. Das ist natürlich die gefährlichste Reaktion, die es zu vermeiden gilt, weil die Sicherheit aller Beteiligten auf dem Spiel steht. Pflegende können solche Probleme weitgehend verhindern, wenn sie ihrem Schützling möglichst oft Gelegenheit bieten, eine Wahl zu treffen und Kontrolle auszuüben.

Raimund hat sich, bevor er die Demenz entwickelte, immer um die Wäsche gekümmert. Als die Krankheit fortschritt, fiel es ihm zunehmend schwerer, die Wäschestücke zu sortieren und die einzelnen Arbeitsschritte in der richtigen Reihenfolge zu erledigen. Das machte ihn so wütend, dass Gabriele, seine Frau, beschloss, ihm die Frustration zu ersparen und die Arbeit selbst zu erledigen. Doch Raimund war keineswegs erleichtert, wurde im Gegenteil sehr ärgerlich und begann, seine Frau anzubrüllen. Das war in all ihren Ehejahren nie vorgekommen. Eines Tages ging Gabriele kurz weg zum Einkaufen, nachdem sie die Wäsche auf die Leine gehängt hatte. Als es während ihrer Abwesenheit anfing zu regnen, holte Raimund die Wäsche ins Haus. Das war klug, doch sein nächster Schritt war ein sehr gefährlicher. Er zündete alle Gasflammen des Küchenherdes an und war, als Gabriele nach Hause kam, eben dabei, die Sachen ganz in der Nähe des Feuers zum Trocknen aufzuhängen.

Hätte diese Geschichte auch einen anderen Verlauf nehmen können? Gabriele hätte ihrem Mann beim Wäschesortieren helfen, ihm die nächsten Schritte zeigen und ihn so wie gewohnt beschäftigt halten können. Er hätte sich dann wahrscheinlich wohler und weniger gedemütigt gefühlt und wäre auf seine Frau weniger wütend gewesen. Es geht hier keineswegs darum, Gabriele oder andere Leute in ähnlichen Situationen zu kritisieren. Eine Tätigkeit selbst zu übernehmen, wenn Schwierigkeiten auftreten, ist eine natürliche, meist besten Absichten entspringende Reaktion. Wir gehen gewohnheitsmäßig davon aus, dass jemand etwas ganz tun kann oder gar nicht.

Erwachsene anzuleiten, etwas zu tun, was sie früher selbstständig erledigen konnten, ist den meisten von uns neu. Jede Aktivität muss dahingehend überprüft werden, ob sie der Person das Gefühl geben kann, Kontrolle auszuüben. Unabhängig sein ist etwas anderes als Kontrolle ausüben und Dinge steuern. Die Person kann vielleicht nicht mehr selbstständig ein Bad nehmen, doch immer noch das Gesicht waschen oder zumindest den Lappen halten. Selbst ganz einfache Tätigkeiten können das Gefühl stärken, dazuzugehören und Entscheidungen treffen zu können. Es fühlt sich beispielsweise ganz anders an, ein Plätzchen selbst vom Teller zu nehmen, als eines in die Hand gedrückt zu bekommen, oder den leer gegessenen Teller zu reichen, als zuzusehen, wie er weggeräumt wird. Bieten Sie Ihrem Schützling an, später wiederzukommen, um bei der erforderlichen Aktivität zu helfen (z. B. beim Baden); das stärkt sein Gefühl, das Geschehen unter Kontrolle zu haben.

6.3.7
Kann die Person in der Aktivität aufgehen?

Eine Pflegekraft und die Ergotherapeutin einer Langzeitpflegeeinrichtung beschlossen, für ihre schwer demenzkranke Klientel einen Sommerausflug zu organisieren. Alle Bewohnerinnen und Bewohner waren in hohem Maße pflegebedürftig, viele konnten nicht mehr gehen. Die beiden Organisatorinnen hatten sich als Ziel die lokale Eisdiele in den Kopf gesetzt, obwohl ihnen von verschiedenen Seiten abgeraten wurde. Eine besorgte Pflegerin fragte zum Beispiel, wie sie es bewerkstelligen wollten, die Leute mit Eis zu versorgen, weil die meisten so dement waren, dass ihnen das Essen eingegeben werden musste.

Im Lokal angekommen, wurde Eis in Waffeltütchen bestellt und herumgereicht. Wie groß war die Veränderung: Hände, die keinen Löffel halten konnten, griffen nach dem Eis, gesenkte Köpfe hoben sich, geschlossene Augen wurden aufgeschlagen und blitzten vergnügt, Lippen formten tonlos im Chor die Worte: «Danke», «Hmm» und «Oh, fein.» Die Gesellschaft widmete sich voll und ganz dem Genuss der Eisportionen, wobei längst vergessen geglaubte Fähigkeiten wieder zum Vorschein kamen. Die ganze Heimfahrt über blieben die Leute fröhlich gestimmt und interessiert. Als sie so über Land fuhren, nickten viele Teilnehmende, weil sie die Gegend wieder erkannten und äußerten sich zufrieden über die Möglichkeit, vertraute Orte zu sehen.

Menschen mit Demenz haben die erstaunliche Fähigkeit, den gegenwärtigen Augenblick zu leben, sich dem hinzugeben, was in der Gegenwart geschieht. Sie erfüllen damit bereits eine der Voraussetzungen für das Erleben von Flow.

Wenn Sie diese Fähigkeit unterstützen, wird das Leben aller Beteiligten erfreulicher. Wer sich bedroht oder unsicher fühlt, kann die Gegenwart nicht mehr genießen. Pflegeziel Nummer eins soll sein, der Person so viel Gelegenheit wie irgend möglich zu bieten, in einer Aktivität aufzugehen und bedrohliche Situationen weitestgehend zu verhindern. Dann kann der dementiell veränderte Mensch Teil eines größeren Ganzen werden, was seinem Selbstwertgefühl unendlich gut tut.

Ein weiteres Element des Flow-Erlebens ist die veränderte Zeitwahrnehmung. Für eine Person, die völlig in einer angenehmen Tätigkeit aufgeht, spielt Zeit keine Rolle, alle Sorgen fallen ab. Mich versetzt Gartenarbeit in diesen Zustand. Andere erreichen ihn, wenn sie Musik hören, lesen oder Sport treiben.

Die demenzbedingte Gehirnveränderung beeinträchtigt im Laufe der Jahre auch die Zeitwahrnehmung, was, zumindest teilweise, erklärt, warum sich die Betroffenen völlig dem gegenwärtigen Moment hingeben können. Woran immer es liegen mag, Menschen mit Demenz besitzen die natürliche Begabung, in einer Tätigkeit völlig aufzugehen, ein Talent, das sich Gesunde meist erst mühevoll erarbeiten müssen. Pflegende, die diese Eigenschaft nutzen und sinnvolle Aktivitäten anbieten, helfen ihrem Schützling, die einfachen Freuden des Lebens zu genießen und im Glück des Augenblicks zu schwelgen.

6.4
Vertraute Dinge tun

Elsa Groß, eine freundliche, sanfte Frau, schimpfte und beklagte sich nie, weshalb sie überall sehr beliebt war. Sie war im Freundes- und Familienkreis für ihre positive Lebenseinstellung bekannt, dafür, dass sie das Beste aus jeder Situation zu machen verstand. Eine fantastische Köchin war sie obendrein. Ihre Lebkuchen und Plätzchen waren geradezu legendär.
Als relativ junge Witwe zog Frau Groß vom Land weg, in eine Großstadtwohnung. Obwohl sie ihren Mann schmerzlich vermisste, kam sie, zu aller Überraschung, mit diesem völlig anderen Leben sehr gut zurecht. Sie schloss neue Freundschaften, fühlte sich in ihrer neuen Wohnung außerordentlich wohl, backte ihre berühmten Lebkuchen und verschenkte viele Büchsen an Kirchenbasare, Enkel und die Nachbarschaft. Weil Elsa so gern unter die Leute ging und so munter war, wurde ihren Angehörigen erst nach einer Weile klar, dass es ihr nicht mehr so gut ging wie früher. Das schreckliche Durcheinander ihrer Kontoauszüge und Rechnungen war schließlich ein nicht mehr zu übersehendes Warnzeichen. Nach vielen fachärztlichen Untersuchungen stand die Diagnose fest: Elsa Groß litt an der Alzheimer-Krankheit. Ihre Tochter kümmerte sich fortan um ihre finanziellen Angelegenheiten, eine Haushaltshilfe um die Wohnung und das Kochen. So konnte sie noch mehrere Jahre in der Stadt leben.

Doch schließlich gaben ihre Sicherheit und Gesundheit Anlass zu Besorgnis. Die Angehörigen beschlossen, Elsa in ein Altersheim zu bringen, in der Nähe ihres Sohnes, der weit weg in einer Landgemeinde lebte.

Frau Groß vermisste ihre Wohnung und ihren städtischen Freundeskreis, fügte sich aber mit charakteristischer Leichtigkeit in die veränderten Lebensumstände ein. Sie behauptete, dass sie in ein paar Monaten in eine Seniorenwohnung zöge, um näher bei ihrer Tochter zu sein.

Das Altersheim war sehr schön, doch dem Sohn gefiel es nicht, dass seine früher so aktive Mutter die meiste Zeit des Tages nur herum saß. Sie hatte alle ihre Hobbys aufgegeben, löste keine Kreuzworträtsel und las nicht mehr. Er riet ihr, am Beschäftigungsprogramm des Hauses teilzunehmen. So lernte ich Frau Groß kennen, und ihr freundliches Wesen nahm alle, Personal und andere Gruppenmitglieder, schnell für sie ein. Wenn sie gebeten wurde, half sie bei der Zubereitung des gemeinsamen Mittagessens und nahm freudig an allen geplanten Aktivitäten teil. Wenn es nichts für sie zu tun gab, saß Frau Groß nur da und sah zu.

Alle Teilnehmer und Teilnehmerinnen am Tagesprogramm waren daran interessiert, Elsas berühmte Lebkuchen zu kosten. Wir warteten auf ihre neue Brille, damit sie das Rezept lesen konnte. Schließlich war die Brille da, aber die Tage vergingen, Frau Groß beschäftigte sich mit anderen Dingen und fand einfach nicht die Zeit zum Backen. Ich hatte schließlich den Verdacht, dass sie dieser komplizierten Angelegenheit alleine nicht mehr gewachsen war und Hilfe brauchte.

Eines Tages, nach dem Kaffee, legte ich den Arm um Elsa Groß' Schultern und sagte, dass ich das Rezept und die Zutaten für ihre Lebkuchen besorgt hatte und ihr wirklich gerne helfen würde, eine Ladung zu backen. Sie sträubte sich ein wenig, doch meine Komplimente über ihre Backkunst gefielen ihr und sie willigte ein, mir zu helfen. Ich erbot mich, hinter der Expertin zurückzutreten und ihr Lehrling zu sein. Sie sah sich das Rezept an, war etwas perplex und fragte mich sehr freundlich, womit wir anfangen sollten. Ich schlug vor, die Zutaten abzuwiegen, eine nach der anderen. Frau Groß war unsicher und fragte mich bei jedem Maß um Rat. Die Abmesserei dauerte ziemlich lange, doch danach wirkte sie etwas sicherer. Das Teigmischen ging ihr dann schnell von der Hand, ebenso flott strich sie den Teig auf die Oblaten. Sie beobachtete jedes Blech im Ofen und fragte, ob sie bald fertig wären.

Alle versammelten sich und erfreuten sich des köstlichen, typischen Lebkuchendufts. Frau Groß lächelte ziemlich nervös, als wir in die noch warmen Lebkuchen bissen. Ihr Lächeln wurde zu einem Strahlen, als wir sie überschwänglich lobten und um einen zweiten Lebkuchen baten. Sie lächelte noch viel breiter, als sie einige Stunden danach ihrem Sohn ein Päckchen selbst gemachter Lebkuchen überreichte – das erste Päckchen seit Monaten.

Elsa Groß war immer sehr aktiv gewesen. Unseligerweise hatte ihr die Alzheimer-Krankheit zunehmend die Fähigkeit geraubt, die vertrauten Dinge zu tun. Sie konnte ihre Geldangelegenheiten nicht mehr regeln, nicht mehr kochen und ihren Hobbys nachgehen, also nicht mehr backen und stricken. Obwohl sich ihr Sohn deshalb Sorgen machte, fiel die Passivität seiner Mutter im Altersheim nicht sonderlich negativ auf, weil sie so anpassungsfähig war und nicht allzu bedrückt wirkte. Dessen ungeachtet blühte Frau Groß auf, wenn sie ermuntert wurde, ihrer Lieblingsbeschäftigung (dem Plätzchen- und Lebkuchenbacken) nachzugehen und dabei unterstützt wurde. Frau Groß konnte all die komplizierten Schritte nicht mehr bewältigen, konnte aber wieder backen, wenn ihr beim Abmessen der Zutaten und Rezeptlesen geholfen wurde. Sie zog große Befriedigung aus der vertrauten und sinnvollen Tätigkeit und genoss es, dem Freundes- und Familienkreis etwas schenken zu können. Sie fühlte sich wertvoll, nützlich und deshalb sehr viel wohler.

Frau Groß beteiligte sich im Tagesbeschäftigungsprogramm auch sehr gerne an der Zubereitung der gemeinsamen Mahlzeit, was ihr auch im Pflegeheim möglich gewesen wäre. Leider wusste die ansonsten durchaus freundliche und fürsorgliche Leiterin des Altersheims nicht, wie wichtig es für die alte Dame war, sich sinnvoll beschäftigen zu können. Sie fragte Frau Groß zwar hin und wieder, ob sie mithelfen wolle, bekam dann aber zur Antwort: «Nein, nein, schon gut. Ich will Sie nicht aufhalten.»

Die Geschichte von Frau Groß illustriert, wie gut es tut, gewohnte Aktivitäten beibehalten zu können, aber auch, welchen pflegerischen Einsatzes und welcher Phantasie es bedarf, dies zu ermöglichen. Der Rest dieses Kapitels, sowie die drei folgenden Kapitel enthalten viele Tipps und Vorschläge zu diesem Thema.

6.5
Hindernisse und Hürden überwinden

Um die Frage an einen Menschen mit Demenz: «Was möchtest du heute tun?» beantworten zu können, komme ich auf Elsa Groß zurück. Eine Einladung oder das Angebot, sich an einer Aktivität zu beteiligen, um den gewohnten Lebensstil fortzuführen, muss richtig formuliert werden, Das ist der alles entscheidende Einstieg.

Als die Heimleiterin fragte: «Möchten Sie mir beim Herrichten des Abendbrots helfen?», erwiderte Elsa: «Nein, nein, schon gut. Ich will Sie nicht aufhalten.» So oder ähnlich läuft der Dialog leider oft ab.

Pflegekraft: «Was möchtest du heute tun?»

Antwort: «Nichts», oder «Ich richte mich ganz nach dir.»

Pflegekraft: «Möchtest du einen Spaziergang machen?»

Antwort: «Nein.»

Kommen Ihnen diese Reaktionen irgendwie bekannt vor? Sind auch Sie, wie die meisten Pflegenden, traurig und frustriert darüber, dass Ihr einst so viel beschäftigter, aktiver Schützling das Interesse an jedweder Tätigkeit verloren zu haben *scheint*? Eine bislang stolze Hausfrau kümmert sich nicht mal mehr um ihre eigene Wäsche. Der begeisterte Gärtner starrt den ganzen Tag aus dem Fenster und überlässt seinen Garten dem Unkraut. Auf Vorschläge und Anregungen reagiert die Person ablehnend. Sie möchte *scheinbar* lieber untätig sein. Sie *scheint* jegliches Interesse an Beschäftigungen verloren zu haben, die ihr einst so selbstverständlich waren. Das ist irritierend, besonders angesichts des oben erwähnten, starken, ur-menschlichen Bedürfnisses nach Tätigsein. Die folgenden Abschnitte gehen der Frage nach, warum sich Personen mit Demenz manchmal weigern, an Aktivitäten teilzunehmen.

6.5.1
Momentanes Wohlbefinden, Angst vor dem was kommt

Verständnis für Demenzkranke stellt sich eher ein, wenn es uns gelingt, uns in ihre Lage zu versetzen: Sie leben ganz im Hier und Jetzt. Empfindet die Person den gegenwärtigen Zustand als ausgefüllt und befriedigend, müssen wir uns fragen, ob er tatsächlich verändert werden muss. Bemühen wir uns ganz bewusst, die eigenen Vorstellungen von dem, was die Person tun könnte oder sollte, hintan zu stellen. Menschen mit Demenz verfügen über eine bemerkenswerte Fähigkeit, einfach Dazusein – sich im eigenen Innenleben einzurichten und sich dabei gut, ganz, vollständig und zufrieden zu fühlen. Eine früher aktive Gärtnerin beispielsweise kann sich völlig in die Schönheit der Rose versenken. Es mag Außenstehenden schwer fallen, zu verstehen, dass in manchen Fällen «Sein» soviel bedeutet wie «Tun». Das führt dann leicht dazu, dass Pflegende den selbstzufriedenen Zustand ihres Schützlings stören. Sie nötigen ihm womöglich die eigenen Vorstellungen auf, das, was sie unter aktiver Beteiligung verstehen.

Um ruhige Zufriedenheit von echter, durch Inaktivität hervorgerufener Langeweile unterscheiden zu können, müssen wir das frühere und gegenwärtige Leben der betreffenden Person sehr genau kennen. Pflegende können das aktuelle Bedürfnis der Person nach Tätigsein einschätzen, wenn sie deren Mimik, Körperhaltung, sowie andere Anzeichen von Wohlbefinden oder Unbehagen sehr sorgfältig studieren und berücksichtigen, was die Person früher interessiert und wie sie sich früher verhalten hat. Erst dann können Pflegende angemessen reagieren.

Menschen wie Elsa Groß sind besonders schwer einzuschätzen. Alle äußeren Anzeichen ließen darauf schließen, dass sie durchaus zufrieden in sich ruhte. Weil ich jedoch mehr über ihre früheren Talente und Interessen in Erfahrung gebracht hatte, sah ich eine Chance, ihre Tage noch schöner und angenehmer zu gestalten: Ich bot ihr Gelegenheit, ihrer Lieblingsbeschäftigung nachzugehen.

Pflegende sollten ferner berücksichtigen, dass negative Reaktion auf einen aktivierenden Vorschlag nicht unbedingt auf Zufriedenheit schließen lassen. Die Person kann ihn ablehnen, weil sie kaum noch begreift, was außerhalb des Hier und Jetzt geschieht. Diese Situation unterstreicht einmal mehr, wie notwendig es ist, die Freude am Tun selbst (Prozess) in den Mittelpunkt zu stellen, keineswegs das Endprodukt (Ergebnis).

6.5.2
Versagensängste

Menschen mit Demenz haben aufgrund der Gehirnschädigung kaum mehr Gelegenheit, erfolgreich zu sein. Im Gegenteil, Fehlschläge sind an der Tagesordnung. Elsa Groß beispielsweise konnte bereits lange bevor sie am Beschäftigungsprogramm teilnahm, ihre Mahlzeiten nicht mehr problemlos zubereiten und richtig Plätzchen backen. Wahrscheinlich schreckte sie vor diesen Tätigkeiten zurück, weil ihr in letzter Zeit Erfolgserlebnisse in der Küche versagt geblieben waren. Als sie gebeten wurde, Lebkuchen zu backen, zweifelte sie wohl an ihren Fähigkeiten. Niemand ist erpicht, Fehler zu machen, zu versagen und sich der Peinlichkeit auszusetzen, einer doch so simplen Aufgabe nicht gewachsen zu sein. Da ist es schließlich sicherer und weniger beschämend, mit Ausreden zu reagieren.

Demenzkranke fühlen sich vermutlich sehr viel sicherer, wenn sie in einer Situation, die sie möglicherweise überfordert, einfach Nein sagen. Sie schützen damit ihre Würde und Selbstachtung. Nicht teilzunehmen fällt leichter, als sich der Gefahr eines Fehlschlags auszusetzen und eine Blamage zu riskieren. Kennen Sie nicht auch Situationen in Ihrem Erwachsenenleben, in denen Sie sich nicht sicher und kompetent gefühlt haben? Wenn ja, können Sie sich wohl in die Lage einer oder eines Demenzkranken hineinversetzen. Es kann für Erwachsene sehr belastend und peinlich sein, die Position eines Lehrlings einzunehmen, besonders im Beisein von Könnern. Der Peinlichkeitsgrad ist vermutlich noch höher, wenn dieser Mensch etwas zu tun versucht, was ihm früher leicht von der Hand ging.

Bei Alice war eines der ersten Warnsignale, dass es ihr nicht mehr gelang, die Ferse eines Sockens zu stricken, wo sie doch schon Dutzende Paare gestrickt hatte. Es war ihr so peinlich und sie fühlte sich so frustriert, dass Alice ihre Stricksachen wegpackte, um sie «im Sommer» fertig zu stellen. Natürlich wollte sie sich weitere Niederlagen ersparen. Meiner 8-jährigen Tochter Miriam ist es zu verdanken, dass Alice die Stricknadeln wieder zur Hand nahm. Miriam wollte ihren von Oma handgestrickten Lieblingsrock verlängert haben. Alice war den ganzen Vormittag damit beschäftigt, herauszufinden, wie sie es bewerkstelligen konnte. Als Miriam unschuldig nach ihrem Rock fragte, schleuderte Alice Rock und Stricknadeln zu unserer Überraschung wütend durchs Zimmer. Alice war so frustriert und gedemütigt von der Erkenntnis, dass sie diese Arbeit, die ihr früher so leicht gefallen war, nicht mehr schaffte, dass sie sich anschließend weigerte, ihrer geliebten Schwester den geplanten Besuch abzustatten. Rückblickend vermute ich, dass sie einfach nicht bereit war, sich noch einmal öffentlich zu blamieren.

6.5.3
Entscheidungen fallen schwer

Wenn wir den Standpunkt der uns anvertrauten Person einnehmen, wird das Nein auf die allgemein formulierte Frage: «Was möchtest du heute tun?» sehr viel verständlicher. Mit einem geschädigten Gehirn fallen nicht nur die einzelnen Schritte vertrauter Tätigkeiten schwerer, man kann auch schlecht anfangen, entscheiden und auswählen. Offene Fragen, wie oben angeführt, sind daher eine Überforderung. Angesichts der unzähligen Möglichkeiten, zu versagen und sich zu blamieren, ist schlichtes Nein-sagen so viel leichter.

Wie vielen anderen pflegenden Angehörigen auch, fiel es mir sehr schwer, Alice zu einer Beschäftigung zu bewegen. Bei einer ansonsten umgänglichen und freundlichen Person ist das besonders schwierig. Ich konnte kaum begreifen, dass eine zuvor so aktive Frau wie Alice jegliches Interesse an ihrem Garten verloren hatte, Nachbarn keinen Besuch mehr abstatten und nicht mehr stricken wollte. Anfangs versuchte ich es mit Vorschlägen – die, der Wahrheit die Ehre, im Laufe der Zeit zu Vorhaltungen wurden. Ich fragte: «Hast du die nette Frau, die du von der Kirche her kennst, endlich zum Kaffee eingeladen?», oder «Hast du angefangen den Schal zu stricken? Wir haben dir doch die Wolle besorgt!»

Schließlich kapierte ich, dass Alice diese Dinge nicht mehr selbstständig tun konnte und fand mich mit dem Gedanken ab, dass sie mehr Struktur und Unterstützung brauchte. Ihr Sohn und ich meldeten sie für einen Tag in der Woche in einer Tagesstätte an. Sie war begeistert und sprach von ihren «Kursen». Eine liebe Freundin der Familie nahm Alice zu den Bibelstunden mit und half ihr, sich in der Gruppe wohl zu fühlen und an den Gesprächen zu beteiligen. Wir hatten Glück und fanden eine wunderbare Haushaltshilfe. Jean kam an drei Vormittagen der Woche und wusste, dass sie nicht ihn ihrem, sondern in *Alices* Reich arbeitete. Sie verrichteten die Hausarbeit *gemeinsam* und kochten *zusammen*. Jean stand Alice treu und fürsorglich zur Seite und tat weit mehr als ihre Pflicht. Wenn sie beispielsweise am Freitag Vormittag ein Schmorgericht zubereiteten, rief Jean am Nachmittag, in ihrer Freizeit, Alice an, um sie daran zu erinnern, die Kasserolle in den Ofen zu schieben, damit das Essen fertig war, wenn wir alle zum Abendessen anrückten.

Alice nahm oft an unseren Familienunternehmungen teil, an Kirchgängen, Schulveranstaltungen unserer Kinder, gemeinsamen Mahlzeiten usw. Ich lernte, solche Einladungen nicht einfach vorzuschlagen, sondern freundlich anders zu formulieren. Etwa so: «Alice, wir holen dich um 10.30 Uhr ab. Dann fahren wir raus ins Grüne.» Sie war früher immer sehr gerne mit dabei gewesen und war es wieder, als ich wusste, wie ich sie anzusprechen hatte.

Anfangs pflegte ich Alice zu fragen: «Wir fahren morgen raus ins Grüne. Möchtest du mitkommen?» Worauf ich diese oder eine ähnliche Antwort erhielt: «Danke, aber das ist mir zu anstrengend.»

Wirklich schwierig wurde die Situation, als ich feststellte, dass Alice die Körperpflege vernachlässigte. Mein erster Versuch, sie in die Badewanne zu bringen, schlug komplett fehl. Als immer sehr reinliche Person und ehemalige Pflegenden, löste jede Andeutung auf mangelnde Hygiene erheblichen Groll aus. Alice nahm schließlich ein Bad, als ihr Sohn sie direkt anwies, doch alle Beteiligten hatten dabei ein ungutes Gefühl. Am Ende baten wir Jean, eine nicht zur Familie gehörende Person, diese Aufgabe zu übernehmen.

6.5.4
«Was wird denn von mir erwartet?»

Oft bekommen Pflegende ein Nein zu hören, selbst wenn sie die Wahlmöglichkeiten einschränken, etwa fragen: «Möchtest du einen Spaziergang machen?» Wie ist das zu erklären? Die Person hat Angst, zu versagen und weiß nicht genau, was man von ihr erwartet. Eine Frage mag uns völlig klar erscheinen, dem Menschen mit Demenz kann sie zahlreiche Rätsel aufgeben. Er weiß nicht: «Soll ich alleine gehen?», «Wo soll ich hingehen?», «Was ist, wenn ich mich verirre?», «Finde ich wieder nach Hause?», «Wo ist mein Mantel? Wie ziehe ich ihn über?», «Wie ist das Wetter?», «Vielleicht ist der böse Hund wieder los?» Angesichts so vieler Befürchtungen und Unsicherheiten ist es wirklich leichter, Nein zu sagen.

6.5.5
Die Auswirkungen der Gehirnschädigung

Demenzkranke verfügen über die bemerkenswerte Fähigkeit, alle Register zu ziehen und ihre noch immer reichlich vorhandenen Reserven zu mobilisieren, um sich keine Blöße zu geben und kompetent zu erscheinen. Betreuungskräfte sollen diese löbliche Fähigkeit gezielt kultivieren und unterstützen (siehe Kapitel 3).

Sie müssen sich jedoch vor Augen halten, dass verbliebene Stärken, etwa gute Manieren oder ein hervorragendes Langzeitgedächtnis, verlorene Fertigkeiten, etwa die Fähigkeit, initiativ zu werden oder planvoll zu agieren, nur überdecken, keineswegs aber ersetzen können. Weil Menschen mit Demenz ihre Aktivitäten nicht mehr selbstständig planen und durchführen können, geben sie ihre gewohnten Aktivitäten auf und gehen auf Fragen, Bitten und Vorschläge nicht mehr ein.

6.5.6
Depression

Menschen mit Demenz sind, besonders in den frühen Stadien, stark depressionsgefährdet. Etwa 30 bis 40 % der Kranken leiden an einer schweren, behandlungsbedürftigen Depression. Weil aber die Symptome der Demenz die einer Depression häufig überlagern, müssen Pflegende besonders darauf achten, ob Rückzug und Desinteresse an Aktivitäten noch mit anderen Depressionssymptomen einhergehen (z. B. zu viel oder zu wenig Schlaf, Appetitverlust, exzessive Gewichtszu- oder -abnahme, Erschöpfungszustand, Hoffnungslosigkeit). Wenn diese Symptome vorhanden sind und länger als drei bis vier Wochen anhalten, soll unbedingt ein Arzt oder eine Ärztin konsultiert werden. Depression ist behandelbar, sie wird bei Menschen mit Demenz jedoch leider oft übersehen.

6.6
Wie kann die Person zur Teilnahme bewegt und aktiviert werden?

Wenn direkt formulierte Fragen ein Nein auslösen, wie sollen die Fragen dann gestellt werden? Um das beantworten zu können, müssen wir zuerst auf das Kapitel 2 zurückgreifen und über die Fähigkeit, ganz in der Gegenwart zu leben, nachdenken. Die uns anvertraute Person fürchtet sich vor einem Misserfolg, ist sich nicht sicher, ob sie der Sache gewachsen ist und weiß nicht genau, was von ihr erwartet wird. Wir müssen diese Erschwernisse berücksichtigen und der Person bei unserer Einladung sehr klar zu verstehen geben, dass wir ihr hilfreich zur Seite stehen werden und ihr genau erklären, was wir vorhaben. Die Angst vor einem Misserfolg lässt sich vermutlich lindern, wenn wir auf Erfolgserlebnisse in der Vergangenheit hinweisen.

Ein Angebot unterscheidet sich sehr deutlich von einer Anordnung oder einer Bitte. Ein freundlich formuliertes, freundlich klingendes Angebot drückt Achtung aus, eröffnet Chancen und bereitet einer positiven Reaktion den Boden. Wir können beispielsweise sagen:«Ich würde gern mit dir zusammen Mittag essen. Es gibt den Hühnertopf, der dir so gut schmeckt», anstatt «Essen ist fertig», oder «Das Wetter ist so schön. Ich gehe raus in den Stadtpark. Ich würde gern mit dir zusammen spazieren gehen», anstatt «Komm, wir gehen spazieren.»

Wir können wohl ohne groß darüber nachzudenken sagen, welche Botschaft freundlicher, einladender und damit Erfolg versprechender ist. Als Betreuende von Menschen mit Demenz müssen wir ganz besonders darauf achten, dass wir die Gelegenheiten, aktiv zu werden, als warmherzige Einladungen präsentieren. Wir müssen den Respekt wahren und deutlich vermitteln, dass wir die Person sehr gerne dabei habe möchten. Dabei spielt die Art der Tätigkeit keine Rolle; es können ebenso gut Selbstversorgungs- wie Freizeitaktivitäten sein.

Wenn sich Pflegende vor Augen halten, warum ihr Schützling scheinbar desinteressiert ist oder die Teilnahme verweigert, wird es ihnen gelingen, Einladungen ermutigend zu formulieren. Die folgenden Abschnitte enthalten Erläuterungen und einige Anregungen dazu.

6.6.1
Die Individualität der Person achten

Wenn wir der uns anvertrauten Person ein Angebot machen oder sie zu einer Aktivität einladen, haben wir das Ziel, ihre Lebensgewohnheiten zu unterstützen. Wer viel über die bisherige Lebensführung der Person weiß und sich an diesem Wissen orientiert, achtet deren Individualität. Pflegende können sich dieser Grundlage bedienen, auf die jeweilige Persönlichkeit eingehen, individuell abgestimmte Angebote machen, sowie Aktivitäten und Umfeld so gestalten, dass sie als sinnvoll empfunden und angenommen werden.

Unter diesen Voraussetzungen kann es die Achtung vor dem Individuum auch gebieten, ein begründetes Nein zu akzeptieren. Es wäre falsch zu glauben, wir wüssten besser als unser Schützling selbst, was er braucht und will.

Doch auch ein Mensch mit Demenz braucht Möglichkeiten, den eigenen Horizont zu erweitern und neue Erfahrungen zu machen. Nur weil jemand bislang nie im Garten gearbeitet hat, fischen gegangen ist oder sich mit Kochen beschäftigt hat, muss das nicht heißen, dass die passende Gelegenheit nicht freudig ergriffen wird. Die Herausforderung besteht darin, das, was wir über die Person wissen, zu nutzen und ihr geeignete Aktivitäten in nachvollziehbarer Weise zu präsentieren.

6.6.2
Eine positive Reaktion erwarten

Die Formulierung einer Frage bestimmt maßgeblich, wie die angesprochene Person reagiert. Wenn Sie stillschweigend davon ausgehen, dass Ihre Einladung angenommen wird, ist eine positive Antwort wahrscheinlicher. Dass es nicht so sehr auf das Was des Gesagten als auf das Wie ankommt, ist zwar allgemein bekannt, ist aber besonders wahr, wenn wir mit Demenzkranken kommunizieren. Sie entwickeln nämlich ein sehr feines Gespür für den nonverbalen, emotionalen Anteil der Sprache, vielleicht um die Einschränkungen ihrer verbalen Sprache zu kompensieren.

Die Heimleiterin in der oben geschilderten Episode hätte Elsa Groß anders ansprechen können und damit wahrscheinlich eher Erfolg gehabt. Etwa so: «Frau Groß, könnten Sie bitte beim Karottenschälen helfen? Das wäre sehr nett. Ich kümmere mich derweil um die Kartoffeln fürs Abendessen.» Diese Formulierung hätte Frau Groß genau mitgeteilt, was sie tun soll, ferner, dass sie mit der Aufgabe nicht allein gelassen wird und ihre Hilfe willkommen ist. Sie wäre vermutlich doch ein wenig unsicher und zögerlich gewesen, hätte aber schließlich die Bitte nicht abschlagen können. Es folgen nun weitere Anregungen für Fragen, die eine positive Erwartungshaltung signalisieren und ein Ja wahrscheinlich machen. Die Wirkung dieser Sätze ist noch zu steigern, wenn sie von nonverbalen Botschaften begleitet, also mit warmer Stimme geäußert werden, und die angesprochene Person dabei am Arm berührt wird. Weitere Techniken wurden bereits in Kapitel 4 vorgestellt.

- «Das Essen ist fertig. Komm, wir gehen zusammen in die Küche.»
- «Ich möchte spazieren gehen und diese Plätzchen deiner Freundin Heidi bringen. Komm doch bitte mit, das würde mich freuen.»
- «Ich brauche Ihre Hilfe beim Tischdecken.»
- «Ich habe Ihnen ein schönes, warmes Bad gerichtet; ich helfe Ihnen, gehen wir zusammen ins Bad.»
- «Du bist doch ein so guter Gärtner. Könntest du mir bitte helfen, die Tomaten abzunehmen?»
- «Wir wollen jetzt Karten spielen. Bitte setz' dich zu uns und spiel mit.»

Solche Angebote oder Bitten gehen von einer positiven Antwort aus, vermitteln, dass Sie unterstützend dabei sein werden – was die Angst reduziert – und sind keine Befehle, die einer erwachsenen Person unwürdig wären. Wie wäre Ihnen zumute, wenn Ihnen ein Bad oder ein Gang zur Toilette angeordnet würde? Menschen mit Demenz mögen sich aus eigener Kraft nicht mehr an diese Dinge erinnern, vergessen aber nie, dass sie Erwachsene sind und verlieren nie das Gefühl für den Schutz ihrer Würde und ihres Selbst. Es gibt einen Mittelweg zwischen Anordnen und Bitten, der sehr wirksam sein kann, wenn es darum geht, Ihren Schützling zu aktivieren. Die Technik muss allerdings intensiv geübt werden.

6.6.3
Leichte Entscheidungen anbieten

Auf eine Einladung, die mit einer Wahlmöglichkeit verbunden ist, wird die Person eher positiv und mitwirkend reagieren. Doch bereits in den frühen Demenzstadien lässt die Fähigkeit, Entscheidungen zu treffen, nach. Pflegende, die sich dessen bewusst sind, können dem Problem begegnen, indem sie der Person leichte Entscheidungen anbieten. Eine Wahl zwischen zwei Angeboten zu treffen, überfordert sie meist nicht. Fragen Sie beispielsweise: «Möchtest du Schinken aufs Brot oder lieber Käse?» (und nicht: «Was willst du aufs Brot?») oder: «Möchten Sie Udo Jürgens hören oder lieber die Beatles?» (anstatt: «Welche Musik möchten Sie gern hören?»).

Wir müssen uns die Wahlmöglichkeiten sorgfältig überlegen. Die Frage: «Möchtest du zu Mittag essen?» ist sicher falsch gestellt, weil es zum Mittagessen keine Alternative gibt. Es kann, wie bereits erwähnt, schwierig sein, eine

demenzkranke Person für ein Bad zu gewinnen. Sie muss zwar ein Bad nehmen oder gewaschen werden, kann aber trotzdem gewisse Dinge selbst entscheiden. Bieten Sie echte Wahlmöglichkeiten an: «Möchtest du vor dem
Abendessen oder nach dem Abendessen baden?» oder: «Möchten Sie nach
dem Bad das grüne Hemd anziehen oder lieber das rote?» Eine professionelle
Pflegekraft konnte ihren Schützling bewegen, ein Bad zu nehmen, indem sie
ihm ein hübsches, mit Seifen und Shampoopackungen gefülltes Körbchen
anbot und ihn davon auswählen ließ. Die alte Dame interessierte sich so sehr
für die netten Sachen, dass sie ihre Angst vor der Wanne ganz vergaß. Manche
Langzeitpflegeeinrichtungen haben sich diesen Ansatz zu Nutze gemacht und
richtige Wohlfühlbäder eingerichtet, in denen Körperpflege zum angenehmen
Erlebnis wird. Das braucht keine teure Maßnahme zu sein, wenn Personal,
Ehrenamtliche und Angehörige gebeten werden, Gratispröbchen und kleine
Seifen zu sammeln und beizusteuern.

6.6.4
Unterstützung geben, loben und ermuntern

Einladungen und Angebote, von Verständnis und Empathie getragen und
freundlich-fürsorglich mitgeteilt, ermutigt die Person, tätig zu werden. Damit
sie dann auch tätig bleibt, muss sie fortlaufend ermuntert und gelobt werden.
Diesem überaus wichtigen Punkt ist der folgende Abschnitt gewidmet.

6.7
Helfende Hände: Wie können wir das Tätigsein fördern?

Die vorangegangenen Abschnitte haben darüber informiert, wie wichtig es für
Demenzkranke ist, den vertrauten Lebensstil beibehalten und sich sinnvoll
beschäftigen zu können. Wie Sie selbst nur allzu gut wissen, fällt es Menschen
mit Demenz schwer, Dinge selbstständig zu tun. Ohne die Hilfestellung anderer vergeht ihre Zeit mit Nichtstun. Folgende Leitlinien, die auf alle Aktivitäten anwendbar sind, sollen Ihnen helfen, Ihren Schützling beschäftigt zu halten. Wie in anderen Bereichen der Demenzpflege, gibt es auch hier keine
festen Regeln oder Rezepte, lediglich Anregungen, die den individuellen
Bedürfnissen und Stärken der Person anzupassen sind. In Kapitel 7 finden Sie
weitere Einzelzeiten für den Bereich der Aktivitäten des täglichen Lebens und
in Kapitel 8 für den Bereich der Freizeitaktivitäten.

6.7.1

Die verbliebenen Fähigkeiten nutzen

Angesichts der vielen demenzbedingten Einbußen und Behinderungen geraten die vielen verbliebenen Fähigkeiten leicht aus dem Blick. Sie können eingesetzt werden, um das Tätigsein zu fördern und Ausfälle zumindest teilweise zu kompensieren. Es mag der Person möglicherweise nicht mehr gelingen, völlig selbstständig ein Essen für Gäste vorzubreiten, sie kann jedoch Teile der Arbeit übernehmen, etwa mit Ihrer Unterstützung den Tisch decken, für den Blumenschmuck sorgen, Gemüse putzen. Sie kann ihre noch vorhandenen guten Umgangsformen einsetzen, die Gäste begrüßen und ins Haus führen. Ein weiteres Beispiel: Ein Mensch mit Demenz ist vielleicht außer Stande, in ganzen Sätzen zu sprechen, kann aber immer noch bekannte Melodien mitsingen, was ihn beruhigt, etwa beim Baden oder Zubettgehen. Einzelheiten über diese Stärken und deren Einsatz in der täglichen Pflege finden Sie in Kapitel 3.

6.7.2

Gewohnheiten achten und beibehalten

«Der Mensch ist ein Gewohnheitstier»; wir alle entwickeln im Laufe unseres Lebens unzählige Rituale. Die Art, wie wir aufstehen und zu Bett gehen, wie wir unsere Angelegenheiten untertags erledigen, ist uns zwar meist nicht bewusst, dennoch von größter Bedeutung. Wir pflegen zu einer bestimmten Zeit zu frühstücken und haben unsere Leibspeisen, erledigen aber auch nebensächlichere Dinge, etwa das Zähneputzen, immer auf die gleiche, individuell ausgeprägte Weise. Wir fühlen uns tendenziell am wohlsten, wenn wir diese Angewohnheiten beibehalten können. Viele Menschen können sich veränderten Umständen durchaus anpassen, halten aber trotzdem so weit wie möglich an ihren Gewohnheiten fest. Weil ich beruflich häufig verreise, bin ich es gewohnt, in verschiedenen Hotelbetten zu schlafen. Meist schlafe ich recht gut, weil ich auch unterwegs mein Einschlafritual beibehalte und im Bett ein wenig Zeitung lese. Oft lese ich nur die Schlagzeilen, schon fallen mir die Augen zu. Diese Angewohnheit ist nicht besonders logisch oder empfehlenswert, lediglich eine Einschlafhilfe, die funktioniert, wo immer ich mich gerade befinde.

Die Gehirnerkrankung erschwert es Betroffenen zunehmend, Alltagsdinge zu tun und ihre persönlichen Angewohnheiten beizubehalten. Menschen mit Demenz sind auch in dieser Hinsicht immer stärker auf die Hilfe ihrer Betreuungskräfte angewiesen. Wenn die persönlichen Angewohnheiten der Person beachtet werden, nimmt er vielleicht sogar vertraute Aktivitäten wieder auf. Das stärkt ihr Unabhängigkeitsgefühl, sie fühlt sich wohler und selbstsicherer. Es kann verlockend sein, solche Gewohnheiten zu übergehen und als unnötigen Firlefanz abzutun. Nichts wäre verkehrter. Sie geben dem Alltag einen

Rahmen und tun einfach gut. Stellen Sie sich vor, wie irritiert Sie wären, wenn Sie am Morgen die gewohnte Tasse Kaffee nicht am gewohnten Platz trinken könnten oder auf irgendeine andere, besonders lieb gewonnene Routine verzichten müssten. Folgende Geschichte ist nur ein Beispiel dafür, wie überaus wichtig es ist, altvertraute Gewohnheiten beizubehalten.

Auch im Ruhestand trug Georg Hansen immer Hemd und Krawatte, wie er es von seiner Arbeit im Büro her gewohnt war. Als er eine Demenz entwickelte, konnte er das Hemd nicht mehr richtig zuknöpfen und den Krawattenknoten nicht mehr richtig binden. Weil seine Frau wusste, wie wichtig das für ihn war, nahm sie ihm diese Mühe ab. Als die Betreuung ihres Mannes zu schwer wurde und er in ein Pflegeheim umzog, gab sie ihm eine große Kollektion seiner liebsten Hemden und Krawatten mit. Dem viel beschäftigten Personal schienen Polohemden allerdings viel praktischer. Herr Hansen wehrte sich dagegen, bekam sie aber trotzdem übergezogen. Er war dabei meist ziemlich unruhig und bedrückt, ein Zustand, der den ganzen Vormittag über anhielt. Das Personal schrieb sein Verhalten der Ortsveränderung und der fortschreitenden Demenz zu. Beide Faktoren mögen eine gewisse Rolle gespielt haben, doch dann bemerkte eine Pflegekraft, dass sich Herr Hansen recht ruhig verhielt, wenn seine Frau zu Besuch kam und ihm beim Anziehen seines Lieblingshemds und seiner Lieblingskrawatte behilflich war. Als diese Pflegekraft am nächsten Morgen Dienst hatte, berücksichtigte sie seine Vorlieben. Alle waren erstaunt, dass sich Herr Hansen Hemd und Krawatte widerstandslos anziehen ließ und fast den ganzen Vormittag über ruhig und gut gelaunt war. Als seine Gewohnheiten respektiert wurden, fühlte sich Georg Hansen wohler, was seine Betreuung erheblich erleichterte.

Die Betreuung Demenzkranker soll sich in allen Stadien, an ihren persönlichen Lebensgewohnheiten orientieren, weil sie dann aktiver sein können und sich wohler fühlen. Angehörige und befreundete Menschen kennen deren Angewohnheiten besser als alle anderen. Ihr Wissen ist ungeheuer wertvoll. Das trifft besonders zu, wenn mehrere Betreuungspersonen oder professionelle Pflegekräfte beteiligt sind, die diese intimen Kenntnisse nicht besitzen. Im persönlichen Auskunftsbogen (Anhang) können diese Informationen festgehalten, und, wenn sich die Pflegebedürfnisse verändern, ergänzt und aktualisiert werden. Im Frühstadium der Demenz kann und soll die betroffene Person viele Informationen selbst beisteuern.

6.7.3
Die benötigten Utensilien bereithalten

Olga gab sich große Mühe, war der kompletten Betreuung ihrer Mutter jedoch bald nicht mehr gewachsen. Schließlich engagierte sie für ein paar Stunden pro Woche eine Hilfskraft. Neben vielen anderen Dingen war es Olga immer besonders schwer gefallen, ihrer Mutter beim Duschen behilflich zu sein. Sie delegierte die Aufgabe an die Pflegehelferin. Meist nutzte Olga die freie Zeit für eine Pause außerhalb des Hauses. Als sie eines Tages später als sonst wegging, konnte sie verblüfft beobachten, wie sich ihre Mutter von der Helferin willig ins Bad führen und unter die bereits laufende Dusche stellen ließ. Ein paar Tage danach legte Olga frische Wäsche, ein Handtuch und die notwendigen Toilettensachen bereit. Dann drehte sie die Dusche auf und siehe da, ihre Mutter ließ sich jetzt auch von der Tochter völlig problemlos duschen.

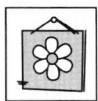

Was immer wir gemeinsam tun, die Person braucht und verdient unsere volle Aufmerksamkeit. Wir erleichtern uns diese Aufgabe, wenn wir so viel wie möglich im Voraus planen und vorbereiten. Wie Olga feststellen konnte, hilft der Anblick entsprechender Gegenstände, sich zu orientieren und weckt oft die Bereitschaft, selbst mitzuwirken.

6.7.4
Den ersten Schritt erleichtern

Menschen mit Demenz wirken oft desinteressiert und passiv. Das ist besonders für betreuende Angehörige schwer zu verkraften, weil sie das erkrankte Familienmitglied noch als unabhängige, selbst bestimmte Persönlichkeit kannten. Wie bereits erwähnt, ist diese scheinbare Teilnahmslosigkeit vor allem auf eines der problematischsten Krankheitssymptome zurückzuführen, nämlich auf die Schwierigkeit, eine Tätigkeit zu beginnen. Das Bild von einem kaputten Anlasser trifft die Sache recht gut. Jetzt sind wir, die Pflegenden, gefordert, als Anlasser zu fungieren. Ist der erste Schritt getan, erinnert sich die Person vielleicht an den gewohnten Ablauf und kann alleine weitermachen. Selbstständiges Essen ist beispielsweise manchmal möglich, wenn die ersten Bewegungen von der Hand zum Mund durch direkte Führung angebahnt werden. Sie kann vielleicht Hände und Gesicht alleine waschen, wenn ihre Hände unters warme Wasser und zum Lappen geführt werden. Bei weniger vertrauten oder komplizierteren Aktivitäten, etwa wenn sich die Person anziehen oder ein Haustier gefüttert werden soll, muss sie womöglich bei jedem einzelnen Schritt Starthilfe bekommen.

6.7.5
Hinweise und Signale geben

Erwachsene kommunizieren überwiegend mit Worten. Menschen mit Demenz haben Ausfälle und können deshalb verbale Hinweise oder Aufforderungen kaum mehr verstehen. Selbst so einfache Sätze wie: «Hier ist dein Mittagessen» sind ihnen schließlich unverständlich. Wenn sie nicht reagieren, liegt der Schluss nahe, dass sie nicht mehr selbstständig essen können. Es gibt jedoch bestimmte Signale, die sich an die verbliebenen nonverbalen Kommunikationsfertigkeiten richten und die nachlassenden verbalen teilweise ersetzen. Wir sollten alle Kommunikationskanäle erforschen. Wortlose Hinweise oder Signale eignen sich für vertraute, eingeschliffene, oft durchgeführten Aktivitäten, etwa Essen, Haare kämmen, Blätter zusammenrechen.

Mit nonverbalen Hinweisen und Signalen können wir unseren Schützlingen helfen, eine Tätigkeit zu beginnen. Machen Sie die Person darauf aufmerksam, wie gut eine Mahlzeit riecht und wie appetitlich sie aussieht, wie sich der Löffel in der Hand anfühlt oder eine Speise schmeckt. Auch Demonstrationen, etwa Essbewegungen vormachen, sind oft hilfreich. Manchmal braucht die Person auch direkte Unterstützung, etwa indem Sie ihr behutsam die Hand mit dem Löffel zum Mund führen.

Dergleichen Hinweise und Signale lassen sich für alle möglichen Aktivitäten finden. Möchten Sie die Person z. B. anregen, die Zimmerpflanzen mit Wasser zu besprühen, können Sie folgende Signale geben:

- Sagen Sie: «Hier ist der Wasserzerstäuber für die Pflanzen» (verbales Signal).
- Deuten Sie auf die Pflanzen und besprühen Sie sie (Demonstration).
- Geben Sie der Person den Wasserzerstäuber in die Hand und deuten Sie auf die Pflanze (nonverbales Signal).
- Umfassen Sie die Hand der Person mit Ihrer Hand und fangen Sie vorsichtig an, die Pflanze zu besprühen (direkte Führung).

Es kann sein, dass verschiedene Aktivitäten auf verschiedene Weise angebahnt werden müssen. Um einen Pullover oder eine Jacke anzuziehen, genügt vielleicht eine verbale Aufforderung, für das Hemd mag eine Demonstration oder ein nonverbales Signal notwendig sein, um in die Hose zu schlüpfen bedarf es darüber hinaus womöglich einer direkten Führung und/oder Hilfestellung.

Nonverbale Signale oder Hinweise spielen auch eine wichtige Rolle, wenn sich die Person mit weniger vertrauten oder komplexeren Aktivitäten beschäftigen, etwa backen oder basteln soll. Weil sie wohl kaum alleine fortfahren kann, braucht sie vermutlich für jeden Schritt weitere Signale und Erinnerungshilfen. Näheres zu diesen Kommunikationstechniken finden Sie in Kapitel 4.

Dementiell veränderte Menschen sprechen nicht auf alle Signale gleich gut an. Bei dem einen genügt es, dass er seine Jacke sieht, schon zieht er sie an, ein anderer muss sie erst anfassen. Wenn Sie herausgefunden haben, welche Signale oder Hinweise am besten wirken, notieren Sie die Information im persönlichen Auskunftsbogen (Anhang), und versuchen Sie, immer die gleichen einzusetzen. Wichtig ist, auch andere Betreuungskräfte, die sich nur gelegentlich um die Person kümmern, über Erfolg versprechende Signale zu informieren.

6.7.6
Die Aktivität in Einzelschritte aufteilen und bei Bedarf helfend eingreifen

Aktivitäten wie Zähneputzen oder Kaffeekochen, werden von gesunden Menschen als in sich geschlossene Tätigkeiten empfunden, obwohl sie aus mehreren Einzelschritten zusammengesetzt sind. Das Zähneputzen kann in bis zu 35 Schritten aufgeteilt werden! Menschen mit Demenz vergessen oft die richtige Reihenfolge, haben mit ihren kognitiven Fähigkeiten auch den «Leim» verloren, der die Schritte miteinander verbindet und verlieren den Faden, noch bevor die Aktivität abgeschlossen ist. Vielleicht sieht Ihr Schützling mehrere verschiedene Aufgaben, (z. B. Verschluss der Zahnpastatube abnehmen, Zahncreme auf die Bürste drücken), wo Sie nur eine sehen. Wird die Aktivität dann in Einzelschritte unterteilt und jeder Schritt unterstützt, ist sie meist eher zu bewältigen. Das kann beim Zähneputzen (bei Bedarf begleitet von nonverbalen Signalen) mit folgenden Worten geschehen: «Es ist Zeit fürs Zähneputzen. Bitte komm` mit mir ins Bad, ich helfe dir dabei. Hier ist die Zahncreme. Nimm den Deckel ab. Hier ist die Zahnbürste. Drücke etwas Zahncreme auf die Bürste. Lege die Tube ab. Stecke die Bürste in den Mund. Jetzt putze die Zähne.» **Gehen Sie immer in der gleichen Reihenfolge vor und geben Sie immer die gleichen Anweisungen,** weil sonst vielleicht der Eindruck entsteht, dass es sich um eine völlig andere Tätigkeit handelt.

6.7.7
Mit dem einfachsten Schritt beginnen

Meist wird Ihnen die Zeit fehlen, die Person durch jeden einzelnen der 35 Schritte des Zähneputzens zu begleiten. Es ist aber durchaus möglich, an einem bestimmten Punkt anzusetzen und einige auszulassen. Wenn Sie beispielsweise die Zahncreme selbst auf die Bürste auftragen, entfallen bereits viele Schritte, die Person hat dennoch die Möglichkeit, selbst tätig zu werden. Ein anderes Beispiel: Ihr Schützling hat Freude am Backen, kann aber die Zutaten nicht mehr richtig abmessen. Wenn Sie sämtliche Zutaten in der richtigen Menge vorher bereitstellen, kann er damit anfangen, die Sachen zu mischen.

Die einzelnen Schritte können auch über einen längeren Zeitraum hinweg verteilt werden. Sicher wird es manchen Pflegenden schwer fallen, eine Arbeit unerledigt liegen zu lassen. Wegen ihrer kurzen Aufmerksamkeitsspanne und ihrer geringen Kraftreserven können Personen mit Demenz eine Arbeit manchmal nicht in einem Gang erledigen. So muss beispielsweise eine Person, die wirklich gerne die Pflanzen und Blumen im Haus gießt oder gerne kocht, immer wieder Pausen einlegen und die Arbeit über den ganzen Tag oder sogar mehrere Tage verteilen. Bei entsprechender Planung können viele Aktivitäten aufgeteilt werden. Natürlich müssen Pflegende entscheiden, welche Dinge sofort zu erledigen sind (z. B. das Abendessen zubereiten). Doch selbst diese Aktivitäten können, gut geplant, über einen längeren Zeitraum hinweg verteilt werden. Ist die Person gerne bereit, das Gemüse fürs Abendessen zu putzen, ermüdet dabei aber bald, können Sie den Rest übernehmen und dann rechtzeitig fertig sein. Sie können aber auch schon am Morgen anfangen, das Abendessen vorzubereiten, wenn die Person noch frischer ist, und sie den Tag über verteilt jeweils nur kurze Zeit damit beschäftigen. Ich habe einmal zusammen mit mehreren Personen Kürbiskuchen zum Thanksgiving Day gebacken und jeden Tag nur eine Sache erledigt. Alle beteiligten sich nach Kräften. Die Arbeit erstreckte sich über mehrere Tage, doch jeder Schritt machte meinen Schützlingen Freude, und schließlich war ihr Stolz auf das fertige Produkt Lohn genug für die Mühe.

6.7.8
Die Aufgabe und/oder die Umgebung anpassen

Es gibt zahlreiche Möglichkeiten, eine Aktivität so zu verändern oder anzupassen, dass sie bewältigt werden kann. Veränderungen müssen jedoch langsam vorgenommen werden, damit die Aktivität so bekannt wie möglich bleibt und das Erinnerungsvermögen des demenzkranken Menschen nicht überfordert. Lassen Sie sich die geeigneten Aktivitäten von einer Ergotherapeutin oder einem Ergotherapeuten empfehlen.

Pflegende können eine Tätigkeit auch individuell anpassen, d. h. so verändern, dass sie mit den verbliebenen Fähigkeiten bewältigt werden kann (z. B. sich mit dem Waschlappen waschen, anstatt ein Bad nehmen, oder Häppchen herrichten, anstatt eine ganze Mahlzeit kochen). Sie kann sich auch am Grad der möglichen Beteiligung orientieren. Die Person kann sich an allen Schritten beteiligen oder nur an einem oder zwei, ist vielleicht lediglich anwesend, schaut anderen bei der Arbeit zu und unterhält sich mit ihnen über die Tätigkeit. Im Frühstadium kann sie beim Plätzchenbacken vielleicht sämtliche Arbeiten übernehmen, d. h. die Zutaten einkaufen, den Teig dem Rezept entsprechend zubereiten, die Plätzchen backen, anbieten und essen. Im mittleren Stadium, bei mäßigen kognitiven Einschränkungen, kann sie die Zutaten vielleicht nur mit Unterstützung auswählen und abmessen, aber wahrscheinlich den Teig mischen, die Plätzchen ausstechen, verwahren und beim Aufräumen helfen. Ein Mensch mit schweren kognitiven Behinderungen kann den Teig rühren (evtl. mit direkter Führung der Hand), Portionen abstechen und aufs Backpapier legen, den Duft genießen, der dem Ofen entströmt, und die Plätzchen essen. Letzteres ist allen möglich! Denken Sie daran, dass auch Dabeisitzen und Zuschauen Aktivitäten sind. Manche Kranke halten sich einfach gerne in der Küche auf, wenn dort gekocht oder gebacken wird.

Die Utensilien oder das Material können manchmal so verändert werden, dass sie leichter zu handhaben sind (z. B. für Bekleidung sorgen, die sich leicht überziehen lässt und keine Knöpfe und Verschlüsse aufweist, Besteck mit größeren Griffen kaufen). Es gibt unzählige Möglichkeiten, die Dinge den individuellen Fähigkeiten anzupassen. Bieten Sie Ihrem Schützling Lesestoff in großer Schrift an, wenn die Sehkraft nachlässt, dickeres Garn, Vorlagen zum Ausmalen oder Schablonen, etwa zum Schreiben. Verwenden Sie bei Menschen, die nicht mehr richtig zugreifen können, Dinge mit größeren Griffen oder dickere Stifte und fixieren Sie bestimmte Gegenstände mit Klammern, Haft- oder Klebestreifen. Kapitel 7 und 8 enthalten weitere Anregungen. Bitte informieren Sie sich im Branchenverzeichnis über Bezugsquellen für behindertengerechte Utensilien zur Körperpflege und den Lebensalltag, wobei geeignete Dinge oft auch – womöglich billiger – in Apotheken oder Heimwerkermärkten aufzutreiben sind. Leichter zu fassende Griffe beispielsweise lassen sich gut aus preiswertem Isoliermaterial für Wasserrohre herstellen. Unter den Essteller oder die Rührschüssel kann eine Anti-Rutschmatte gelegt werden, wie sie oft in Schränken und Schubladen von Campingautos verwendet werden. Auch Türlinken lassen sich damit ausstatten, damit sie leichter zu greifen sind. Ein feuchter Waschlappen tut aber den gleichen Dienst. Es gibt auch viele Wege, die Umgebung den Sicherheitsbedürfnissen und Einschränkungen einer Person mit Demenz anzupassen (z. B. verdeckte Sicherheitsvorrichtungen an Haustüren, Beschriftung der Küchenschränke). Kapitel 5 enthält weitere Tipps zur Anpassung der Umgebung.

6.7.9
Sämtliche Vorgänge jedes Mal neu erklären

Menschen mit Demenz haben zwar erstaunliche Fähigkeiten, trotzdem empfiehlt es sich, davon auszugehen, dass ihnen jeder Augenblick wieder völlig neu vorkommt. Rechnen Sie nicht mit dem geringsten Erinnerungsvermögen. Mehr zum Thema Kommunikation finden Sie in Kapitel 4.

6.7.10
Ablenkungen reduzieren und die Privatsphäre schützen

Um erfolgreich tätig sein zu können, müssen sich Menschen mit Demenz auf die aktuell vorliegende Aufgabe konzentrieren können. Die Gehirnschädigung erschwert es ihnen zunehmend, Hintergrundgeräusche auszublenden und sich ganz aufmerksam einer Tätigkeit widmen. Je stärker die Erkrankung fortschreitet, desto schneller ist die Person abgelenkt; selbst das Brummen eines Kühlschranks oder Straßengeräusche, die durchs offene Fenster dringen, können sie stören. Besonders bei schwierigern Aufgaben sind Ablenkungen auf ein Minimum zu reduzieren. Stellen Sie das Radio aus, wenden Sie sich ganz Ihrem Schützling zu und unterhalten Sie sich nicht nebenbei mit anderen

Leuten. Führen Sie die Aktivität an einem möglichst störungsfreien Ort durch. Bieten Sie beim Essen jeweils nur einen Gang an und, im späteren Stadium, nur einen Löffel oder eine Gabel.

6.7.11
Zeit lassen

Menschen mit demenzbedingt geschädigtem Gehirn brauchen für alle Aktivitäten mehr Zeit als Gesunde. Der gesamte Tätigkeitsablauf – eine Sache anfangen, die notwenigen Bewegungen usw. – ist verlangsamt, wie in einem Film in Zeitlupentempo. Das kann Betreuende, die es gewohnt sind, Dinge flott zu erledigen, ziemlich belasten. Auch in dieser Situation ist es ratsam, sich in die Lage Ihres Schützlings hineinzuversetzen und daran zu denken, dass die Freude im Augenblick liegt und der Prozess befriedigt, nicht das Ergebnis. Es ist nicht schwer, einer demenzkranken Person das Essen innerhalb von zehn Minuten einzugeben. Eine andere braucht vielleicht eine Stunde, isst dafür aber selbstständig. Beide sind hinterher satt. Wer hat dabei wohl mehr Freude und Befriedigung erfahren?

Sicher: Es mag schneller gehen (für Sie), die Person selbst anzuziehen oder ihr das Essen einzugeben, doch wozu die Eile? Selbstständiges Tun stärkt Wohlbefinden und Selbstvertrauen und ist eine wichtige Beschäftigung. Wenn Sie Ihren Schützling drängeln und zur Eile mahnen, wird er womöglich nur erregt und verwirrt. Außerdem müssen Sie sich anschließend eine andere Beschäftigung für ihn ausdenken!

6.8
Die Sinne anregen

Die Welt erschließt sich uns Menschen durch millionenfache Sinneseindrücke, durch Bewegungen und das, was wir sehen, riechen, hören, fühlen, schmecken. Der Bratenduft begrüßt uns daheim und zeigt uns die Essenszeit an. Grüne Wiesen und singende Vögel bedeuten Frühling. Ein Segen, dass bei Menschen mit Demenz der Teil des Gehirns, der Sinneseindrücke empfängt, meist noch recht gut funktioniert. Der Klang der Lieblingsmelodie oder der Geschmack von frisch gebackenem Brot sind Freuden, die nicht erklärt werden müssen.

Neben den einfachen Freuden sensorischer Wahrnehmungen sind sensorische Stimuli unerlässlich. Ohne sie kann das Gehirn nicht funktionieren. Wir alle brauchen sensorische Reize, bis zur letzten Stunde unseres Lebens. Experimente haben gezeigt, welche äußerst *negativen* Folgen es hat, wenn sensorische Reize *fehlen* (Zubek, 1969). Gesunde, junge Studierende eines Collegs verbrachten mehrmals eine gewisse Zeit in Räumen, in denen sie sich nicht bewegen und mit niemandem sprechen konnten, wo es nichts zu tun und nichts zu sehen gab. Als sie diese Umgebung wieder verlassen hatten, waren sie unfähig, einfache Aufgaben zu lösen, apathisch und unmotiviert. Sie konnten sich schlecht konzentrieren und bewegten sich unkoordiniert. Alle Teilnehmenden konnten schließlich ihr normales Leben wieder aufnehmen. Deutlich war, dass, je länger der Aufenthalt in der reizarmen Umgebung gedauert hatte, desto später sich der Normalzustand wieder einstellte.

Solche Experimente sind inzwischen aus nachvollziehbaren Gründen verboten. Wir können die gewonnenen Erkenntnisse jedoch auf die Situation von Menschen mit Demenz anwenden. Es ist interessant, festzustellen, dass die Ausfälle und Defizite der Probanden gewissen Demenzsymptomen ähneln. Zwar führt der Entzug von Sinnesreizen nicht zu Demenz, kann jedoch deren Symptome verstärken.

Eine Gehirnschädigung erschwert es der betroffenen Person zunehmend, stimulierende Außenreize wahrzunehmen und zu interpretieren. Sie brauchen, insbesondere in fortgeschrittenen Stadien, Hilfe, um auf Sinnesreize reagieren zu können. Sind sie alleine gelassen, werden sie von der sinnlich erfahrbaren Welt zunehmend isoliert, bekommen daher weniger sensorische Anregungen, wodurch wiederum ihre Reaktionsfähigkeit abnimmt. Intervenieren ihre Betreuungskräfte nicht, kommt eine Abwärtsspirale in Gang, und die Symptome der Demenz werden noch stärker. Dazu kommt, dass die meisten Betroffenen bereits älter sind und vermutlich auch altersbedingte Ausfälle haben, also nicht mehr so gut sehen, hören, schmecken, fühlen und sich bewegen können. Sensorische Deprivation durch Reizarmut oder Reizüberflutung stellt insbesondere für Bewohnerinnen und Bewohner von Heimen eine Gefahr dar. Beide Gefahren sind in solchen Institutionen eher die Regel.

Wenn auf einen Menschen mit Demenz allzu viele Sinnesreize einstürmen, etwa bei einer Mahlzeit im lebhaften Familienkreis, reagiert er womöglich verstört oder verschließt sich. Er fühlt sich überfordert und kommt nicht mehr zurecht. Sicher kennen Sie diese Situation: Der Arbeitstag war lang und anstrengend, Sie sind müde und möchten nur noch nach Hause. Doch dann läutet pausenlos das Telefon und alle bestürmen Sie mit Fragen. Überlastet wie Sie sind, fällt es Ihnen schwer, angemessen zu reagieren. Auch einfache Dinge werden zum Problem; aus einer Maus wird ein Elefant.

Wegen ihrer Gehirnleistungseinbußen sind Menschen mit Demenz sehr viel schneller überlastet und überfordert. Sie kommen mit allzu vielen Sinnesreizen zunehmend schwerer zurecht und können normale sensorische Stimuli kaum noch richtig interpretieren. Kein Wunder, dass sie dann oft unverständlich reagieren. **Abbildung 4** stellt diesen Zustand dar.

Ein typischer Überlastungsmoment ist die Familienmahlzeit. Nehmen wir an, es gibt Nudelauflauf. Alle reden durcheinander, lachen und reichen sich Salz, Pfeffer und die Ketchupflasche. Hans, der an Demenz leidet, schaut verwirrt herum, greift dann zur Ketchupflasche vor ihm und schüttet Ketchup über sein ganzes Essen und auf den Tisch. Ein weiteres Beispiel sind auf Tabletts servierte Mahlzeiten. In Pflegeheimen ist es üblich, den Kranken und

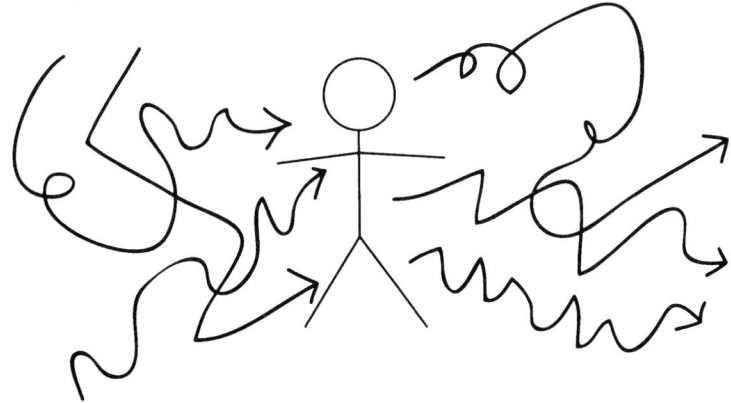

Abbildung 4: Wirkung einer Überstimulierung. Zuviel Stimulierung kann zu sinnlosen Reaktionen führen

Alten alle Gänge gleichzeitig vorzusetzen. Die häufige Folge ist, dass sie nichts essen oder das Falsche tun, etwa versuchen, die Serviette zu essen oder das Rührei in den Tee kippen.

Obwohl Sinnesreize wichtig sind, muss sehr darauf geachtet werden, dass ungeeignete Stimulierungen oder Reizüberflutung unterbleiben. Stimulierung ohne Stress, das ist das Ziel. Wird dieses Ziel erreicht, macht die Person eine angenehme Erfahrung und wird angeregt, auf ihre Umwelt auf sinnvolle Art und Weise zu reagieren. Siehe dazu **Abbildung 5.**

Wie könnte die Mahlzeit verlaufen, wenn sich die Familie auf Hans einstellen und ihn weniger stimulieren würde? Die Tischgesellschaft würde sich leiser miteinander unterhalten und die unmittelbar neben ihm sitzende Person würde sich um Hans kümmern. Weil Hans nur Ketchup benutzt, wird sie alle anderen Dinge aus seiner Reichweite bringen. Sie legt Hans eine Portion auf den Teller, lässt ihn daran riechen und erinnert ihn, dass es Nudelauflauf ist. Er reagiert erfreut und bekommt die Ketchupflasche in die Hand gedrückt. Das Gefühl der Flasche und der Duft des Essens regen Hans an, etwas Ketchup aus der Flasche auf die Nudeln zu drücken. Diese Tätigkeit und die verbale

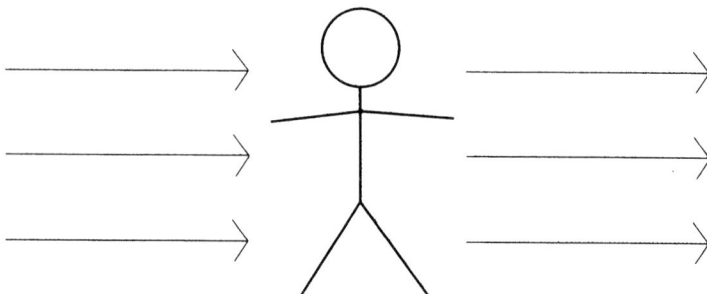

Abbildung 5: Darstellung einer stressfreien Stimulierung. Die Person hat Freude an der Anregung und ist in einer Weise stimuliert, die eine sinnvolle Reaktion zur Folge hat.

Ermunterung führen dazu, dass Hans einen Bissen nimmt. Das Essen schmeckt ihm – eine Reaktion auf eine Stimulierung, die Hans begreift und ihm hilft, sich seiner Umwelt zuzuwenden.

Auch bei Mahlzeiten in Langzeitpflegeeinrichtungen können die Sinne der Bewohnerinnen und Bewohner ähnlich stressfrei stimuliert werden. Der wichtigste Schritt besteht darin, nur das Hauptgericht vorzusetzen und unnötigen Lärm im Speisesaal zu vermeiden. Kapitel 7 informiert eingehender über das wichtige Thema der Mahlzeiten in Pflegeheimen. Kapitel 5 enthält Näheres über stressfreie sensorische Stimulierung.

6.8.1
Richtig stimulieren

Die Aufmerksamkeit erregen

Menschen mit Demenz fällt es schwer, aufmerksam zu sein, ja sie bemerken oft nicht einmal Dinge, die direkt vor ihnen stehen. Sie sind auch bald nicht mehr im Stande, eine Aktivität selbstständig zu beginnen. Sie können Ihrem Schützling in solchen Situationen behilflich sein, indem Sie ihn aufmerksam machen. Sprechen Sie den Geruchssinns an, berühren Sie die Person, geben Sie ihr etwas zu schmecken oder bewegen Sie sie. Dazu ein Beispiel:

Jeden Vormittag setzte Annette ihrem demenzkranken Mann Bernhard eine Orange vor, die er dann gerne schälte und verzehrte. Als sich sein Zustand verschlechterte, stellte sie fest, dass er die Orange einfach neben sich auf dem Tisch liegen ließ. Schließlich kam ihr der Gedanke, Bernhards Aufmerksamkeit auf die Orange zu lenken. Sie schnitt die Schale ein, damit sie sich leichter abschälen ließ, berührte vorsichtig Bernhards Hand und sagte: «Guten Morgen, Bernhard. Ich hab' dir eine Orange gebracht. Möchtest du sie essen? Riecht sie nicht wunderbar?» Dabei legte sie ihm die Orange in die Hand, führte sie an seine Nase und stellte ihm einen Teller auf den Schoß. Die Stimulierung – das Gefühl der Orange in der Hand, die Bewegung des Arms, der Duft der Orange – erregten Bernhards Aufmerksamkeit. Er legte die Frucht auf den Teller, schälte sie und genoss jeden Bissen.

Falls es nicht genügt hätte, Bernhard die Orange berühren und riechen zu lassen, hätte Annette ihm einen geschälten Orangenschnitz zu schmecken geben und ihn damit stimulieren können.

Jeweils nur einen Sinn ansprechen

Meist stimuliert unsere Umgebung mehrere Sinne gleichzeitig. Die Orange beispielsweise, in obiger Geschichte, fühlte sich glatt, vielleicht auch kühl an, hatte eine leuchtende Farbe und einen herrlichen Geschmack. Um einen Menschen mit Demenz nicht mit vielen Reizen zu überfordern, empfiehlt es sich, jeweils nur einen Sinn anzusprechen. In Bernhards Fall entschied Annette, ihn auf den Duft der Orange aufmerksam zu machen. Der Geruchssinn ist ein hervorragender Ausgangspunkt, weil er ein sehr früh entwickelter Sinn ist und im Gehirn mehr Raum einnimmt als jeder andere. Ja er ist sogar der einzige Sinn, der Außenreize auf direktem Weg zum Gehirn trägt.

Spricht die Person auf diese Stimulierung an, können komplexere Elemente, etwa Farbe und Geräusch, ins Spiel gebracht werden. Annette hätte beispielsweise Bernhards Aufmerksamkeit auf die leuchtende Farbe der Orange lenken und andere orangefarbene Dinge erwähnen können. Es wäre möglich gewesen, ihn an andere Sachen zu erinnern, etwa an die Orange, die früher alljährlich auf seinem Weihnachtsteller lag. Vielleicht hätte der inzwischen wachere Bernhard dann auch noch die Radiomusik genießen können. Trotzdem wäre der Geschmack der Orange das große Finale dieser kleinen Episode gewesen.

Eine aktive Reaktion fördern

Ziel einer geordneten Sinnesstimulierung ist es, der betreffenden Person eine Reaktion zu ermöglichen, ihr zu helfen, sich der Umgebung zuzuwenden und schließlich etwas zu tun. In obiger Geschichte wurde Bernhard angeregt, mehrere Dinge zu tun – die Orange schälen und essen, eine Tätigkeit, die er schätzte. Es gibt darüber hinaus weit simplere Reaktionen, die aber nicht weniger wichtig sind: lächeln, sprechen, rhythmisch klatschen, Blumen in eine Vase stecken, Plätzchenteig rühren usw. Stimulieren Sie den Sinn, der mit der Aktivität verknüpft ist; das ist der springende Punkt. Eine Person beispielsweise, die auf den Duft von Blumen aufmerksam gemacht wird, fühlt sich dadurch vielleicht ermuntert, den Strauß ins Wasser zu stellen.

6.8.2
Ein Wort an professionelle Pflegekräfte

Wenn Menschen mit Demenz das Stadium erreicht haben, in dem sie für ihre Körperpflege und andere Aktivitäten die Hilfe professioneller Pflegekräfte brauchen, werden sie auch auf sensorische Umweltreize kaum noch angemessen reagieren können. Mit Körperpflege verbundene Tätigkeiten bieten erstaunlich viele Möglichkeiten, die drei oben genannten Schritte anzuwenden – die Aufmerksamkeit erregen, jeweils nur einen Sinn ansprechen und eine aktive Reaktion fördern – Freude zu vermitteln und die Aufnahmefähigkeit zu steigern. Besonders in Pflegeheimen ist es sehr wichtig, die Sinne auf geeignete Art zu stimulieren.

Anhand eines Beispiels wird nun dargestellt, wie Sinnesreize eingesetzt werden können, um einer demenzkranken Pflegeheimbewohnerin Freude zu machen und sie zum Frühstücken zu bewegen.

- Informieren Sie die Person über die bevorstehende Aktivität und sprechen Sie sie mit richtigem Namen oder ihrem Lieblingsnamen an. Liefern Sie ihr nebenbei orientierende Informationen. Etwa so: «Guten Morgen, Frau Matthäus. Ich bringe Ihnen das Frühstück. Es gibt ein frisches Brötchen. Heute ist ein sonniger Mittwoch im Juni.»
- Verwenden Sie Formulierungen, die eine positive Reaktion nahe legen und senden Sie nonverbale Signale aus, die Zuneigung und Unterstützung vermitteln.
- Sprechen Sie einen bestimmten Sinn an, etwa mit dem Geruch des Brötchens den Geruchssinn.
- Reduzieren Sie verwirrende Stimuli. Legen Sie der Bewohnerin nur das Brötchen vor, servieren Sie nicht sofort das ganze Frühstück.
- Bieten Sie verbale und nonverbale Anregungen, um eine aktive Reaktion auszulösen. Umfassen Sie zum Beispiel ihre Hand mit dem Brötchen und führen Sie ihr die Hand zum Mund.
- Stellen Sie Verbindungen zu persönlichen Interessen oder Gewohnheiten her. Etwa so: «Hier ist wunderbare Erdbeermarmelade für das Brötchen. Was ist Ihre Lieblingsmarmelade?» oder «Haben Sie Erdbeermarmelade früher selbst gemacht?»
- Geben Sie reichlich positive Rückmeldung, allerdings ohne zu übertreiben. Setzen Sie therapeutische Berührung ein, indem Sie der Frau die Hand drücken oder ihr den Arm um die Schultern legen. Loben Sie sie mit etwa folgenden Worten: «Prima. Sie haben das ganze Brötchen aufgegessen. Das gibt Ihnen Kraft für den Tag.»

6.9
Jeden Tag Erinnerungen pflegen

Demenzkranke erinnern sich an Dinge, die vor 50 Jahren passiert sind wesentlich besser als an Ereignisse, die fünf Jahre, ja sogar erst fünf Minuten zurückliegen. Das kann recht frustrierend, aber auch eine Stärke sein. Das Vermögen, sich an früher zu erinnern, die Vergangenheit wieder aufleben zu lassen, kann eingesetzt werden, um Freude auszulösen, das Selbstgefühl zu stärken und in düsteren Momenten eine angenehme Ablenkung zu bieten.

Alle Menschen, auch Kinder, blicken auf frühere Ereignisse zurück. Emotionale Gesundheit ist eng damit verbunden. Im Alter wird es zunehmend wichtiger, auf die Wechselfälle des Lebens zurückzublicken; wir gehen sie der Reihe nach durch, betrachten sie, und schließen endlich mit allen Ereignissen innerlich Frieden. Das ist in diesem Lebensabschnitt unsere Hauptaufgabe, wie sie für Jugendliche darin besteht, unabhängig und erwachsen zu werden. In Erinnerungen schwelgen ist nicht das Gleiche, wie in der Vergangenheit leben. Ersteres ist ein gesunder Vorgang, der Versuch, die Vergangenheit anzunehmen und sich mit dem eingeschlagenen Lebensweg auszusöhnen.

Auch Demenzkranke haben das Bedürfnis, auf ihr Leben zurück zu schauen, ein Resümee zu ziehen und ihre Geschichte zu verarbeiten. Sie können es aber wahrscheinlich nicht ohne Hilfestellung tun. Wenn wir uns erinnern, freuen wir uns, fühlen uns wohl und sind stolz auf das Geleistete. Wenn wir den unserer Fürsorge anvertrauten Menschen helfen, sich besondere Ereignisse oder persönliche Erfolge wieder ins Gedächtnis zu rufen, versetzten wir sie in den damaligen Gefühlszustand, in eine Zeit, in der sie kompetent und erfolgreich waren. Das kann ihr Selbstwertgefühl ungemein stärken.

Erinnerungen können täglich gepflegt werden und zwar von allen, die mit der Person Kontakt haben. Wenn ihr Pflegende beispielsweise beim Anziehen helfen, bietet sich die Gelegenheit, sie an früher gern getragene Kleidungsstücke zu erinnern und damit verbundene Situationen anzusprechen.

6.9.1
Die Lebensgeschichte kennen lernen

Bei fortschreitender Demenz verschwimmen die Einzelheiten früherer Ereignisse. Sie fangen aber meist wieder frei an zu fließen, wenn es Pflegenden gelingt, Erinnerungen an besondere Ereignisse oder Erlebnisse mithilfe von Gedächtnisstützen wieder aufleben zu lassen. Pflegende Angehörige, mit intimen Kenntnissen über die Lebensgeschichte ihres Schützlings, sind bestens in der Lage, diese Informationen nutzbringend einzusetzen. Wenn Angehörige ihr Wissen mit professionellen Pflegekräften teilen, erschließen sie ihnen die Lebensgeschichte ihres Familienmitglieds, der Freundin oder des Freundes. Das stärkt die Beziehung zwischen Pflegekraft und gepflegter Person und bedeutet einen enormen Zuwachs an Lebensqualität. Der persönliche Auskunftsbogen im Anhang ist eine Möglichkeit, solche Informationen weiterzugeben, ein Poster mit biographischen Aufzeichnungen oder ein beschriftetes Fotoalbum eine andere. Wenn Sie zu Hause von einer Fachpflegekraft unterstützt werden, sollten Sie ihr liebgewordene Fotos und Andenken zeigen und erklären. In Pflegeheimen werden solche Dinge besonders kostbar. In guten Einrichtungen wird das Personal solche Andenken begrüßen und sich bemühen, von den Angehörigen mehr über die Lebensgeschichte der Bewohnerin oder des Bewohners zu erfahren.

Ein Fotoalbum, in dem alle besonders wichtigen Bilder aus dem Leben der pflegebedürftigen Person eingeklebt sind, ist viel wert. Die Fotos sollten beschriftet sein. Das Album ist ein wunderbares Instrument, weil es Besuchenden gezeigt werden kann, auch wortlos, falls die Person bereits verstummt ist. Die meisten Menschen mit Demenz werden nie müde, die Fotos anzuschauen und zu kommentieren. Ein Familienalbum ist auch eine hervorragende Gelegenheit, angestellte oder neu hinzukommende Betreuungskräfte mit der Lebensgeschichte der Person vertraut zu machen.

6.9.2
Offene Fragen stellen

Mit Fragen, die eine präzise Antwort verlangen, tun sich demenzkranke Menschen schwer. Solche Fragen gilt es zu vermeiden, weil sie das Gegenüber in Verlegenheit bringen und scheitern lassen. Dagegen kann jeder und jede eine Meinung äußern; Meinungen können nicht falsch sein.

Wenn Sie die Person nach ihrer Meinung fragen, regen Sie ihr Gedächtnis an und wecken ihr Interesse am Geschehen. Sie geben ihr damit Hinweise und garantieren ihren Erfolg. Es folgen ein paar geeignete Formulierungsvorschläge:

- «Hast du so was schon gesehen?»
- «Haben Sie so etwas früher schon mal benutzt?»
- «Kommt dir das bekannt vor?»
- «Was hast du am Frühling am liebsten?»
- «Was gefällt dir am Frühling am wenigsten?»
- «Was essen Sie am liebsten?»

6.9.3
Objekte anfassen lassen

Der Begriff *Erinnerungsarbeit* löst das Bild von Leuten aus, die herumsitzen und über die gute, alte Zeit reden. Das ist tatsächlich ein wichtiger Aspekt. Menschen, die ihre sprachliche Mitteilungsfähigkeit eingebüßt haben, fällt es schwer, sich verbal über die Vergangenheit zu äußern. Wenn jedoch Objekte zur Verfügung stehen, etwa eine alte Uhr oder ein altes Schulbuch, werden durch diese Sinnesreize Erinnerungen ausgelöst, die erstaunlicherweise oft auch verbalisiert werden. Persönliche Andenken und Fotos sind hervorragend geeignet, Erinnerungen ins Bewusstsein zu rufen. Auch Gegenstände, an denen sich etwas bewegen lässt – ein altmodisches Butterfass, ein Kurbeltelefon – helfen der Erinnerung auf die Sprünge.

6.9.4
Musik einsetzen

Auch Musik bahnt Erinnerungen an. Wenn Sie bekannte Melodien und Lieblingslieder vorspielen, lassen sich die sprachlichen Ausfälle möglicherweise kompensieren. Musik versetzt die Person in die damit assoziierte Stimmung. Das geht uns allen gleich. Mich beispielsweise versetzt der Beatle-Song «She Loves You» sofort zurück in eine Tanzveranstaltung in der Turnhalle meiner Schule! Welche Lieder eignen sich für eine Erinnerungsreise? Versuchen Sie herauszufinden, was für Ihren Schützling passt.

6.9.5
Unangenehme Erinnerungen zulassen

Das Leben ist kein Zuckerschlecken, und nicht alle Erinnerungen sind angenehm. Sicher, es gibt viele lustige Geschichten darüber, wie Menschen mit der Inflation zurechtgekommen sind, aber auch viele traurige über verlorene Vermögen und Statusverluste. Es wäre unrealistisch, nur Geschichten vom glücklichen Überleben zuzulassen. Wenn es Ziel der Pflege ist, zum Wohlbefinden der Person beizutragen, dann schadet es nicht, gemeinsam Tränen zu vergießen. Oft fühlt sich die betreffende Person hinterher erleichtert. Wer sich auch an schwierige Lebensumstände erinnern und davon erzählen darf, wird die Vergangenheit leichter annehmen und akzeptieren können. Beschäftigt sich die Person jedoch ausschließlich mit den Sorgen und Nöten früherer Zeiten, ist professionelle Hilfe nötig.

6.9.6
An die Gegenwart erinnern

Erinnerungsarbeit soll nicht einem Leben in der Vergangenheit Vorschub leisten. Das könnte die Person desorientieren und völlig verwirren. Helfen Sie der Person mit Demenz, nachdem Sie eine Zeitlang in Erinnerungen geschwelgt haben, sich wieder in der Gegenwart zurecht zu finden. Wenn Sie beispielsweise über die ersten Autos gesprochen haben, können Sie eine Brücke zu den aktuellen Modellen schlagen und darüber reden, was sie heute kosten im Vergleich zu früher, welche neuen Automodelle gefallen, welche weniger usw.

6.10
Schlussbetrachtung

In diesem Kapitel ging es darum, dass Personen mit Demenz etwas zu tun haben müssen und ihren vertrauten Lebensstil beibehalten sollen, im letzten Abschnitt um Tipps für die Erinnerungsarbeit. Ein passender Schluss, weil ich in diesem Kapitel nicht nur auf den hohen Stellenwert von Aktivität und Techniken hingewiesen habe, die geeignet sind, das Leben der Person in der Gegenwart zu bereichern, vielmehr auch betonte, wie wichtig es ist, die Vergangenheit der Person zu kennen und zu wissen, was sie früher geleistet und getan hat. In Kapitel 7 wird detailliert aufgezeigt, was Menschen mit Demenz hilft, die Aktivitäten des täglichen Lebens zu bewältigen.

7

Die Aktivitäten des täglichen Lebens meistern

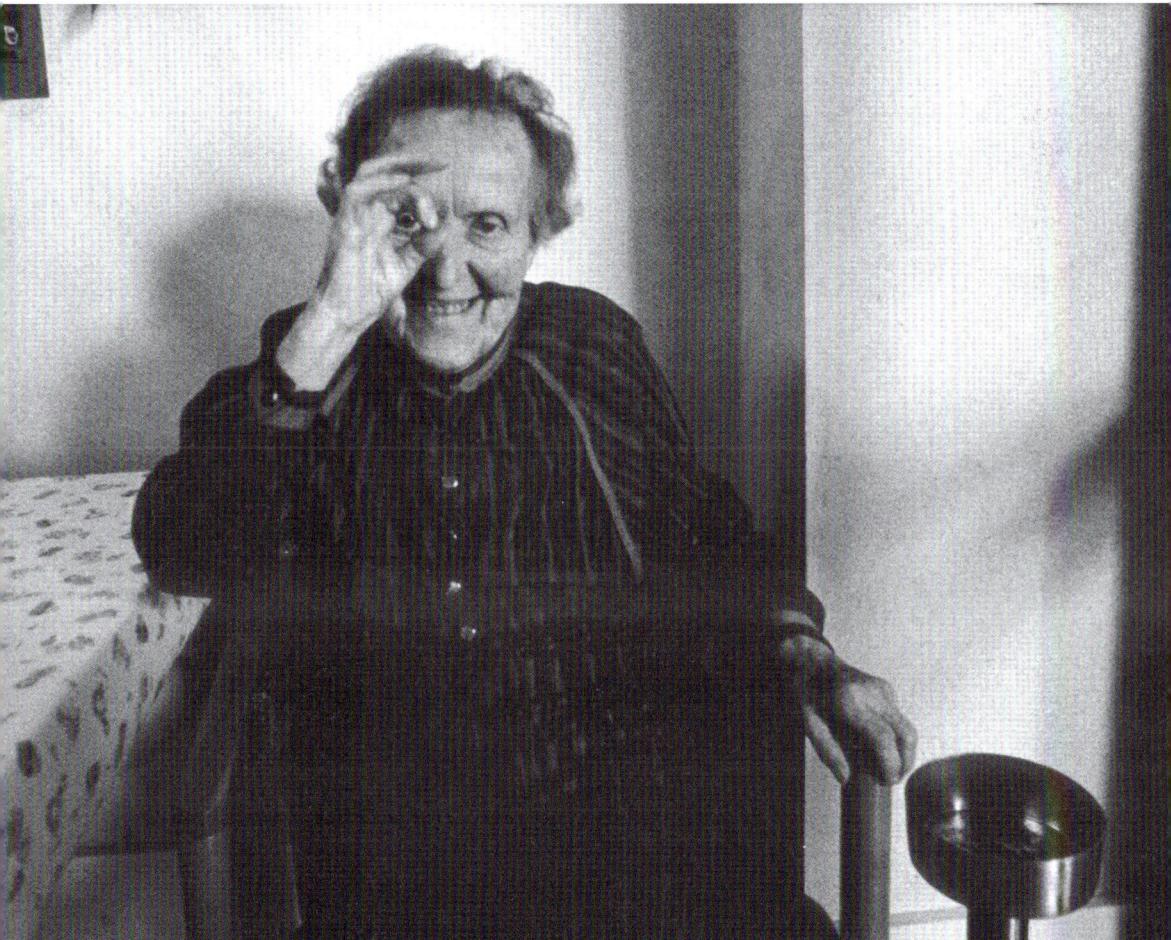

7.1
Körperpflege

Herr Brehm ließ sich von den fortschreitenden Einbußen durch die Alzheimer-Krankheit nicht unterkriegen. Er bewahrte sich angenehme Umgangsformen, seinen Witz und seine köstlichen Kommentare über Tagesereignisse und seine Mitmenschen. Leider schaffte es der alte Herr nicht rechtzeitig zur Toilette und war mit Baden offensichtlich überfordert.

Nicht, dass er sich nicht bemüht hätte! Seine Urin getränkten Schuhe bewiesen, dass er sich oft auf den Weg zur Toilette machte, aber eben nicht schnell genug war. Herr Brehm kümmerte sich auch um seine äußere Erscheinung. Über Jahre hinweg hatte er versucht, die hartnäckigen wunden Stellen an seinen Armen mit Stoffstreifen zu verbinden. Es sah aus als hätte er eine Art Kopfkissenbezug über die Arme gestreift. Als Herr Brehm dann am Programm einer Tagesstätte teilnahm, gab er sich große Mühe, die komplizierte Prozedur weiter selbstständig zu bewältigen. Mehrere rostige Sicherheitsnadeln sollten den Verband fixieren. Auch die Zehennägel wollte er selbst schneiden, doch das Ergebnis war schmerzhaft und kläglich. Auch das Anziehen war ein Problem; manchmal trug er drei Hemden übereinander, dafür keine Unterwäsche.

In der Tagesstätte wollte er gern an den Körperpflegeaktivitäten teilnehmen. Er packte frische Wäsche in eine Plastiktüte und legte sie ins Körbchen seines Gehwagens. Sie können sich die Überraschung der Pflegehelferin vorstellen, als sie eines Tages feststellte, dass die Tüte keineswegs saubere Wäsche, vielmehr Gemüseabfälle für den Kompost enthielt!

Noch bis vor einem Jahr hatte sich Herr Brehm mühselig selbst zu Hause versorgt. Seine weit entfernt wohnenden Kinder waren besorgt und organisierten ihm eine Haushaltshilfe. Als diese bei ihm einzog, übergab er ihr frohgemut die Koch- und Putzarbeiten, leider aber auch einiges Bargeld und wertvolle Antiquitäten.

Später kam ein Paar ins Haus, Ruth und Johannes, ehrliche, arbeitsame Leute, die sich vorbildlich um den Haushalt und alle anfallenden Arbeiten kümmerten, für Herrn Brehms Schwierigkeiten mit der Körperpflege jedoch keinerlei Verständnis hatten. Beim ersten Gespräch mit dem Personal der Tagesstätte äußerte sich Ruth etwas spöttisch und verärgert über das Hygieneproblem ihres Arbeitgebers. Sie musste fast täglich das Bett frisch beziehen und sehr viel Wäsche waschen. Klar, dass sie frustriert war. Sie berichtete, dass sie den alten Herrn oft fragte, ob er zur Toilette müsse, was er jedoch immer verneinte. Gleich darauf hatte er sich schon wieder nass gemacht. Wenn er direkt aufgefordert wurde, zur Toilette zu gehen, bekam sie ein wütendes Nein zu hören.

In den folgenden Monaten bemühte sich das Pflegepersonal der Tagesstätte, Ruth zu erklären, warum Herr Brehm nicht selbstständig zur Toilette gehen, sich nicht mehr alleine baden, waschen und anziehen konnte. Sie bekam auch Anregungen für geeignete Hilfestellungen.

Leider war Ruth kaum in der Lage, mehr Verständnis aufzubringen. Eine Pflegehelferin kam ins Haus, um Herrn Brehm bei der Körperpflege zu unterstützen. Eines Tages erzählte Ruth dem Personal der Tagesstätte, sie habe eine Fernsehsendung über die Alzheimer-Krankheit gesehen und vermute, Herr Brehm litte an dieser Krankheit. Doch gleich darauf äußerte sie wieder einmal ihre Verwunderung. Ruth konnte nicht verstehen, warum er andauernd fragte, ob das Essen fertig sei. «Es ist wirklich zum verrückt werden», bemerkte sie.

Obwohl die Frau guten Willens war, überstieg die Pflegesituation ihre Fähigkeiten. Sie war Tag und Nacht im Dienst, konnte nichts Neues dazulernen, und war daher zunehmend unzufrieden mit ihrer Arbeitssituation. Die professionellen Pflegekräfte versuchten vergeblich, Herrn Brehms Angehörige davon zu überzeugen, dass die Situation untragbar wurde und eine andere Betreuungsform gefunden werden musste. Als seine Tochter zu Besuch kam, spitzte sich die Sache zu. Sie musste feststellen, dass ihr Vater nicht angemessen versorgt wurde und reagierte darauf mit dem Vorwurf, das Fachpflegepersonal sei unfähig, Ruth besser zu instruieren.

Traurig auch, dass sich das Hausmeisterpaar über den Gedächtnisverlust ihres Arbeitgebers lustig machte. Herr Brehm konnte beispielsweise nicht erkennen, dass die junge Frau auf einem alten Foto seine Tochter Barbara war. Er versuchte seinen Fehler zu vertuschen und behauptete, er habe zwei Töchter mit Namen Barbara. Ruth und Jochen amüsierten sich über ihn, stellten ihm vor anderen Leuten verfängliche Fragen und stellten ihn bloß.

Ruth ließ auch unbekümmert ihre Putzsachen, Scheren und andere gefährliche Gegenstände herumliegen. Sie konnte einfach nicht glauben, dass Herr Brehm ein scharfes Putzmittel mit flüssiger Seife oder einem Getränk verwechseln konnte. Schließlich räumte das Pflegepersonal der Tagesstätte diese Dinge weg. Es ersetzte auch die rostigen Sicherheitsnadeln (für seine Armverbände) durch rostfreie. Leider gelang es trotzdem nicht, eine Krise zu verhindern.

Eines Tages rief Ruth völlig verzweifelt in der Tagesstätte an. Herr Brehm saß auf einem Stuhl und hatte sich wieder einmal nass gemacht. Er weigerte sich, aufzustehen. Ruth sagte, sie habe es satt und würde keinen Finger mehr rühren. Das Personal konnte einen Nachbarn bewegen, sich des alten Herrn anzunehmen und ihn in die Tagesstätte zu transportieren. Hier wurde er gebadet und versorgt. Sein Hausarzt, der über die Situation informiert wurde, wies ihn als Notfall in eine Klinik ein, bis eine andere Lösung gefunden war.

Glücklicherweisen lebt Herr Brehm nun in einem freundlichen, qualifizierten Pflegeheim. Er schreibt jeden Tag mit großer Begeisterung eine Bemerkung ins Gästebuch, worauf sich das Personal für die notierten Komplimente bedankt.

Herr Brehms Geschichte ist recht lehrreich. Sie enthält viele allgemeine Pflegeaspekte, besonders aber Aspekte der Aktivitäten des täglichen Lebens. Sie werden in den folgenden Abschnitten eingehender erläutert.

7.1.1
Die Grundlagen der Körperpflegeaktivitäten

Herr Brehm versuchte, seine Defizite durch ausgezeichnete Umgangsformen wettzumachen. Ruth wurde durch seine Umgangsformen bedauerlicherweise so getäuscht, dass sie dachte, der alte Herr sei einfach nur faul. Ohne die Hilfe anderer Menschen (z. B. die Unterstützung des Pflegepersonals der Tagesstätte), konnte Herr Brehm Zwischenfälle so wenig verhindern, wie eine Person mit Parkinson-Krankheit nicht aufhören kann zu zittern. Aber auch Ruth war in dieser Situation machtlos, weil die Rolle einer Pflegerin ihre Fähigkeiten überstieg.

Die Aktivitäten des täglichen Lebens sind kompliziert

Mit zunehmender, demenzbedingter Gehirnschädigung vergisst die betroffene Person die Organisation und Abfolge der vielen Schritte, die mit den Aktivitäten des täglichen Lebens verbunden sind, wobei ihr die komplizierteren Tätigkeiten zuerst schwer fallen. Deshalb konnte sich Herr Brehm nicht mehr selbstständig anziehen. Wie vielen anderen Menschen mit Demenz auch, erschienen ihm das Baden und Waschen so kompliziert, dass er es gar nicht erst versuchte. Oft fällt es Betroffenen bereits in einem frühen Stadium schwer, sich selbstständig zu waschen, zu duschen oder zu baden. Diese Tatsache kann allerdings lange unbemerkt bleiben, weil sie sich leichter verbergen lässt als beispielsweise Schwierigkeiten beim Anziehen, die nicht zu übersehen sind.

Die Person wird sich weiter bemühen
und möglichst viel selbst tun wollen

Die meisten Menschen mit Demenz werden versuchen, so viel wie möglich selbst zu tun. Herr Brehm zum Beispiel wollte sich weiter eigenhändig die Zehennägel schneiden. Unabhängigkeit in Sachen Körperpflege – beim Sauberhalten, Anziehen, Ausscheiden – ist ein Zeichen des Erwachsenseins. Wer feststellen muss, dass ihm diese Tätigkeiten zunehmend schwer fallen, wird sehr niedergeschlagen sein, weil er das Gefühl hat, seinen Erwachsenenstatus zu einzubüßen. Die oder der Betreffende wird natürlich versuchen, unabhängig zu bleiben und als kompetente, erwachsene Person zu bestehen.

Wenn die Fähigkeiten abnehmen, nimmt der Hilfebedarf zu. Das normale Bedürfnis, so unabhängig wie möglich zu sein und über private und persönliche Dinge selbst zu entscheiden, bleibt aber davon unberührt. Deshalb war Herr Brehm beleidigt und weigerte sich, zur Toilette zu gehen, wenn er dazu aufgefordert wurde. Er wollte über diesen intimen Bereich selbst bestimmen. Als ihm dann das Gefühl vermittelt wurde, die Situation selbst zu steuern (indem er freundlich daran erinnert wurde, die Toilette aufzusuchen), war er sehr kooperativ.

Respekt zeigen

Es muss ein schreckliches Gefühl sein, zu erleben, wie die eigenen Fähigkeiten nachlassen und die persönliche Unabhängigkeit nach und nach verloren geht. Doch warum sollten Demenzkranke zugleich ihrer Würde und der Achtung ihrer Person verlustig gehen? Im Gegenteil: Die Würde dieser Menschen muss mehr geachtet werden denn je. Wenn sich Ruth und ihr Mann über ihren Arbeitgeber lustig machten, schämte er sich und wurde zunehmend verwirrt und verärgert. Wenn ihm aber jemand die Fotos seines jüngsten Enkels zeigte und darüber plauderte, wurde Herr Brehm zu einem selbstsicheren, fröhlichen und angenehmen Gesellschafter.

Die Person kann selbstständiger bleiben, wenn sich ihr Lebensalltag möglichst wenig ändert

Mit den persönlichen Angewohnheiten verhält es sich wie mit der Erinnerung an ein Lied aus früheren Jahren. Obwohl uns die Melodie und ein paar Textstellen einfallen, wären wir mit der Aufforderung, das komplette Lied zu singen, wahrscheinlich überfordert. Wird uns das Lied aber vorgespielt, fallen wir sofort in den Rhythmus ein und die Worte kommen ganz von selbst dazu. Der dementiell veränderte Mensch kann sich vielleicht nicht mehr an die Töne oder den ganzen Text erinnern, bzw. an die einzelnen Schritte und die Reihenfolge einer einst vertrauten Handlung. Werden Aktivitäten jedoch auf die altvertraute, gewohnte Weise angebahnt, fallen sie ihm wesentlich leichter. Manche Einzelheiten, die unserem Schützling sehr wichtig sind, mögen uns bedeutungslos erscheinen, weil sie inzwischen ihren Sinn verloren haben. Herr Brehm beispielsweise bezog sein Kopfkissen täglich frisch. Das war nicht unbedingt notwendig, bildete aber Teil seiner persönlichen Angewohnheiten. Die Angewohnheit half ihm, sich kompetent und unabhängig zu fühlen. Denken Sie an Ihre eigenen kleinen Rituale und Vorlieben, wie wichtig sie Ihnen und wie hilfreich sie sind.

Unterschiedliche Auffassungen respektieren

Manche Menschen legen allergrößten Wert darauf, so viel wie möglich selbst zu tun, egal wie sehr sie sich mühen müssen oder wie lange sie dazu brauchen. Andere lassen sich gerne versorgen oder bei der Hausarbeit helfen. Sie verbringen ihre Zeit lieber im Freundeskreis oder pflegen ihre Hobbys. Auch bei fortgeschrittener Demenz behalten alte Vorlieben ihre Gültigkeit. Weil sich die Kranken anderen nur noch schwer mitteilen können, haben die entsprechenden Informationen der Angehörigen einen so hohen Stellenwert (Anregungen dazu im persönlichen Auskunftsbogen, siehe Anhang). Es gilt, die verschiedenen Aspekte der Lebensführung im Gleichgewicht zu halten. Welche

Gewichtung im Einzelfall richtig ist, hängt von den alten Angewohnheiten und Vorlieben der Person ab.

Hilfestellung setzt spezielle Fertigkeiten und Flexibilität voraus

Es gibt Leute mit einer natürlichen Begabung zur Betreuung demenzkranker Personen. Die meisten von uns verstehen deren Bedürfnisse freilich erst, wenn sie eine gewisse Zeit gelernt und geübt haben. Manchen fällt es außerordentlich schwer, neue Betreuungsformen zu erlernen. Für Ruth beispielsweise war es fast ein Ding der Unmöglichkeit. Das ist kein Charakterfehler; wir haben nun mal unterschiedliche Stärken. Nicht alle haben das Zeug dazu, Menschen mit Demenz zu betreuen. Für diese Tätigkeit sind spezielle Kenntnisse und Fähigkeiten vonnöten, die manche erwerben können, andere eher nicht.

Wer lernen will, einen demenzkranken Menschen zu betreuen, muss sich klar machen, dass er an einer Gehirnkrankheit leidet, die sein Handeln bestimmt. Das ist der erste Schritt. Die Person mit dem beschädigten Gehirn macht keineswegs absichtlich Schwierigkeiten, sie versucht lediglich, so gut wie möglich zurecht zu kommen. Pflegende müssen sich in ihren Schützling und seine momentane Befindlichkeit hineinversetzen. Das ist die allerwichtigste Voraussetzung für gute Pflege. Wir müssen «Eine Meile in den Schuhen des anderen gehen», wie es Lisa Glavin im Vorwort formulierte. Bitte lesen Sie in Kapitel 2 nähere Einzelheiten nach.

Wir, die Pflegenden, können erheblich dazu beitragen, dass die Person ihren vertrauten Lebensstil beibehalten kann und bei den Aktivitäten des täglichen Lebens so unabhängig wie möglich bleibt. Dabei kommen sämtliche Anregungen und allgemeinen Ausführungen in Kapitel 6 ins Spiel. Die folgenden Abschnitte enthalten spezifische Tipps für bestimmte Aktivitäten.

7.1.2
Sexualität[8]

Alberta erzählt, dass sie seit über einem Jahr keinen Geschlechtsverkehr mehr habe mit Andreas, der sich im frühen Stadium der Alzheimer-Krankheit befindet. Das ist ein schlimmer Verlust für ihre Beziehung und für Alberta. Trotzdem findet sie es besser, auf diesen Aspekt ihrer sexuellen Beziehung einfach zu verzichten. Andreas hatte mehrmals versucht, mit ihr zu schlafen, konnte aber keine Erektion halten, was beide sehr bekümmerte. Jetzt ist es oft so, dass Andreas zur Schlafenszeit sagt: «Ich nehme an, du hast Bauchkrämpfe, Schatz?». Alberta reagiert dann mit einem freundlichen «Ja», worauf sie sich aneinander kuscheln und streicheln.

---

8   Teile dieses Abschnitts sind bereits in Bolby Sifton, C. (2000c) erschienen. Caregiving challenges: Sexuality and persons with dementia. *Alzheimer's Care Quarterly, 1*(2), 87–90; mit freundlicher Genehmigung.

Sexualität ist ein normales Bedürfnis erwachsener Menschen. Wir sind sexuelle Wesen; gelebte Sexualität ist ein wichtiger Teil unseres Daseins. Wie im Fall von Alberta und Andreas, ist Sexualität für Menschen mit Demenz und ihre Betreuungspersonen oft ein problembehaftetes Gebiet. Es berührt eine intime und sehr persönliche Aktivität, worüber die meisten Menschen, insbesondere der älteren Generation, ungern sprechen. Viele ältere Paare haben nie über ihre sexuelle Beziehung gesprochen, auch nicht untereinander. Leider hat sich bis vor kurzem kaum jemand mit den sexuellen Bedürfnissen von Menschen mit Demenz und ihren Partnern befasst. Obwohl Sexualität doch ein so wichtiger Aspekt des Lebens ist, gibt es nur ganz wenig schriftliche oder mündliche Äußerungen dazu.

Wenn ein Teil des Paares dement wird, verändern sich die sexuellen Ausdrucksmöglichkeiten, wie sich auch die meisten anderen Beziehungsaspekte verändern. Beide haben nach wie vor sexuelle Bedürfnisse, doch die bewährten Praktiken sind unter den neuen Vorzeichen vielleicht nicht mehr befriedigend oder möglich. War die Beziehung (die sexuelle und übrige) bereits vorher schwierig, sind diese Veränderungen vermutlich noch sehr viel belastender. Geschlechtsverkehr ist mit zahlreichen komplexen Gehirn- und Körperleistungen verbunden, zu welchen die Person mit Demenz womöglich nicht mehr fähig ist, auch wenn sie sich bemüht. Bei Frauen lässt vielleicht die Feuchtigkeit der Vagina nach, bei Männern können Erektionsprobleme auftreten. Das ist für beide Teile peinlich und frustrierend.

Andererseits kann es aufgrund der Schädigungen des Frontallappens im Gehirn auch zu einer Steigerung des Geschlechtstriebs kommen. Das ist aber nur bei sehr wenigen Personen der Fall. Partner oder Partnerin können dann in peinliche und schwierige Situationen kommen, besonders wenn der Person das Gefühl für angemessenes soziales Verhalten verloren gegangen ist. Der laut geäußerte Wunsch nach Sex, Masturbation in der Öffentlichkeit oder unpassende sexuelle Kommentare, die er oder sie vor Einsetzen der Demenz niemals geäußert hätte, sind mögliche Symptome. Allen Betreuungskräften muss bewusst sein, dass es eine Gehirnerkrankung ist, die solche Veränderungen des Verhaltens hervorruft. Der Mann oder die Frau mit Demenz ist nicht sexsüchtig, sondern leidet an einer Gehirnkrankheit und hat vielleicht andere, unerfüllte Bedürfnisse. Halten Sie sich vor Augen, dass dieser Mensch vielleicht:

- unbefriedigte Bedürfnisse nach Nähe und Zuneigung hat oder danach, sich als Mann oder Frau zu fühlen
- die Liebe und Gesellschaft des Ehemanns/der Ehefrau oder des Partners/der Partnerin vermisst
- aus einer Kultur oder einer Zeit kommt, in der solche sexuellen Kommentare akzeptabel sind
- keine Privatsphäre hat, wo er seine sexuellen Gefühle ausdrücken kann
- so sehr unter seinen Verlusten und Veränderungen leidet, dass sexuelle Leistungsfähigkeit einen besonders hohen Stellenwert bekommen hat.

Bedenken Sie ferner, dass der Person möglicherweise nicht klar ist, dass:

- sie sich in der Öffentlichkeit befindet, wo solche Aktivitäten – etwa Masturbation – nicht am Platze sind
- sie vielleicht zur Toilette gehen will (die Kleidung ausziehen oder den Reißverschluss der Hose öffnen kann bedeuten, dass die Person zur Toilette muss)
- sie sich mit ungeeigneten Mitteln Erleichterung verschaffen möchte (der Versuch, sich zu entkleiden, kann ein Versuch sein, es sich bequemer zu machen)
- es ihr schwer fällt, sexuelle Bedürfnisse angemessen zu äußern
- intime Pflegehandlungen keine sexuellen Annäherungsversuche darstellen
- ihr soziale Hemmungen und Kontrollmechanismen abhanden gekommen sind (ein Mann hat z. B. schon immer gedacht: «So eine tolle Frau, die hätte ich gerne im Bett»; die Gehirnschädigung kann ihn nun veranlassen, den Gedanken laut auszusprechen und sogar danach zu handeln)
- Sie die Pflegeperson sind, nicht ein früherer Liebespartner oder eine frühere Liebespartnerin.

Es kann sehr schwierig sein, den Partner oder die Partnerin zu pflegen und zu betreuen, zugleich aber auch seine oder ihre sexuellen Bedürfnisse zu befriedigen. Viele berichten, dass das sexuelle Verlangen verschwand, als sie die Pflege übernommen haben, obwohl ihnen die betreute Person sehr am Herzen liegt. Pflegende brauchen die Versicherung, dass solche Empfindungen natürlich und Schuldgefühle überflüssig sind.

Wenn ein Teil des Paares demenzkrank wird, verändern sich unweigerlich auch die sexuellen Ausdrucksmöglichkeiten. Sie sind mit diesem Problem nicht allein. Sie sind auch nicht allein mit dem Wunsch, Zuneigung zu erfahren und zu geben, sowie Ihrer Sexualität Ausdruck zu verleihen. Dieses Bedürfnis ist ein allgemein menschliches. Die Art jedoch, wie Sie auch unter veränderten Bedingungen Ihre Sexualität leben und Ihrer Zuneigung Ausdruck verleihen, ist ganz von der individuellen Beziehung abhängig. Versuchen Sie, frühere Praktiken so anzupassen und zu verändern, dass Ihr Partner oder Ihre Partnerin teilnehmen und reagieren kann. Pflegen Sie andere wohltuende, bestätigende Beziehungen. Oft ist geteiltes Leid halbes Leid. Sprechen Sie mit einer vertrauenswürdigen Freundin oder einem guten Freund, mit einer anderen Pflegeperson oder einer verständnisvollen professionellen Beratungskraft über Ihre sexuellen Probleme. Solche Gespräche können Schuldgefühle abbauen und helfen, positive Veränderungen einzuleiten. Mehr Informationen zu diesem Thema finden Sie in Kapitel 1.

Geschlechtsverkehr ist nur eine Form des sexuellen Ausdrucks unter anderen. Es gibt viele weitere Möglichkeiten, partnerschaftliche Sexualität auszudrücken und zu erfahren. Entscheidend ist das Gefühl, geliebt und respektiert zu werden und diese Empfindungen durch Berührungen, Umarmungen und Zeiten der Zweisamkeit mitzuteilen. Diese Aspekte können erkundet und erweitert werden. Erinnern wir uns an Alberta. Sie vermisst zwar den Liebesakt, findet aber Befriedigung, wenn sie ihren Mann umarmt, mit ihm schmust, seine Hände hält und ruhige, gemeinsame Stunden mit ihm verbringt. Andreas ist auf ihre Art, die sexuelle Beziehung weiter zu pflegen, eingegangen. Alberta genießt seine Berührungen und sein liebevolles Lächeln.

Es ist leider auch hier so, dass der pflegende Teil des Paares die Initiative ergreifen muss. Die Person mit Demenz wird vielleicht nicht von sich aus aktiv, weil sie fürchtet, zu versagen oder die Fähigkeit zur Initiative verloren hat. Deshalb ist es meist sinnlos, abzuwarten. Die Enttäuschung ist fast garantiert. Trotzdem: Demenzkranke verstehen, wenn ihnen echte Zuneigung entgegengebracht wird und reagieren in den allermeisten Fällen entsprechend positiv.

Wenn ein Teil den Anfang macht, können manche Paare die vertrauten Muster und intimen Äußerungen ihrer Verbundenheit weiter pflegen. Ein kleines Beispiel: Ein Mann war es gewohnt, seiner Frau, die an Arthritis litt, das Haar zu waschen und zu bürsten. Als er demenzkrank wurde und diese Tätigkeit nicht mehr selbst organisieren konnte, saß er dennoch mit seiner Frau zusammen auf dem Sofa, und wenn sie ihm die Bürste reichte, bürstete er ihr liebevoll das Haar, wie er es immer getan hatte.

Manche Pflegende müssen sich mit der schwierigen Frage befassen, wie sie der Person mit Demenz vermitteln können, in welcher Absicht sie fürsorglich und liebevoll handeln. Es gibt nämlich Personen, die solche Handlungen als Einladung zum Geschlechtsverkehr interpretieren, worauf sie sich als Versager fühlen, wenn sie dazu nicht fähig sind, oder sich verschmäht fühlen, wenn sie vergeblich versuchen, eine sexuelle Begegnung zu initiieren. Jedes Paar muss auf diese komplexen Situationen und Fragen eine eigene Antwort finden. Vielleicht empfiehlt es sich, die Hilfe einer einfühlsamen Freundin, eines engagierten Freundes oder einer Fachkraft in Anspruch zu nehmen. Manche Paare brauchen mehr als empathische Unterstützung und profitieren vom Wissen einer qualifizierten Sexualtherapeutin oder eines Sexualtherapeuten. Bedauerlicherweise sind solche Fachkräfte, die daneben auch noch über Demenz Bescheid wissen, nach wie vor dünn gesät.

Für Pflegende, deren Schützling nicht der Partner oder die Partnerin ist, kann das Thema Sexualität besonders heikel sein. Erwachsenen Kindern ist es womöglich unangenehm, das Thema anzusprechen, weil sie es nicht gewohnt sind, ihre Eltern auch als sexuelle Wesen zu betrachten. Deshalb kommen sie mit Verhaltensänderungen ihrer Eltern noch viel weniger zurecht. Eine Tochter, die aussieht wie die jüngere Version ihrer Mutter, wird verständlicherweise schockiert sein, wenn ihr Vater sie mit einer anzüglichen Bemerkungen begrüßt. Wir dürfen nicht vergessen, dass eine Gehirnschädigung vorliegt; der Vater sieht in seiner Tochter vermutlich die Frau, in die er sich vor vielen Jahren verliebt hat. Wenn ein Elternteil so eine Bemerkung macht, hängt die richtige Reaktion von der jeweiligen Situation ab. Sie können einen Schritt zurück treten und mit fester Stimme sagen: «Papa, ich weiß, dass dir Mutter sehr fehlt, das tut mir leid. Ich bin deine Tochter Susanne. Ich kümmere mich um dich so gut ich kann.» Wahrscheinlich ist es am besten, eine Lieblingsbeschäftigung vorzuschlagen – etwa einen Spaziergang, ein Kartenspiel oder einen

Imbiss. Um dergleichen Zwischenfälle künftig zu vermeiden, sollte die Tochter versuchen, alles zu unterlassen, was ihren Vater veranlassen könnte, unangemessen zu reagieren. Sie sollte aber ihm aber weiterhin ihre töchterliche Verbundenheit zeigen und mit Respekt begegnen. Es folgt eine Aufzählung weiterer geeigneter Maßnahmen:

- Sorgen Sie dafür, dass die Person reichlich Gelegenheit hat, sich geliebt, geschätzt und gewürdigt zu fühlen.
- Helfen Sie ihr, Empfindungen und Gefühle auszudrücken.
- Erklären Sie immer, wer Sie sind und was Sie tun, besonders bei Aktivitäten der Körperpflege und wenn Sie in den Intimbereich eindringen.
- Begegnen Sie der Person mit Achtung und Respekt.
- Vermeiden Sie Situationen, die falsch interpretiert werden könnten (setzen Sie sich z. B. nicht eng neben die Person aufs Bett).
- Sorgen Sie dafür, dass die Person einen Privatbereich hat.

Sollten trotz dieser Gegenmaßnahmen sexuell gefärbte Bemerkungen oder Gesten vorkommen, halten Sie sich bitte folgende Punkte vor Augen:

- Weisen Sie das Verhalten zurück, nicht die Person. Am besten formulieren Sie etwa so: «Hans, bitte sprich nicht so mit mir. Es ist mir peinlich; ich finde das verletzend.» Je nach dem, soll die Pflegekraft entweder weggehen oder die Aufmerksamkeit der Person auf eine andere Aktivität lenken.
- Reagieren Sie auf anzügliche Bemerkungen nie wie auf einen Scherz, fördern Sie unangemessene sexuelle Neckereien nicht.
- Tritt das Problem in einem Pflegeheim auf, wechseln Sie, wenn irgend möglich, die Zuständigkeit, falls eine bestimmte Pflegekraft immer diese Reaktion auszulösen scheint.
- Führen Sie die Person, wenn sie an einem öffentlichen Ort masturbiert oder sich entkleidet, freundlich weg in einen privaten Raum.
- Veranlassen Sie eine ärztliche Untersuchung, um festzustellen, ob das Verhalten durch eine Krankheit oder Medikamente verursacht wird.

Eine weitere schwierige Situation kann entstehen, wenn eine Person mit Demenz in einer Langzeitpflegeeinrichtung eine Beziehung mit einer anderen Bewohnerin oder einem anderen Bewohner eingeht. Was besonders schmerzlich ist, wenn der Partner oder die Partnerin der Person noch lebt. Es gibt keine richtige oder falsche Art zu reagieren, solange die Bedürfnisse aller Beteiligten sensibel berücksichtigt werden. Dabei sind folgende Überlegungen anzustellen:

- Entspricht die neue Beziehung den Bedürfnissen beider Personen mit Demenz auf respektvolle Weise, oder wird ein Teil dabei ausgenutzt und übervorteilt?
- Geht das Personal mit der Situation respektvoll um?
- Gibt es andere Möglichkeiten, das Bedürfnis dieses Menschen nach Liebe und Zuneigung zu stillen?

Bedürfnisse befriedigen

Der Geschlechtsakt ist nur eine Möglichkeit unter vielen, sich als sexuelles Wesen zu äußern. Wichtiger noch sind Berührungen und Umarmungen, sowie die Sicherheit, mit Achtung und Zuneigung angesprochen zu werden. Auch unter den Vorzeichen von Demenz ist es möglich und notwendig, Zweisamkeit zu pflegen oder zu entwickeln – beispielsweise gemeinsam Familienfotos betrachten, Musik hören, tanzen, zusammen auf dem Sofa sitzen und fernsehen – all das sind Wege, wie Paare ihre Sexualität weiter leben können.

Ein an Demenz erkrankter Mensch ist aber auch für Zeichen der Zuneigung und Verbundenheit empfänglich, die ihm Außenstehende entgegenbringen. Meist weiß die hauptverantwortliche Pflegeperson am besten, welche Berührungen angemessen sind und kann anderen Angehörigen und Pflegekräften ein Vorbild sein. Sexualität hat aber auch viel mit Selbstwertgefühl zu tun. Angesichts all der demenzbedingten Einbußen und Behinderungen brauchen Betroffene ganz besonders viel Anerkennung und Aufmunterung. Es gibt zahlreiche Möglichkeiten, das Selbstwertgefühl der Person zu unterstützen: an frühere Leistungen erinnern, etwas Sinnvolles zu tun haben, anderen etwas schenken können. Die Person braucht unbedingt die deutliche Botschaft, dass sie geschätzt, geachtet und geliebt wird, und zwar in ihrem jetzigen Zustand. Komplimente sind der beste und leichteste Weg, das Selbstwertgefühl einer Person zu stärken. Oft genügt eine kleine Bemerkung, etwa über ihr wunderbares Haar oder der Hinweis auf ihre Leistungen in der Vergangenheit.

Ein Wort an professionell Pflegende

Für professionelle Pflegekräfte, also nicht zur Familie gehörende, relativ fremde Personen, ist der Umgang mit sexuellen Angelegenheiten besonders heikel. Sie dürfen Demenzkranken und deren Angehörigen ihre eigenen Wertvorstellungen und Normen nicht überstülpen.

Professionell Pflegende müssen versuchen, unangemessenes sexuelles Verhalten zu verstehen und dergleichen Vorfälle in der richtigen Relation zu sehen. Ausmaß oder Häufigkeit unangemessenen sexuellen Verhaltens wird oftmals übertrieben, weil es allen Beteiligten so peinlich ist und allen so großen Stress verursacht. Es ist sicher hilfreich, das Verhalten vom Standpunkt der oder des Kranken aus zu betrachten und als Folge der Gehirnschädigung zu verstehen.

7.1.3
Waschen, Duschen, Baden

Für eine Person mit Demenz wird das Baden, Duschen oder Waschen oft als erstes zum Problem. Das ist nicht verwunderlich, weil diese Aktivitäten der Körperpflege schwierig sind und aus vielen Einzelschritten bestehen. Es sind aber auch intime Verrichtungen, die eng mit dem Erwachsensein verknüpft sind. Oft ist es beiden Seiten peinlich, wenn sich die Person nicht mehr selbstständig baden, duschen und waschen kann. Dem Menschen mit Demenz wird die Situation unangenehm sein, er wird sich verlegen und frustriert fühlen. Als Betreuerin oder Betreuer werden Sie vermutlich feststellen, dass Sie endgültig in eine neue Rolle wechseln, wenn Sie der Person bei der Körperpflege helfen müssen. Wie immer die Natur Ihrer bisherigen Beziehung war (Ehepartner, Ehepartnerin, erwachsener Sohn, erwachsene Tochter, Freundin oder Freund), sie wird wohl kaum mit der Unterstützung bei intimen Verrichtungen, etwa dcm Baden, verbunden gewesen sein. Deshalb ist es für viele pflegende Angehörige leichter und angenehmer, diesen Teil der Körperpflege einem Pflegedienst zu übertragen.

Tipps für den Erhalt der Selbstständigkeit beim Waschen, Duschen, Baden

Den gewohnten Ablauf beibehalten
Helfen Sie Ihrem Schützling, seine gewohnten Zeiten einzuhalten. Es gibt Leute, die gerne am Morgen duschen, andere ziehen ein warmes Bad vor dem Zubettgehen vor. Hat sich die Person bislang immer mit dem Lappen oder Schwamm gewaschen, braucht sie sich jetzt nicht umstellen, vorausgesetzt, sie akzeptiert Ihre Unterstützung.

Pflegende Angehörige können professionellen Pflegekräften die Arbeit sehr erleichtern, wenn sie ihnen so viel wie möglich über die Hygienegewohnheiten der Person mitteilen. Die meisten Menschen haben sich im Laufe der Jahre erstaunlich präzise Gewohnheiten zugelegt. Der altvertraute Ablauf vermittelt Sicherheit und erlaubt der Person, weiter mitzuwirken. Um der demenzkranken Person zu helfen, ihren persönlichen Stil weiter zu pflegen, sollten sich Betreuende folgende Fragen stellen:

- Zu welcher Tageszeit wäscht oder duscht sich die Person normalerweise, oder nimmt sie für gewöhnlich ein Bad?
- Wäscht sie sich mit dem Waschlappen, duscht oder badet sie lieber?
- Wie oft hat sie sich bisher gewaschen, geduscht oder gebadet?
- Hat sie die Kleidung mit ins Badezimmer genommen und sich dort angezogen oder ist sie es gewohnt, sich im Schlafzimmer anzuziehen?
- Welche Seife und welches Haarwaschmittel mag die Person am liebsten?
- Verwendet sie Körperpuder oder eine Körperlotion?
- Bei Männern: Hat er sich bislang vor, während oder nach dem Baden/Duschen/Waschen rasiert?
- Bei Frauen: Hat sie sich die Beine und Achselhaare rasiert? Wenn ja, mit welcher Methode?

Die Intimsphäre schützen
Geben Sie Ihrem Schützling so viel Zeit für sich alleine wie möglich. Er braucht anfangs vielleicht nur Hilfe bei den Vorbereitungen (z. B. die Kleidungsstücke und Handtücher bereitlegen, das Badewasser herrichten). Wenn dann mehr Hilfe erforderlich ist, geben Sie ihm die Möglichkeit, sich zu bedecken, indem Sie ihm ein Handtuch reichen oder in der Wanne einen Bade-

anzug tragen lassen. Weil Ihre Hilfestellungen in die Intimsphäre der Person eindringen, müssen Sie ihr immer sagen, wer Sie sind und was sie gerade tun.

Die Würde achten

Egal wie viel Hilfe die Person braucht, sie muss jederzeit mit der gebührenden Achtung und als erwachsener Mensch behandelt werden. Waschen, Duschen, Baden sind vielleicht die besten Gelegenheiten, sich in die Situation der pflegebedürftigen Person hineinzuversetzen und zu überlegen, wie Sie selbst gerne behandelt würden.

Gelegenheiten bieten, Kontrolle auszuüben und Unabhängigkeit zu zeigen

Auch Menschen, die bei der Körperpflege vollständig auf fremde Hilfe angewiesen sind, können noch eine persönliche Wahl treffen und irgendeine Form von Kontrolle ausüben. Auch eine Person mit fortgeschrittener Demenz kann einen Waschlappen halten! Pflegende können ihren Schützling auch zwischen zwei Dingen wählen lassen, etwa zwischen zwei verschiedenen Kleidungsstücken oder Frotteetüchern.

Baden ist eine angenehme Sache!

Die Badezeit ist eine hervorragende Möglichkeit, die Sinne anzuregen und angenehme Empfindungen zu vermitteln. Ist das Badezimmer selbst ein angenehmer Ort, d. h. warm und farbenfroh? Verwenden Sie große, flauschige Badetücher in der Lieblingsfarbe der Person. Sorgen Sie für wohlriechende Seifen und Lotionen (Allergien und empfindliche Haut berücksichtigen), sowie vertraute, beruhigende Hintergrundmusik.

Die Badeutensilien vorher bereit legen

Weil das Waschen, Duschen, Baden so kompliziert ist und für Sie und die betreute Person stressig sein kann, ist die organisatorische Vorbereitung besonders wichtig. Legen Sie Kleidung, Handtücher, Seife etc. bereit. Füllen Sie die Wanne oder lassen Sie das Duschwasser laufen, um Wartezeiten zu vermeiden, und geben Sie der Person einen extra Hinweis auf die bevorstehende Prozedur.

Das Haar separat waschen

Nicht alle Leute waschen sich die Haare gern in der Wanne oder unter der Dusche. Das Haar kann auch anders gewaschen werden: Besuchen Sie einen Frisörsalon, real oder gespielt, waschen Sie das Haar am Waschbecken, verwenden Sie eine spezielle Schüssel für die Haarwäsche im Bett oder Produkte zur Trockenwäsche. Kurzes, dünnes Haar kann auch nur mit einem nassen Lappen und einem besonders milden Shampoo gewaschen werden.

Aller Vorkehrungen zum Trotz kann das Waschen, Duschen oder Baden problematisch sein. In solchen Fällen ist es ratsam, die Sache in Einzelschritten anzugehen, um sich auf die Situation und mögliche Lösungen zu konzentrieren und nicht nur die eigene Frustration zu sehen (siehe Kapitel 9).

7.1.4
Tipps zur Toilette

Das Kapitel begann mit der Geschichte von Herrn Brehm, der es nicht rechtzeitig zur Toilette schaffte. Die demenzbedingte Gehirnschädigung erschwert es den Betroffenen im Laufe der Zeit, richtig zu handeln: das Signal der vollen Blase bemerken, die Toilette aufsuchen, den Unterkörper freimachen usw. Zwischenfälle lassen sich jedoch weitgehend vermeiden, wenn die Person alle zwei Stunden zur Toilette geführt wird, wie es das Personal des Pflegedienstes mit Herrn Brehm getan hat. Bleibt diese Unterstützung erfolglos, oder wird die Person plötzlich inkontinent, muss ärztlicher Rat eingeholt werden. Schließlich könnte eine Infektion oder eine andere körperliche Störung vorliegen.

Probleme beim Wasserlassen bedeuten, dass die Gefahr einer Harnwegsinfektion besteht. Deshalb haben entsprechende Hygiene und ausreichende Flüssigkeitszufuhr hohe Priorität. Preiselbeersaft ist besonders günstig, weil er Infektion verhindernde Säuren enthält. Wie jede andere körperliche Erkrankung auch, muss ein Harnwegsinfekt besonders ernst genommen werden, weil Menschen mit Demenz ihre Symptome oft nicht mitteilen können. Bitte achten Sie auf weitere Infektionssymptome und informieren Sie gegebenenfalls sofort den Arzt oder die Ärztin. Ist die Person unruhiger oder gereizter als sonst, versucht sie öfter als sonst, zur Toilette zu gehen? Übelriechender Urin und Anzeichen von Schmerzen und Beschwerden beim Wasserlassen können auf einen Harnwegsinfekt hindeuten.

Regelmäßigkeit hilft

Die Toilettenbesuche sollen regelmäßig und nach einem bestimmten Zeitplan erfolgen, der sich an den Gewohnheiten der Person orientiert. Helfen Sie ihrem Schützling, den Plan einzuhalten. Erinnern Sie die Person im Abstand von zwei Stunden, begleiten Sie sie zur Toilette und unterstützen Sie sie beim Wasserlassen. Gleich nach dem Aufstehen am Morgen, nach den Mahlzeiten und vor dem Schlafengehen sind erinnernde Worte besonders angezeigt.

Bei diesem heiklen Thema kommt es entscheidend auf die Formulierung an. Manche Menschen verletzt es, wenn Sie daran erinnert werden, zur Toilette zu gehen und dass sie womöglich Hilfe dabei brauchen. Bringen Sie die Erinnerung ruhig und diskret vor. Es gilt vor allem, die Intimsphäre der Person zu wahren und ihre Würde zu achten. Fassen Sie die Person freundlich am Arm, gehen Sie mit ihr Richtung Toilette und formulieren Sie etwa so:

- «Komm', wir gehen zur Toilette, bevor wir unseren Spaziergang machen.»
- «Jetzt ist es Zeit, zur Toilette zu gehen. Ich helfe Ihnen dabei.»
- «Bitte kommen Sie mit mir zur Toilette.»
- «Wir gehen hier lang, ins Bad und zur Toilette, bevor es Frühstück gibt.»

In der Toilette oder im Badezimmer angekommen, gehen Sie auf die Toilette zu. Setzen Sie nonverbale Signale ein und helfen Sie, wenn notwendig, beim

Ausziehen. Sitzt die Person schließlich auf der Toilette oder steht sie davor (wie bei Männern üblich), können Sie ihr anbieten, alleine zu bleiben.

Vielleicht dürfen Sie Ihren Schützling nicht alleine lassen, weil er so schnell vergisst und nicht sitzen bleibt. Unterhalten Sie sich oder beschäftigen Sie die Person mit einer Zeitschrift oder Fotos. Legen Sie geeignetes Material dafür bereit. Manche brauchen auch Hilfe beim Abwischen. Oft genügt es aber, das Toilettenpapier anzureichen, in anderen Fällen ist Unterstützung nötig. Halten Sie dafür Einmalhandschuhe in Reichweite. Suchen Sie, wenn Sie unterwegs sind, die Behindertentoilette auf, damit ausreichend Platz für diese Hilfestellungen vorhanden ist.

Manchen Leuten hilft es, die früher verwendeten Worte für den Gang zur Toilette zu hören: aufs Klo gehen, das Örtchen aufsuchen, Pipi machen o. ä. Doch auch solche Redewendungen dürfen die Würde nicht verletzen und müssen immer in respektvollem Ton ausgesprochen werden.

Untertags reichlich Flüssigkeit anbieten

Viel Wasser und Säfte zu trinken ist eine gesunde Angewohnheit. Weil eine richtig volle Blase eher bemerkt wird, fördert sie auch die Harnkontinenz. Meist muss die Person ans Trinken erinnert werden. Bedenken Sie, dass koffeinhaltige Getränke (z. B. Kaffee, Tee, Coca Cola) eigentlich harntreibend wirken. Sie entziehen dem Kreislauf Flüssigkeit und erhöhen die Entleerungsfrequenz der Blase. Auch Pampelmusensaft ist ein Diuretikum. Reduzieren Sie die Trinkmenge gegen Abend und versuchen Sie zwei Stunden vor dem Zubettgehen jede Flüssigkeitszufuhr zu vermeiden.

Bad und Toilette sollen leicht zu finden sein

Personen, die in Papierkörbe, Schränke und Blumentöpfe urinieren, haben womöglich Schwierigkeiten, das Badezimmer zu finden oder die Toilette zu erkennen. Dem kann ein großes Schild, eine farbige oder dekorierte Tür abhelfen. Weil Türdekorationen nicht gesehen werden, wenn die Person den Flur entlang blickt, ist ein dreidimensionaler Hinweis oder eine Dekoration, die sich von der Wand abhebt, zur Markierung der Toilettentür besser geeignet. Sorgen Sie für ein Nacht- oder Steckerlicht, das orientieren soll, jedoch nicht noch mehr verwirren. Legen Sie einen Deckel auf den Papierkorb, schließen Sie die Schranktüren ab und entfernen Sie andere, möglicherweise falsch zu interpretierende Gegenstände.

Bad und Toilette freundlich einrichten

Ein ungemütlicher Ort lässt sich mit einfachen Mitteln in einen freundlichen, einladenden Raum verwandeln. Das angenehmere Licht einer Wandlampe (anstatt einer Neonröhre an der Decke), warme Wand- oder Tapetenfarben, Duftmischungen, Vorhänge, Pflanzen, Bilder, ein Regal mit Büchern und Zeitschriften tragen dazu bei. Wenn die Person Bad und Toilette mit Versagen und Beschämung assoziiert (weil er sie nicht mehr selbstständig benutzen kann), wird eine freundliche Atmosphäre diese negativen Empfindungen bestimmt ins Positive wenden.

Andererseits gilt es, allzu üppige Dekorationen zu vermeiden. Besonders Toilette und Waschbecken sollten nicht zu übersehen und leicht zugänglich sein. Ein wahrnehmungsgestörter Mensch wird eine helle Toilette auf einem hellen Fußboden vor einer hellen Wand womöglich nicht erkennen. Kontrastfarben können hier Abhilfe schaffen. Markieren Sie die Toilette mit einem farbigen Klebeband ab, verwenden Sie einen andersfarbigen Toilettensitz oder einen auffallenden Deckelbezug. Gute Beleuchtung ist zwar wichtig, das Licht darf allerdings nicht grell sein. Glänzende Oberflächen können problematisch sein, weil sich die Augen im Alter verändern und die Wahrnehmung demenzbedingt gestört ist. Manche Menschen fühlen sich so geblendet, dass sie Bad und/oder Toilette überhaupt nicht mehr betreten. Glänzende Fußböden und Oberflächen sollten vermieden werden. Auch Spiegel, besonders große Spiegel, können problematisch sein. Die Person erkennt sich womöglich selbst nicht mehr, erschrickt und fürchtet sich vor der «fremden Person» im Bad.

Um zu verhindern, dass Toilettenpapier- und Handtuchhalter zum Festhalten benutzt werden, sollten sie durch richtige, solide Griffe ersetzt werden. Andere Hilfsmittel, wie eine Toilettensitzerhöhung und ein Badehocker, können die Person verunsichern, weil sie ihr neu sind. Deshalb empfiehlt es sich, solche Hilfsmittel nur bei echtem Bedarf einzusetzen und ihre Benutzung immer wieder zu üben. Das Fachpersonal eines Sanitätshauses wird Sie gerne umfassend beraten.

Leicht an- und auszuziehende Kleidung zur Verfügung stellen

Hosen und Röcke mit elastischem Bund und locker sitzende Unterwäsche erleichtern den Toilettengang. Mancher Mann kommt mit dem Reißverschluss seiner Hose nicht mehr zurecht. Trainingshosen mit Gummizug sind dann eine akzeptable Alternative. Männern mit Demenz fällt es vielleicht schwer, im Stehen zu urinieren, den Verschluss ihrer Hose zu öffnen und/oder die Unterhose auszuziehen. Sie brauchen dabei Unterstützung, weil sie gewohnt sind, vor der Toilette zu stehen und weil sie im Alter oft Prostataprobleme haben. Manchmal ist ein in der richtigen Höhe neben der Toilette angebrachter Haltegriff hilfreich, manchmal ist ein Urinal die bessere Lösung.

Frische Sachen bereithalten, besonders beim Ausgehen

«Unfälle» sind allen Beteiligten peinlich, besonders aber dem Menschen mit Demenz. Die Situation wird weniger unangenehm, wenn Sie immer frische Sachen zur Hand haben. Beruhigen Sie Ihren Schützling und helfen Sie ihm. Schimpfen wäre verfehlt, weil Inkontinenz ein Krankheitssymptom ist. Wenn Sie die Person tadeln, beschämen Sie sie nur noch mehr und bringen einen negativen Ton in die Beziehung.

Auf körpersprachliche Signale achten

Wenn die Person unruhig ist, ständig auf- und abgeht oder nervös an der Kleidung zupft, kann das bedeuten, dass sie zur Toilette muss. Da nicht jede demenzerkrankte Person die gleichen Signale aussendet, müssen sämtliche Pflegekräfte über die individuellen Signale informiert sein.

Inkontinenzprodukte verwenden

Inkontinenzprodukte – etwa Einlagen für Erwachsene, Matratzen- und Stuhlauflagen – gibt es in Apotheken, Drogerien und Sanitätshäusern. Da viele verschiedene Produkte auf dem Markt sind, ist das am besten geeignete möglicherweise erst nach einigen Versuchen gefunden. Am wenigsten auffallend und am besten akzeptiert sind schmale saugfähige Binden, die in die Unterhose eingelegt und auch bei Stressinkontinenz oder bei Harnträufeln verwendet werden. Es gibt Fabrikate, die wie Einmalhöschen aussehen und deshalb gern akzeptiert werden. Sie haben den Vorteil, dass sie leicht selbstständig an- und auszuziehen sind. Es gibt verschiedene Größen und Stärken. Lassen Sie sich vom Personal eines Pflegedienstes oder eines Sanitätshauses über die verschiedenen Produkte beraten. Manche Firmen stellen auch Proben zur Verfügung.

Weil im Mittelpunkt aller Bemühungen die Würde des an Demenz erkrankten Menschen steht, ist es unerlässlich, Inkontinenzprodukte richtig zu bezeichnen. Sie heißen Unterhosen oder Slips. Es gibt keine Veranlassung, die Person mit dem Wort Windel zu demütigen.

Ist die Person beim Gehen unsicher oder ist ihr der Weg zur Toilette beschwerlich, kann ein Nachtstuhl im Schlafzimmer praktisch sein. Ein Nachtstuhl kann auch an diskreter Stelle im Erdgeschoss bereitgehalten werden, falls sich die Toilette im ersten Stock befindet. Dass er fremd ist und die Person erst lernen muss, ihn zu benutzen, kann sich allerdings nachteilig auswirken.

Verwenden Sie waschbare Stuhlauflagen oder legen Sie Plastikfolien unter die Kissenbezüge. Wenn Sie um einen Lieblingssessel oder -teppich fürchten, sollten Sie ihn entfernen.

Stuhlinkontinenz ist vermutlich allen am unangenehmsten. Sie ist jedoch leichter zu verhindern als Harninkontinenz, besonders wenn die Person regelmäßig Stuhlgang hat. Führen Sie Ihren Schützling zu den gewohnten Zeiten zur Toilette. Eine gesunde Ernährung mit reichlich Ballaststoffen (z. B. Kleie, Obst, Gemüse, Vollkornprodukte, Körner, besonders günstig sind Leinsamen) und Flüssigkeit begünstigen die regelmäßige Darmentleerung. Auch körperliche Bewegung, und sei es nur das Herumgehen im Haus, ist hilfreich. Richtige Ernährung und Bewegung sind immer besser als Abführmittel oder andere Maßnahmen, weil sich der Darm leicht an diese Mittel gewöhnt. Treten Probleme auf, weil die Entleerung unregelmäßig ist (d. h. zu häufig oder zu selten erfolgt) muss mit dem Arzt oder der Ärztin Rücksprache gehalten werden.

Eine weitere Schwierigkeit besteht darin, die Kontinenz in der Nacht zu erhalten. Auch hier kommt es vor allem darauf an, die bisherigen Lebensgewohnheiten der Person zu kennen. Musste sie schon immer in der Nacht

aufstehen, empfiehlt es sich, sie kurz vor der gewohnten nächtlichen Aufwach-
zeit zu wecken und zur Toilette zu begleiten. Weil diese Methode jedoch die
Nachtruhe der Betreuerin oder des Betreuers stört, ist es vielleicht besser, für
die Nacht besonders hoch absorbierende Inkontinenzprodukte zu verwenden.
Ein Nachtstuhl und/oder ein Urinal in der Nähe des Betts können hilfreich
sein. Solange die Person keine Hautreizung aufweist, besteht keine Veranlassung, sie zum Saubermachen aufzuwecken. Bei nächtlicher Inkontinenz ist
eine gründliche Morgentoilette besonders wichtig.

7.1.5
Ankleiden

Alice, meine Schwiegermutter, legte immer großen Wert auf ihre Erscheinung
und machte sich gerne hübsch zurecht. Sie liebte schöne Kleider und ein
gepflegtes Äußeres. Auch als Alzheimerkranke wollte sie so gut wie möglich
aussehen; sie bemühte sich redlich, war aber nicht immer ganz erfolgreich. Als
wir sie an einem Sonntagmorgen zur Kirche abholen wollten, trug sie ein
schönes Kostüm, aber leider keine Bluse darunter. Weil sich die Jacke nicht
zuknöpfen ließ, sie aber das Gefühl hatte, dass irgendetwas nicht stimmte, versuchte sie, die Sache mit ein paar Sicherheitsnadeln zu regeln. Weil sie wusste,
dass etwas nicht in Ordnung war, konnte ich sie leicht davon überzeugen, dass
sie mit Bluse noch hübscher aussehen würde. Ich half ihr in die Bluse und die
Sache war geregelt.

Mit fortschreitender Krankheit konnte sich Alice nicht mehr gut alleine
anziehen. Sie trug abwechselnd fast immer die gleichen zwei Kleidungsstücke.
Die schönen neuen Sachen, die sie mit meiner Hilfe einkaufte, gefielen ihr
sehr gut, blieben dann aber unbenutzt im Schrank hängen. Als ihre Lieblings-
kleider schließlich abgetragen und schäbig aussahen, wollte ich sie dazu bringen, ihre neuen Sachen zu tragen. Alice bemerkte dann jedes Mal, sie wolle die
Sachen schonen. Reichlich spät begriff ich, dass es ich es war, die damit ein
Problem hatte, nicht sie. Alice fühlte sich in ihren Lieblingssachen außerordentlich wohl; sie gaben ihr Sicherheit. Ich musste mich von dem Gedanken
lösen, dass sie auf andere unbedingt einen guten Eindruck zu machen hatte.

Auch Menschen mit Demenz versuchen, möglichst gepflegt auszusehen.
Manchmal müssen die Betreuungspersonen einspringen, wenn sie ihr Ziel aus
eigenen Kräften nicht ganz erreichen. Unsere Bemühungen müssen sich freilich an den Prioritäten unseres Schützlings orientieren. Wie es bei Alice der
Fall war, kann die Person ein bestimmtes Kleidungsstück favorisieren, etwa
eine bestimmte Hose. Besorgen Sie mehrere davon, damit immer eine saubere
zur Hand ist. Nehmen Sie selten getragene Sachen aus dem Schrank.

Alte Gewohnheiten respektieren
Wie bei anderen Aktivitäten auch, gilt es beim Ankleiden die individuellen
Gewohnheiten zu respektieren. Hat sich die Person bislang immer erst nach

dem Frühstück angezogen, soll sie es weiter so halten dürfen. Verändern Sie so wenig wie möglich. Verzögerungen oder Unterbrechungen der morgendlichen Routine sind tunlichst zu vermeiden, weil die Person dann womöglich vergisst, womit sie soeben beschäftigt war.

Nicht vergessen: Kleidung bestimmt das Selbstbild

Helfen Sie Ihrem Schützling, den gewohnten Kleidungsstil so weit wie möglich beizubehalten. Alice beispielsweise hat sich mit Hosen nie so recht angefreundet. In einem Kleid oder Rock fühlte sie sich wesentlich wohler, obwohl das manchmal gar nicht so bequem war und mir recht unpraktisch erschien.

Machen Sie häufig Komplimente über ihr oder sein Aussehen. Sie stützen damit das Selbstwertgefühl des kranken Menschen und ermutigen ihn, sich in dieser Sache auch künftig anzustrengen.

Diskretion wahren

Auch wenn die Person beim Anziehen Hilfe braucht, muss die Intimsphäre geschützt bleiben. Schließen Sie dabei die Schlafzimmer- oder Badezimmertür, ziehen Sie den Vorhang vor oder lassen Sie die Jalousie herunter.

Mithilfe fördern

Es gibt immer eine Möglichkeit, die Person mithelfen zu lassen. Sie kann beispielsweise die Hose hochziehen, nachdem Sie ihr geholfen haben, in die Hosenbeine zu schlüpfen. Sie kann auch einfach nur einen Gegenstand festhalten, etwa den Gürtel, während Sie ihr helfen, die anderen Kleidungsstücke anzulegen. Die Anregung geht in dem Fall von Ihnen aus: «Bitte halt' mir diesen Gürtel.»

Wahlmöglichkeiten anbieten

Wer eine Wahl treffen kann, fühlt sich dabei kompetent und eigenständig. Menschen, deren Geisteskräfte versagen, sind mit der Aufgabe, die Schranktür zu öffnen und ein Kleidungsstück auszuwählen, oft schon überfordert. Pflegende können zwei beliebige Kleidungsstücke herausnehmen und zur Wahl stellen. Personen, die immer Wert auf zusammenpassende Kleider gelegt haben, fühlen sich sicherer, wenn die richtigen Sachen alle auf einem Bügel hängen. Jetzt können sie selbst auswählen.

Legen Sie am Morgen die Kleider zurecht und zwar in der Reihenfolge, wie sie angezogen werden sollen und immer mit der richtigen Seite nach außen. Das gibt der Person die richtigen Impulse. Außer wenn es eine alte Gewohnheit ist, sollen die Kleidungsstücke für den nächsten Tag nicht bereits am Abend bereitgelegt werden, weil die Person sonst vielleicht denkt, es sei Zeit zum Anziehen, nicht Zeit zum Schlafen.

Helfen Sie, wenn nötig, die Aktivität anzufangen, etwa indem Sie den Arm der Person in den Hemdärmel stecken. Vielleicht genügt ihr diese Anregung bereits, um das Hemd dann alleine anzuziehen. Wenn die Feinmotorik nachlässt, können komplizierte Knopfleisten durch Klettverschlüsse oder Reißverschlüsse ersetzt werden. Hat die Person allerdings noch nie einen Klettverschluss benutzt, wird er zum Problem, anstatt zur Lösung.

Belassen Sie die Kleidung an der gewohnten Stelle und rühren Sie nicht an die gewohnte Ordnung in den Schubladen. Bewohnerinnen und Bewohnern von Pflegeheimen ist oft sehr geholfen, wenn sie ihre Kommode von zu Hause dabei haben, deren Schubladen so eingeräumt sind wie immer. Halten Sie den Raum möglichst frei von möglicherweise verwirrender Unordnung.

Manchen Leuten helfen beschriftete Schubladen und Schränke. Gehen Sie dabei bitte einfühlsam vor, um die Person nicht zu kränken. Am besten ist es, die Etiketten gemeinsam zu gestalten und anzubringen. Dekorative Etiketten herzustellen kann ein Beschäftigungsprojekt sein, das vielleicht eher Anklang findet, wenn ein Enkelkind hilft, hübsche Motive auszuschneiden.

Es gibt Personen mit Demenz, die liebend gerne Schubladen um- und aufräumen. Das stört jedoch die Pflegeperson: Sie möchte die täglich benötigten Sachen immer griffbereit haben. Reservieren Sie in diesem Fall eine oder zwei Schubladen, vielleicht auch eine ganzes Schränkchen, für Ihren Schützling. Er kann sich nun ungehindert mit den Sachen beschäftigen und nach Herzenslust räumen und sortieren – etwa Socken zusammenlegen. Bewahren Sie Dinge, die täglich benötigt werden, in weniger leicht zugänglichen oder abgeschlossenen Schubladen auf, die nur bei Bedarf geöffnet werden.

Bequeme, unkomplizierte Kleidungsstücke sind zu bevorzugen. Verwenden Sie Röcke oder Hosen mit elastischem Bund, die sich leicht an- und ausziehen lassen, was besonders beim Toilettengang wichtig ist. Bemühen Sie sich, geeignete Sachen zu finden, deren in Schnitte und Farben der Person gefallen.

Manche Frauen kommen mit dem Büstenhalter nicht mehr alleine zurecht. Wenn es beiden Seiten peinlich ist, Hilfe in Anspruch zu nehmen oder Hilfestellung zu leisten, bieten sich verschiedene, individuelle Lösungen an. Manche Frauen tragen anstatt eines Büstenhalters durchaus gerne ein Unterhemd oder ein BH-Hemdchen. Werden die Sachen positiv eingeführt, etwa als Geschenk, und entsprechen sie dem Geschmack der Frau, werden sie lieber akzeptiert. Während der einen Frau eher ein praktisches, mollig warmes Angorahemd gefällt, ist die andere mit einem hübschen, femininen BH-Hemd glücklicher. Fühlt sie sich allerdings ohne BH überhaupt nicht wohl, ist vielleicht ein anderes, einfacheres Modell aus elastischerem Material besser, z. B. eines mit dem Verschluss vorn oder ein Sport-BH zum Überziehen, ohne Verschluss.

Spezialfirmen stellen praktische Wickelkleider, -röcke und -nachthemden her. Sanitätshäuser haben die Kataloge dieser Firmen oft vorrätig.

Auch Schuhe und Strümpfe müssen in die Überlegungen einbezogen werden. Kniestrümpfe oder Socken sind leichter anzuziehen als feine Strumpfhosen. Die Bündchen dürfen aber keinesfalls einschneiden. Bei Socken ohne Fersen sind kaum Fehler zu machen. Oft tragen die Leute nur noch Pantoffeln oder Socken, wenn es zu mühsam wird, richtige Schuhe anzuziehen, was aber ein Sicherheitsrisiko darstellt, besonders wenn im Laufe der Zeit Gleichgewichts- und Koordinationsstörungen auftreten. Die Person sollte feste, bequeme Schuhe tragen, die leicht an- und auszuziehen sind. Wenn neue Schuhe eingeführt werden müssen, empfiehlt es sich, eine kleine Auswahl geeigneter Modelle anzubieten, und aus dem Schuhkauf ein möglichst positives, erfreuliches Ereignis zu machen. Neue Schuhe sollen anfangs nur kurz, denn jeden Tag ein paar Minuten länger getragen werden. Klettverschlüsse sind einfach zu handhaben, auch für die Pflegeperson. Mit elastischen Senkeln lassen sich alle Schnürschuhe in Schlüpfschuhe verwandeln. Das hat den Vorteil, dass die altvertrauten Modelle weiter getragen werden können. Ein Nachteil ist, dass sie die Person nicht alleine anziehen kann oder eine andere Technik erlernen muss. Manche Pflegekräfte übernehmen das Zubinden der Schuhsenkel einfach selbst. Auch Fragen der Schuhmode und des Modells können problematisch sein. Frauen beispielsweise, die Schuhe mit hohen Absätzen gewohnt sind, haben nun aufgrund ihrer verkürzten Achillessehnen Schmerzen, wenn sie flache Schuhe tragen. Dann empfiehlt es sich, schrittweise zu niedrigeren Absätzen überzugehen, etwa anfangs Schuhe mit Keilabsätzen anzubieten. Auch modische, von der betreffenden Frau selbst ausgesuchte Pumps mit Blockabsätzen sind eine gute Alternative. Leute, denen es wichtig ist, bei besonderen Anlässen besondere Schuhe zu tragen, sollten das auch weiter tun dürfen. Höchstwahrscheinlich wird sich die Person an das angenehme Tragegefühl «vernünftiger» Schuhe gewöhnen und sich auch mit solchen Modellen anfreunden.

Sich ausziehen

In seltenen Fällen versucht die Person mit Demenz immer wieder, sich auszuziehen. Fragen wir uns dann zuerst nach dem Grund für dieses Verhalten. Vielleicht fühlt sie sich in der Kleidung nicht wohl (z. B. einschnürende, zu enge Sachen), vielleicht ist ihr zu heiß oder kalt, vielleicht hat sie Harn- oder Stuhldrang. Sich ausziehen kann auch auf eine beginnende Krankheit hinweisen, weshalb der körperliche Gesundheitszustand beachtet werden muss.

Es kann ferner sein, dass der Person größere Entscheidungsfreiheit bei der Wahl der Bekleidung eingeräumt werden muss. Das Angebot einfacher Wahlmöglichkeiten, sowie regelmäßig über den Tag verteilte Komplimente über die äußere Erscheinung, können helfen, dieses Problem zu überwinden.

Sind die genannten Ursachen ausgeräumt, könnte Langeweile die Person veranlasst haben, sich selbst zu stimulieren und etwas mit den Händen zu tun. Geben Sie ihr eine Beschäftigung, eine repetitive Tätigkeit; stellen Sie ihr etwa eine Brieftasche oder eine Handtasche mit interessantem Inhalt zur Verfügung (für weitere Anregungen siehe Kapitel 8). Aber auch das Gegenteil kann dazu führen, dass sich die demente Person auszieht, nämlich als Stressreaktion auf eine überstimulierende Umgebung. Dann gilt es, die Umgebung zu verändern.

Wenn allerdings keine der genannten Maßnahmen Abhilfe schafft, ist kreative Problemlösung angesagt. In einem Pflegeheim beispielsweise hatte das Personal alles Mögliche ausprobiert, um diese Herausforderung zu meistern.

Schließlich half einzig und allein der Hinweis an die betreffende Bewohnerin, der Rabbi des Hauses wünsche, dass sie ihre Kleidung anbehalte. Manchmal ist ein Overall günstig oder sind Kleidungsstücke notwendig, die am Rücken geschlossen werden. Will sich die Person vielleicht nur Anregung verschaffen, indem sie ihre Kleidung öffnet, sollten Sie ihr andere interessante Dinge zu tun geben (siehe Kapitel 8).

7.1.6
Frisur, Mundpflege, Rasur und Make-up

Wir alle haben das Bedürfnis, uns schön zu machen, die Haare zu kämmen und Zähne zu putzen, uns zu rasieren, bzw. zu schminken. Erst dann fühlen wir uns wohl. Wie bei allen anderen Aspekten der Körperpflege auch, haben die Leute in diesen Dingen unterschiedliche Gewohnheiten und Wünsche. Weil die erforderlichen Handlungsabläufe kompliziert sind, werden diese Aktivitäten bei fortschreitender Demenz zum Problem.

Der Person helfen, ihren Lebensstil und ihre Angewohnheiten beizubehalten

Weil es so wichtig ist, sich zu kämmen, zu schminken oder zu rasieren, kommt es dabei auf viele Kleinigkeiten an, etwa auf die Art der verwendeten Haarbürste und der Zahncreme. Gehen Sie dabei nie von Ihren eigenen Gewohnheiten und Wünschen aus! Menschen sind nun mal sehr verschieden. Ein Beispiel: Viele Frauen lassen sich gerne beim Frisör verwöhnen und von anderen die Haare richten, für mich ist es eine Qual. Meine Kopfhaut ist so empfindlich, dass ich mein Haar nur eigenhändig bürste. Dazu kommt, dass ich die ganze Prozedur im Frisörsalon nicht mag – beim Geruch der Chemikalien für Dauerwellen wird mir übel. Wenn das die Personen, die mich dereinst versorgen, nicht wissen, wird es sicher problematisch. Für Alice dagegen war der Gang zum Frisör entspannend und ein Stimmungsaufheller. Pflegende Angehörige müssen auf solche Details achten und andere Pflegende darüber informieren. (Siehe persönlicher Auskunftsbogen im Anhang)

Mithelfen lassen und Entscheidungsfreiheit einräumen

Kämmen, Schminken und Rasieren sind intime Verrichtungen, was die Sache kompliziert, wenn dabei Hilfe benötigt wird. Wenn Sie selbst schon einmal in dieser Hinsicht von anderen abhängig waren, wissen Sie vermutlich, dass Ihnen niemand die Haare genau so kämmen oder die Zähne genau so putzen kann, wie Sie es gerne hätten.

Es gibt keine Aktivität, die überhaupt keine Wahlmöglichkeit bietet und keinen Menschen, der gar nichts entscheiden kann. Geben Sie Ihrem Schützling Gelegenheit, einen beliebigen Teil der Aktivitäten selbst durchzuführen und ermutigen Sie ihn, mitzuhelfen. Lassen Sie der Person das Haar nach dem Waschen selbst mit dem Handtuch trocken rubbeln, Aftershave auftragen oder selbst die Haare bürsten. Wenn direkte Hilfe benötigt wird, führen Sie ihr die Hand, die den Kamm, die Zahnbürste oder den Rasierapparat hält, um ihr das Gefühl zu geben, Kontrolle auszuüben und mitzuhelfen. Ja selbst das Anreichen von Gegenständen bedeutet eine kleine Mithilfe (z. B. den Kamm, ein Schmuckstück) und ist deshalb sinnvoll. Lassen Sie Ihren Schützling die Bürste, das Rasierwasser oder die Lippenstiftfarbe selbst auswählen.

Die demenzkranke Person kann an der Aktivität teilhaben, wenn sie die Sache in Einzelschritte zerlegen. Geben Sie kurze, einfache Anweisungen und formulieren Sie immer gleich. Weil das nicht so leicht ist, mag es angezeigt sein, den genauen Wortlaut auf einem Kärtchen zu notieren. Als viel beschäftigte Betreuungskraft ist es Ihnen vielleicht unmöglich, die Person durch jeden einzelnen Schritt zu begleiten. Wie bereits bemerkt, lassen sich viele Schritte überspringen, z. B. beim Zähneputzen, wenn Sie die Zahncreme bereits zu Beginn selbst auf die Bürste drücken.

Wenn Sie einem dementiell veränderten Menschen bei der Körperpflege helfen, ist es wichtig, **reichlich Komplimente auszuteilen.** Sie stärken damit sein Selbstbewusstsein und erhöhen seine Mitwirkungsbereitschaft.

7.1.7
Essen

Unter den Aktivitäten der Selbstversorgung nimmt das Essen einen besonders hervorragenden Platz ein. Wir können ohne Essen nicht überleben, es hat aber zweifellos auch eine überlebenswichtige soziale Komponente. Essen bedeutet viel mehr als die Aufnahme von Kalorien und Nahrungsstoffen. In den meisten Gesellschaften ist die gemeinsame Mahlzeit ein wichtiger Bestandteil des Alltags, nicht nur eine Ausnahme zu besonderen Anlässen. In vielen Familien unterhält man sich bei der Hauptmahlzeit über den Verlauf des Tages und erzählt sich Neuigkeiten. Alle kommen dabei zu Wort. Für die meisten Personen mit Demenz war das gemeinsame Abendessen der wichtigste Treffpunkt des Tages. In modernen Haushalten haben volle Terminkalender, Fertiggerichte und schnelles Essen zwischendurch diese Muster zwar verändert, die meisten älteren Menschen jedoch schätzen die Vorteile gemeinsamer Mahlzeiten.

Mit fortschreitender Demenz wird das selbstständige Essen immer schwieriger. Das kann zum Ausschluss von der Tischgemeinschaft führen und eine fatale Entwicklung in Gang setzen. Der Vorgang des Essens im Familienkreis ist mindestens genau so wichtig wie das Ergebnis (d. h. die ausreichende Aufnahme von Nahrung). Dazu kommt, dass ohne die sozialen Anregungen, die vom Essen mit anderen Menschen ausgehen, die zum selbstständigen Essen erforderlichen Fertigkeiten weiter abnehmen und den Appetit weiter reduzieren.

Deshalb ist es sehr viel klüger, die Mahlzeiten den Bedürfnissen der Person anzupassen. Gemeinsame Mahlzeiten halten die Person mit einer wesentlichen Aktivität des Lebens und mit nahe stehenden Menschen in Verbindung.

Gemeinsame Mahlzeiten bedeuteten meist auch, dass er länger unabhängig bleibt und einen besseren Appetit hat. Es geht also darum, einen zentralen Aspekt der Lebensqualität zu erhalten. Dazu nun einige Anregungen.

Eigenständigkeit fördern und Entscheidungen treffen lassen

Frau Sylvia Müller kam mit einem recht ungewöhnlichen Problem in die Aufnahmestation des Pflegeheims. Sie schluckte ihr Essen nicht. Ihr Mann hatte sich alle erdenkliche Mühe gegeben, selbst eine ärztliche Untersuchung veranlasst. Frau Müllers Schluckverweigerung konnte jedoch nicht mit einer körperlichen Störung erklärt werden. Sie pflegte die Bissen in den Mund zu stecken, ein wenig zu kauen, und dann in den Abfalleimer zu spucken. Die Situation verbesserte sich nur geringfügig, wenn sie kleine Portionen serviert bekam oder Sachen, die sie mit der Hand essen konnte, etwa ein belegtes Brötchen. Auch die Stimulierung ihrer Speicheldrüsen war vergeblich.

Ich würde gern behaupten, dass ich es war, die auf den erlösenden Gedanken kam. Es war jedoch Frau Müller selbst, die mir den Weg wies. Sie saß mit ein paar anderen Pflegeheimbewohnern an einem Tisch beim Essen. Ziel war es, eine familiäre Atmosphäre zu schaffen, um die Leute zum Essen anzuregen und ihnen Kontaktmöglichkeiten zu bieten. Eines Tages griff sich Sylvia Müller eine Orange aus dem Obstkorb auf dem Tisch, schälte sie und teilte sie in Schnitze. Ich beobachtete verblüfft, dass sie die Schnitze in den Mund steckte, kaute und schluckte. Sie aß die ganze Orange und spuckte nichts aus! Ich war so beeindruckt, dass ich schnell ein Stück Brot, Marmelade und ein Messer beschaffte und vor Frau Müller auf den Tisch legte. Sie richtete sich ein Marmeladebrot, das sie kaute und schluckte. Aufgrund dieser Erfahrung konnten wir zusammen mit der Diätfachkraft einen gesunden Speiseplan erarbeiten, der es Frau Müller erlaubte, an irgendeiner Stelle selbst mitzuwirken. So lange sie ihr Essen selbst herrichten konnte, schluckte sie alles.

Diese ungewöhnliche Geschichte ist nur mit etwas Hintergrundwissen verständlich. Sylvia Müllers Bruder hatte sich vor vielen Jahren an einer Gräte verschluckt und ist daran gestorben. Das hat sie damals natürlich fürchterlich getroffen, spielte aber in ihrem derzeitiges Leben keine Rolle mehr. Wir können natürlich nie ganz sicher sein, es ist jedoch denkbar, dass in dieser Frau, als sie dement wurde, tiefe Erinnerungen an das schreckliche Ereignis aufstiegen. Sie hatte Angst, das gleiche Schicksal zu erleiden. Die Angst vor dem Ersticken hielt sie davon ab, die Bissen zu schlucken. Wenn Sylvia Müller Gelegenheit bekam, sich an der Zubereitung ihrer Mahlzeit zu beteiligen und so ein Stück Kontrolle auszuüben, ließ ihre Angst nach.

Diese Geschichte belegt eindrucksvoll, wie wichtig es ist, der Person das Gefühl zu vermitteln, die Dinge kontrollieren zu können. Zum anderen zeigt sie, dass es unverzichtbar ist, ihre Lebensgeschichte zu kennen. Unsere Ernährungs-

und Essgewohnheiten, sowie unsere gewohnten Essenszeiten beeinflussen unseren Appetit und die aufgenommene Nahrungsmenge in hohem Maße. Wir, die Pflegenden, sind aufgerufen, die Essgewohnheiten unserer Schützlinge zu respektieren, die Mahlzeiten zu erfreulichen Ereignissen zu machen und damit das selbstständige Essen zu fördern. Besonders im fortgeschrittenen Stadium der Demenz ist es für das Wohlbefinden der Person entscheidend, dass professionelle Pflegekräfte mit ernährungsbezogenen Informationen versorgt werden. Bitte beachten Sie den persönlichen Auskunftsbogen im Anhang.

Pflegende können diese Informationen nutzen, der Person bei den Mahlzeiten einfache Wahlmöglichkeiten einräumen, und damit ihre Würde schützen und ihre Unabhängigkeit fördern. Es bieten sich zahlreiche Möglichkeiten: Wird ein Wurst- oder ein Käsebrot gewünscht? Weißbrot oder Schwarzbrot? Tee oder Kaffee? Ein wichtiges und bewährtes Element der Entscheidungsfreiheit bei den Mahlzeiten ist das selbstständige Bedienen. Sitzen mehrere Leute zusammen am Esstisch, wie in einer Familie, sollten Sie der Person helfen, sich aus Schüsseln und von Platten selbst zu bedienen. Ist es Stil des Hauses, alle Bestandteile der Mahlzeit auf einem Teller anzurichten, fragen Sie nach, z. B. wie groß die Portionen sein sollen, wie Sie es bislang auch getan haben. Eine weitere Möglichkeit, die Person selbst entscheiden zu lassen, besteht darin, verschiedene Saucen, Würzmischungen, Gürkchen und anderer Beilagen anzubieten. Brötchen können aus einem Korb, Plätzchen von einem Teller genommen werden. Menschen mit Demenz fühlen sich wohler, wenn sie möglichst oft Gelegenheit haben, eine eigene Wahl zu treffen.

Herr Jocham beispielsweise, der an einer von Chorea Huntington ausgelösten Demenz litt, hat mir die Bedeutung einfacher Entscheidungsspielräume deutlich vor Augen geführt. Er blieb meistens stumm und seine nicht zu unterdrückenden, ausfahrenden Bewegungen machten es ihm äußerst schwer, selbstständig zu essen. Oft wollte er sich nicht helfen lassen. Wir waren alle sehr besorgt, weil der bereits sehr magere alte Herr mehr Kalorien zu sich nehmen musste, keinesfalls weniger, wegen der mit den konstanten Bewegungen seiner Arme und Beine verbundenen Kraftanstrengung. Obwohl er nicht aktiv mitwirken konnte, lud ich Herrn Jocham ein, an unserem einmal wöchentlich stattfindenden Frühstücksclub teilzunehmen. Dabei kamen jeweils ein paar wenige Bewohnerinnen und Bewohner zusammen, um ihr Frühstück selbst zuzubereiten. Das Gemeinschaftserlebnis, dachte ich, könnte Herrn Jochams Appetit anregen. Ein Teilnehmer hatte eine Menge Brot getoastet und stellte den vollen Teller vor ihn hin. Ich war verblüfft, dass sich Herr Jocham ein Stück Toast nahm und es genüsslich verzehrte. Ebenso genüsslich verspeiste er dann noch vier weitere Stück Toast, die er sich selbst vom Teller nahm!

Bei den Mahlzeiten für eine angenehme, möglichst normale Atmosphäre sorgen

Alice nahm jeden Sonntag am Abendessen im Familienkreis teil. Sie war dabei immer in Hochform und vielen Freundinnen und Freunden, die auch eingeladen waren, blieb verborgen, dass sie an der Alzheimer-Krankheit litt. Selbst als sie in einem Pflegeheim lebte und beim Essen viel Unterstützung brauchte, konnte Alice bei den Familienmahlzeiten selbstständig essen.

Der soziale Aspekt des Essens wird unterstützt, wenn die Mahlzeiten gewohnt ablaufen. Die Person bekommt dadurch entscheidende Signale, die ihr vermitteln, dass Essenszeit ist. Der Ur-Instinkt, sich zu ernähren, wird aktiviert. Der Platz, an dem das Essen serviert wird, der Verteilungsmodus und die dabei anwesenden Personen sollten möglichst gleich bleiben.

Wenn es der Person zunehmend schwer fällt, selbstständig zu essen, werden die sozialen Aspekte der Mahlzeiten noch bedeutsamer. Einige Änderungen werden unumgänglich sein, sie sollten sich dennoch an den alten Lebensgewohnheiten orientieren. Ein Beispiel: Wer bislang das Abendessen immer auf einem Tablett angerichtet, vor dem Fernseher sitzend, während der Nachrichten verzehrt hat, dem fällt es vielleicht inzwischen schwer, mit dieser Form zurecht zu kommen. Wenn es zu schwierig wird, das Tablett auf den Knien zu balancieren, versuchen Sie es mit einem Beistelltischchen. Weil die aktuelle Tagesschau ablenken und überfordern kann, ist leise Musik oder ein Video mit einem beruhigenden Lieblingsfilm womöglich eine bessere Option.

Eine ruhige Umgebung fördert die Konzentration auf die Mahlzeit

Alice hatte ihr Leben lang gerne in Restaurants gegessen. Die Freude daran war ihr zwar nicht vergangen, doch die unruhige Restaurantatmosphäre und die Notwendigkeit, Entscheidungen zu treffen wurden ihr manchmal zu viel. Eines Tages nahm sie als das Essen kam, ihr Gebiss heraus und reichte es mir. Obwohl ich ihr bei der Auswahl des Gerichts geholfen hatte und das Restaurant klein und ruhig war, war sie in der Situation überfordert. Sie wusste, dass sie etwas tun sollte, aber was nur?

Diskrete Stimulierung, etwa der Duft von Speisen und eine leise Unterhaltung mit der Person wirken anregend, während sie Überstimulierung überwältigen kann. Wird die Person allzu sehr stimuliert, wird sie unkonzentriert, verschlechtern sich ihre Tischmanieren und verhält sie sich auffällig. In späteren Stadien der Demenz ist sie oft sogar überfordert, wenn mehr als ein Gang auf dem Tisch steht oder zu viele andere Sachen in Reichweite, wie Salz, Pfeffer, Essig und Öl.

Schalten Sie Radio und Fernseher aus. Die Unterhaltung soll ruhig, freundlich und an die Person gerichtet sein. Wenn mehrere Leute am Tisch sitzen, ist es günstig, eine verständnisvolle Person neben den Menschen mit Demenz zu platzieren, eine Person, die sich ausschließlich ihm widmet. Decken Sie den Tisch wie gewohnt, doch mit möglichst wenig Besteck und möglichst wenig anderen Dingen. Servieren Sie jeweils nur einen Gang. Tischdecken und

Geschirr mit unruhigen Mustern sind ungeeignet. Stellen Sie Ihrem Schützling im fortgeschrittenen Stadium nur einen Löffel oder eine Gabel zur Verfügung.

Freundliche Berührungen und andere Formen der Ermutigung einsetzen

Ein ruhiges Gespräch über das Gericht und die Lieblingsspeisen der Person ist günstig, weil es zum Essen anregt. Untersuchungen habe gezeigt, dass verbale Ermutigungen, wenn sie von einer leichten Berührung begleitet werden – beispielsweise am Arm oder an der Hand – das Ergebnis noch verbessern (Eaton, Mitchell-Bonair & Friedman, 1986).

Beim Essen Zeit lassen

Mahlzeiten sind freudig erwartete Tagesereignisse, kostbare, bedeutungsvolle und vielseitige Momente. Weil gemeinsame Mahlzeiten so wertvoll sind, sollten sie nicht wie irgendeine beliebige Hausarbeit möglichst geschwind erledigt werden. Mit fortschreitender Krankheit wird die Person immer langsamer essen. Doch wozu die Eile? Warum sie drängen, die angenehme Beschäftigung, das vielleicht schönste Ereignis des Tages, rasch zu Ende zu bringen? Wenn Ihr Schützling zufrieden vor seinem Teller am Küchentisch sitzt, während Sie andere Dinge erledigen, beschäftigt er sich mit einer Sache, die ihm sehr viel bedeutet.

Leibspeisen anbieten

Das Interesse am Essen wird gefördert, wenn Sie Gerichte anbieten, die der Person besonders gut schmecken. Größere Ernährungsumstellungen sind jetzt nicht angezeigt. Es gibt natürlich viele gute Gründe, weniger Salz, Zucker und Fett zu konsumieren. Doch sollten solche Veränderungen schrittweise eingeführt werden und den Essgewohnheiten der oder des Betreffenden nicht zuwiderlaufen. Von einem Menschen, der in seinem ganzen Leben nie üppig gefrühstückt oder nie Gemüse gemocht hat, darf nicht erwartet werden, dass er jetzt damit anfängt. Muss die Ernährung aus gesundheitlichen Erwägungen heraus umgestellt werden, empfiehlt es sich, vorsichtig und langsam vorzugehen. Hierzu ein paar Tipps:

Ist zu hoher Salzkonsum das Problem, lassen Sie beim Kochen das Salz weg und würzen Sie mit Kräutern. Gerichte, die bei niedriger Temperatur lange köcheln müssen (z. B. Schmorgerichte, Suppen, Gulasch), entfalten ihr Aroma besser. Stellen Sie keine Salz- und Pfefferstreuer auf den Tisch. Wahrscheinlich wird die Person vergessen, darum zu bitten, andernfalls können Sie ein Gefäß mit Salzersatz reichen.

Auch im Falle einer Diabeteserkrankung muss sich die Ernährung an den bisherigen Gewohnheiten orientieren. Hat die Person bislang gerne Desserts gegessen, bieten Sie ihr jetzt mit Diabeteszucker gesüßte Sachen an. Weil Menschen mit versagenden Geisteskräften die Fähigkeit verlieren, sich vernünftig zu ernähren, sollten Sie verbotene Nahrungsmittel (z. B. Bonbons, süße Riegel) gar nicht im Haus haben, zumindest sicher versteckt halten. Ich weiß von einer Frau, die sich jahrelang gut an ihre Diabetesdiät gehalten hatte, dann eine Demenz entwickelte und sehr zum Erstaunen ihres Mannes eine ganze Schachtel Pralinen auf einmal aß, was ihr leider sehr schlecht bekam.

Die Sinne ansprechen

Kochen und Essen regen die Sinne auf wunderbar vielseitige Art an. Sensorische Eindrücke fördern die Beteiligung auf ganz natürliche Weise. Bedienen Sie sich der in Kapitel 6 beschriebenen Techniken zur sensorischen Stimulierung, um Menschen in späteren Stadien der Demenz fürs Essen zu interessieren. Die drei wesentlichen Schritte, kurz gefasst, sind: 1. Lenken Sie die Aufmerksamkeit der Person auf die Sache (z. B. eine Bratwurst), 2. Sprechen Sie jeweils nur einen Sinn an (z. B. den Geruchssinn), 3. Unterstützen Sie eine richtige Reaktion (z. B. Senf dazu geben oder einen Bissen nehmen).

Gute Köchinnen und Köche wissen es: Das Auge isst mit. Eine Mahlzeit, die schön aussieht und schön angerichtet ist, wird mehr Anklang finden. Machen Sie sich die Mühe, die Speisen attraktiv zu gestalten; es lohnt sich.

Besonders der Duft eines guten Essens ist sehr appetitanregend. Ein großer Teil dessen, was wir als Geschmack interpretieren, ist in Wirklichkeit Geruch. Das erklärt, warum das Essen nach nichts schmeckt, wenn wir Schnupfen haben.

Gerichte mit hohem Nährwert bevorzugen

Speisen mit hohem Nährwert sind beispielsweise Pudding und Milchmixgetränke, Vollkornbrot und Getreideflocken, sowie magere Fleisch- und bestimmte Käsesorten, die wenig Fett und viel Eiweiß enthalten. Der Nährwert von Sachen wie Muffins, Brot, Suppen oder Schmorgerichten kann durch die Zugabe von Milchpulver und/oder Eiern erhöht werden. Manchmal werden auch hochkalorische Sportlerdrinks empfohlen. Es gibt Leute, die solche Sachen direkt aus der Dose trinken, besonders wenn sie gut gekühlt sind, anderen schmecken sie nicht. Dann können die kalorienreichen Getränke zu Eislutschern gefroren, in Pudding oder Halbgefrorenes eingerührt werden und die im Rezept angegebenen Milch- oder Flüssigkeitsmengen ersetzen. Auch Frühstücksflocken sind kompakte Energiequellen.

Die Unabhängigkeit mit geeigneten Mitteln fördern

Es wird Ihrem Schützling im Lauf der Jahre zunehmend schwerer fallen, selbstständig zu essen. Jetzt ist der Zeitpunkt gekommen, die vielen in Kapitel 6 vorgestellten Techniken einzusetzen, damit sich die Person weiter beteiligt. Das Vorgehen mag recht zeitaufwändig erscheinen, ist jedoch im Hinblick auf das Selbstbewusstsein und die Lebensqualität allemal der Mühe wert. Es gibt Studien, die beweisen, dass es weniger Zeit in Anspruch nimmt, die Selbstständigkeit beim Essen zu fördern, als der Person das Essen einzugeben

(Nolen & Garrand, 1988). Manchmal genügt ein kleiner Anstoß, schon rastet der altvertraute Mechanismus ein. Geben Sie etwas Essen auf den Löffel und führen Sie der Person die Hand zum Mund. Es kann durchaus sein, dass solche Anstöße im Laufe der Mahlzeit mehrfach gegeben werden müssen. Bieten Sie der Person auch andere Möglichkeiten an, selbst etwas zu tun, etwa Butter aufs Brot streichen, würzen, oder Milch und Zucker in den Kaffee rühren. Spezialgeschirr und Spezialbesteck können helfen, sollten sich aber immer möglichst normal anfühlen und möglichst normal aussehen. Es gibt beispielsweise Teller mit hochgezogenem Rand, die sich besser auslöffeln lassen, Besteck mit dickeren Griffen und Trinkbecher mit Schnabeldeckel. Reha-Fachleute können geeignete Gerätschaften empfehlen.

Mithilfe erwünscht!

Toni fragte Dutzende mal am Tag, ob es Zeit sei zum Abendessen. Wenn es dann tatsächlich auf dem Tisch stand, blieb er nicht lange sitzen und musste oft ermuntert werden, etwas zu essen. Als seine Frau dem Beispiel einer ambulanten Pflegehelferin folgte und Toni beim Gemüseputzen mithelfen ließ, fragte er weniger nach und aß wesentlich besser.

Wenn Sie die Person bei der Küchenarbeit mithelfen lassen, sie etwa bitten, den Tisch zu decken, das Gemüse vorzubereiten oder Zutaten zu mischen, stellen Sie eine wichtige Verbindung mit der bevorstehenden Mahlzeit her. Die Person wird daraufhin vermutlich interessierter sein und sich eingebundener fühlen. Besonders Leute, die früher gerne gekocht haben, werden davon profitieren. Das gemeinsame Zubereiten einer Lieblingsspeise kann ganz besonders verbindend sein.

Bei Bedarf Sachen anbieten, die sich aus der Hand essen lassen oder auf trinkbare Nahrung umstellen

Wenn die Person kein Besteck mehr benutzen kann, bleiben noch immer viele Sachen, die sich einfach aus der Hand essen lassen: belegte Brote, Gemüse-, Wurst- und Käsestückchen, geschnittenes Obst. Solche Angebote eignen sich auch gut für Menschen, die sich viel bewegen und ungern länger am Tisch sitzen bleiben. Wie oben erwähnt, können auch Süßspeisen, die meist leichter zu essen sind, mit hochkalorischen Getränken angereichert werden. Auch flüssige Nahrungsmittel sind geeignet, etwa pürierte Suppen, klare Brühen, Milchmixgetränke, Sportlerdrinks.

Der Duft von heißem Essen wirkt appetitanregend

Nichts wirkt appetitanregender als der Geruch, der beim Kochen entsteht. Er ist das sichere Zeichen, dass Essenszeit ist. Wenn Sie eine kalte Mahlzeit servieren, kann ein Topf mit Tütensuppe, der nebenbei auf dem Herd köchelt, Wunder wirken. Dazu ein Beispiel: In einem Pflegeheim war das Dunstabzugssystem in der Küche tagelang kaputt. Während der Zeit, als die Küchendüfte durch das Haus waberten, entwickelten die Bewohnerinnen und Bewohner einen deutlich besseren Appetit und hatten größeres Interesse an den Mahlzeiten.

Welche Grundregeln sind zu beachten, wenn der Person das Essen eingegeben werden muss?

Für die meisten Demenzkranken kommt der Zeitpunkt, an dem sie wegen der kognitiven, motorischen und koordinationsbedingten Probleme nicht mehr selbstständig essen können. Wenn eine Schluckstörung vermutet wird, sollte die Betreuungsperson von einem Arzt oder einer Ärztin feststellen lassen, ob der Würgereflex vorhanden ist. **Hat der kranke Mensch keinen aktiven Würgereflex (Gaumenreflex), besteht die Gefahr des Verschluckens und der Aspiration von Nahrung in die Lunge. In dem Fall darf ihm das Essen nur von einer Betreuungsperson eingegeben werden, die von einer Fachkraft entsprechend instruiert wurde** (z. B. von einer ergotherapeutischen oder logopädischen Fachkraft, einer Ernährungs- und Diätspezialistin, einem ausgebildeten Pflegenden). Sehr dünnflüssige Sachen (Getränke, Suppen) sind für einschlägig gefährdete Personen ungünstig. Sie sind nämlich schwerer zu schlucken, weil sie weniger Widerstand bieten als angedickte Flüssigkeiten, beispielsweise Milchmixgetränke und pürierte Suppen. Mondamin und Gelatine eignen sich zum Andicken von Speisen. Lassen Sie sich gegebenenfalls von einer Diätfachkraft geeignete Nahrungsmittel nennen und nahrhafte Rezepte geben.

Kranke müssen beim Essen immer aufrecht, den Kopf leicht nach vorn geneigt dasitzen. **Geben Sie niemals einer liegenden Person Essen ein.** Überladen Sie den Löffel nicht und stopfen Sie ihr den Mund nicht voll. Richten Sie das Tempo an den Körpersignalen Ihres Schützlings aus und warten Sie, bis er geschluckt hat, bevor Sie den nächsten Löffel anbieten. Oft ist ein kleinerer Löffel praktischer.

Sagen Sie der Person, was Sie jetzt tun werden oder geben Sie ihr einen anderen sensorischen Hinweis, etwa indem Sie ihre Hand berühren. Sie sollten ihr während der Prozedur nicht das Kinn oder den Mund abwischen, weil das leicht mit dem Eingeben von Essen verwechselt werden kann.

Behandeln Sie den hilfsbedürftigen Menschen mitfühlend, freundlich und würdevoll. Bieten Sie ihm Trost und Sicherheit, indem Sie ihm leicht die Hand halten, während Sie ihm mit Ihrer anderen Hand das Essen eingeben. Dann wird er auch eher stillhalten. Manche Kranke, die nicht mehr selbstständig essen können, fühlen sich aktiver und sicherer, wenn sie einen Löffel in der Hand halten. Versuchen Sie nach wie vor, die Unabhängigkeit Ihres Schützlings zu fördern, etwa indem Sie ihm die Hand führen, damit er sich Butter aufs Brot streichen oder Milch in den Kaffee gießen kann.

Vermeiden Sie es, die primitiven Reflexe zu stimulieren, so vorhanden (siehe Kapitel 3). Wer Erfahrung mit Säuglingen hat, kennt bestimmte Reflexe recht gut, etwa den Greifreflex, ohne den das Kind nicht wachsen und gedeihen kann. Wenn der Säugling dann reifere und kontrolliertere Bewegungsmuster entwickelt, verschwinden diese Reflexe. Neurologische Erkrankungen, wie die Alzheimer-Krankheit, rufen Gehirnschädigungen hervor, die sich auch auf die Bewegungen auswirken. Deshalb kann es sein, dass diese frühen oder primitiven Reflexe wieder auftreten.

Der Greifreflex wird durch leichtes Berühren der Handfläche ausgelöst. Die Person klammert sich, falls der Greifreflex vorhanden ist, an allem fest, was ihre Handfläche berührt. Der Suchreflex wird durch eine leichte Berührung an der Wange ausgelöst. Die Person dreht daraufhin den Kopf in die Richtung, aus der die Berührung kam. Leichtes Berühren der Unterlippe löst den Zungenreflex aus. Die Person streckt daraufhin die Zunge vor. Geben Sie der Person einen Löffel oder einen anderen geeigneten Gegenstand in die Hand, falls der Greifreflex beim Esseneingeben oder bei anderen Aktivitäten stört.

Stimulieren Sie den Schluckreflex, indem Sie aromatisierte Eiswürfel zum Lutschen geben oder die Speicheldrüsen unter dem Kinn leicht massieren. Bieten Sie vorzugsweise feuchte, weiche, vertraute Speisen an, die einer Erwachsenenkost entsprechen (z. B. Kartoffelpüree, Schmorgerichte, Pudding, Rührei, Pfannkuchen). Vermeiden Sie Speisen, die gut gekaut werden müssen, also Nüsse, Gemüsestücke, oder Speisen mit unterschiedlichen Bestandteilen (flüssig und fest).

Ein Wort an professionelle Pflegekräfte

Wenn ein Mensch nicht mehr selbstständig essen kann, ist nicht der richtige Zeitpunkt, seine Ernährung grundlegend umzustellen. Informieren Sie sich unbedingt über die Ess- und Ernährungsgewohnheiten der Person. Sie sind in einem langen Leben erworben und müssen respektiert werden. Erkundigen Sie sich bei den Angehörigen oder anderen gut informierten Leuten nach den bevorzugten Speisen und Angewohnheiten der Person. Nur dann wird es Ihnen gelingen, einen guten Ernährungszustand sicherzustellen, und nur so können Sie erreichen, dass sich die Person an dieser wesentlichen Lebensaktivität beteiligt.

Wenn der demenziell veränderte Mensch nicht mehr zu Hause, sondern in einem Pflegeheim lebt, kommt den Essgewohnheiten eine noch größere Bedeutung zu. Es lohnt die Mühe, sich dafür zu interessieren und danach zu richten. Die Person isst besser, fühlt sich wohler und macht Ihnen schließlich auch wenige Arbeit. Professionelle Pflegekräfte verfallen gelegentlich in einen automatisierten Ablauf und vergessen, dass es ganz einfache Dinge sind, die einer Person helfen, besser zu essen und ihr die Mahlzeiten erfreulicher machen. In einer sehr guten Einrichtung beispielsweise wurden zwei Leute, denen das Essen eingegeben werden musste, ein Stück vom Tisch weg platziert. Das Personal fürchtete um die Trinkgefäße, wenn sie direkt am Tisch saßen. Die Sache wurde seit langem so gehandhabt und war zur Routine geworden. Die beiden Pflegebedürftigen empfingen kaum Signale, die sie an die Mahlzeit erinnerten, weshalb sie wie passive Zombies dasaßen und oft extra stimuliert werden mussten, damit sie den Mund aufmachten und sich einen Löffel hineinstecken ließen. Eine neue Pflegekraft stellte die Getränke ans andere Ende des Tischs, rückte die Stühle an den Tisch und gab jeder Person einen Löffel in die Hand. Sie erzählte ihnen von den Gerichten und unterhielt sich, während sie ihnen das Essen eingab, ganz normal. Jetzt aßen die beiden wesentlich besser.

Wie können professionell Pflegende ihren Schutzbefohlenen helfen, beim Essen selbstständig zu bleiben? Es folgen einige Tipps für die Situation in Heimen.

- Die Person soll an einem Tisch sitzen und möglichst viele bekannte Signale bekommen, dass Essenszeit ist (z. B. familiäre Gestaltung des Speisesaals, vertraute Anordnung des Geschirrs und Bestecks, bekannte Gerichte, Küchendüfte).
- Wie alle anderen Betreuungskräfte auch, müssen professionell Pflegende die Ess- und Ernährungsgewohnheiten der ihnen anvertrauten Personen respektieren. Ein besonderes Thema sind Menschen, die jahrelang alleine gelebt haben, bevor sie in eine Pflegeeinrichtung kamen. Speisesäle können ein positives Gemeinschaftserlebnis sein, andererseits Menschen, die das Alleinsein gewohnt sind, überfordern. Das dürfte besonders dann zutreffen, wenn der Speisesaal groß und laut ist. Solche Bewohnerinnen oder Bewohner essen oft lieber und besser im eigenen Zimmer oder in einem kleinen Speisesaal.
- Widmen Sie der Person Ihre ganze Aufmerksamkeit. Während Sie ihr das Essen eingeben, können Sie ihr ruhig zusprechen, Unterhaltungen mit Kolleginnen oder Kollegen sind jedoch unangebracht. Gespräche im Hintergrund lenken die eh schon aufmerksamkeitsgestörte Person vom Essen ab.
- Die Gänge sollen einzeln nacheinander serviert werden. Wird die ganze Mahlzeit auf Tabletts angeliefert, verbessern sich die Essgewohnheiten der Bewohnerinnen und Bewohner meist erheblich, wenn jeweils nur ein Gericht vom Tablett genommen und vorgesetzt wird.
- Alzheimerkranke haben womöglich Hungerzeiten und Zeiten der Nahrungsmittelknappheit erlebt. Wenn Menschen mit solchen Erfahrungen in Pflegeeinrichtungen kommen, machen sie sich vielleicht große Sorgen und fragen sich, wer die vorgesetzten Mahlzeiten bezahlt. Ein Büchlein mit Essensmarken kann Personen, die solche Gedanken plagen, möglicherweise die Situation erleichtern. Sie können dann jedes Mal mit einer Marke «bezahlen». Oft genügt auch der wiederholte Hinweis, dass das Essen nichts kostet. Manche Leute sind beruhigt, wenn sie hören, dass der Staat oder ein Familienmitglied für ihre Mahlzeiten aufkommt, weil sie schließlich ein langes Arbeitsleben hinter sich haben. Andere empfinden solche Almosen als eine Beleidigung.

7.1.8

Schlafen

«Den Schlaf, der den verworrnen Knäul der Sorgen entwirrt …»

William Shakespeare hat in «Macbeth» auf poetische Weise ausgedrückt, wie wichtig der Schlaf ist, um sich zu erholen und Kraft zu tanken, was für Menschen mit Demenz in besonderem Maße zutrifft. Es ist so anstrengend und Kräfte zehrend, mit einem geschädigten Gehirn durch den Tag zu kommen. Sie haben vermutlich bereits gemerkt, dass die Person sehr schnell ermüdet und in gut ausgeruhtem Zustand besser zurecht kommt. Jeder übermüdete Mensch regt sich schneller auf und ist schneller überfordert. Sie erinnern sich bestimmt an die Zeit nach einer Krankheit, als Ihnen selbst einfache Routinetätigkeiten wie gewaltige, ermüdende Aufgaben bevorstanden. So muss es sich anfühlen, mit Demenz zu leben, Tag für Tag.

Leider stört Demenz auch das Schlafmuster der betroffenen Person. Die Gründe dafür sind vielfältig. Bei manchen Kranken ist das Schlaf-Wach-Zentrum des Gehirns beschädigt, was zu einer Umkehr des Tag-Nacht-Rhythmus' führen kann. Dazu kommt, dass sie die natürlichen Signale der Umgebung, die zeigen, dass es Nacht ist, kaum noch verstehen. Sie können auch ihre gewohnten Abendrituale nicht mehr selbstständig durchführen (z. B. sich fürs Zubettgehen richten). Wenn die Person nachts aufwacht und sich nicht auskennt, fürchtet sie sich vielleicht und ist desorientiert.

Wie Sie wissen, sind ausreichender Schlaf und regelmäßige Ruhezeiten für das Wohlbefinden der Person, aber auch für Ihr eigenes Wohlbefinden entscheidend wichtig. Wenn Sie eine Person betreuen, die nachts unruhig, verängstigt und gereizt ist, wird auch Ihr dringend benötigter Schlaf gestört sein. Bitte beachten Sie folgende Grundregeln:

Die Vorbereitungen zum Schlafengehen nicht verändern

Im Laufe der Jahre entwickeln die meisten Menschen beim Zubettgehen feste Gewohnheiten. Einer räumt noch schnell die Küche auf, lässt die Katze raus und wäscht sich Gesicht und Hände, ein anderer braucht einen warmen Schlaftrunk und Bettlektüre. Es gibt Nachteulen und Leute, die früh zu Bett gehen. Im fortgeschrittenen Stadium der Demenz können diese Routinetätigkeiten nicht mehr selbstständig durchgeführt werden. Dann ist es Aufgabe der Betreuenden, sich über die Gewohnheiten der Person zu informieren und sie dementsprechend zu unterstützen. Diese Aktivitäten sind wichtige Signale, die anzeigen, dass Schlafenszeit ist, Zeit, sich zu entspannen und auszuruhen. Behalten Sie auch die gewohnte Uhrzeit bei. Zu frühes Zubettgehen kann bewirken, dass die Person mitten in der Nacht ausgeschlafen aufwacht.

Einschlafen helfen

Helfen Sie Ihrem Schützling einzuschlafen, indem Sie ihm untertags reichlich Gelegenheit geben, sich körperlich zu bewegen. Anregende Aktivitäten, etwa Gymnastikübungen, sind zwei bis drei Stunden vor dem Schlafengehen kontraproduktiv, ebenso kalorienreiche oder zuckerhaltige Snacks und koffeinhaltige Produkte (z. B. Kaffee, Tee, Schokolade und bestimmte alkoholfreie Getränke). Bieten Sie lieber warme Milch oder andere Milchprodukte an. Sie enthalten nämlich Tryptophan, einen Stoff, der den körpereigenen Serotoninspiegel anhebt (Serotonin ist ein Schlaf fördernder Botenstoff). Auch Kamillen- und andere Kräutertees fördern den Schlaf. Vielleicht ist auch beruhigende Musik eine Einschlafhilfe. Kann die Person nicht gut einschlafen, weil sie den Partner oder die Partnerin an der Seite vermisst, probieren Sie es mit mehreren, nebeneinander im Bett aufgereihten Kissen. So ein «Nest» kann trösten und beruhigen.

Viele ältere Menschen haben ein geringeres nächtliches Schlafbedürfnis, was sie mit Nickerchen untertags kompensieren. Dagegen ist nichts einzuwenden, solange sie nicht allzu ausgedehnt sind und den Nachtschlafzyklus unterbrechen.

Sicherheitsvorkehrungen treffen

Rücken Sie das Bett an die Wand oder stellen Sie eine Kommode ans Fußende, um der Person das Aufstehen zu erschweren. Die sicherste Sturzprävention besteht darin, die Matratze auf den Boden zu legen. Ein weiteres Sicherheitsthema ist das nächtliche Umherwandern. In manchen Fällen kann es angezeigt sein, dem gefährdeten Menschen im Bett seine Schuhe tragen zu lassen. Wenn er dann tatsächlich aufsteht, trägt er zumindest sicheres Schuhwerk. Sie werden vermutlich wissen wollen, ob Ihr Schützling vom Bett aufgestanden ist. Dann empfehlen sich ein Bewegungsmelder im Raum oder eine Sensormatte (d. h. eine Matte, die eine Melodie spielt, wenn sie betreten wird) vor dem Bett.

Keine Verwirrung stiften

Legen Sie die Kleidung für den nächsten Tag nicht schon am Vorabend zurecht. Die Person kann fälschlicherweise denken, es sei Zeit, sich anzuziehen und für den Tag zurechtzumachen, nicht für die Nacht. Vermeiden Sie Verwechslungen, indem Sie das Schlafzimmer ausschließlich für Ruhe, Entspannung und Schlaf reservieren. Manche Leute mit Schlafstörungen benutzen ihr Bett oder ihr Schlafzimmer als Büro oder Wohnzimmer. Das kann zur Folge haben, dass die Örtlichkeit mit Aktivität assoziiert werden, was das Einschlafen natürlich erschwert. Um die Person nicht zusätzlich zu verwirren, sollten Sie versuchen, zur Schlafenszeit alle mit Tagesaktivitäten verbundenen Dinge (z. B. Spielkarten, Bastelmaterial) außer Sichtweite zu halten.

Wacht die Person in der Nacht auf, sollten Sie mit tröstlichen, beruhigenden, orientierenden Worten reagieren. Wir alle sind, wenn wir nachts aufwachen, einen Augenblick verwirrt, besonders in einer fremden Umgebung.

Es braucht eine Weile, bis wir uns wieder zurechtgefunden haben. Weil Menschen mit Demenz die Orientierung schwerer fällt, sind sie auf Hilfe angewiesen. Fragen Sie sich, ob sich die Person wohlfühlt und nicht zu fest oder zu leicht zugedeckt ist. Zieht sie es vor, halb sitzend in einem bequemen Sessel oder auf dem Sofa zu schlafen, sollten Sie nichts dagegen unternehmen, sie vielmehr mit einer Decke warm halten. Versichern Sie ihr mehrmals, dass Sie bei Bedarf sofort zur Stelle sind. Bieten Sie ihr eine Rückenmassage oder eine andere entspannende Massage an. Ist die Person aufgestanden und wandert herum, sollten Sie sie zur Toilette begleiten und danach ablenken und beruhigen, etwa durch leise Musik oder einen leichten Imbiss.

Ein Wort an professionelle Pflegekräfte

Auch professionelle Pflegekräfte müssen die Schlafgewohnheiten Ihrer Schutzbefohlenen kennen und Verständnis für ihre Wünsche aufbringen. Individuelle Wünsche bekommen nämlich einen besonders hohen Stellenwert, wenn die Person nicht mehr zu Hause lebt. Stören Sie die Leute nachts nicht durch Kontrollgänge, außer es liegt ein medizinischer Grund vor (z. B. Umlagerung, um Wundliegen zu vermeiden). Wacht jemand in der Nacht auf, sollten Sie sich nach dem Grund fragen (zum Thema Problemlösung siehe Kapitel 9). Muss die Person lediglich zur Toilette, und braucht sie nur beruhigenden Zuspruch? Ist das Aufstehen eine seit langem bestehende Angewohnheit? Dazu ein Beispiel aus einem Pflegeheim: Das Personal wunderte sich über einen Bewohner, der in der Nacht oft wach war und nach jemandem Ausschau hielt. Eines Nachts wurde er dabei beobachtet, wie er eine Frau am anderen Ende des Flurs zur Toilette führte. Das war die Erklärung: Der Mann hatte viele Jahre, bevor er selbst pflegebedürftig wurde, seine kranke Frau versorgt, weshalb es zu seinen nächtlichen Gewohnheiten gehörte, eine Frau zur Toilette zu begleiten.

7.1.9
Medikamente einnehmen

Wer viele Medikamente einnehmen muss, verliert leicht den Überblick und kann sich dann nicht mehr erinnern, ob er sie bereits geschluckt hat oder nicht. Demenz erschwert diese eh schon komplizierte Aufgabe noch mehr. Ein Mensch, der vor dem Versagen seiner Geisteskräfte noch nie Medikamente einnehmen musste, wird noch größere Probleme damit haben, weil er nicht auf alte Muster und Gewohnheiten zurückgreifen kann.

Andererseits unterscheidet sich die Einnahme von Arzneimitteln von anderen Aktivitäten der Körperpflege, weil sie meist nicht mit individuellen Angewohnheiten verbunden ist. Im Frühstadium der Demenz ist es sehr wichtig, sicherzustellen, dass die Person ihre Medikamente richtig einnimmt. Leider schlucken Betroffene meistens zu viel oder zu wenig Tabletten und bleiben die richtige Antwort schuldig, wenn sie gefragt werden, ob sie ihre Medikamente eingenommen haben oder nicht. Deshalb muss über die Anzahl der Tabletten in einer Packung genau Buch geführt werden. Wenn Sie das nicht tun wollen oder können, muss eine Pflegekraft, ein Arzt oder eine Ärztin, oder eine andere Fachkraft im Gesundheitswesen diese Aufgabe übernehmen. Falsche Medikamenteneinnahme kann große Probleme auslösen, ja selbst die Demenzsymptomatik verstärken. Es folgen nun Tipps zum Umgang mit Medikamenten.

Alle Medikamente dem Hausarzt/der Hausärztin vorlegen

Bringen Sie zum Termin beim Hausarzt/bei der Hausärztin Ihres Schützlings sämtliche aktuell eingenommenen Medikamente mit und geben Sie gewissenhaft alle Informationen über beobachtete Nebenwirkungen weiter. Die Wirkungen, Wechselwirkungen, richtige Dosierung und Eignung von Medikamenten können bei betagten Menschen, besonders bei demenzkranken alten Menschen, sehr verschieden sein. Pflegende müssen ein wachsames Auge darauf haben und Nebenwirkungen sofort melden. Die Person selbst wird diese Informationen im Laufe der Zeit wahrscheinlich nicht mehr korrekt liefern können. Bitten Sie die Ärztin/den Arzt, möglichst überschaubare Einnahmezeiten festzulegen. Versichern Sie sich, dass die Verschreibungen korrekt und tatsächlich noch erforderlich sind. Ich bin immer wieder erstaunt, wie viele Leute Medikamente einnehmen, die von früher konsultierten Ärztinnen oder Ärzten verschrieben wurden, und zwar für Beschwerden, die inzwischen nicht mehr bestehen oder seit Jahren nicht mehr überprüft wurden. Geriatrische Fachärztinnen oder Fachärzte, sowie auf die Betreuung alter Menschen spezialisierte Hausärzte oder Hausärztinnen kennen sich in diesen Fragen besonders gut aus.

Legen Sie auch rezeptfreie Arzneien zur Überprüfung vor. Hausmittel gegen Übelkeit und Durchfall, Antihistaminika oder Husten-, Erkältungs- und Grippemittel können bei einer demenzkranken Person Verwirrtheitszustände und Stürze auslösen. Werden rezeptfreie Medikamente mit rezeptpflichtigen zusammen eingenommen, können weitere Probleme und Nebenwirkungen auftreten. Rezeptfreie Medikamente sollen nur auf ärztlichen Rat hin eingesetzt werden. Weil selbst die beliebten Pflanzenpräparate unerwünschte Nebenwirkungen haben können, sollen sie ebenfalls in der Arztpraxis oder Apotheke überprüft werden.

Tablettendosierer verwenden

Es gibt viele Möglichkeiten, Tabletten einzuteilen und zu ordnen. Viele Medikamente kann man sich in der Apotheke stückweise in Plastik einschweißen und mit den Daten versehen lassen. Es gibt auch Behälter mit kleinen Fächern für jede einzelne Dosis, inzwischen sogar welche, die Töne produzieren, wenn es Zeit für die Tablette ist. Vielleicht lernt die Person mit Demenz den Umgang mit diesem System oder mit einer Kombination von Tablettendosierer, einer Uhr oder einem Wecker. Müssen die Tabletten mehrmals am Tag eingenommen werden, wird ein Behälter mit der richtigen Anzahl von Fächern benötigt. Wenn Sie die Tabletten eingeteilt haben, müssen alle Medikamentenfläschchen und -schachteln sicher weggeschlossen werden. Lebt die Person alleine, wird dieses System möglicherweise nicht funktionieren. Sie müsste erinnert werden, dass es Zeit ist für die Medikamenteneinnahme und weiß womöglich nicht, welcher Wochentag ist. Bei manchen Kranken bewährt sich ein Telefonanruf zur Erinnerung. Welches System auch immer eingesetzt wird, bedenken Sie bitte, dass es nicht genügt, das System einzurichten und anzunehmen, dass es funktioniert. Sie müssen regelmäßig überprüfen, ob die Medikamente richtig eingenommen werden.

Bei meiner Schwiegermutter hatte ein hausgemachtes System Erfolg. Sie, die examinierte Krankenschwester, empfand einen normalen Tablettendosierer nur als Aufforderung, wie früher im Beruf Tabletten von einem Fach ins andere zu räumen. Um das zu verhindern, steckte ich die Tabletten in Plastiktütchen, fixierte diese mit Klebstreifen an einem festen Karton und schrieb über jeden Klebstreifen das Datum (z. B. Freitag, 5. November). Dann rief ich sie allmorgendlich an und erinnerte sie, die Tabletten des Tages aus dem Tütchen zu nehmen und zu schlucken, während wir Telefonverbindung hielten.

Positiv formulieren und freundlich sprechen

Geben Sie Hilfestellung, lassen Sie sich jedoch auf keine Diskussionen ein, wenn es darum geht, die Medikamente einzunehmen. Sie können beispielsweise sagen: «Ich habe dir ein schönes Glas Orangensaft mitgebracht, damit du die Tabletten nehmen kannst, die dir der Arzt verschrieben hat.» Hat die Person allerdings schlechte Erfahrungen mit Ärzten gemacht, ist es besser, anders zu formulieren. Mehr zum Thema Kommunikation in Kapitel 4.

Trotz positiver Kommunikationstechniken kann das Medikamententhema heikel sein. Ziehen Sie, falls erforderlich, eine Respekt gebietende medizinische Fachkraft hinzu. Wenn eine Autorität von außerhalb, etwa eine examinierte Pflegende, ein Arzt oder eine Ärztin die Medikamente vorbereitet und/oder verabreicht, können sich pflegende Angehörige eher aus der Schusslinie halten.

7.2
Den Lebensalltag meistern

In der Pflege- und Rehabilitationsliteratur ist es üblich, die Selbstversorgungsaktivitäten in zwei Kategorien einzuteilen: in Aktivitäten zur unmittelbaren Versorgung der eigenen Person und in weniger personbezogene Aktivitäten, etwa den Haushalt führen. Ich bezeichne Haushaltsaktivitäten als *direkte Selbstversorgungsfähigkeiten,* obwohl auch häufig der Begriff *instrumentelle Selbstversorgungsfähigkeiten* (englisch: Activities of Daily Living, *IADL)* verwendet wird. In den folgenden Abschnitten geht es um verschiedene Bereiche der Selbstversorgungsaktivitäten und Selbstversorgungsfähigkeiten: Umgang mit Geld, Mobilität und Autofahren, Einkaufen, Kochen/Mahlzeiten zubereiten, sowie Haushaltsführung, Wäsche waschen und die Wohnung sauber halten. Haushaltsaktivitäten sind meist noch komplexer als Aktivitäten zur Körperpflege. Ein demenzkranker Mensch wird also zuerst Probleme mit der Versorgung seines Haushalts haben, dann erst mit seiner Körperpflege. Zum Glück können Angehörige für die weniger personenbezogenen Tätigkeiten im Haushalt leichter eine Hilfe bekommen.

7.2.1
Mit Geld umgehen

Mir ihren 92 Jahren lebte Linda Sommer alleine in ihrer kleinen Wohnung, ohne direkte Angehörige oder enge Verbindungen zu anderen Menschen. Sie war noch immer erstaunlich aktiv und pflegte freundliche, unverbindliche Kontakte mit den Leuten in ihrer Nachbarschaft. Eines Tages, als sie in den Bus steigen wollte, stürzte Frau Sommer und verletzte sich den Arm. Sie wurde in die Notaufnahme eines Krankenhauses gebracht, wo sich herausstellte, dass der Arm gebrochen war. Normalerweise wäre der Arm eingegipst und die Patientin nach Hause geschickt worden. Weil sie aber so benebelt wirkte und alleine lebte, behielt man sie im Hospital.

Auf der Unfallstation liegend besserte sich ihr Verwirrtheitszustand keineswegs. Dort bemühte man sich jedoch, die Ursache zu ermitteln. Obgleich sich ihr geistiger Zustand durch den Sturz und den Krankenhausaufenthalt verschlechtert hatte, konnte durch eine sorgfältig erhobene Anamnese festgestellt werden, dass sich Linda Sommer tatsächlich im mittleren bis späten Stadium der Alzheimer-Krankheit befand. Auch sie war der Meinung, dass sie nicht mehr alleine leben konnte, glaubte aber, ein Pflegeheim nicht finanzieren zu können. Sie hatte sich bereits vor einigen Jahren ein Heim angesehen, war aber vor den Kosten zurückgeschreckt. Weil die alte Dame ihr Leben lang finanziell unabhängig war und auch unbedingt bleiben wollte, fiel es ihr schwer zu glauben, dass sie sich einen Umzug in ein Pflegeheim leisten konnte, obwohl wir ihr finanzielle Unterstützung zusicherten.

Wir wollten Frau Sommer helfen, kamen schließlich einem entfernt lebenden Cousin auf die Spur, und konnten ihre Wohnung betreten. Sie war in allerbestem Zustand, sehr sauber und aufgeräumt. Allerdings aber auch voll gestopft mit uneingelösten Schecks, ungeöffneten Kontoauszügen und großen Mengen Bargeld, das sich insgesamt auf eine Million Dollar belief! Linda Sommer hatte in einer örtlichen Firma, die ihren Angestellten Aktien geboten hatte, als Sekretärin gearbeitet. Die Firma war sehr erfolgreich, weshalb ihre Aktien inzwischen hoch im Kurs standen. Unseligerweise war Frau Sommer schon seit vielen Jahren nicht mehr im Stande, ihre finanziellen Angelegenheiten zu regeln, weshalb sie nicht wusste, dass sie nicht mehr die arme Rentnerin, sondern eine sehr reiche Frau war. Trotz ihrer Bedenken, die Betreuung nicht bezahlen zu können, zog sie schließlich in das Pflegeheim ein, das sie besichtigt hatte, und war dort überaus glücklich.

Der Umgang mit Geld ist eine recht komplizierte Angelegenheit. Um finanzielle Entscheidungen treffen und Pläne machen zu können, ist allerhand Geschick nötig. Die vielen Schritte und Entscheidungen beispielsweise, die notwendig sind, um ein Überweisungsformular auszufüllen, können die Person bereits im Frühstadium der Demenz überfordern. Sie können diese Schwierigkeit jedoch mithilfe unterstützungsbereiter Bankangestellter und anderer Menschen für einige Zeit verbergen. Das war auch bei Alice der Fall. Ein ehrlicher Kassierer der Bank in der Nachbarschaft hat ihrem Sohn und mir später erzählt, dass Alice regelmäßig mit einem unsortierten Packen Geldscheine an den Schalter gekommen war. Er hatte dann das Geld gezählt und ihre Rechnungen damit beglichen. Bedauerlicherweise ist nicht jede Person, die ein demenzerkrankter Mensch in Geldangelegenheiten um Hilfe bittet, so ehrlich wie dieser Bankangestellte. Insbesondere Ehepartner, Ehepartnerinnen und Angehörige müssen bereits in den frühen Stadien der Demenz ihres Schützlings ein System zur Regelung seiner finanziellen Dinge finden und umsetzen. (Mehr zu Pflegeplanung in Kapitel 10.)

Die Person braucht immer etwas Geld in der Tasche

Erwachsen sein bedeutet auch, über eigenes Geld verfügen zu können. Das ist besonders wichtig für Leute, die Notzeiten erlebt haben und heute über die verschiedenen sozialen Sicherungssysteme nicht genau Bescheid wissen. Menschen, deren Geisteskräfte versagen, können den Wert von Geld und die Tatsache, dass sie Geld auf der Bank liegen haben, nicht mehr recht erfassen. Solche Dinge sind ihnen zu abstrakt, im Gegensatz zu Bargeld. Es muss nicht viel Geld sein, das ihnen zur Verfügung steht – auch im Hinblick auf die Gefahr, übervorteilt zu werden. Ein paar kleine Scheine und etwas Münzgeld in der Tasche oder in der Börse sind meist ausreichend. Manche Personen beruhigt es eher, wenn sie zur Bank gehen und Geld abheben können.

Geldangelegenheiten möglichst einfach halten

Geldautomaten, aufladbare Geldkarten, komplizierte telefonische Auskunftssysteme und all die vielen Veränderungen im Geschäftsleben, im Bankwesen und Zahlungsverkehr unterscheiden sich wahrscheinlich erheblich von den Abläufen, die der Person von früher bekannt sind. In diesen Dingen kann sie sich leider nicht auf ihre alten Gewohnheiten stützen. Inzwischen lässt sich jedoch der gesamte Zahlungsverkehr auf Daueraufträge umstellen. Wenn Sie die Verantwortung für die Bankangelegenheiten übernommen haben, sollten Sie auch überlegen, wie mit den Kontoauszügen umzugehen ist, die per Post kommen. Der demenzkranke Mensch kann sie vielleicht nicht mehr richtig lesen und macht sich dann große Sorgen über den Kontostand. Lassen Sie in dem Fall Rechnungen und Bankmitteilungen an Ihre Adresse schicken.

**Eine verlässliche, einfühlsame Person
mit den Geldangelegenheiten betrauen**

Sorgen Sie unbedingt dafür, dass eine Person des Vertrauens die Finanzen regelt und zwar in einer legal korrekten Form, die von (möglichst) allen Angehörigen akzeptiert wird. Diese Aufgabe kann auch sehr gut von einem Familienmitglied übernommen werden, das nicht direkt am Ort lebt. Für die Sachverwalterschaft in Vermögensangelegenheiten kann das Gericht auch einen guten Freund, eine Freundin, einen Berufsbetreuer oder eine Berufsbetreuerin bestellen. Dieser heikle Bereich ist einfacher zu gestalten, wenn die Diagnose früh gestellt wird und die betroffene Person bei den erforderlichen Entscheidungen mitwirken kann. Siehe Kapitel 10 für nähere Erläuterungen dieses nicht unproblematischen Themas.

7.2.2
Mobilität und Autofahren

Meine Schwiegermutter Alice war damals ihrer Zeit voraus: In den 30er Jahren des vergangenen Jahrhunderts hatte sie eine Ausbildung zur Pflegefachfrau absolviert und fuhr einen schnellen Wagen. Als sie heiratete, gab sie ihren Beruf und das Autofahren auf. Das war damals so üblich. In den 40 Jahren ihrer Ehe zeigte sie keinerlei Interesse am Auto fahren. Ihr Mann chauffierte sie auf Wunsch überall hin und sie war damit völlig zufrieden. Als er starb, musste sie nicht nur mit diesem Verlust fertig werden, sondern auch mit den von der Alzheimer-Krankheit verursachten Einschränkungen. Im Laufe der Zeit entwickelte sie die fixe Idee, sie hätte nie mit dem Autofahren aufhören sollen. Sie wollte sich wieder selbst ans Steuer setzen, obwohl sie jahrelang keinen Wunsch danach verspürt hatte.

Für Alice und viele andere Menschen ist Autofahren eine Sache der Unabhängigkeit, eine von Jugend an hochgeschätzte Fertigkeit. Autofahren ist aber auch eine komplizierte Sache, die hohe Anforderungen stellt an Einschätzungsvermögen, Wahrnehmungsfähigkeiten, Entscheidungsfähigkeit und andere komplexe Gehirnleistungen. Die Diagnose einer Demenz bedeutet jedoch nicht automatisch, dass die Person nicht mehr fähig ist, ein Fahrzeug zu lenken. Dennoch wird sicheres Autofahren im Laufe der Zeit unmöglich. Wird die Diagnose früh gestellt und die erkrankte Person in die Zukunftsplanung einbezogen, wird sie möglicherweise selbst erkennen, dass sie den Führerschein abgeben muss. Das ist aber leider nicht immer so. Vielleicht stellen Sie fest, dass die Person sich selbst, Mitfahrende und andere Verkehrsteilnehmer gefährdet. Gut möglich, dass Sie sich besorgt fragen, wie Sie dieses sensible Thema ansprechen können. Die Angelegenheit kompliziert sich weiter, wenn Sie selbst nicht Auto fahren und im Bereich Mobilität auf die Person mit Demenz angewiesen sind. Weil Sie nicht gezwungen sein sollten, diese Bürde allein zu schultern, folgen nun ein paar bewährte Tipps.

Den Hausarzt ins Vertrauen ziehen

Weil Auto fahren eine so komplexe Sache ist, setzen Schwierigkeiten lange vor den kognitiven Defiziten ein, die bei einem kurzen Besuch in der Arztpraxis auffallen. Zweifeln Sie die Fahrtauglichkeit der Person an, müssen Sie wahrscheinlich eine weitere Fachkraft konsultieren, etwa aus den Bereichen Neuropsychologie oder Ergotherapie. In manchen Städten gibt es amtliche Stellen, die feststellen, ob jemand den Führerschein behalten kann. Sie sind auch für körperbehinderte Menschen zuständig.

Ärzte und Ärztinnen sind verpflichtet, ihre Bedenken den amtlichen Stellen mitzuteilen. Die Regelungen sind von Bundesland zu Bundesland verschieden, meist wird jedoch ein Fahrtest angeordnet. Mancherorts wird die Fahrerlaubnis ohne vorhergehenden Test entzogen. (Die Behörde leitet nicht weiter, wer die Bedenken gemeldet hat.)

Stimmt die ärztliche Meinung mit Ihrer überein, soll der Arzt oder die Ärztin Ihren demenzkranken Schützling selbst entsprechend informieren. Das Thema Fahrtauglichkeit soll als medizinisches Problem behandelt, das Fahrverbot mit der ärztlichen Sorge um Gesundheit und Sicherheit begründet werden. Das enthebt die Betreuungsperson der Entscheidung und lenkt den Zorn, den die Verfügung möglicherweise auslöst, von ihr ab. Lassen Sie sich die ärztliche Anordnung schriftlich geben, um bei Bedarf darauf zurückgreifen zu können.

Teilt der Hausarzt oder die Hausärztin Ihre Bedenken im Hinblick auf die Fahrerlaubnis der Person nicht, rate ich dringend, eine zweite ärztliche Meinung einzuholen. Schlägt auch dieses Vorgehen fehl, informieren Sie die Verkehrspolizei über das Problem.

Nach dem Arzttermin

Betonen Sie noch einmal, dass es um die Sicherheit anderer Menschen geht und erinnern Sie Ihren Schützling, dass ihm der Arzt oder die Ärztin das Auto fahren verboten hat. Benutzt sonst niemand das Fahrzeug, sollte es verkauft werden. Wenn es weg ist, wird die Person nicht immer wieder an den Verlust erinnert. Das betrifft auch die Autoschlüssel und andere Utensilien, die mit Auto fahren zu tun haben.

Bitte denken Sie daran, dass es manche Leute zutiefst befriedigt, wenn sie anderen in Sachen Fahrzeuginstandhaltung Ratschläge erteilen können oder ihnen bei der Wagenpflege (z. B. beim Waschen) helfen dürfen. Es gibt aber auch Personen, die solche Situationen eher frustrieren. Für alle gilt jedoch, dass sie jetzt, wo sie nicht mehr Auto fahren dürfen, andere Gelegenheiten brauchen, ihr Selbstbewusstsein zu stärken und ihre Unabhängigkeit zu beweisen. Sorgen Sie darüber hinaus für Gelegenheiten, im Auto mitgenommen zu werden und Ausflüge und kleine Reisen zu unternehmen.

7.2.3
Einkaufen

Romana hatte den Haushalt und das Einkaufen bislang immer problemlos bewältigt. Als sie anfing, über das mühselige Einkaufen von Lebensmitteln zu klagen, reagierte Richard, ihr Mann, gereizt. Er hielt sie einfach für faul, fuhr sie zum Supermarkt, überließ sie sich selbst und war dann noch viel gereizter, weil Romanas Ausbeute so mager war.

Als Richard sie eines Tages vom Supermarkt abholte, musste er entsetzt feststellen, dass sie von einem Wachmann festgehalten wurde, weil sie ihre Waren nicht bezahlt hatte. Seine Frau hatte vergessen, wie man das macht. Unglücklicherweise hielt ihr Mann das für ein weiteres Anzeichen ihrer zunehmenden Dummheit und Faulheit und verspottete sie wegen dieses Zwischenfalls.

Glücklicherweise merkten die erwachsenen Kinder des Paares, dass etwas nicht stimmte und sorgten für eine gründliche ärztliche Untersuchung ihrer Mutter. Als sich herausstellte, dass sie an der Alzheimer-Krankheit litt, halfen sie ihr bei verschiedenen Aktivitäten, auch beim Einkaufen. Sie versuchten, ihrem Vater zu erklären, dass seine Frau weder faul noch dumm war, vielmehr eine Gehirnerkrankung hatte und deshalb gewisse Dinge, wie das Einkaufen, nicht mehr selbstständig erledigen konnte.

Einkaufen ist nicht gleich einkaufen. Manche Leute empfinden es als unangenehmes, mühsames Geschäft, für andere ist es eine anregende, erfreuliche Sache. Doch ungeachtet der Bedeutung, die dem Einkaufen zugemessen wird, gewisse Dinge, etwa Nahrungsmittel, müssen einfach erworben werden. Menschen mit Demenz tun sich damit zunehmend schwerer. Einkaufen hat sehr viel mit Entscheidungsfähigkeit zu tun, besonders in den großen, modernen Supermärkten. Sie können selbst von einfachen Entscheidungen in vertrauten Geschäften überfordert sein.

Meine Schwiegermutter Alice ging liebend gerne in den Supermarkt. Als Rentnerin hatte sie sich angewöhnt, fast täglich dort einzukaufen. Sie war eine gewitzte Schnäppchenjägerin und wusste über sämtliche Sonderangebote mehrerer Supermärkte bestens Bescheid. Als sich ihr Gedächtnis verschlechterte und ihr planvolles Vorgehen zunehmend Probleme bereitete, ging sie noch immer gern jeden Tag zu Fuß zum Supermarkt hinüber. Dort angekommen, kaufte sie meist die gleichen drei Sachen: einen Kopf Salat, ein Pfund Hackfleisch und ein paar Tomaten. Das enthob sie größerer Entscheidungen, führte aber zu einer recht einseitigen Ernährung. Sie schien zu spüren, dass etwas schief ging und rief eines Tages ihren Enkel bei der Arbeit an. Sie war völlig aufgelöst, weil sie kein Essen im Haus hatte. Der Enkel war sofort zur Stelle und begleitete Alice zum Supermarkt, wo sie – richtig geraten – einen Kopf

Salat, ein Pfund Hackfleisch und ein paar Tomaten einkaufte. Hier nun ein paar Anregungen für solche und ähnliche Situationen.

Die Vorräte überprüfen und zusammen eine Einkaufsliste erstellen

Wenn die Person in Ihrer Obhut bisher immer Einkauflisten geschrieben hat, sollten Sie das jetzt gemeinsam tun. Wenn nicht, übernehmen Sie die Aufgabe alleine. Achten Sie darauf, auch Dinge zu notieren, die Ihr Schützling gerne mag, nicht nur solche, von denen Sie annehmen, sie wären notwendig.

Der Person beim Einkaufen behilflich sein

Berücksichtigen Sie die Lebensgewohnheiten und Wertvorstellungen des demenzkranken Menschen. Weil für Alice das Einkaufen ein angenehmes Ereignis war, nahm ich sie wenigstens einmal pro Woche mit in den Supermarkt. Andere überlassen das Einkaufen von Lebensmitteln, ja selbst von Bekleidung und Schuhen nur allzu gerne ihren Betreuungspersonen. In dem Fall können Sie vielleicht ein Geschäft ausfindig machen, das Bestellungen telefonisch entgegennimmt und ausliefert. Oder eine Verwandte, einen Nachbarn oder Freundin, Leute die ihre Hilfe angeboten haben, damit beauftragen. Bekleidung und andere Dinge lassen sich auch recht bequem per Katalog einkaufen. Diese Art des Einkaufens empfiehlt sich auch für Personen, die der Aufenthalt in einem Warenhaus allzu sehr verwirrt. Sie können im Katalog blättern, dabei eine Wahl treffen und sich beteiligen, ohne überfordert zu werden. Bestellen Sie nur bei Versandhäusern mit gut funktionierendem Umtausch- oder Rücksendungssystem.

Das Einkaufen vereinfachen und rationalisieren

Es ist besser, mehrere Besorgungen zusammenkommen zu lassen und mehr, dafür seltener einzukaufen. Doch schon im frühen Stadium der Demenz werden solche Unternehmungen für die Erkrankten allzu belastend. Pflegende, die komplizierte oder ausgedehnte Einkäufe tätigen wollen, sollten das vielleicht besser alleine tun.

Wenn Sie mit Ihrem Schützling zusammen zum Einkaufen gehen, suchen Sie nur ein oder zwei Geschäfte auf und beschränken Sie sich auf einige wenige Dinge. Bleiben Sie an seiner Seite und helfen Sie ihm, einfache Entscheidungen zu treffen und mitzuwirken. Sie können die Person vielleicht bitten, ein Dutzend Orangen auszuwählen oder die Entscheidung noch einfacher gestalten, indem Sie beispielsweise fragen: «Welchen Kopf Salat sollen wir kaufen, den hier oder den?» Beim Kleidereinkauf sollten Sie nur ein oder zwei Teile zur Auswahl vorlegen, Sachen, von denen Sie annehmen, dass sie gefallen. Möglicherweise müssen Sie die Person zur Anprobe in die Kabine begleiten und ihr beim An- und Ausziehen helfen.

7.2.4
Kochen

Frau Beate Schneider hatte kein einfaches Leben gehabt und auch Zeiten von Geldknappheit durchgestanden. Trotzdem hatte sie immer gut gekocht, worauf sie und ihre Familie sehr stolz waren. Sie war als hervorragende Köchin und Kuchenbäckerin bekannt, aber auch für ihre Kunst, preiswerte und nahrhafte Mahlzeiten auf den Tisch zu bringen. Die ganze Familie war sehr glücklich, als eine Erbschaft ihre finanzielle Lage verbesserte. Unseligerweise stellte sich kurz nach dem Erbfall heraus, dass Frau Schneider Probleme mit dem Gedächtnis und kognitive Einschränkungen hatte. Sie vergaß wichtige, familienbezogene Daten und fing an Frank, ihren Mann, zu verdächtigen, sich mit anderen Frauen zu treffen, wann immer er das Haus verließ. Gleichzeitig zog sie sich immer stärker zurück und verlor das Interesse an Dingen, an denen sie ihr Leben lang Spaß gehabt hatte, z. B. an Musik.
Ungeachtet dessen bemühte sich Beate nach Kräften, schmackhafte Mahlzeiten zu kochen. Trotzdem waren die Gerichte, die sie der Familie vorsetzte oft erst halb gar. Ihr Mann und die Kinder erboten sich, das Kochen zumindest teilweise zu übernehmen, doch Beate wollte überhaupt nichts davon wissen. Ja, sie schickte den hilfswilligen Frank oft aus der Küche. Frank, der recht gut kochen konnte, ein einfühlsamer Mann war und seine Frau nicht kränken wollte, wies die sehr bescheidenen Ergebnisse ihrer Bemühungen nicht zurück. Der Rest der Familie machte sich Sorgen über die unzureichende Ernährung ihrer Eltern, doch Beate weigerte sich stur, Frank einen größeren Teil des Kochens zu überlassen und wies den Vorschlag, Essen auf Rädern zu bestellen, entschieden zurück. Die erwachsenen Kinder gaben sich große Mühe, sorgten dafür, dass ordentliche Lebensmittel im Haus waren und warfen verdorbene Sachen weg, wenn ihre Mutter nicht in der Küche war. Als sie erfuhren, dass ihre Mutter versucht hatte, mit verdorbenen Fleischresten belegte Brote zu servieren, wurde die Situation untragbar.
Mithilfe des Personals der Tagesstätte nahmen Beate und Frank Schneiders Kinder Kontakt mit einer Frau in der Gemeinde auf, die zu angemessenen Preisen ausgezeichnete Hausmannskost kochte und ins Haus lieferte. Auf Anraten der Fachleute teilten die Kinder ihrer Mutter mit – in liebevollem, freundlichem aber bestimmtem Ton – dass am Nachmittag das erste Essen angeliefert werde. Beate zögerte, doch die Entscheidung war getroffen und stand nicht zur Diskussion. Als die erste Mahlzeit kam, aß Beate mit großem Appetit. Von da an akzeptierte sie das angelieferte Essen als Teil ihres Tageslaufs. Sie wirkte geradezu erleichtert. Wenn Frau Schneider gegen Abend unruhig wurde und fragte, was sie kochen sollte, erinnerte sie ihr Mann freundlich, dass ihre Kinder Essen auf Rädern bestellt hatten. Das beruhigte sie dann.

Die Zubereitung von Mahlzeiten ist eine Aktivität des täglichen Lebens, die eng mit den Lebensgewohnheiten und Wertvorstellungen eines Menschen verknüpft ist. Manchen Leuten ist das Kochen eher lästig; sie wollen einfach so schnell und einfach wie möglich etwas zu Essen haben. Andere haben Spaß daran und messen ihr hohe Bedeutung bei. Das Kochen und Zubereiten von Mahlzeiten ist ihr Hobby geworden, eine kreative Ausdrucksmöglichkeit, eine Gelegenheit, anderen Menschen etwas zu geben. Für Vollzeithausfrauen war das Kochen darüber hinaus Teil ihres Lebenswerks. Bevor Sie also entscheiden, wie die Hilfe aussehen soll, wenn eigenständiges Kochen problematisch geworden ist, müssen Sie sich darüber klar werden, welchen Stellenwert es im Leben der Person bislang eingenommen hat. Noch schwieriger wird es, wenn die Person alleine lebt. Sie mag sich noch so große Mühe geben, sie wird sich vermutlich trotzdem nicht ausreichend gut ernähren. Es folgen nun Tipps zum Kochen und zur Zubereitung von Mahlzeiten.

Gewohnheiten und Wertvorstellungen berücksichtigen

Richtige Ernährung ist zwar wichtig, größere Veränderungen der Ess- und Kochgewohnheiten sind in dieser Phase des Lebens jedoch nicht mehr zu erwarten. Wägen Sie vor diesem Hintergrund sorgfältig ab, ob tatsächlich etwas verändert werden muss. Ein Beispiel: Isst die Person ausschließlich Süßigkeiten und nie eine richtige Mahlzeit, müssen Sie einschreiten. Besteht sie jedoch darauf, sich von Fleisch, Kartoffeln und Dosengemüse zu ernähren, wie sie es ihr Leben lang getan hat, lohnt es vermutlich nicht die Mühe, Veränderungen vorzunehmen. Nur ernste gesundheitliche Störungen könnten Anlass ein, die Ernährung umzustellen, wobei alle notwendigen Veränderungen schrittweise vorgenommen werden müssen. Ebenso darf von einem Menschen, der immer ohne Frühstück auskam, nicht erwartet werden, dass er jetzt, als alte und kranke Person, damit anfängt.

Auswählen und Entscheidungen treffen lassen

Wer kocht und eine Mahlzeit zubereitet, muss viele verschiedene Entscheidungen treffen. Grundsätzlich gilt, dass alle Menschen selbst entscheiden möchten, was sie essen, wie das Essen zubereitet wird, wo und wie sie es verzehren. Die Person mit Demenz wird nur Freude am Essen haben, wenn ihr solche Wahlmöglichkeiten angeboten werden. In einem Pflegeheim, in dem ich gearbeitet habe, bekamen die Bewohnerinnen und Bewohner einmal in der Woche Gelegenheit, sich den Brotbelag fürs Abendessen selbst zusammenzustellen. Sie machten von dem Angebot freudig Gebrauch. Diese schlichte Tätigkeit und das Herrichten der Brote, wenn nötig mithilfe, befriedigen die Leute. Ihr Schützling muss unbedingt beteiligt werden, wenn es gilt, einfache Entscheidungen über das Kochen und die Zubereitung von Mahlzeiten zu treffen. Versuchen Sie es beispielsweise mit solchen Fragen: «Möchtest du Erbsen zum Abendessen oder lieber Bohnen?» und «Möchtest du in der Küche essen oder draußen am Gartentisch?» Bitte beachten Sie, dass nicht gefragt wird, ob Gemüse gewünscht wird oder nicht, oder ob gegessen wird oder nicht. Das wird einfach vorausgesetzt.

Komplizierter wird es, wenn festgelegt werden soll, wer für die Küche verantwortlich ist. Dieses Thema muss besprochen werden, sobald sich die Person beim Kochen selbst gefährdet. Menschen, denen das Kochen eher lästig war, werden die Aufgabe wahrscheinlich gerne delegieren, vorausgesetzt die Angelegenheit wird respektvoll behandelt.

Es kann ein heikles Unterfangen sein, Menschen Hilfe anzubieten, die die Küche immer als ihr Reich betrachtet haben. Es bedarf aller positiven Kommunikationsfertigkeiten, um der Person Wahlmöglichkeiten anzubieten, Entscheidungsfreiheit einzuräumen und ihre Würde zu schützen. Sie muss den Eindruck bekommen, dass sie noch immer das Heft in der Hand hat und Sie die Küchenhelferin oder der Küchenhelfer sind. Hinweise, dass sie nicht mehr fähig ist, das zu tun, was bislang ihren Stolz und ihr Selbstwertgefühl ausmachte, sollten besser unterbleiben. Oft ist es möglich, an den Stolz der Person anzuknüpfen und sie zu bitten, Ihnen zu zeigen, wie ein bestimmtes Lieblingsgericht gekocht wird. Ihr Schützling wird das Rezept vielleicht nicht mehr richtig nachkochen können, sollte aber das Gefühl vermittelt bekommen, an allen Schritten beteiligt zu sein und das Regiment zu führen. (Anregungen zur Einteilung einer Aktivität in kleine Schritte sind in Kapitel 6 zu finden.) Wenn es zu schwierig wird, eine Mahlzeit zu planen und herzustellen, kann die Person noch immer Teile davon übernehmen, z. B. Gemüse putzen, Zutaten vermischen und rühren, oder das Gericht probieren und sagen, ob noch Salz fehlt. Sie kann vielleicht auch noch einfache Mahlzeiten selbstständig herrichten, etwa das Frühstück oder ein kaltes Abendessen, wenn die Zutaten (z. B. Brot, Wurst, Senf) bereitgestellt oder ihr Tipps für die verschiedenen Schritte gegeben werden.

Sicherheitsfragen angehen

Küchenutensilien und -geräte, etwa der Herd, können einer Person mit Gedächtnisproblemen gefährlich werden. Sie vergisst womöglich, den Herd auszuschalten, mit Elektrogeräten und Messern richtig umzugehen oder sich vor heißen Töpfen oder ähnlichen Gefahrenquellen zu hüten. (Diese Themen werden in Kapitel 5 ausführlich dargestellt.) Damit die Person, die sich immer so gern in der Küche betätigt hat, weiter unfallfrei wirken kann, müssen gewisse Sicherheitsvorkehrungen getroffen werden.

Alice schaltete den Kühlschrank aus, weil sie sein leises Summen aus unerfindlichen Gründen störte. Sie nahm auch Lebensmittel aus der Tiefkühltruhe, legte sie in den Kühlschrank und dann wieder zurück in die Tiefkühltruhe. Weil wir den Lebensmitteleinkauf gemeinsam erledigten, war es relativ einfach, die Sachen mit dem Datum zu versehen und dann erst wegzuräumen. So konnte ich genau verfolgen, was mit den Lebensmitteln geschah und Dinge, deren Verfallsdatum überschritten war, aussortieren.

Personen, die nur noch beschränkt urteilsfähig sind, laufen Gefahr, verdorbene Speisen zu essen oder Küchengeräte falsch zu benutzen. Dazu kommt, dass bei Menschen mit Demenz oft auch der Geruchssinn herabgesetzt ist und deshalb das Risiko einer Lebensmittelvergiftung steigt. Betreuungspersonen müssen den Inhalt von Kühlschrank und Tiefkühltruhe regelmäßig überprüfen, sowie alle Esssachen entfernen (z. B. bestimmte Gewürze) die, in größeren Mengen verzehrt, schädlich sind.

Gewohnheiten beibehalten und die Küchenbenutzung erleichtern

Häufig gebrauchte Dinge sollten leicht auffindbar sein, vielleicht sogar offen daliegen. Möglicherweise ist die Person trotz versagender Geisteskräfte noch fähig, sich selbst eine Tasse Tee oder Kaffee zuzubereiten, vorausgesetzt der Wasserkocher steht bereit und Löffel, Tasse etc. befinden sich alle an einer Stelle auf der Arbeitsplatte. Unordnung und Durcheinander dagegen erschweren einer dementiell veränderten Person das Leben. Beschriftete Schränke und Schubladen sind eine Hilfe. Weil sich manche Leute durch diese Maßnahme gekränkt fühlen, muss die Beschriftung sensibel angegangen werden. Die Person an der Herstellung der Etiketten zu beteiligen, ist sicher eine gute Idee. Sie kann dann die kreativen Beschriftungen stolz vorzeigen.

Die einzelnen Schritte notieren

Manche Menschen tun sich leichter, wenn ihnen schriftliche Anweisungen vorliegen. Voraussetzung ist allerdings, dass sie noch lesen und das Gelesene verstehen können. Dabei müssen die einzelnen Schritte getrennt notiert (selbst die Zubereitung einer Tasse Pulverkaffee erfolgt in mehreren Schritten!) und die Gewohnheiten berücksichtigt werden. Lieblingsrezepte lassen sich vereinfachen und aufschreiben, ebenso die einzelnen Schritte, die zur Zubereitung einer Mahlzeit erforderlich sind.

Die Mahlzeiten vereinfachen

Auch in diesem Punkt spielen Gewohnheiten und Werte eine wichtige Rolle. Sicher werden manche Leute mit nahrhaften Fertiggerichten (gekauften oder selbst hergestellten) sehr zufrieden sein, während andere die Sachen ins Eisfach legen und nie anrühren. Das Beste ist, in respektvollem, aber festem Ton zu sagen: «Ab jetzt wird es so gemacht», wie es am Anfang des Abschnittes am Beispiel von Frau Sommer demonstriert wurde.

Frau Monika Klein hatte eine große Familie versorgt und war eine hervorragende Köchin gewesen. Als ihre geistigen Kräfte nachließen, schien sie das Interesse am Kochen völlig zu verlieren. Sie habe in ihrem Leben genug gekocht, behauptete sie, was sicherlich zutraf. Bei jedem Besuch im Supermarkt deckte sie sich mit Fertigpizza ein. Ihre Angehörigen fanden sie im ganzen Haus herum versteckt. Arnold Klein, ihr Mann, war verärgert, weil

Monika «ihre Pflichten vernachlässigte» und fing selbst an zu kochen. Seine Frau weigerte sich, die von ihm zubereiteten Mahlzeiten zu essen und hielt sich an die versteckten Pizzen. Wenn die Kinder den Eltern vor gekochte Gerichte in die Tiefkühltruhe legten, vergaß Monika die Sachen. Arnold weigerte sich, die Speisen aufzutauen und zu essen.

Offensichtlich war diese Beziehung schon seit geraumer Zeit recht schwierig, und die Konflikte wurden noch immer über das Essen ausgetragen. Die Mahlzeiten waren auch mit den Themen Kontrolle und Selbstbestimmung verbunden, denn Arnold wies Hilfsangebote für den Haushalt und alle anderen Angelegenheiten strikt zurück. Er fürchtete, dass seine Frau in ein Pflegeheim kommen würde, falls er zugab, dass er alleine nicht zurecht kam und Unterstützung brauchte.

Die Kinder des Paares berieten sich mit Pflegefachkräften und versuchten, das Problem mit den Mahlzeiten zu lösen. Eine recht zeitaufwändige, schwierige Sache, zumal Herr Klein ein cholerisches Temperament hatte und die Gefahr von Tätlichkeiten durchaus real war. Letztlich kam man überein, dass die einzig mögliche Lösung darin bestand, ein wachsames Auge auf die Situation zu haben und bei Bedarf entschlossen zu intervenieren (d.h. Frau Klein aus dem Haus zu bringen).

An diesem Beispiel wird deutlich, dass es leider keine allgemein gültige Lösung gibt, was im Übrigen für so viele Aspekte der Demenzpflege zutrifft.

Und was ist mit Personen, die alleine leben?

Hilfestellung bei den Mahlzeiten kann bei Menschen, die alleine leben, ein besonders schwieriges Thema sein. Das war bei Alice nicht anders. Wir hatten jeden Tag Kontakt mit ihr, versorgten sie mit allen nötigen Lebensmitteln, luden sie mindestens zweimal pro Woche zum Abendessen ein und hatten eine Haushaltshilfe engagiert, die dreimal pro Woche kam. Doch trotz all dieser Hilfen war ich mir nie ganz sicher, dass sich Alice gut ernährte. Dass meine Zweifel berechtigt waren, stellte sich heraus, als sie in ein Pflegeheim umzog und wir ihre Wohnung ausräumten. Wir fanden in ihrem Schrank einen hohen Stapel Alu-Folienbehälter mit Törtchen aus dem Supermarkt! Trotzdem war sie in dieser Zeit körperlich gesund geblieben und zum ersten Mal in ihrem Leben nicht übergewichtig. Die vielen Törtchen hatten ihr offenbar kaum geschadet; sie waren ihr natürlich wohl vergönnt.

Betreuungspersonen können mehrere Möglichkeiten ausprobieren: tiefgekühlte Fertiggerichte vorhalten, warm angeliefertes Essen auf Rädern organisieren oder eine Haushaltshilfe engagieren. Was die beste Lösung ist, hängt von der jeweiligen Situation ab, wobei es manchmal leider keine wirklich gute Lösung gibt. In sehr schwierigen Situationen können selbst Pflegeplanung und Fragen der Zuständigkeit zum Problem werden. Wie in Kapitel 10 aufgeführt, ist frühzeitige Planung, d. h. Planung bereits im Frühstadium der Demenz, der wichtigste Faktor.

7.2.5
Den Haushalt versorgen, Sachen reparieren, Wäsche waschen, putzen

Auch beim Putzen und Wäsche waschen gilt es, den gewohnten Lebensstil zu unterstützen. Für viele Leute sind dies ungeliebte Tätigkeiten, andere haben (mir schier unbegreiflich) Freude an der Hausarbeit und schätzen sie. Kleinere Reparaturarbeiten am, im und ums Haus sind besonders für manche Männer im Rentenalter ganz wichtig. Wir sollten ihnen unbedingt helfen, damit sie diese Tätigkeiten weiter durchführen können.

Welchen individuellen Stellenwert diese Arbeiten auch haben mögen, zwei Probleme werden wohl immer auftreten. Ist Hilfe von außerhalb nötig, wird sich die demenzkranke Person wahrscheinlich besorgt fragen, wer die Dienstleistung bezahlt, auch wenn ausreichend Geld vorhanden ist. Vielen Menschen ist es unangenehm, eine fremde Person im Haus zu haben, die ihre angestammten Aufgaben erledigt. Folgende Tipps sind geeignet, diesen Herausforderungen zu begegnen.

Gewohnheiten respektieren

Inzwischen klingt das «Gewohnheiten respektieren» wahrscheinlich wie eine gesprungene Schallplatte. Trotzdem gilt es immer wieder zu beachten, dass Ihr Schützling durch seine vertrauten Gewohnheiten daran erinnert wird, wie Dinge gemacht werden und wie er sich beteiligen kann. Hilfe von außen wird leichter akzeptiert, wenn die kleinen Details der Alltagstätigkeiten berücksichtigt werden. Ist die Person beispielsweise gewohnt, nach dem Geschirrspülen den Küchenboden zu fegen, soll sie es weiter so halten. Dieser Lebensgewohnheiten zu unterstützen, wird den Pflegenden manchmal eine freundlich resignierende Haltung abverlangen. Schließlich würden sie die Sache selbst schneller oder lieber anders erledigen. Es kann frustrierend sein, den Küchenboden kehren zu lassen, weil es leichter wäre, mit dem Staubsauger drüber zu gehen. Auf Dauer gesehen ist es jedoch einfacher, die alten Gewohnheiten dementiell veränderter Personen zu respektieren, weil sie dann zufriedener und vermutlich auch belastbarer sind.

Die Alltagsgewohnheiten einer Person sind eng mit ihrem Lebensstil und ihren individuellen Ansprüchen an die Haushaltsführung verknüpft. Abgesehen von bestimmten, für die Gesundheit unerlässlichen Reinlichkeitsstandards, gibt es eine schier unbegrenzte Zahl persönlicher Standards im Hinblick auf Sauberkeit und Ordnung. Die eigenen Standards einer anderen Person überzustülpen ist besonders unangemessen, wenn diese Person an Demenz leidet. Als pflegender Ehemann oder pflegende Ehefrau haben sie sich vermutlich längst auf einen für beide Teile akzeptablen Standard geeinigt. Falls nicht, ist jetzt nicht der richtige Augenblick für Auseinandersetzungen.

Nimmt der Schmutz jedoch Gesundheit gefährdende Ausmaße an, muss eingeschritten werden. Das ist etwas anderes, als das Überstülpen des eigenen Reinlichkeitsstandards.

Alice schien die Haushaltsführung trotz ihrer Alzheimer-Krankheit recht gut zu bewältigen. Bei näherem Hinsehen wurde allerdings klar, dass sie wirklich wichtige Dinge nicht mehr tun konnte (z. B. die Toilette sauber halten). Ihre Bemühungen, Ordnung zu halten, führten gelegentlich zu kuriosen Ansammlungen in Schubladen und Schränken. Das Bett war immer gemacht, die Tagesdecke lag immer drüber, aber die Bettwäsche darunter wurde nie gewaschen. Sobald alles ordentlich aussah, betrachtete Alice die Hausarbeit für erledigt. Weil sie auf einen ordentlichen Eindruck so großen Wert legte, nahmen wir ihr die Aufgaben ab, denen sie nicht mehr gewachsen war, wuschen ihr z. B. die Wäsche und putzten das Bad.

Notwendige Veränderungen schrittweise und einfühlsam vornehmen

Als ich anfing, mich um meine demenzkranke Schwiegermutter zu kümmern, lernte ich recht bald, wie wichtig es ist, Veränderungen schrittweise und einfühlsam vorzunehmen. Ich war berufstätig und hatte für meinen Haushalt soeben eine Reinigungskraft eingestellt, was mir eine riesige Erleichterung war. Deshalb ging ich davon aus, dass sich auch Alice über eine Haushaltshilfe freuen würde. Sie reagierte jedoch gekränkt und behauptete, das Haus sauber halten zu können, wie sie es immer getan hatte. Misstrauisch und verärgert schaute sie dem Personal genau auf die Finger. Die Sache funktionierte wesentlich besser, als wir die Reinigungskraft arbeiten ließen, wenn Alice nicht zu Hause war. Die beste Idee war jedoch, eine verständnisvolle Haushaltshilfe einzustellen. Diese Frau respektierte den Wunsch ihrer Arbeitgeberin, den Haushalt selbst zu führen, und arbeitete beim Aufräumen, Waschen und Putzen mit Alice Hand in Hand.

Wenn die Geisteskräfte einer Person nachlassen, können einige Veränderungen im Haus erforderlich sein. Ein Mensch, der immer in Unordnung gelebt hat, wird jetzt vielleicht nicht mehr damit zurecht kommen, weil er vergesslich geworden ist und wegen kognitiver und anderer Probleme Dinge nicht mehr finden kann. Unordnung ist auch ein Sicherheitsrisiko, besonders wenn sie die Wege behindert. Da liegt es nahe, die Wohnung in einem Schwung gründlich aufzuräumen und zu entrümpeln. Die Person wird das aber vermutlich als Übergriff empfinden und verärgert reagieren. Bald wird neue Unordnung die alte ersetzen. Günstiger ist es, vorsichtig nur wenige Dinge zu entfernen, und zuerst solche, von denen die größte Gefahr ausgeht. Liebgewordene Besitztümer müssen in Sichtweite bleiben. Im Weg stehende Möbelstücke wurden möglicherweise beim Gehen als Stützen verwendet. In diesem Fall sollten sie durch Handläufe, Griffe oder solidere Möbel ersetzt werden. (Mehr zu Sicherheitsmaßnahmen im Haus in Kapitel 5.)

Sich weiter als Herrin oder Herr im eigenen Haus fühlen können

Emma hatte zwar Gedächtnisprobleme, kam in ihrer eigenen Wohnung aber durchaus zurecht. Doch dann hatte sie einen leichten Schlaganfall, der ihren Körper aus dem Gleichgewicht brachte. Trotz Gehwagen war sie unsicher auf den Beinen. Ihr Sohn Erich machte sich Sorgen und bestand darauf, seine Mutter zu sich zu nehmen. Erich handelte in der besten Absicht, dennoch gab es vom ersten Tag an Probleme. Das Verhältnis zwischen Emma und ihrer Schwiegertochter Franziska war nie sonderlich herzlich gewesen. Franziska machte der Schwiegermutter unmissverständlich klar, dass sie jetzt nicht mehr in ihrer eigenen Wohnung lebte und sie, Franziska, die uneingeschränkt herrschende Hausfrau war. Während Erich bei der Arbeit war, tobten zu Hause die Revierkämpfe.
Emma war noch recht leistungsfähig und wollte sich nützlich machen. Franziska, die sich in keiner Weise umstellen wollte, war das nur lästig. Es gab keinen Raum für Geben und Nehmen. Wenn die alte Frau Karotten fürs Abendessen richtete, mussten sie genau so geschnitten werden, wie Franziska sie immer geschnitten hatte und zwar flott. Kein Wunder, dass sich Emma machtlos fühlte. Aus dem Wunsch heraus zu helfen – oder sich zu rächen? – tat Emma manchmal, wenn Franziska nicht zu Hause war, recht seltsame Dinge. Sie fügte z. B. dem Gulasch, das auf dem Herd köchelte, noch eine extra Portion Salz hinzu.
Das Personal der Tagesstätte hörte Franziska aufmerksam zu, als diese höchst frustriert die Situation schilderte, und gab ihr dann vorsichtig ein paar Tipps. Franziska sollte ein wenig mehr Verständnis für ihre Schwiegermutter aufbringen und ihr die Möglichkeit geben, ein wenig selbstständiger zu sein. Doch Franziska empfand Emma weiter als undankbar und boshaft. Leider waren die beiden Frauen so unglücklich miteinander verstrickt, dass keinerlei Veränderung möglich war. Die liebenswürdige, fröhliche, hilfsbereite Emma, wie das Personal der Tagesstätte sie kannte, bekam zu Hause einfach keine Unterstützung. Mit der Erklärung, sie mache ihrer Schwiegertochter zu viel Arbeit, war Emma schließlich damit einverstanden, in ein Pflegeheim umzuziehen.

Menschen, die gerne den Haushalt und die Familie versorgt haben, wollen weiter das Gefühl haben, in gewissem Maß über ihre Tätigkeit selbst zu bestimmen. Hausarbeit ist ihr Beruf, ihr Lebenswerk. Sie sind gegenüber dem Partner oder der Partnerin, anderen Familienmitgliedern oder professionellen Pflegekräften noch immer Herrin oder Herr im Haus. Selbst wenn die Person nur zur Miete oder in einer Langzeitpflegeeinrichtung wohnt, ist es ihr Reich. Bitte tun Sie alles dafür, Ihrem Schützling das Gefühl zu geben, dass Sie ihm als Helferin oder Helfer zur Seite stehen. Fragen Sie wegen Kleinigkeiten (z. B. «Sollen wir die Wäsche draußen aufhängen oder in den Trockner tun? Was meinst du?»), fragen Sie, wenn es gilt, größere Entscheidungen zu treffen. Würdigen Sie die früheren Fähigkeiten und Leistungen der Person mit ehrlichen Komplimenten.

Es ist sicher nie ganz leicht, einem demenzkranken Menschen im Bereich des Haushalts selbst bestimmte Aktivitäten anbieten zu können, die Herausforderung wird noch größer, wenn die Beziehung schon vorher schwierig war – siehe den Fall Emma und Franziska. Bei solchen Problemlagen ist es ratsam, einen Schritt zurückzutreten und die Gesamtsituation zu betrachten. Was ist wichtiger: ein gutes persönliches Verhältnis zu haben oder Karotten, die exakt wunschgemäß geschnitten sind?

Einen Teil der Arbeit übernehmen lassen

Sicher, die ganze Prozedur des Wäschewaschens kann die Person inzwischen nicht mehr übernehmen. Sie kann aber nach wie vor behilflich sein, etwa die Wäsche auf die Leine hängen oder die trockene Wäsche zusammenlegen, Geschirr abtrocknen, Staub wischen, kehren und Blätter zusammenrechen sind Beispiele für viele Hausarbeiten, die sie nach wie vor, zumindest teilweise, erledigen kann. Die Aufgaben müssen möglicherweise in Einzelschritte aufgeteilt oder den noch vorhandenen Fähigkeiten entsprechend angepasst werden. Ist es der Person z. B. nicht mehr möglich, das Geschirr im Stehen abzutrocknen, wird das nasse Geschirr auf ein Tablett gelegt und auf den Tisch gestellt, damit sie im Sitzen arbeiten kann.

Die Freude am Tun ist wichtiger als das Ergebnis

Pflegende sind viel beschäftigte Menschen, die ihre zahlreichen Aufgaben so effizient wie möglich erledigen müssen. Versuchen Sie, aus der Fülle der Arbeiten einzelne herauszupicken, bei denen Ihr Schützling mithelfen kann, die ihm Freude bereiten und er im eigenen Tempo tun kann, während Sie anderweitig beschäftigt sind. Könnte die Person in Ihrer Obhut vielleicht am Tisch sitzen und langsam das Geschirr abtrocknen, während Sie die Küche sauber machen und/oder die nächste Mahlzeit vorbereiten? Könnten Sie Staub saugen, während sie die Wäsche sortiert und faltet? Vergessen Sie nicht, dass nicht die Effizienz der Aktivität zählt, sondern die Gelegenheit, aktiv zu sein und sich gebraucht zu fühlen.

7.3
Schlussfolgerung

Der letzte Abschnitt dieses Kapitels – Die Freude am Tun ist wichtiger als das Ergebnis – enthält die wichtigste und am schwersten umzusetzende Richtlinie. Der Mensch mit Demenz soll in die Lage versetzt werden, selbst etwas zu tun. Pflegende, die so viele Aufgaben schultern müssen und womöglich ihr Leben lang auf das Ergebnis einer Arbeit fixiert waren, sind oft nicht im Stande, einen anderen Gang einzulegen und ihre Sichtweise zu verändern. Bislang war es nur wichtig, eine Aufgabe oder Arbeit effektiv zu Ende zu bringen, der Prozess selbst stand im Hintergrund. Sie können nur schwer nachvollziehen, dass eine Person mit Demenz aus dem reinen Tätigsein Freude und Befriedigung zieht. Dazu kommt mir die Geschichte eines Austragsbauern in den Sinn, der sich noch auf die Herstellung gesteckter Zäune verstand und gebeten wurde, fürs lokale Freiluftmuseum einen solchen Zaun zu machen. Er kam mit seiner Axt und seiner Handsäge und machte sich sofort ans Werk. Doch wie verblüfft war die Museumsdirektorin, als sie ein paar Stunden später das Geräusch einer Motorsäge vernahm. Als sie der Sache nachging, traf sie auf den Bauern, der die Zaunpfähle munter mit der Motorsäge zuschnitt. Er erklärte die Sache so: «Die alte Art, Zäune zu machen war damals schon recht, aber jetzt gibt es Motorsägen, damit geht es doch viel schneller.»

Der Mann war ausschließlich auf das Produkt (den Zaun) fixiert und hatte den Prozess der Herstellung eines authentischen, historischen Zauns völlig außer Acht gelassen. Ich hoffe, dass die Richtlinien in diesem und die Empfehlungen im folgenden Kapitel über Freizeitaktivitäten Pflegenden helfen, den hohen Stellenwert des Prozesses zu erkennen. Der Vorgang selbst, das «Zaun machen», zählt und ermöglicht befriedigende, bereichernde Erfahrungen.

8

Freizeitaktivitäten tun gut!

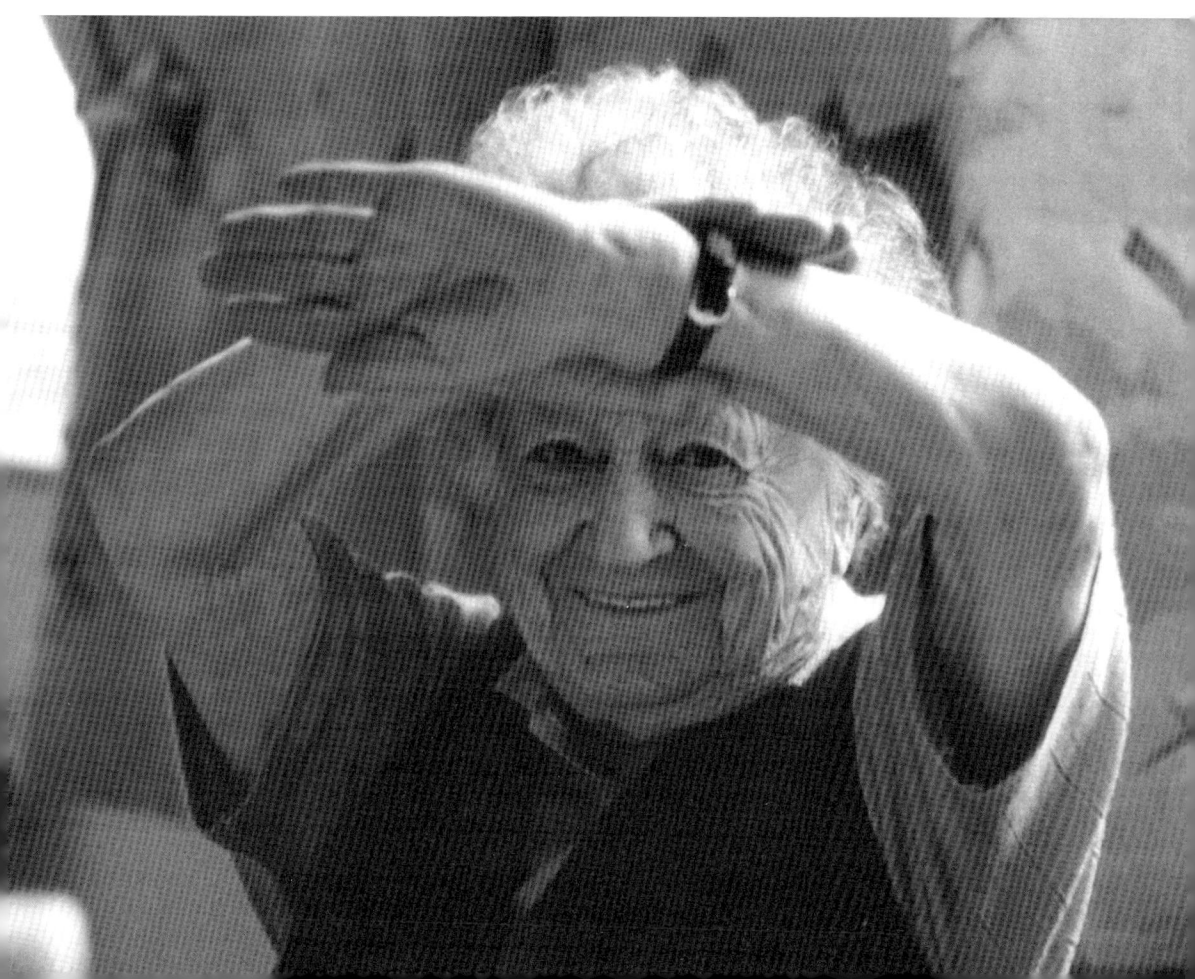

Ich glaube, dass allen Menschen der Wunsch und das Bedürfnis nach Kreativität innewohnt, dass wir uns auf irgendeine, ganz persönliche Weise ausdrücken möchten. Das geschieht, indem wir Dinge herstellen, die wir mit Freude anschauen, berühren, hören, ja sogar riechen. Wir freuen uns aber auch, Dinge, mit denen wir unser Innerstes ausdrücken, lieben Menschen schenken zu können. Kreativität und Ausdruck der eigenen Persönlichkeit sind, davon bin ich überzeugt, sehr grundlegende Lebensfreuden. Aus eigener Erfahrung weiß ich, dass die Freude am Tun genau so groß, ja größer, sein kann, als die Freude am fertigen Resultat.
(Truscott, 2004, p. 93)

Ich hoffe, dass ich immer nach neuen Wegen der Kreativität und des persönlichen Ausdrucks Ausschau halten werde, selbst wenn meine Fähigkeiten nachlassen. Ich hoffe, dass mir die Menschen in meinem Umfeld, meine Angehörigen, meine Freundinnen und Freunde, helfen, mich anzupassen und neue Formen zu finden.
(Truscott, 2004, p. 97)

Im Alter von Mitte dreißig war ich Mutter, Ehefrau, pflegende Angehörige, Ehrenamtliche und Studentin der Ergotherapie. Ich führte ein interessantes, aufregendes, allerdings höchst anstrengendes Leben. Nach den ersten Jahresprüfungen stürmten meine Kurskollegen und Kurskolleginnen, alle zehn oder mehr Jahre jünger als ich, los, um den Abschluss zu feiern. Ich freute mich auf eine ruhige Mahlzeit im Kreis meiner Familie, sowie auf das Vergnügen, am nächsten Tag früh aufzustehen und die Hände (meinen Geist auch) in duftenden Brotteig zu versenken. Ferner freute ich mich auf den Luxus, mir ein paar ruhige Momente zu gönnen und in meinem erwachenden, recht vernachlässigten Garten zu wühlen.

Jeder Mensch liebt andere Aktivitäten, die Sinn stiften und wertvoll sind, die ihn stolz machen, befriedigen und ihm eine Quelle der Erholung und Erfrischung sind. Aber auch ein und dieselbe Tätigkeit kann verschiedenen Menschen verschiedenes bedeuten. Eine meiner besten Freundinnen beispielsweise, bügelt mit größtem Vergnügen. Sie liebt es, die Falten zu glätten und zerknitterte Sachen wieder in Ordnung zu bringen. Ich dagegen versuche, möglichst nur bügelfreie Ware im Schrank zu haben! Für meine Freundin ist das Bügeln eine angenehme Aktivität, für mich eine ungeliebte Pflicht.

In Kapitel 1 lautete die Frage: «Was tun Sie für sich selbst?». Ich hoffe, dass Sie sich die Zeit nehmen, sich Gutes zu tun, sich zu verwöhnen. Das ist lebenswichtig! Wie aus Marilyn Truscotts obigen Worten zu entnehmen, ist kreative Freizeitgestaltung auch für Menschen mit Demenz lebenswichtig. Das Problem ist, dass sie ihre Freizeit wahrscheinlich nicht mehr selbstständig gestalten können. Bitte überlegen Sie, womit oder wobei sich die von Ihnen betreute Person früher erholt hat und heute erholt. Um das Nachdenken in Gang zu bringen, möchte ich ein wenig davon erzählen, was ich heute zu meiner Freude und Erholung getan habe.

Heute ist Sonntag, ein Tag, der eine Pause bedeutet, der zum Kraftschöpfen da ist. Die Liste meiner unerledigten Arbeiten ist lang: Rechnungen bezahlen, Fenster putzen, das Haus winterfest machen und einen Artikel schreiben. Die

Liste ist heute nicht kürzer geworden. Ich habe heute viele Sachen gemacht, die ich als Luxus empfinde, Aktivitäten, die ich genieße, die mir gut tun, die mich innerlich erneuern und bei denen ich Kraft schöpfe.

Für eine Person meines Schlags ist der Tag, an dem die Uhr wieder auf Sommerzeit umgestellt wird, ein guter Tag. Ich bekomme die volle Stunde wieder zurück, auf die ich seit April gewartet habe. Ich konnte um 5.00 Uhr früh aufstehen, es war aber erst 4.00 Uhr. Früh aufstehen ist mir ein Vergnügen, wie für andere das Schlafen. Ich trank Tee und las einen Teil der Zeitung. (Das machte mir so viel Spaß, dass ich beides ein paar Stunden später wiederholte.) Ich griff zu einer neuen Farbe und knüpfte ein paar Reihen an dem Teppich, den ich für meine Tochter herstelle. Ich duschte mich ausgiebig und zog meinen seidenen Hausanzug an, den ich den ganzen Tag nicht ablegen werde. Dann machte ich mir zum ersten Mal in dieser Woche «richtigen» Kaffee, d. h. Filterkaffee, den ich aus einer kostbaren Porzellantasse trank, die mir eine Tante vererbt hat. Nach diesem Start in den Tag fühlte ich mich so gut, dass ich erfolgreich an einem Vortrag für eine Konferenz arbeiten konnte, über den ich mir tagelang den Kopf zerbrochen hatte. Anschließend telefonierte ich ausführlich mit einer lieben Freundin, aß ein knuspriges Brötchen mit Marmelade und hielt ein köstliches Mittagsschläfchen. Jetzt sitze ich frohgemut an meinem Schreibtisch und schreibe darüber. Ja, selbst diese Tätigkeit erfüllt mich mit Freude. Ich schaue aus dem zweiten Stockwerk durch ein Panoramafenster, das von einem Spitzenvorhang eingerahmt wird. Auf der Fensterbank stehen rote Geranien. Mein Blick schweift über die windbewegten, herbstlich gefärbten Ahornbäume hinweg zum blau schimmernden See. Weil mir ein wenig kühl ist in meinem seidenen Hausanzug, schließlich ist schon Oktober, habe ich mir die wunderbar weiche, von meiner Mutter selbst gestrickte Decke übergelegt. Ich bin glücklich, was mir heute sehr bewusst ist. Dieser Tag ist ein Geschenk.

Menschen mit Demenz können das Glück des Augenblicks genießen und sich an den einfachen Dingen des Alltags erfreuen. Sie können diese Fähigkeit stärken, indem Sie Ihrem Schützling Gelegenheit geben, Dinge zu tun, die ihm besonders viel bedeuten. Wenn Sie nach Aktivitäten Ausschau halten, die der Person Freude machen, werden Ihnen zuerst ihre früher gepflegten Interessen und Hobbys einfallen. Gut möglich, dass Sie auch Interesse an neuen Aktivitäten feststellen. Demenz kann in gewisser Weise befreiend sein. Werden neue Aktivitäten einladend angeboten, verlieren alte, behindernde Vorurteile möglicherweise ihre Macht (z. B. «Kochen ist nichts für Männer», «Holzarbeiten sind nichts für Frauen»).

Ich weiß, dass Sie ausreichend damit beschäftigt sind, Ihren Schützling bei den wichtigsten Selbstversorgungsaktivitäten zu unterstützen, damit er sich z. B. möglichst lange selbst ernähren und anziehen kann. Manche mögen diese Aktivitäten, andere nicht. Sicher ist jedoch, dass alle Menschen jeden Tag eine Aufgabe haben möchten, aber auch Dinge tun wollen, bei denen sie sich entspannen und erholen können. Solche Aktivitäten gehören zum gewohnten Tagesrhythmus der Person und erhalten ihr Interesse am Leben.

Sie finden in diesem Kapitel keine ausführliche Liste sämtlicher Freizeitaktivitäten; es soll Sie jedoch anregen, Dinge zu finden, die dem Menschen in Ihrer Obhut Freude machen, die er in diesem Augenblick genießen kann und ihm einfach gut tun. Dabei kommt es nicht darauf an, stundenlang aufwändige Aktivitäten zu planen. Die besten Aktivitäten sind solche, die an die gewohnten Lieblingsbeschäftigungen anknüpfen, die einfach Teil des Alltags sind. Nun ist es so, dass das Leben vieler älterer Menschen überwiegend aus Arbeit bestand und für Freizeitaktivitäten kaum Platz war. Deshalb haben die am besten geeigneten Aktivitäten oft mit Arbeit zu tun.

Überlegen Sie, welche einfachen Aktivitäten mit der Lieblingsfreizeitbeschäftigung der Person in gesunden Tagen verbunden sind. Lassen Sie sich von Videos oder entsprechende Hobbyzeitschriften inspirieren. Manchmal genügt es der Person, Gegenstände, die mit der Lieblingsbeschäftigung zu tun haben, zu berühren und in die Hand zu nehmen. Ein früherer Fußballspieler hat vielleicht Spaß an Tischfußball oder an einer Torwand im Freien. Ermuntern Sie ihn, Fußballspiele im Fernsehen zu verfolgen, seine Sportsachen zu pflegen oder den Sportteil der Zeitung zu studieren. Eine Freundin, Inhaberin eines Wollladens, hat mir folgende Episode erzählt, ein weiteres Beispiel für eine einfache, mit der Lieblingsbeschäftigung verbundene Aktivität. Eines Tages kam eine alte Dame in ihr Geschäft und sagte: «Ich kann nicht mehr stricken, weil ich Alzheimer habe, aber könnten Sie mir etwas Strickwolle geben, nur damit ich daran riechen und sie berühren kann?»

Es kommt darauf an, Wege zu finden, die es Demenzkranken erlauben, sich mit solchen Dingen zu beschäftigen und sich daran zu erfreuen. Dabei ist es mit einem entsprechenden Vorschlag meist nicht mehr getan. Sie, als Betreuerin oder Betreuer, werden wohl die Aktivität anbahnen und den Einstieg ermöglichen müssen. Im Spätstadium werden Sie vermutlich eine immer größere Rolle spielen; etwa indem Sie sich gemeinsam mit einer Sache beschäftigen (z. B. ein Buch oder eine Zeitschrift anschauen). In Kapitel 6 finden Sie weitere Anregungen zum Thema Beschäftigung und individuelle Anpassung einer Aktivität.

8.1
Generelle Tätigkeitsmerkmale

Alle für Menschen mit Demenz geeigneten Tätigkeiten haben bestimmte Merkmale gemeinsam. Die folgende Aufzählung dieser wichtigen Merkmale ist als Gedächtnisstütze gedacht, wenn es darum geht, geeignete Aktivitäten auszuwählen. Besonders geeignet sind Aktivitäten, die

vertraut und eingeschliffen sind (Händeschütteln, Haare kämmen, Milch und Zucker in den Tee oder Kaffee geben, Geschirr abtrocknen), die

einfach und repetitiv, aber Erwachsenen angemessen sind (Blumen in eine Vase stellen, Wolle wickeln, die Zeitung oder eine Zeitschrift durchblättern, den Boden kehren), sowie Aktivitäten

mit Erfolgsgarantie (eine Meinung äußern, ein Lied mitsummen, aus dem Fenster schauen, den Inhalt einer Handtasche oder einer Brieftasche inspizieren oder eine Schublade mit allerhand Plunder durchsehen), die

reichlich sensorische Erfahrungen bieten (einen Pelzkragen oder einen Filzhut betasten, eine Wassermelone halten, kommentieren, aufschneiden und probieren, Farbfotos oder vertraute lokale Sehenswürdigkeiten anschauen, einen Hund streicheln, an einer Blume riechen, Handcreme auftragen), die mit

Geselligkeit zu tun haben (Leute grüßen, mit anderen Leuten zusammen am Tisch sitzen und essen oder trinken, gemeinsam fernsehen oder Musik hören), die

mit Bewegung verbunden sind (tanzen oder sich zu Musik bewegen, gehen, einfache Gymnastikübungen, Gartenarbeit, das Futter ins Vogelhäuschen geben), ferner Aktivitäten, die

Erinnerungen auslösen können (Dinge, die früher verwendet wurden oder in Mode waren anschauen, anprobieren oder benutzen, etwa alte Kameras, Telefonapparate, Küchengeräte, Kleidung, Schulbücher, Familienfotos), die

Gelegenheit bieten, einfache Entscheidungen zu treffen (eine Ansteckblume auswählen, sich ein Plätzchen nehmen, die Farbe des Kartons für eine selbst gebastelte Grußkarte auswählen), die

aktive Beteiligung ermöglichen (Blumen gießen, Hund oder Katze das Fell bürsten, eine Grußkarte unterschreiben, singen, summen oder rhythmisch zu Musik klatschen. Passive Beteiligung dagegen wäre es, das Haustier zur anzuschauen oder der Musik nur zuzuhören.) Geeignete Aktivitäten sind

einfache und repetitive Tätigkeiten (Schuhe polieren, Tisch abwischen, abstauben, Teig kneten, Blumentopferde mischen), Aktivitäten, die

offensichtlich einen Zweck erfüllen (etwas für andere herstellen, etwa Weihnachtsdekorationen, Backwerk für Besuch herstellen, Holzklötzchen für die Enkel abschmirgeln oder so alltägliche Verrichtungen wie die gewaschenen Handtücher zusammenlegen, Gemüse putzen, Fensterputzen, sich ankleiden), die mit

nonverbalen Fertigkeiten zu bewältigen sind (Musik hören, Umschläge füllen, Kinder streicheln oder liebevoll in den Arm nehmen, Münzen, Knöpfe, Socken oder Wertmarken sortieren, Blätter zusammenrechen), die

in Einzelschritte aufgeteilt werden können (Pflanzen eintopfen, backen, kleinere Holzarbeiten, wie ein Vogelhaus oder einen Untersetzer herstellen), die

ein unmittelbares Erfolgserlebnis vermitteln (backen, Blumen arrangieren, Essen probieren), die

kein intaktes Kurzzeitgedächtnis, keine verbalen oder feinmotorischen Fertigkeiten voraussetzen (altvertraute Lieder singen, Pflanzen mit Wasser besprühen, Silber polieren), die Ihre Schutzbefohlenen

nicht mit ihren Defiziten konfrontieren (z. B. sich nach ihrer Meinung erkundigen und keine Fragen stellen, die nur mit Ja oder Nein beantwortet werden können, einen Menschen mit fortgeschrittener Demenz drängen, etwas zu tun, was er früher beherrscht hat, z. B. Klavierspielen), die

einen Bezug zu den Jahreszeiten oder zu Familienfesten haben (Weihnachtsdekorationen anbringen, das Chanukka-Fest vorbereiten, Ostereier bemalen, den Tisch besonders festlich decken, Blätter zusammenrechen), die

sinnvoll sind (eine Geburtstagskarte für eine nahe stehende Person basteln, einen Garten anlegen, eine Tasse Kaffee machen, sich ankleiden), die

rhythmisch sind (sich zu einer Melodie bewegen oder zu Musik klatschen, sich einen Ball zuwerfen, Spielkarten mischen, Holz schmirgeln), die

mit Arbeit zu tun haben oder notwenig sind (eine Mahlzeit kochen oder herrichten, Gartenarbeit, Körperpflege durchführen).

8.2
Aktivitätskategorien

In den folgenden Abschnitten werden Aktivitäten in Kategorien zusammengestellt, die der demenzkranken Person vielleicht etwas bedeutet haben, die ihr Freude machen können und die sie vielleicht noch ganz oder teilweise selbstständig durchführen kann. Ich hoffe, meine Vorschläge bringen Sie auf weitere Ideen.

8.2.1
Aktivitäten mit Aufforderungscharakter

Es gibt Tätigkeiten, die so vertraut, so rhythmisch und sensorisch interessant sind, dass sie gerne und ausdauernd durchgeführt werden. Einmal damit begonnen, ist der demenzkranke Mensch möglicherweise in der Lage, die Aktivität selbstständig weiterzuführen. Er fühlt sich gut dabei, ist beschäftigt und die Betreuungsperson kann sich eine kleine Pause gönnen. Es folgt nun eine Aufzählung von Aktivitäten mit Aufforderungscharakter. Pflegende werden der Liste vermutlich noch viele weitere hinzufügen können, wenn sie anfangen, nach einfachen, repetitiven Tätigkeiten zu suchen, die den Interessen der Person entsprechen.

- Spielkarten mischen oder sortieren
- Grußpostkarten sortieren und betrachten
- Den Inhalt einer Handtasche, Brieftasche oder Aktenmappe umräumen
- Die Perlen eines Abakus hin- und herschieben
- Papierblätter bemalen oder beschriften (sie werden auf der am Rollstuhl befestigten Platte mit Klebeband fixiert, falls nötig)
- Die Seiten eines Buchs aus Stoff befühlen oder falten

- Schneidbrettchen oder andere Holzgegenstände abschmirgeln oder polieren
- In einem Schaukelstuhl sitzen und schaukeln (eine sehr gute Beschäftigung, weil sie den Gleichgewichtssinn stimuliert, erfreut und beruhigt)
- Auf einem Standfahrrad trainieren
- Die Zutaten für ein Gericht rühren oder vermischen
- Ein beschriftetes Fotoalbum betrachten
- Pflanzen mit Wasser bestäuben
- Alte Zeitungen zu Schnipseln verarbeiten, mit denen dann der Käfig eines Haustiers ausgelegt wird
- Repetitive Reinigungsarbeiten durchführen, z. B. kehren, abstauben, Tisch abwischen
- Einen alten, handgestrickten Pullover aufribbeln und die Wolle aufwickeln
- Sich mit eine «Beschäftigungsschürze» befassen. In den Spätstadien der Demenz wirken solche Schürzen oft beruhigend. Sie werden im Fachhandel angeboten, können aber auch selbst hergestellt werden. Nähen Sie interessante Objekte unterschiedlicher Beschaffenheit auf die Schürze, etwa Reißverschlüsse, Druckknöpfe, Knöpfe, verschiedene Stoffarten.
- Stellen Sie der Person eine mit allerhand ungefährlichem Krempel gefüllte Schublade zur Verfügung, in der sie nach Belieben herumräumen kann. Viele Leute mit Demenz beschäftigen sich gerne mit Stiften, Münzen, Büroklammern, Gummibändern, Garnspulen, Knöpfen, Wertmarken, Schraubverschlüssen, Wollknäueln, Papierblättern, Bindfäden etc. Bis zu einem gewissen Grad der Demenz können sie diese Aktivität immer wieder durchführen. Im Spätstadium allerdings besteht die Gefahr, dass die Sachen in den Mund gesteckt werden.
- Setzen Sie Videofilme ein, wenn die Person Spaß am Fernsehen gehabt hat. Es gibt spezielle, für schwerst Demenzkranke geeignete Videos, in denen die Betrachterin oder der Betrachter direkt freundlich und beruhigend angesprochen werden. Informieren Sie sich jedoch vorab, ob der Inhalt nicht doch zu einfach ist und die Adressaten womöglich kränken könnte. Vielleicht ziehen Sie es auch vor, selbst einen Film herzustellen. Kurze Filme, die Szenen mit Angehörigen und Familienaktivitäten zeigen, sind ebenfalls gut geeignet. Manche interessieren sich für Videokassetten mit Ausschnitten ihrer Lieblingsfernsehsendungen oder für Sportreportagen.
- Stellen Sie der Person in Ihrer Obhut einen Arbeitsplatz zur Verfügung, an der sie repetitive Tätigkeiten durchführen kann, die mit ihrem früheren Arbeitsbereich zu tun haben. Schreibtischtätigkeiten sind gut für Leute, die ihr Leben lang in einem Büro gearbeitet haben. Meist genügt ein kleiner Tisch oder ein schmaler Schreibtisch; wenn es der eigene ist, umso besser. Statten Sie ihn mit Papieren, Umschlägen, Ordnern, Notizbüchern oder Auftragsbüchern aus, sowie mit einem leeren Schreibtischset, das dann mit Stiften, Büroklammern, Radiergummis usw. bestückt werden kann. Eine ehemalige Familienhausfrau wird sich wahrscheinlich gerne mit einem Kästchen beschäftigen, das verschiedene, interessante Stoffreste enthält,

Socken zum sortieren und zusammenstecken, sowie Tüchlein zum Falten. Für ehemalige Handwerker oder Handwerkerinnen ist eine Werkbank nahe liegend, mit ungefährlichen Schlössern, Riegeln, Rohrverkleidungen aus Plastik, Drehgriffen u. ä. Mithilfe eines handwerklich begabten Freundes oder einer geschickten Verwandten können Sie diese Materialien auf ein Brett montieren und als interaktives Kunstwerk in Augenhöhe an die Wand hängen. Solche Sachen wecken das Interesse, geben den Händen etwas zu tun und sind für Menschen, die gerne arbeiten, sicher besonders wertvoll.

8.2.2
Einfache, spontane Aktivitäten

Regen Sie Ihren Schützling an, aktiv zu werden, wann immer er empfänglich erscheint. Es gibt viele Dinge, die keiner Planung bedürfen oder nur wenig Vorbereitungen brauchen! Hierzu einige Beispiele:

- Das Lieblingslied anhören oder singen
- Ein Lieblingsbild betrachten
- Aus dem Fenster schauen
- Eine Kleinigkeit essen oder trinken
- Ein Schwätzchen am Telefon mit einer befreundeten oder verwandten Person
- Eine Glückwunsch- oder Grußkarte unterschreiben
- Die Post oder Zeitung aus dem Briefkasten holen
- Hände eincremen
- Das Haar bürsten
- Katze oder Hund streicheln
- Pflanzen gießen oder mit Wasser bestäuben
- Sich umarmen. Wir können nicht häufig genug liebevoll in den Arm genommen werden! Mit einer Umarmung geben Sie Ihrem Schützling Sicherheit und zeigen ihm Ihre Zuneigung. Sollte die Person auf eine Umarmung nicht so gut ansprechen, erfüllen eine freundliche Berührung am Arm oder an der Schulter, ein herzlicher Händedruck, ein aufmunterndes Lächeln oder ein freundliches Winken zur Begrüßung den gleichen Zweck.
- Miteinander Ball spielen. Zu versuchen, einen zugeworfenen Ball zu fangen, ist wohl eine automatische Reaktion, die auch unter Demenzbedingungen noch lange erhalten bleibt. Der Ball wird selbstverständlich nicht ohne Vorwarnung zugeworfen. Begründen Sie das Ganze vernünftig, etwa mit einer Übung für die Beweglichkeit der Hände. Werfen Sie sich kleine, verschiedenfarbene, aus unterschiedlichen Stoffen hergestellte Bohnensäckchen zu. Dieses Spiel ist besonders in den späten Stadien der Demenz beliebt. Auch Jonglierbälle sind geeignet.

8.2.3
Holz- und kleinere Reparaturarbeiten

Für eine Person mit Demenz wird die Arbeit mit elektrisch betriebenen, ja selbst mit mechanischen Werkzeugen im Laufe der Zeit zu schwierig, aber auch zu gefährlich. Hat sie früher gerne Holzarbeiten oder kleinere Reparaturen im Haus durchgeführt, ist es wichtig, zu überlegen, wie sie sich in ähnlicher Form weiter beschäftigen kann.

- Bieten Sie Ihrem Schützling vorgefertigte Holzsachen zum Schmirgeln an (z. B. interessant geformte Frühstücksbrettchen, Vogelhäuschen, Untersetzer, Klötzchen für die Enkel, Zeitungsständer).
- Holzgegenstände mit Wachs einreiben
- Bücher oder Zeitschriften über das Schreiner- oder Zimmererhandwerk betrachten
- Bitten Sie die Person um Mithilfe bei kleineren Reparaturarbeiten oder fragen Sie sie um Rat.
- Schrauben, Nägel, Muttern, Dichtungsringe o. ä sortieren. Wenn Sie der Person einen Kasten mit vielen Schubladen und Fächern zur Verfügung stellen, wird sie sich stundenlang zufrieden damit beschäftigen. Diese Tätigkeit kann im fortgeschrittenen Krankheitsstadium Tag für Tag wiederholt werden. Bitte vergessen Sie nicht, dass das Ziel nicht ein ordentlich eingeräumter Werkzeugkasten ist (obwohl es durchaus dazu kommen kann), sondern die befriedigende Beschäftigung an sich. Sie muss allerdings eingestellt werden, sobald die Person anfängt, Dinge in den Mund zu stecken.
- Die Werkstatt in Ordnung bringen, also Werkzeuge aufräumen, ausfegen und die Steckschlüsselsätze sortieren. Denken Sie dabei an die Defizite der Person und nehmen Sie Elektrowerkzeug und scharfe Objekte unter Verschluss.

8.2.4
Kochen

Als Alice längst nicht mehr selbstständig kochen und backen konnte, hielt sie sich noch immer liebend gern in der Küche auf und half bei der Zubereitung von Mahlzeiten. Sie zerpflückte Salatblätter oder faltete Servietten, während ich mich um den «Rest» kümmerte. Alice widmete sich diesen Aktivitäten mit Hingabe, weil sie dabei keine Fehler machen konnte und weil sie repetitiv waren. Sie war sorgfältiges Arbeiten gewohnt und brauchte für solche Tätigkeiten ziemlich viel Zeit. Sie musste vor allen Dingen ohne Zeitdruck arbeiten können (d. h. bei Gerichten helfen, die keine lange Kochzeit benötigten oder nicht bei Beginn des Essens fertig sein mussten). Einmal buken meine Mutter und Alice zusammen Apfeltörtchen. Alice hatte den Auftrag, Rosinen in die vor gebackenen Törtchen zu geben, was sie gewissenhaft tat, Stück für Stück.

Meine Mutter hatte währenddessen das ganze Abendessen gekocht und den Tisch gedeckt. Später bemerkte Alice, es sei doch schön, mithelfen zu können.

Eine Person, die immer gerne gekocht und sich in der Küche aufgehalten hat, wird das auch weiter gerne tun und sollte deshalb Gelegenheit haben, sich zu beteiligen. Sie in jeden einzelnen Arbeitsvorgang einzubinden, würde jedoch Ihren Zeitrahmen sprengen. Deshalb empfiehlt es sich, eine bestimmte Aktivität zu finden, die der Person Spaß macht, damit Sie sich auf andere Dinge konzentrieren können. Dazu ein paar Beispiele:

- Rezepte aus Zeitschriften ausschneiden
- Rezepte abschreiben
- Rezepte in einen Ordner ablegen
- Gemüse putzen oder Obst vorbereiten. Selbst wenn die Person kein Messer mehr benutzen kann, gibt es Möglichkeiten, sie zu beschäftigen (z. B. Erbsen enthülsen, Bohnen enthülsen, die Stilansätze von Erdbeeren entfernen, Salatblätter zerpflücken, Obst und Gemüse waschen).
- Etwas vermischen, rühren und andere repetitive Tätigkeiten durchführen. Sie werden, weil sie dem Gedächtnis so eingeprägt sind, oft selbstständig fortgeführt. Der Teig für feines Gebäck darf zwar nicht allzu lange gerührt werden, aber anderen Sachen schadet ausgedehntes Bearbeiten keineswegs. (trockene oder flüssigen Backzutaten mischen, Salatsauce schütteln, Salatkräuter zusammenrühren). Ja selbst Mehlrühren in einer Schüssel – eine repetitive Tätigkeit – kann der Person Freude machen. Alice beispielsweise liebte es, getrocknete Brotreste mit einem Nudelholz zu Bröseln zu verarbeiten.
- Putzarbeiten (z. B. Tische und Arbeitsflächen abwischen, Geschirr abtrocknen, Boden kehren)
- Bebilderte Kochbücher und Zeitschriften mit Essen und Rezepten betrachten
- Küchenchefin oder Küchenchef sein und andere anleiten, ein bestimmtes Leibgericht herzustellen.
- Sich an den reichen sensorischen Eindrücken und Erinnerungen erfreuen, die mit der Zubereitung von Mahlzeiten einhergehen. Ein gute Möglichkeit also, die Sinne zu stimulieren und Gespräche über Lieblingsspeisen, alte Zeiten (z. B. was die Mutter früher gekocht hat) usw. in Gang zu bringen.

8.2.5
Am Schreibtisch arbeiten und lesen

Wie bereits erwähnt, möchten sich Leute, die ihr Arbeitsleben in einem Büro oder an einem Schreibtisch verbracht haben, gern weiter so beschäftigen. Persönliche Korrespondenz und Verwaltungsarbeiten zu erledigen war ihnen vielleicht ein Leben lang wichtig. Solche Aktivitäten können durchaus fortgesetzt werden, ja sogar die Form einer richtigen Arbeit annehmen. Manche Hilfsorganisationen oder Kirchengemeinden brauchten Leute, die Briefumschläge bestücken oder Massensendungen mit Adressetiketten oder Marken versehen.

In bestimmten Geschäften fallen Bons oder Gutscheine an, die sortiert werden müssen. Viele Menschen mit Demenz haben Freude an solchen Beschäftigungen, sofern sie ihrer Leistungsfähigkeit entsprechen. Das kann bedeuten, dass sie die Arbeit nur zu Hause erledigen können.

Demenzkranken fällt es schwer, sich aufs Lesen zu konzentrieren und das Gelesene zu verstehen. Der Grad der Behinderungen ist allerdings individuell verschieden, weshalb es Personen gibt, die auch noch im Spätstadium der Demenz lesen können. Obschon sie vielleicht nicht mehr begreifen, was sie gelesen haben, hat die Aktivität selbst eine Bedeutung. Manche sitzen einfach gerne in ihrem gewohnten Sessel, mit einem Buch, der Zeitung oder einer Zeitschrift in der Hand, ob sie dann tatsächlich lesen, ist zweitrangig. Menschen, die ihr Leben lang gerne mit Büchern umgegangen sind, sollen auch als Demenzkranke ihre Lieblingsbücher in Reichweite haben, und sei es nur, um sie in Händen zu halten und die Seiten umzublättern. (Das muss vermutlich die Pflegeperson in Gang bringen.) Andere sind vielleicht mehr an Bildbänden interessiert, an Fotoreportagen über ferne Länder o. ä. Solche Bücher können auch gut gemeinsam betrachtet werden. Manche mögen Hörbücher oder genießen es, vorgelesen zu bekommen, besonders von einem Kind.

Es folgen ein paar weitere Anregungen für Leute, die gerne am Schreibtisch arbeiten.

- An einem Schreib- oder Esstisch sitzen, «Briefe» falten und in Umschläge stecken (eine hervorragende Verwendung für unerwünschte Werbesendungen)
- Papiere und Unterlagen in ein Hängeregister oder in eine Dokumentenmappe einsortieren
- Filzschreiber, Büroklammern, Bleistifte etc. in ein Schreibtischset einordnen
- Adressen auf Umschläge abschreiben
- Eine Aktenmappe ein- und ausräumen
- Münzen sortieren und rollen
- Alte Postkarten und Briefe durchsehen und in eine Mappe legen
- Eine Grußkarte für Angehörige oder eine befreundete Person unterschreiben. Wer das früher oft und gern getan hat, ist vielleicht auch mit versagenden Geisteskräften noch in der Lage zu schreiben (und kann sich möglicherweise sogar besser schriftlich als mündlich ausdrücken), oder einen Text zu diktieren.
- Eine Grußkarte für einen besonderen Anlass aussuchen. Wenn ein Gang ins Geschäft zu schwierig ist, können Sie zwei Karten kaufen und zu Hause Ihrem Schützling zur Auswahl vorlegen.

8.2.6
Spiele

Viele alte Leute haben sich so manche langen Winterabende mit Karten- oder Brettspielen verkürzt und Halma, Crokinol, Dame oder Monopoly gespielt. Solche Spiele, oder Abwandlungen derselben, werden womöglich auch im kranken Zustand noch geschätzt. Ich bin auf dem Land aufgewachsen und erinnere mich, dass meine Eltern regelmäßig ihren Freundeskreis zu Pokerabenden einluden. Dabei wurde viel gelacht und geplaudert. Anschließend gab es einen herzhaften Imbiss, meist belegte Brote und Kuchen. Weil damals kein Mensch einen Babysitter hatte, nahmen wir Kinder an solchen gesellschaftlichen Ereignissen teil. Wir saßen mit am Tisch, lernten das Spiel, schliefen auf dem Sofa und waren wieder bei den Erwachsenen, wenn etwas Leckeres aufgetischt wurde. Obwohl mir das Kartenspiel als solches nicht so viel Spaß macht, genieße ich doch die Entspannung in fröhlicher Runde. Hat die Person in Ihrer Obhut früher oft die Abende mit solchen Spielen verbracht, wird sie vermutlich jetzt auch wieder Freude an dieser Freizeitbeschäftigung haben.

Lena war immer eine hervorragende Crokinol-Spielerin gewesen. Bei diesem Brettspiel geht es darum, kleine Holzscheiben über eine glatte Fläche in das Loch in der Mitte der Platte zu schießen. Für jeden Treffer gibt es 20 Punkte. Je weiter vom Zentrum entfernt die Holzscheibe liegen bleibt, desto weniger Punkte bekommt der Spieler oder die Spielerin. Als Lenas Demenz schlimmer wurde, konnte sie nicht mehr selbstständig essen und die Körperpflege nicht mehr selbstständig bewältigen; die Spielregeln von Crokinol hatte sie natürlich auch vergessen. Ihre Treffsicherheit hatte sie jedoch keineswegs eingebüßt! Sie brauchte Hilfe und musste gesagt bekommen, dass sie an der Reihe war, doch wenn ein Spielstein vor ihren Finger gelegt wurde, kam sie in Hochform. Sie nahm nicht nur freudig am Spiel teil, sondern hatte auch Spaß an ihren Erfolgen.

Dieses Beispiel zeigt, wie wichtig es ist, herauszufinden, was die Person noch tun kann. Welche Fertigkeiten die Erkrankung überdauern, lässt sich nie mit Sicherheit sagen. Dass die schwer demenzerkrankte Lena Crokinol-Spielsteine akkurat abschießen konnte, widerspricht eigentlich jeder Logik. Es ist jedoch erwiesen, dass die Denkfähigkeit von Leuten, die Gesellschaftsspiele gespielt haben – etwa Bridge – länger erhalten bleibt (Bowlby, 1993).

Überlegen Sie: Welches Spiel oder welche Aktivitäten haben der Person, die Sie betreuen, früher Freude gemacht? Manchen Leuten genügt es, anderen beim Spielen zuzusehen, andere reagieren frustriert, weil sie nicht mehr selbst spielen können. Hier ein paar Tipps für solche Situationen:

- Einfache Karten- oder Brettspiele können gut mit Enkelkindern gespielt werden.
- Betonen Sie besonders den sozialen Aspekt und die Freude am Spiel, weniger den Wettbewerb. Das nimmt den Erfolgsdruck weg, und die Person kann einfach das Spiel genießen.
- Wählen Sie eine Aufgabe, die mit dem Lieblingsspiel zu tun hat, etwa Karten mischen oder die Teile eines Brettspiels sortieren.
- Passen Sie die Spielregeln an oder spielen Sie einfachere Spiele, damit die Person weiter teilnehmen kann. Sie kann womöglich nicht mehr Schach spielen, wird aber vielleicht mit einiger Unterstützung und Hilfestellung noch gerne Dame spielen. Wenn Bridge oder Skat zu schwierig werden, kann ein einfacheres Kartenspiel den gleichen Zweck erfüllen. Es wird Sie vielleicht wundern, dass sich eine Person, die früher häufig Patiencen legte, noch immer an die Regeln erinnert. Patiencen kann man auch zu zweit spielen! Auch andere Spiele lassen sich so verändern, dass sie mit einem verständnisvollen Partner oder einer verständnisvollen Partnerin gespielt werden können.
- Ihr Schützling soll auch weiter an Gruppenaktivitäten teilnehmen können, die ihm früher Freude gemacht haben (z. B. Bridgeclub oder Darts-Verein). Ein ganzer Abend mag zwar zu anstrengend sein, aber auch ein Stündchen bringt Freude und Abwechslung ins Leben.

8.2.7

Gartenarbeit

Im ersten Kapitel sind wir Herrn Echtler begegnen, dem Mann mit fortgeschrittener Demenz und einer tiefen Verbundenheit mit der Erde. Er hatte, wie geschildert, monatelang in Einrichtungen gelebt, in denen er von der Erde und von Pflanzen völlig abgeschnitten war. Dann bekam er wieder die Gelegenheit, mit Erde in Berührung zu kommen, was ihn innerlich sehr stark bewegte. Als ich Hans' Hände an die Blumenerde führte, rannen ihm Tränen über die Wangen. Mit den Händen tief in der geliebten Erde steckend sagte er: «Das ist wunderbar, einfach himmlisch. Ich wusste nicht, wie nah der Himmel ist.»
Ich führte seine Hände, und so pflanzte Hans mehrere Begonien in die Töpfe. Bei den folgenden Besuchen in den Ergotherapieräumen goss, düngte und beschnitt er die Pflanzen, alles mit Unterstützung. An Weihnachten standen die Begonien schließlich in voller Blüte. Die Freude und der Stolz, mit denen Hans seine Angehörigen damit beschenkte, aber auch die Freude der Beschenkten sind kaum in Worte zu fassen.

Gartenarbeit hat für Menschen, die ihr Leben lang mit Pflanzen zu tun hatten, einen hohen Stellenwert; sie kann aber auch eine wertvolle neue Erfahrung sein. Pflanzen stimulieren die Sinne auf vielerlei Weise. Allein die Berührung oder der Duft einer Blume oder der Blätter einer Pflanze sind wunderbare, sinnliche Eindrücke. Duftgeranien und wohlriechende Kräuter sind besonders anregend. Mimosen sind anspruchslose und interessante Gewächse: Sie rollen bei Berührung ihre Blätter zusammen. Sensorische Eindrücke können auch das Langzeitgedächtnis stimulieren. Der Duft von Küchenkräutern kann Erinnerungen an Grillfeste oder Weihnachtsessen heraufbeschwören. Personen, die mit Pflanzen umgehen, habe dabei Gelegenheit, zu hegen und zu pflegen. Der therapeutische Wert von Gartenarbeit ist unbestritten (Bowlby Sifton, 1998; Hewson, 1994). Hier ein paar einschlägige Tipps:

- Samenkataloge, Gartenzeitschriften oder Fotos von Gärten anschauen
- Komposterde einarbeiten
- Eine Pflanze umtopfen
- An Blumen oder Kräutern riechen, sie berühren und betasten
- Zimmerpflanzen gießen oder mit Wasser besprühen. Achtung: Ihr Schützling kann vielleicht nicht mehr beurteilen, wie viel Wasser der Pflanze gut tut; beim Sprühen dagegen sind Fehler fast ausgeschlossen. Zimmerpflanzen können nie genug Feuchtigkeit abbekommen.
- Abgestorbene Blätter oder Blüten von Zimmer- oder Gartenpflanzen zupfen. Ein Mensch, der immer mit Pflanzen zu tun hatte, kann das möglicherweise selbstständig erledigen.
- Beeren oder Blumen pflücken
- Den Garten gießen
- Erde umgraben
- Beim Anlegen eines Gartens behilflich sein. Bei dieser komplizierten Angelegenheit müssen viele Dinge bedacht werden. Bei Fortschreiten der Demenz wird es vielleicht notwendig, die Aktivität in Einzelschritte zu unterteilen. Ein Beispiel: Wenn die Person Ableger nicht mehr völlig selbstständig einpflanzen kann, kann sie vielleicht noch einen Steckling nach dem anderen in die vorbereiteten Pflanzlöcher drücken. Wenn sie winzige Samen, etwa von Karotten, trotz vorbereiteter Pflanzstellen nicht mehr handhaben kann, kann sie vielleicht noch die größeren Bohnensamen fassen und in die Erde drücken. Ein erfahrener Gärtner oder eine erfahrene Gärtnerin wird die Person, neben eigener Arbeit her, gerne dabei unterstützen.
- Blätter oder Gras zusammenrechen
- Blumen zum Pressen zwischen Buchseiten legen
- Kräuter oder Blumen zum Trocknen vorbereiten
- Getrocknete Kräuter zerkleinern und in Behälter füllen.

8.2.8

Hausarbeit

Viel beschäftigte Pflegepersonen sind der zahlreichen Hausarbeiten oft über-drüssig. Sie vergessen deshalb leicht, dass diese Routinetätigkeiten Demenz-kranken durchaus Freude machen können, besonders wenn sie auch als Ge-sunde Hausarbeit gerne verrichtet haben. Hausarbeit bietet der Person ferner Gelegenheit, sich nützlich zu machen und produktiv zu fühlen. Bitte denken Sie daran, dass es eigentlich nur auf die Freude an der Arbeit und das von ihr ausgelöste Gefühl ankommt. Es ist wirklich unwichtig, ob das Abstauben einen ganzen Nachmittag in Anspruch nimmt (oder im Grunde überflüssig ist). Hier eine Liste geeigneter Hausarbeiten:

- Wäsche zusammenlegen
- Wäsche aufhängen
- Boden fegen
- Abstauben
- Socken in Paaren zusammenstecken
- Sachen sortieren und in eine Schublade einräumen (halten Sie ein paar Schubladen nur für diesen Zweck bereit)
- Geschirr abtrocknen
- Besteck in einen Besteckkasten sortieren
- Fenster putzen
- Silber oder Messing putzen
- Tisch decken
- Abfall zur Tonne bringen
- Holz für den Kamin oder den Herd herein holen. Ich weiß von einer pfle-genden Ehefrau, deren Haus mit Holz beheizt wurde, dass ihr Mann zwar nicht mehr sicher mit Feuer umgehen konnte, den Holzvorrat vor dem Haus und in der Holzkiste dagegen immer noch mit großer Freude hin und her räumte. Gehörte das Holzstapeln zu den Lieblingsbeschäftigungen der Person, sollten Sie ihr diese Möglichkeit erhalten, auch wenn Sie inzwischen kein Brennholz mehr benötigen.
- Altpapier, Glas, Blech etc. für die Wertstoffcontainer sortieren. Je nach Grad der Behinderung kann die Person Gläser, Milch- oder Saftkartons ausspü-len, die Etiketten von Dosen und Flaschen ablösen, die Deckel von Flaschen abschrauben, alte Zeitungen in Tüten füllen oder Heftklammern von Drucksachen entfernen (falls erforderlich).

8.2.9
Musik

Musik ist, in welcher Form auch immer, Teil des Lebens der meisten Menschen. Die einen hören Radiomusik oder Musik aus der Stereoanlage, andere spielen ein Instrument oder singen. Die Fähigkeit, auf Musik zu reagieren und Musik zu genießen, bleibt auch unter den Vorzeichen von Demenz erhalten, wenn verbale und andere Fertigkeiten versagen. Die Kranken können nach wie vor mit Musik ihre Empfindungen ausdrücken und sich in vergangene Zeiten versetzen, in Zeiten, als ihr Leben bunter, befriedigender und aktiver war. Musik kann die Person über die von der Erkrankung verursachten Einschränkungen erheben. Wenn Sie beispielsweise die Augen schließen und sich an eine Lieblingsmelodie erinnern, werden Sie wahrscheinlich nicht nur die Töne im Kopf haben, vielmehr auch den damit verbunden Ort und bestimmte Leute. Das allein ist für Menschen mit Demenz beglückend.

Weil Musik ist eine sehr individuelle Sache ist, spielt der jeweilige Musikgeschmack eine große Rolle. Notieren Sie im persönlichen Auskunftsbogen deshalb Lieblingslieder, Lieblingssänger und Lieblingsmusikrichtung. Meist prägt sich Musik, die Menschen im Alter zwischen 15 und 25 Jahren gehört haben, am stärksten ein. Die Musik kann ihr Wunderwerk jedoch nicht ohne Hilfe vollbringen. Demenzbedingte Gehirnveränderungen können es der Person schwer machen, selbst für Musik zu sorgen oder auch nur auf Musik zu reagieren. Wenn ihr aber die Betreuungskraft eine Brücke baut und eine Verbindung zur Musik herstellt, gibt es nicht selten Überraschungen. Nehmen Sie Blickkontakt auf und berühren Sie die Person, während Sie eine Melodie singen oder summen, animieren Sie Ihren Schützling, im Takt zu wippen oder zu klatschen, oder, falls angemessen, mitzutanzen. Pausenlose Musikberieselung dürfte ungünstig sein, weil sie dann zum Hintergrundgeräusch wird, das gar nicht mehr bemerkt wird. Zu viel Musik kann die Person mit Demenz auch überlasten und verstören.

Menschen, die in gesunden Tagen selbst ein Instrument gespielt haben, brauchen, um weiter musikalisch aktiv sein zu können, viel Verständnis und Einfühlungsvermögen. Musik kann für sie eine Quelle der Frustration sein, weil sie die Person daran erinnert, dass sie jetzt unfähig ist, ein Instrument zu spielen. Manche Leute sind jedoch noch recht lange dazu im Stande. Ich erinnere mich an einen schwerst demenzkranken Mann, der zwar nicht mehr sprechen, aber noch Klavier spielen konnte, wenn ich ihn ans Klavier setzte und seine Finger auf die Tasten legte. Nun ein paar Anregungen für den Einsatz von Musik:

- Spielen Sie vertraute, beliebte Musik; sie wird die demenzkranke Person aufhören lassen. Mit Tonbändern, Schallplatten oder CDs lassen sich Lieblingsmelodien leichter auswählen als am Radio.

- Die Musikrichtung soll sich an den Bedürfnissen orientieren. Meditative, beruhigende Musik eignet sich für die Zeit vor dem Schlafengehen oder bei trauriger Stimmung, lebhaftere Melodien können aufheitern oder zur Bewegung animieren. Wichtig: Beginnen Sie immer mit einer Musik, die der jeweiligen Stimmungslage entspricht, um dann langsam zum erwünschten Rhythmus zu wechseln. Ist Ihr Schützling beispielsweise unruhig oder niedergeschlagen und kann nicht einschlafen, sollten Sie mit eher munteren Melodien oder Liedern beginnen. Wenn sich die Person dabei entspannt hat, ist ruhigere, leisere Instrumentalmusik angesagt.
- Spielen Sie Video-Aufnahmen beliebter Schlagersendungen oder Musicals vor, die zum Mitsingen animieren. Lässt die Konzentrationsfähigkeit nach, ist es besser, die Filme in einzelnen Abschnitten zu zeigen.
- Alte Liederbücher anschauen und sich an bekannte Lieder erinnern
- Organisieren Sie Notenblätter oder Musikinstrumente, die betrachtet und berührt werden können. Menschen, die früher mit Musik zu tun hatten, werden daran vermutlich ihre Freude haben. Andere werden ihren verlorenen Fähigkeiten nachtrauern, weshalb sorgfältig überlegt sein will, ob diese Aktivität zu der Person passt.

8.2.10
Haustiere

Wir schenkten meiner Schwiegermutter Alice einen Kanarienvogel, den sie Naomi nannte. Sie plauderte mit dem Vögelchen wie mit einer Freundin, was Naomi unfehlbar mit fröhlichem Gezwitscher quittierte. In einschlägigen Ratgebern wird behauptet, dass Kanarienvögel nur singen, wenn man sie und ihren Käfig in Ruhe lässt. Doch Naomi hatte diese Bücher offenbar nicht gelesen! Wenn Alice am Käfig vorbei ging, klopfte sie jedes Mal freundlich ans Gitter, worauf der Vogel sofort sein fröhliches Lied anstimmte. Er verstummte erst, als Alice im Pflegeheim lebte und kein Mensch mehr an seinen Käfig klopfte.

Der Kontakt mit Haustieren kann Menschen mit Demenz gut tun. Tiere reagieren auf nonverbale Mitteilungen; Sprach- und Gedächtnisstörungen bemerken sie nicht. Der Umgang mit Haustieren, mit einem Lebewesen, bietet reichlich Gelegenheit für liebevolle, sensorische Erfahrungen. Insbesondere Leute, die ein Haustier gewohnt sind, werden solche Gelegenheiten schätzen. Anderen, wie Alice, die mit Haustieren bislang nichts anfangen konnten, werden sie erst im Alter wichtig. Drängen Sie jedoch Menschen, die keine Tiere mögen, solche Aktivitäten keinesfalls auf! Manche haben schlechte Erfahrungen gemacht, sind vielleicht von einem Hund angefallen worden und haben das Ereignis inzwischen *scheinbar* vergessen. Wenn jedoch Kurzzeitgedächtnis und Denkvermögen schwinden, kann die Begegnung mit einem Hund diese traumatischen Erinnerungen wiederbeleben. Ist das Tier nur zu Besuch da, sollten Sie darauf achten, dass es leise, friedlich und gesund ist. Mit den genannten Vorsichtsmaßnahmen im Kopf, schlage ich folgende Aktivitäten mit Haustieren vor:

- Tiere streicheln, halten und an sich drücken
- Den Hund spazieren führen
- Das Fell des Tieres bürsten
- Das Tier füttern
- Tierbilderbücher betrachten
- Von zu Hause aus ein Tierheim unterstützen, etwa aus Zeitungspapierschnipseln Streu herstellen
- Geben Sie der Person ein hochwertiges Stofftier in die Hand. Dass sich junge Leute mit Stofftieren umgeben ist nicht ungewöhnlich, bei alten Menschen ist man es nicht gewohnt. Stofftiere können beruhigen und trösten, aber auch schaden, falls sie die Umgebung veranlassen, die Person herablassend und nicht respektvoll, wie einen erwachsenen Menschen, zu behandeln. Deshalb gebe ich diese Empfehlung nur mit größter Vorsicht.
- Kurze Tiervideos oder Fernsehsendungen über Tiere anschauen.

8.2.11
Handarbeiten

Viele ältere Frauen haben gerne genäht, gestrickt, Teppiche geknüpft und Patchwork-Decken hergestellt. Sie haben damit ihrer Kreativität Ausdruck verliehen, andererseits aber auch tatsächlich notwendige Arbeit geleistet. Wenn die Geisteskräfte nachlassen, werden die zahlreichen, komplizierten Schritte eines neuen Musters, ja selbst die alten Muster zu schwierig. Alice hatte in ihrem Leben so viele Socken gestrickt, dass sich ihre Nadeln ohne hinzugucken, praktisch von alleine bewegten. Dass sie Probleme mit der Ferse bekam, war eines der ersten Anzeichen ihres Gedächtnisschwunds. Weil sie bislang eine so hervorragende Handarbeiterin war, konnte sie einfacheren Strickarbeiten überhaupt nichts abgewinnen. Einen schlichten Schal zu stricken war unter ihrer Würde, sie beschäftigte sich jedoch liebend gern mit ihren Wollvorräten, Strickmustern und Stricknadeln. Auch Socken stopfte sie gerne.

Folgende Aktivitäten sind für Leute, die früher gerne gehandarbeitet haben, aber auch für Neulinge geeignet:

- Nähsachen oder anderes Handarbeitsmaterial durchsehen und sortieren. Allein die Möglichkeit, die Sachen in die Hand zu nehmen, erfreut und stimuliert. Diese Aktivität lässt sich beliebig wiederholen, weil die Tätigkeit an sich Spaß macht, nicht das Ergebnis. Ein Nähkörbchen, ein Nähkasten oder eine Schachtel mit mehreren kleinen Fächern können die Sache noch interessanter machen. Bitten Sie die Person, Ihnen den Gefallen zu tun und das Nähkörbchen aufzuräumen; das wird ihn anspornen.

- Wolle aufwickeln. Wolle von einem Strang zu einem Knäuel wickeln, ist vielleicht zu kompliziert, einen handgestrickten Pullover aufzuribbeln, fällt vermutlich leichter. Diese Aktivität findet meist großen Anklang. Eine alte Dame allerdings weigerte sich, einen schönen Pullover aufzuribbeln: so eine Wollverschwendung! Dieses Beispiel erinnert uns, dass es keine Patentrezepte gibt und jede Tätigkeit zuvor erklärt werden muss.
- Einfache, vorgezeichnete Stoffteile für Quiltdecken oder Topflappen ausschneiden.
- Einfachere Versionen früherer Lieblingsbeschäftigungen anbieten. Es ist leichter, einen Schal zu stricken als einen Pullover. Ein Teppich mit einem schlichten, bereits vorgezeichneten Muster ist leichter zu knüpfen als einer mit kompliziertem Muster.
- Mit einem gekauften oder selbst bestückten Set eine einfache Handarbeit herstellen. Mit solchen Sets lassen sich die einzelnen Schritte besser planen. Die Person wird trotzdem bei jedem Schritt Hilfe brauchen. Besonders motivierend wirkt es, wenn die fertig gestellte Handarbeit als Geschenk gedacht ist.

8.2.12
Spirituelle Aktivitäten

Der Kirchgang und kirchliche Aktivitäten haben Alice immer viel bedeutet. Auch als schwer demenzkranke Frau waren sie ihr noch sehr wichtig. Sie konnte zwar der Predigt nicht mehr recht folgen und die Lieder im Liederbuch kaum mehr finden, war aber offensichtlich sehr gern in der Kirche, fühlte sich hier gut aufgehoben und ließ sich von der Musik begeistern. Als Alice dann in einem katholischen Pflegeheim wohnte, ging sie zum ersten Mal in ihrem Leben zur Messe. Sie fing völlig selbstständig damit an und ging dann täglich in die Kapelle zum Gottesdienst. Obwohl ihr die Zeremonie fremd war, wirkte sie auf Alice sehr tröstlich und beruhigend.

Vielen Menschen mit Demenz geht es wie meiner Schwiegermutter: Sie fühlen sich von spirituellen Aktivitäten dem Alltag enthoben und erquickt. Vielleicht können sie aufgrund ihrer ausgeprägteren intuitiven und emotionalen Fähigkeiten eine tiefe innere Verbindung herstellen, die ihre Gedächtnis- oder Denkprobleme in den Hintergrund drängt. In einem Weihnachtsgottesdienst wurde ich Zeugin folgender Szene. Eine hochbetagte, schwer demenzkranke Dame produzierte während der Zeremonie unverständliche Geräusche. Nachdem der Priester zu ihr hingegangen und ihr die Kommunion gereicht hatte, rief sie freudig: «Oh, wie schön!» Sie hatte die gesprochenen Teile der Messe wohl kaum verstanden, das Sakrament der Heiligen Kommunion jedoch hatte auf seine Art eine tiefe, innere Ebene angesprochen. Wie können wir den uns anvertrauten Personen solche spirituellen Erfahrungen ermöglichen? Es mag angezeigt sein, folgende Anregungen (verbunden mit Informationen über die

Demenzerkrankung und die Ihres Schützlings) auch an die Geistlichkeit oder andere Mitglieder der bevorzugten religiösen Gemeinschaft weiterzugeben.

- Sorgen Sie dafür, dass die Person so lange irgend möglich am Gottesdienst ihrer Wahl teilnehmen kann. Erweist sich die klassische Zeremonie als zu lang oder zu anstrengend, versuchen Sie es mit einem verkürzten Besuch oder einer anderen Gemeinde mit kürzeren Gottesdiensten. Manche Menschen sind für Videoaufnahme des Gottesdienstes dankbar, die sie dann in kürzeren, besser zu verkraftenden Abschnitten anschauen können.
- Bieten Sie Ihrem Schützling Gelegenheit, die altvertrauten Kirchenlieder zu singen oder geistlicher Musik zu lauschen.
- Bitte vergessen Sie nicht, dass die Lektüre vertrauter und geschätzter religiöser Texte einem Menschen auch unter den Vorzeichen von Demenz noch viel bedeuten kann. Er kann sie vielleicht noch selbst lesen, oder gar Kindern vorlesen und so die Tradition weitergeben. Kann die Person nicht mehr selbstständig lesen, lässt sie sich sicher gerne vorlesen.
- Ermuntern Sie die Person, ihre religiösen Gepflogenheiten im Alltag fortzusetzen, etwa an der jüdischen Tradition des Sabbat-Mahls oder der christlichen des Tischgebets festzuhalten. Sie werden vermutlich staunen, wie viel Ihrem Schützling noch möglich ist. Ich erinnere mich an eine alte Dame mit Demenz, die über ihre Familie und andere Lebensereignisse wenig zu sagen wusste, der Aufforderung, das Tischgebet zu sprechen, jedoch freudig und sehr kompetent nachkam. Sie spulte keineswegs nur irgendeinen Gebetstext ab, sondern trug tiefsinnige und bewegende Gebete vor.
- Geben Sie der Person in Ihrer Obhut die Möglichkeit, Heilige Schriften oder andere Objekte mit religiöser Bedeutung in die Hand zu nehmen (z. B. eine Menora, einen Rosenkranz oder eine Gebetsmühle).

8.2.13
Sport

Viele Leute haben eine leidenschaftliche Vorliebe für eine bestimmte Sportart. Wie gut, dass es nach der aktiven Phase reichlich Möglichkeiten gibt, «Sofasport» zu betreiben. Dazu einige Tipps:

- Teile der sportlichen Aktivität anbieten, die noch möglich sind. Am Anfang des Kapitels habe ich Dinge genannt, die einer Person, die früher Golf gespielt hat, noch Freude machen können. Wer Handball gespielt hat, wird bei Ballspielen gerne mitmachen. Das Spiel lässt sich noch weiter vereinfachen, indem man der sitzenden Person den Ball zuwirft. Sehr harte Bälle können durch sicherere Bälle aus Schaumgummi oder ähnlichem Material ersetzt werden. Auch sie erlauben ein erfreuliches Spiel. Wenn Ball- oder Fangspiele mit Gymnastikbällen oder Bohnensäckchen als sportliche Übungen präsentiert werden, die der Gesundheit dienen, werden viele Menschen gerne mitmachen. Das Ausstrecken der Hand und Fangen eines zugeworfenen Gegenstandes ist eine Reflexbewegung, die bis in die fortgeschrittenen Stadien der Demenz erhalten bleibt und eine wertvolle Aktivität sein kann, auch für bislang völlig unsportliche Menschen.

- Einfache Gymnastikübungen durchführen. Der hohe Stellenwert körperlicher Bewegung für Menschen mit Demenz ist wissenschaftlich belegt (Bowlby Sifton, 2000f). Sport dient nicht nur der körperlichen Gesundheit, sondern stimuliert auch die Gehirnfunktionen, hellt die Stimmung auf und wirkt ausgleichend und beruhigend. Aber auch Pflegenden tut sportliche Betätigung gut. Gehen Sie gerne spazieren oder schwimmen? Vielleicht können Sie diese Aktivitäten sogar gemeinsam mit der demenzkranken Person durchführen? Es gibt genügend hervorragende Videos mit Gymnastikübungen für ältere Menschen oder Übungen, die im Sitzen durchgeführt werden können und allen Beteiligten Spaß machen. Manche Leute sind es auch gewohnt, mit einem Heimfahrrad oder einem Heimtrainer zu üben. Sie werden diese Geräte, mit der nötigen Ermutigung, bestimmt noch einige Zeit benutzen können.

- Knüpfen Sie an die sozialen Aspekte bestimmter Sportereignisse an, etwa an Fan-Treffen, die Siegerehrungen nach dem Spiel oder die Feiern von Sportvereinen. Die Person kann vermutlich nicht mehr an sämtlichen Angeboten teilnehmen, aber selbst kurze Treffen mit verständnisvollen, gleich gesinnten Freundinnen und Freunden können sehr willkommen sein. Soll die Person keinen Alkohol trinken, bieten Sie alkoholfreies Bier oder andere nichtalkoholische Getränke an.

- Sportereignisse im Fernsehen verfolgen. Lange Sendungen überfordern zwar die Aufmerksamkeit, doch auch auf Kassette aufgenommene Spiele, die in Ausschnitten gezeigt werden, können die Person erfreuen. Meisterschafts- oder Entscheidungsspiele werden gern auch mehrmals hintereinander angesehen.

- Die Sportnachrichten im Radio hören oder im Fernsehen verfolgen

- Sportzeitschriften oder den Sportteil einer Zeitung betrachten. Gut möglich, dass Sie die Texte vorlesen und kommentieren müssen.

- Sich an frühere sportliche Erfolge erinnern. Scherze über den entgangenen Riesenfisch und Geschichten von anderen sportlichen Leistungen können recht unterhaltsam sein, egal wer sie erzählt.

- Fotos anschauen, die die Person in sportlicher Aktion zeigen. Auch ein Bildband über große Sportereignisse ist für manche Leute ein schöner Zeitvertreib.

- Gerätschaften, die mit der Lieblingssportart zu tun haben, in die Hand nehmen, reinigen oder sortieren: die Golfschläger anfassen, den Angelkasten aus- und einräumen, die Skier wachsen etc.

8.2.14
Reisen und Fotografieren

Reisen und Aufenthalte in einer fremden Umgebung werden für Menschen mit Demenz im Laufe der Zeit zu schwierig, selbst wenn sie begleitet werden. Wie gut, dass reiselustige Leute meist gerne in Erinnerungen schwelgen. Pflegende können Ihre Schützlinge dabei mit folgenden Aktivitäten unterstützen:

- Fotoalben und Reiseandenken betrachten
- Sich die beliebtesten Reiseanekdoten erzählen lassen
- Werbevideos von Reiseunternehmen anschauen
- Reiseführer und -prospekte studieren
- Landestypische Gerichte essen und Musik aus den Ländern hören, die Ihr Schützling gerne bereist hat
- Einen kleinen Ausflug unternehmen, etwa mit dem Auto Eis für den Nachtisch holen oder ein Picknick machen.

8.3
Schlussbetrachtung

Dieses Kapitel war dem Thema Freizeitaktivitäten und Erholung gewidmet. Auch Demenzkranke müssen die Möglichkeit haben, sich zu entspannen und neue Kraft zu schöpfen. Es gibt unzählige geeignete Freizeitbeschäftigungen; einige wenige wurden hier erläutert. Im letzten Abschnitt ging es um das Fotografieren als Hobby, was mich an ein Zitat aus dem «Kleinen Prinzen» von Antoine de Saint- Exupery erinnert: «Man sieht nur mit dem Herzen gut.» Es bestätigt mich, weil ich glaube, dass es auf die persönlichen Neigungen *und* Erinnerungen, auf das individuelle Erleben ankommt, und dass die mit den Aktivitäten verbundenen Empfindungen entscheidend sind. Pflegende, denen es gelingt, sich in ihr Schutzbefohlenen einzufühlen und ihnen sinnvolle Freizeitangebote zu machen, bringen Freude in ihr Leben und reduzieren ihre depressive Verstimmtheit. Bedauerlicherweise lassen sich nicht alle Ursachen der Niedergeschlagenheit ausschalten. Kapitel 9 befasst sich mit der Frage, wie sich ängstlich depressive Stimmungen – die letztlich Verhaltensveränderungen auslösen – erkennen, verhindern und behandeln lassen.

9

Schwierige Verhaltensweisen verstehen, vermeiden und beantworten

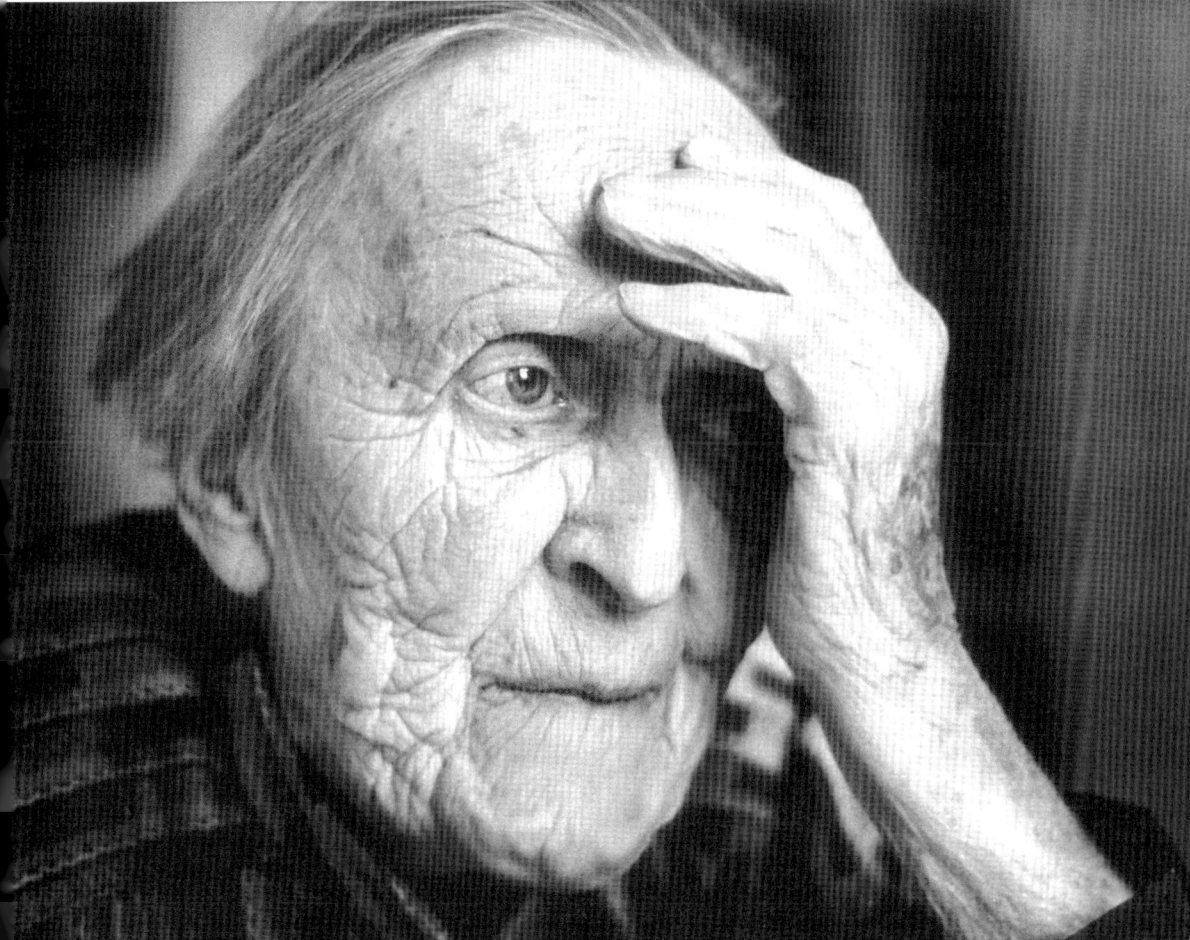

Ich stelle die Geduld meiner Angehörigen oft sehr auf die Probe. In vielen Situationen verhalte ich mich einfach «ungezogen», was bei ihnen völlig normale emotionale Reaktionen auslöst. Gelegentlich frage ich mich selbst, warum ich nicht «normaler» sein kann. Doch mein Verhalten wird von der Gehirnerkrankung ausgelöst – ich kann nicht anders, so sehr ich mich auch bemühe. (Boden, 1998, p. 63)

Oft wandere ich herum und suche nach einer Sache, von der ich weiß, dass sie wichtig ist. Doch nach einer Weile vergesse ich, was ich suche. Ich wandere herum und versuche Kontakt aufzunehmen, womit auch immer. Sollte etwas auftauchen, würde ich es vielleicht anschauen oder untersuchen und mich dann fragen, wie es hierher kommt. Ich komme mir recht blöd vor, wenn ich so ziellos herumwandere, kann es aber nicht ändern. Es ist nicht leicht, herauszufinden, was zum Teufel ich suche. (Henderson & Andrews, 1998, p. 24)

9.1
Grundsätzliches zu schwierigen Verhaltensweisen

Die schwerst demenzkranke Frau Kerner lebte in einem Langzeitpflegeheim. Ihre Umgangsformen waren noch weitgehend intakt; sie war sehr gern unter Menschen und nahm an Beschäftigungs- und Freizeitangeboten begeistert teil. Weil sie bei Festen meist im Mittelpunkt stand, fiel es auf, dass sie eines Tages in ihrem Zimmer blieb und sich weigerte, mit den anderen zusammen das Essen für die Party vorzubereiten. Als ich sie in ihrem Zimmer aufsuchte, traf ich sie verzweifelt weinend an. Immer wieder sagte sie unter Tränen: «Es ist ja so peinlich. All die anderen Damen in ihren schönen Kleidern und hier ich, mit nichts am Leib.» Ich versuchte es mit den üblichen Methoden, versicherte ihr, dass sie ein hübsches Kleid anhabe, nahm behutsam ihre Hand und führte sie über den Stoff. Doch nichts konnte sie beruhigen. Vielleicht sitzt sie unbequem? dachte ich, veränderte ihre Sitzposition und bemerkte dabei die Ursache des Problems. Frau Kerner trug ein Wickelkleid, das hinten ganz offen war. Deshalb saß sie mit der blanken Haut auf dem gepolsterten Stuhl. Frau Kerner hatte den unabweisbaren Eindruck, nichts auf dem Leib zu tragen.

Diese Geschichte verdeutlicht mehrere Punkte, die es im Hinblick auf schwierige Verhaltensweisen zu beachten gilt.

9.1.1
Das Verhalten ist schwierig, nicht die Person

Bevor wir in die Diskussion über Pflegeprobleme einsteigen, müssen wir uns klar machen, dass das Verhalten schwierig ist, nicht die Person. Frau Kerner und andere an Demenz Erkrankte bemühen sich nach Kräften, ihren Alltag zu bewältigen. Sie sind zuallererst Menschen, Persönlichkeiten mit vielen verschiedenen Fähigkeiten und Bedürfnissen. Auch wenn die Person in diesem Augenblick an den Symptomen von Demenz leidet, bekümmert und verzweifelt ist. Sie ist nicht die personifizierte Verzweiflung, das Symptom, das Problem. Niemand möchte das Etikett einer bestimmten negativen Eigenschaft tragen. Wir erinnern uns ungern an unsere Spitznamen in der Schule, und dass wir «Dickerchen», «Dummerchen» oder «Tollpatsch» genannt wurden. Menschen mit Demenz sollten keinesfalls nach einem bestimmten Verhalten bezeichnet werden, also beispielsweise «der Wanderer», «der Hamsterer», «die Schwierige», «die Aggressive» heißen. Solche Etiketten drängen Betreuungspersonen und Betreute in eine bestimmte Ecke und verhindern, dass die Stärken und Bedürfnisse der Gesamtpersönlichkeit gesehen und eingesetzt werden, um das Problem zu überwinden.

Aus diesem Grund habe ich gezögert, in diesem Kapitel Verhaltensprobleme und schwierige Verhaltensweisen zu benennen. Um der Verständlichkeit willen ist es dennoch geboten, die Verhaltenssymptome wie üblich zu bezeichnen. Bitte vergessen Sie nie, dass solche Begriffe das Verhalten beschreiben, nicht die Person.

9.1.2
Jedes Verhalten hat eine Bedeutung

Wie rätselhaft uns bestimmte Verhaltensweisen auch erscheinen mögen, sie sind immer Versuche, zu kommunizieren. Oft drücken sie ein unbefriedigtes Bedürfnis aus. Wir, die Pflegenden, sind aufgefordert, uns in die Welt der demenzkranken Person hineinzuversetzen, uns in ihre Lage einzufühlen und zu verstehen, was sie uns mitteilen möchte. Erinnern wir uns an das Beispiel von Frau Kerner: Sie hatte das schlimme Gefühl, die Regeln des Anstands zu verletzen – sie fühlte sich nackt – und war verständlicherweise darüber höchst unglücklich. Frau Kerner wollte ihre Würde bewahren, fühlte sich aber hilflos und konnte selbst nichts dazu beitragen.

9.1.3
Verhalten, das Pflegende stört, ist ein Symptom der Gehirnerkrankung

Verhalten, das die Umwelt als störend empfindet, kann die Person mit Demenz nicht willentlich kontrollieren. Es ist nicht der mutwillige Versuch, anderen Schwierigkeiten zu machen oder auf die Nerven zu gehen. Menschen mit Demenz kämpfen gegen das Nachlassen ihrer geistigen und körperlichen Fähigkeiten an und leben in einer Welt, die sie immer weniger verstehen. Wie wir von einer Person, die an Arthritis leidet, nicht erwarten, dass ihre Gelenke nicht mehr schmerzen und frei beweglich sind, so wenig können wir von der Person mit Demenz erwarten, dass sie aufhört, demenzspezifische Symptome zu haben: Verkennungen, Gedächtnisverlust, ständiges Fragen. Denken wir daran: Wenn die ersten Demenzsymptome auftreten, ist das Gehirn bereits zu 80 % geschädigt.

9.1.4
Diskussionen über wirklichkeitsferne Überzeugungen schaden nur

Um eine bestimmte Situation zu verstehen, halten sich Menschen mit Demenz an die stärkste sensorische Information, die ihnen zur Verfügung steht. Frau Kerner kam zu der Überzeugung, nackt zu sein, weil ihre Sinne nachgelassen hatten, weil ihre Wahrnehmung gestört, aber auch ihre Urteilsfähigkeit beeinträchtigt war und andere kognitive Defizite vorlagen. In diesem Fall war das Gefühl ihrer nackten Haut auf dem Polster so überwältigend, dass sich Frau Kerner nackt wähnte. Obwohl diese Einschätzung nicht korrekt war, interpretierte sie die Situation so und nicht anders. Sie ließ sich durch Argumente nicht von ihrer Meinung abbringen und erregte sich noch mehr, als das Personal auf sie einredete. Pflegenden wird empfohlen, sich in die Welt ihrer Schützlinge einfühlen und nicht etwa deren Existenz abzustreiten. Dann wird es oft gelingen, der Ursache des Kummers auf die Spur zu kommen.

9.1.5
Bedürfnisse, die sich durch ein bestimmtes Verhalten äußern, kreativ befriedigen

Wir können von der Person nicht erwarten, dass sie sich noch mehr anstrengt. Wir sind es, die sich verstärkt bemühen müssen, um zu verstehen, was sie uns mitteilen möchte, warum ein bestimmtes Symptom auftritt und wie wir abhelfen können. Es ist nicht Sache der Person mit Demenz, ihr Verhalten zu ändern, vielmehr Sache ihrer Betreuenden, auf sie einzugehen und dann so zu reagieren, dass sie sich wieder wohler fühlt.

Im Gegensatz zu vielen anderen Fällen wurde bei Frau Kerner nicht erwogen, sie mit chemischen oder körperlichen Mitteln ruhig zu stellen. Weder die Forschung, noch klinische Erfahrungen erlauben den Schluss, dass sich demenzbedingte Verhaltenssymptome mit solchen Methoden behandeln lassen, oder dass sie eine positive Langzeitwirkung haben. Im Gegenteil: Oft verschlimmern sie den Zustand nur (Cohen-Mansfield, 2000; Richards, Lambert, & Beck, 2000; Talerico & Evans, 2000). Keines der Medikamente, die derzeit eingesetzt werden, um eine Verhaltenssymptomatik Demenzkranker zu beeinflussen, ist für diesen Anwendungsbereich entwickelt worden und geeignet (Cummings, 2000). Eine wirklich erschreckende Erkenntnis!

Damals als ich mich um meine Schwiegermutter kümmerte, frustrierte es mich, dass sie zwar sehr gerne ins Auto stieg, sich dann aber regelmäßig weigerte, den Sicherheitsgurt anzulegen. Ich musste jedes Mal aufs Neue erklären und argumentieren, was meine Geduld aufs Äußerste strapazierte. Schließlich bestand ich darauf, erst loszufahren, wenn sie angeschnallt war. Damals glaubte ich, es ginge bei diesem Konflikt um die Machtfrage. Heute, leider zu spät, glaube ich, Alice wollte mir sagen, dass ihr der Sicherheitsgurt unbequem war. Sie war sehr klein, und der Gurt schnitt ihr in den Hals. Hätte ich genauer überlegt und begriffen, was sie mir eigentlich mitteilen wollte, wäre es mir ein Leichtes gewesen, den Gurt weich zu polstern und angenehmer zu machen.

9.1.6
Die Alzheimer-Krankheit und verwandte Demenzen haben neurologische Ursachen und äußern sich primär in Verhaltenssymptomen

Angenommen, es gäbe die perfekte Pflegekraft und die perfekte Pflegesituation für den demenzkranken Menschen, schwierige Verhaltensweisen ließe sich dennoch nicht verhindern. Die komplexen Verhaltenssymptome sind Ausdruck der Gehirnschädigung. Niemand kann im Vornherein absehen, welche Situation der kranken Person Stress verursachen wird. Ziel ist eine Betreuung, bei der das problematische Verhalten seltener und in einer für alle Beteiligten weniger belastenden Form auftritt. Versuchen Sie, in schwierigen Situationen eine Problem lösende Haltung einzunehmen. Versuchen Sie, nicht das Gefühl aufkommen zu lassen, Sie hätten versagt oder Ihr Schützling verhalte sich absichtlich so störend. Die Symptome sind Ausdruck einer Gehirnschädigung; niemand ist schuld, niemand hat etwas falsch gemacht.

9.2
Schwierigen Verhaltensweisen vorbeugen

Vorbeugen ist besser als Heilen

Ich hoffe, dass alle Informationen der bisherigen Kapitel dazu beigetragen haben, schwierige, belastende Verhaltensweisen zu verstehen und zu verhindern. Im Folgenden werden bereits erwähnte Anregungen noch einmal aufgegriffen und neue vorgestellt.

9.2.1
Der Person helfen, ihre Gewohnheiten und den vertrauten Lebensstil beizubehalten

Meine Nichte Erin aß als Kleinkind liebend gerne Bananen. Sie freute sich jede Mal mächtig, wenn ihr die Mutter eine Banane anbot. Eine Besucherin wollte hilfreich sein, schälte die Banane und reichte Erin eine Hälfte. Doch welche Überraschung: Das Kind fing an zu weinen und weigerte sich, die Banane zu essen! Das Problem löste sich, als Erins Mutter vorschlug, ihr eine erst halb geschälte Banane in die Hand zu geben.

Eltern kennen die Gewohnheiten und Vorlieben ihrer Kinder und informieren die Babysitter entsprechend. Gewohnheiten rhythmisieren den Alltag und vermitteln dem Kind die tröstliche Gewissheit, dass es eine Ordnung in der Welt gibt. Das ist bei uns Erwachsenen nicht viel anders. Wir sind Gewohnheitstiere und zwar bis in die kleinsten Details hinein. Wenn andere unsere Gewohnheiten nicht kennen oder wir sie nicht selbst pflegen können, fühlen wir uns nicht recht wohl.

Denken Sie an Ihre eigenen Gewohnheiten und daran, wie Sie sich fühlen, wenn sie gestört werden. Wenn beispielsweise Ihr bevorzugter Sessel bereits besetzt ist, wenn Sie sich ausruhen wollen, wenn Sie Ihre Lieblingssendung im Fernsehen nicht sehen können, weil ein Meisterschaftsspiel übertragen wird, wenn Sie krank sind und gern eine Tasse Tee hätten und kein Teebeutel mehr im Haus ist oder der Hund Ihr bestes Kissen zerrissen hat. Stellen Sie sich jetzt vor, Sie litten an Demenz, verstünden nicht, was los ist, und könnten sich nicht äußern. Sie würden vermutlich nervös werden, würden sich aufregen, schreien, fluchen, gar mit Gegenständen werfen.

Ein Beispiel: Ich trinke meinen Kaffee sehr heiß, mit wirklich ganz wenig Milch. Oft schütte ich die halbe Tasse weg, wenn der Kaffee ausgekühlt ist, und niemand wundert sich mehr darüber. Nehmen wir an, ich wäre demenzkrank und meine Betreuungsperson reicht mir liebevoll eine Tasse lauwarmen Kaffee mit reichlich Milch und Zucker. Ich würde ein Schlückchen trinken, das Gesicht verziehen, und den Rest des Kaffees in den Ausguss kippen (vielleicht sogar einfach in die Gegend werfen). Eine Pflegekraft, die mich und meine Gewohnheiten nicht kennt, wird mich daraufhin natürlich für eine mürrische, undankbare Frau und schwierige Patientin halten.

Bitte gehen Sie noch einen Schritt weiter und stellen Sie sich vor, Sie fühlten sich körperlich unwohl oder hätten Kummer. In diesem Zustand werden uns persönliche Angewohnheiten und die tröstliche Sicherheit, die sie vermitteln, noch viel wichtiger. Das geht Menschen mit Demenz bestimmt nicht anders. Mit einem immer stärker geschädigten Gehirn wird es zunehmend schwieriger, sich einen Reim auf die Welt zu machen und zu tun, was für die Fortsetzung vertrauter Gewohnheiten notwendig ist. Just dann, wenn Routine und tröstliche Gewohnheiten am meisten gebraucht werden, fällt es den Betroffenen schwer, selbst das Nötige zu veranlassen oder anderen zu vermitteln, was sie sich wünschen.

An dieser Stelle fällt Angehörigen, eng befreundeten Menschen, Partnerinnen und Partnern die entscheidende Rolle zu. Sie kennen die Person am allerbesten. Sie müssen die mit der unmittelbaren Betreuung befassten Kräfte sehr gründlich informieren, um zu verhindern, dass sich die Person aufregt, ärgert oder Verhaltenstörungen entwickelt. Bitte nehmen Sie sich die Zeit, den persönlichen Auskunftsbogen im Anhang auszufüllen. Ergänzen Sie die Angaben, wenn Sie feststellen, dass gewisse Dinge hilfreich oder besonders belastend sind. Halten Sie alle Betreuungskräfte darüber auf dem Laufenden.

9.2.2
Sinnvolle Beschäftigungen anbieten

Dieser Punkt kann nicht genug hervorgehoben werden: Jeder Mensch, der nicht tun kann, was ihm wichtig ist, wird bald verdrießlich und ärgerlich. Ein Mensch mit Demenz, der bereits viele Leistungseinbußen zu verkraften hat, wird wahrscheinlich noch mehr darunter leiden. Pflegende fragen sich verständlicherweise vor allem, wie sich schwierige Verhaltenssymptome (negatives Verhalten) beeinflussen lassen. Trotzdem schlage ich vor, andersherum zu fragen: «Wie können wir sinnvolle Beschäftigung (positives Verhalten) fördern?» Hat die demenzkranke Person Dinge zu tun, die ihren Tagen Sinn verleihen, wird sie wahrscheinlich weniger unbefriedigende Bedürfnisse mit sich herumtragen, die sich dann als störende Verhaltenssymptome äußern. In den Kapiteln 6, 7 und 8 finden Sie weitere Beispiele und Anregungen zum Thema Beschäftigung.

9.2.3
Erfolg ermöglichen

Menschen mit Demenz sind sich ihrer nachlassenden Fähigkeiten zweifellos bewusst und haben womöglich mehr Angst zu versagen als Gesunde. Wer immer nur Fehlschläge erlebt, wird frustriert sein und sich ärgern. Was immer Sie mit Ihrem Schützling tun, sorgen Sie für Erfolg und unterstützen Sie damit seine Würde und sein Selbstwertgefühl.

9.2.4
Alles erklären, nichts voraussetzen

Menschen mit Demenz haben oft gut erhaltene Umgangsformen, weshalb man leicht vergisst, dass die Gehirnschädigung ihre Fähigkeit, Menschen und das Geschehen in ihrer Umgebung zu verstehen, beeinträchtigt. Sie erkennen beispielsweise nicht, dass sie die Mahlzeit, die vor ihnen auf dem Tisch steht, essen sollen. Wir sollten dann nicht glauben, die Person könne nicht mehr selbstständig essen, sondern ihr erklären, dass es ihre Mahlzeit und Essenszeit ist. Dabei sind neben Worten auch andere Kommunikationsmittel einzusetzen: die Sinne ansprechen, Gesten einsetzen, beim Anfangen helfen. Wenn pflegerische Aktivitäten in die Intimsphäre der Person eindringen – also bei der Körperpflege, beim Toilettengang und Anziehen – ist es besonders wichtig, jeden Handgriff zu erklären und um Erlaubnis zu bitten.

9.2.5
Selbstbestimmung fördern

Aufgrund einer körperlichen Erkrankung lebte Fred Hauser seit vielen Jahren in einem Pflegeheim. Er hatte eine entspannte und positive Beziehung zum Personal; das Klima im Haus war sehr familiär. Die gute Beziehung litt auch nicht, als Herr Hauser an Alzheimer erkrankte und immer hilfloser wurde. Schließlich konnte er sich nicht mehr selbstständig sauber halten. Das Pflegepersonal war überrascht, dass er sich wütend allen Hilfsangeboten widersetzte. Und das, obwohl sie ihm die Vorgänge ausführlich erklärten und wirklich behutsam und einfühlsam vorgingen. So kam es, dass eine Pflegekraft Herrn Hausers Hände festhalten musste, während die andere seinen Intimbereich wusch. Kein Wunder, dass er sich gegen diesen Verlust seiner Selbstbestimmung und die scheinbare Verletzung seiner Intimsphäre körperlich und verbal wehrte. Die Körperpflege des sonst so wohl gelaunten und angenehmen Patienten wurde zu einer gefürchteten Prozedur. Die Situation veränderte sich grundlegend, als Fred Hauser die Möglichkeit bekam, eine gewisse Kontrolle zu behalten. Seine Hände wurden nicht mehr fixiert. Er bekam einen Waschlappen in die Hand, wie er es gewohnt war. Manchmal versuchte er, sich damit zu waschen, manchmal putzte er damit das Waschbecken. Wenn sein Oberkörper gewaschen war, half ihm das Pflegepersonal in einen kuscheligen Bademantel. Damit fühlte er sich sicherer. Oft betrachtete Fred das hübsche Hundeposter an der Wand des Badezimmers und kommentierte es scherzhaft, während das Personal seine Intimpflege vornahm. Weil der alte Herr wieder das Gefühl hatte, Kontrolle ausüben zu können und mit Würde behandelt zu werden, gestaltete sich die Körperpflege nicht mehr so problematisch.

Selbstbestimmung ist ein Grundbedürfnis erwachsener Menschen. Wird das Gefühl der Selbstbestimmung verletzt, kommen unweigerlich Wut und Frustration auf. Jede Aktivität und jede Situation bietet eine Kontrollmöglichkeit, und sei sie noch so gering. Menschen mit Demenz brauchen das Gefühl, dass ihr Personsein gewürdigt und geachtet wird. Wir müssen nach passenden Gelegenheiten dafür Ausschau halten, um Frustration vorzubeugen.

9.2.6
Gefühlsäußerungen fördern und beachten

Wenn sich ein Mensch kaum noch verbal mitteilen kann, können sich in seinem Innern Gefühle und Empfindungen anstauen und erhebliche Frustration auslösen.

Auch wenn uns der Sinn ihrer Äußerungen verborgen bleibt, müssen wir der demenzkranken Person zuhören und versuchen, das dahinter liegende Gefühl zu erfassen. Bemerkungen wie: «Sie klingen recht traurig. Das tut mir Leid», wirken beruhigend und tröstlich. Auch wenn wir die Ursache für die Verstimmung nicht kennen, können wir signalisieren, dass wir die emotionale Botschaft wahrgenommen haben und die Person trösten und beruhigen. Entscheidend ist, dass wir uns bemühen, die hinter den scheinbar wirren Worten verborgene Gefühlsbotschaft zu entschlüsseln. Wir müssen dem Menschen in unserer Obhut auch andere, nonverbale Möglichkeiten anbieten, seine Gefühle zu äußern (Musik hören, körperliche Aktivität). Mehr dazu im Kapitel 4.

9.2.7
Für eine ruhige, beruhigende, unterstützende, sichere Umgebung sorgen

Eine vertraute Umgebung gibt Halt und fördert das Wohlbefinden. Sie vermittelt das Gefühl, dazuzugehören und stimmt die Person zufrieden. Ein zuträgliches Umfeld hilft aber auch, Angst und Kummer zu überwinden. Erläuterungen und Anregungen dazu finden Sie in Kapitel 5.

9.2.8
Streitgespräche und Konfrontationen vermeiden

Kälte hatte Alice schon immer zugesetzt. Mit fortschreitender Demenz wurde ihr Bedürfnis, es wirklich warm zu haben, immer ausgeprägter. Sie drehte beispielsweise die Heizung voll auf und klagte dann über die Hitze. Als ich den Thermostat prüfte, wunderte sich Alice über die hohe Einstellung. Der Mieter im Stockwerk über ihr sei wohl in ihrer Abwesenheit da gewesen und habe die Heizung hochgedreht, äußerte sie. In der ersten Reaktion hätte ich am liebsten gesagt: «Unmöglich, das ist doch lächerlich.» Nun, ich biss mir auf die Zunge, drehte die Heizung ein wenig zurück und öffnete kurz das Fenster. Als längerfristige Lösung besorgten wir einen automatischen Thermostat, an dem man nicht herumdrehen konnte, und stellten ihn auf eine angenehm warme Zimmertemperatur ein.

Ein Mensch mit Demenz kann logisch denken und kommt oft auf eine Lösung, die ihm korrekt erscheint. Er versucht sich zu erklären, was los ist. Verzichten Sie auf Argumente oder Streitgespräche, sie führen zu nichts. Lenken Sie die Person ab, wechseln Sie das Thema, damit lässt sich die Situation besser bewältigen als mit einer hitzigen Diskussion.

9.2.9
Neue Lösungsansätze ausprobieren

Wir sind Kommunikationstechniken gewohnt, die auf Logik und Vernunft basieren. Ein Beispiel: Jemand fragt uns nach dem Weg zur Toilette, wir geben die Auskunft, sie wird verstanden und damit Ende. Wenn uns eine Person mit Demenz danach fragt, kann es sein, dass sie den Flur entlang in die richtige

Richtung geht, dann aber kehrt macht, zurück kommt und dabei vielleicht Anzeichen von Inkontinenz zeigt. Die spontane Reaktion bestünde darin, verärgert und leicht verzweifelt noch einmal die Richtung zur Toilette zu weisen.

Das ist nur ein Beispiel dafür, wie leicht man vergisst, dass ein Mensch, der so normal aussieht, ein beschädigtes Gehirn hat. Es zeigt ferner, wie leicht man in eingefahrenen Gleisen verharrt – wir geben immer wieder die gleiche Antwort und glauben, unser Gegenüber würde sie verstehen, wenn wir sie nur oft genug wiederholen. Im Kapitel 2 habe ich dazu eine Episode aus meiner eigenen Erfahrung erzählt. Ich wollte meiner Schwiegermutter Alice ihre neue Adresse einhämmern. Durchaus vergeblich. Sie konnte einfach nicht lernen und meine beharrlichen Versuche verstörten uns nur beide. Es ist schwer, den Sprung zu schaffen und zu merken, dass unsere Methode einfach nicht funktioniert, weil ihr das beschädigte Gehirn unseres Schützlings nicht mehr folgen kann, und wir etwas anderes probieren müssen. Im obigen Beispiel sollten wir nicht auf völlige Lernunfähigkeit schließen, könnten vielmehr versuchen, die Person, immer wenn sie danach fragt, zur Toilette zu begleiten. Sie kann dabei das motorische Muster erlernen. Wir könnten auch ein Kunstwerk, eine Markise oder ein anderes dreidimensionales Objekt als Blickfang neben oder über der Toilettentür anbringen.

Vergessen wir nie, dass Demenzkranke lernen können, sofern wir die Voraussetzungen dafür schaffen. Es lohnt sich, die Kunst des flexiblen und angepassten Reagierens zu erlernen! Flexibilität und Stabilität müssen allerdings in einem ausgewogenen Verhältnis stehen. Weil die vertraute, tägliche Routine Sicherheit verleiht, müssen Veränderungen schrittweise eingeführt werden.

9.2.10
Aus Erfahrungen lernen

Situationen, die der Person zu anstrengend waren und sie verwirrt haben, sollten möglichst vermieden werden (z. B. überstimulierende Besuche oder Ausflüge). Denken Sie daran, dass Personen mit Demenz zwar weiterhin Anregungen brauchen, ihre Belastungsgrenze jedoch gesunken ist. Achten Sie deshalb auf Anzeichen von Überforderung, die sich etwa in der Mimik oder in Veränderungen der körperlichen Aktivität äußern.

9.2.11
Ausführliche Erklärungen meiden und nicht zu viele Fragen stellen

Aufgrund der demenzbedingten kognitiven Einbußen fällt es Betroffenen zunehmend schwerer, Erklärungen abzugeben und auf Fragen zu reagieren, die nur richtig oder falsch beantwortet werden können. Pflegende müssen lernen, die fehlenden Auskünfte mithilfe anderer Kommunikationsformen einzuholen. Demenzkranke dürfen nicht mit vielen Fragen bedrängt werden; sie können nämlich Verhaltensstörungen auslösen.

9.3
Mit kreativen Problemlösungen einen Neuanfang wagen

Wenn Sie sich an die Richtlinien der vorangegangenen Kapitel halten, können Sie Ihrem Schützling helfen, seinen vertrauten Lebensstil weiter zu pflegen und in den Alltag eingebunden zu bleiben. Das schließt jedoch leider nicht aus, dass schwierige und frustrierende Pflegesituationen auftreten, denen mit den angeführten Vorschlägen nicht beizukommen ist. Weil sich Demenz individuell verschieden auswirkt, sind auch individuelle Lösungen gefragt. Dieser Grundsatz gilt insbesondere für unbedingt notwendige Aktivitäten, wie die Körperpflege.

Wer vor einem komplizierten Problem steht, speziell einem Pflegeproblem, ist davon oft so besetzt, dass sich der Blick verengt. Man sieht vor lauter Bäumen den Wald nicht mehr, steckt fest und wiederholt sich wie eine gesprungene Schallplatte, in der Hoffnung, endlich doch noch verstanden zu werden. Wir klammern uns an eine Lösung, die funktioniert hat, als die Person gesund war, oder bei uns selbst funktioniert. Aus meiner Zeit als pflegende Angehörige kenne ich solche Situationen zur Genüge. Nachdem wir Alice von einer entfernten Provinz in eine Wohnung in unserer Nähe gebracht hatten, konnte sie sich ihre neue Adresse nicht mehr einprägen. Ich war um ihre Sicherheit besorgt, konzentrierte mich aber auf das Problem, anstatt auf die Person und ihre verbliebenen Fähigkeiten. Erst als ich endlich begriff, dass Alice ihre Anschrift nicht lernen würde, konnte ich die eingefahrene Bahn verlassen und mit neuen Lösungen aufwarten. Weil Alice Schmuck liebte, schenkten wir ihr eine Halskette mit einem Anhänger, auf dem ihr Name, ihre Adresse und die Notfalltelefonnummern eingraviert waren. Wir statteten ihre Handtasche, die sie immer bei sich trug, mit allerhand Identifikationsmaterial aus. Wir schrieben die Notfallnummern auf, legten den Zettel neben das Telefon und übten das Telefonieren.

Dass ein demenzkranker Mensch in so vieler Hinsicht wie ein gesunder wirkt und handelt, ist tatsächlich etwas Wunderbares. Gesellschaftliche Umgangsformen und andere verbliebene Fertigkeiten sind gewiss große Stärken, dürfen aber nicht über den tatsächlich vorhandenen Gehirnschaden hinwegtäuschen. Es kann nicht oft genug wiederholt werden: Wenn die ersten Anzeichen von Gedächtnisverlust auftreten, ist das Gehirn bereits zu 80 % geschädigt (Cummings, 1993).

Veränderungen im Gehirn sind einzig und allein an Veränderungen des Verhaltens erkennen. Die betroffene Person mag sich äußerlich nicht unterscheiden, die hirnorganischen Veränderungen sind dennoch enorm. Das bedeutet, dass sich Pflegende andere Methoden einfallen lassen und neue Ansätze ausprobieren müssen, die auch ohne den beschädigten Teil des Gehirns funktionieren. Wir dürfen nicht mehr darauf bauen, dass die Person noch genau wie früher logisch denken und sich erinnern kann – das ist der allerwichtigste Schritt. Von einer Person, die einen Schlaganfall erlitten hat, erwarten wir nicht, dass sie aufhört, Symptome (die halbseitige Lähmung) aufzuweisen. Genau so wenig können wir von Demenzkranken erwarten, dass sie keine Symptome (Gedächtnisverlust, mangelhafte Orientierung) mehr aufweisen.

9.3.1
Problemlösungsschritte

Als Cora anfing, harninkontinent zu werden, machte sich Elli, ihre Betreuerin, klar, dass Cora die entsprechenden Körpersignale nicht mehr richtig deuten konnte. Elli konzentrierte sich auf das Problem (anstatt auf die Person) und fragte Cora regelmäßig, ob sie zur Toilette müsse. Weil ihr Gehirn geschädigt war, konnte Cora die Frage nicht verstehen und verneinte sie immer. Die Zwischenfälle nahmen kein Ende. Dann forderte die Betreuerin Cora regelmäßig auf, zur Toilette zu gehen. Cora reagierte gekränkt, wurde ärgerlich und widersetzte sich; das Problem hielt an.
Schließlich riet das Personal von Coras Tagesstätte zu einem person-zentrierten Ansatz, der ihre Würde nicht verletzte. Die Betreuerin nahm Cora im Abstand einiger Stunden und immer nach den Mahlzeiten, behutsam am Arm und sagte freundlich: «Cora, ich gehe jetzt mir dir zur Toilette.» Cora fühlte sich als Person geachtet, bekam aber trotzdem die benötigten Anstöße, weshalb die Zwischenfälle deutlich seltener auftraten.

Pflegekräfte müssen Probleme lösen können, dürfen dabei jedoch nicht vergessen, die Person in den Mittelpunkt ihrer Überlegungen zu stellen, nicht das Problem. Verständnis für den Menschen – für sein Leben, seine Werte und Bedürfnisse – vereint mit allgemeinen Pflegegrundsätzen, können bei manchen Pflegeproblemen die Richtung weisen. Patentrezepte gibt es allerdings nicht. Im obigen Beispiel erwies sich der dritte Ansatz – Cora wurde freundlich zur Toilette geführt – als der erfolgreichste, weil er sowohl die eingeschränkte Gehirnleistung, als auch Coras Würde berücksichtigte.

Wenn es uns gelingt, die Ursachen schwieriger Verhaltensweisen besser zu verstehen, fallen uns eher kreative Lösungen ein. Wir können von erfolglosen Pflegeinterventionen ablassen und einen neuen Anfang wagen. Bitte denken Sie daran, dass es allgemeingültige Antworten nicht gibt. Oft ergeben sich Lösungen durch Versuch und Irrtum. Womit Sie heute erfolgreich waren, garantiert nicht, dass Sie damit in der nächsten Woche wieder Erfolg haben. Wir sind aufgefordert, das Wagnis einzugehen und neue Wege auszuprobieren. Dieser Schritt kann sich wirklich lohnen, denn schließlich ist viel zu gewinnen und nicht viel zu verlieren.

Nun werden die elf Problemlösungsschritte erläutert, und zwar am Beispiel der Schwierigkeiten, die beim Waschen, Duschen und Baden auftreten können.

Weil Pflegende so eng mit der Person in ihrer Obhut verbunden und mit dem Problem so sehr verquickt sind, kann es erforderlich sein, die einzelnen

Schritte mithilfe einer klugen Freundin oder eines klugen Freundes, einer verwandten Person oder einer professionellen Fachkraft durchzuarbeiten.

1. Schritt: Das Problem benennen

Die Frage: «Was genau ist das Problem?» mag zwar ein wenig lächerlich klingen, ist aber ein wichtiger Ausgangspunkt. Mit zielgerichteten Fragen lassen sich verworrene Pflegeprobleme oft auf einen einfachen Nenner bringen. Pflegende haben den innigen, sehr verständlichen Wunsch, ihr Schützling möge doch wieder so sein wie früher. Ein natürlicher, leider unerfüllbarer Wunsch. Es ist der Gehirnschädigung zuzuschreiben, dass sich die Person nun mal nicht anders verhalten kann. Was bedeutet: Wir sind gefordert, wir müssen unser Pflegeverhalten ändern. Dieser Ansatz nimmt auch dem Gefühl, ALLES sei problematisch, ALLES müsse verändert werden die Schärfe. Wir können jeweils nur eine Sache bewältigen, alles andere wäre übermenschlich.

Listen Sie zunächst sämtliche Probleme, Schwierigkeiten und Anliegen auf. Pflegeprobleme werden so in kleinere, überschaubarere Teile herunter gebrochen, die Schritt für Schritt angegangen werden können. Manchmal erleichtert es bereits, die belastenden Dinge aufzuzählen, weil dabei auch Gefühle ausgedrückt werden und Frustrationen ein Ventil finden. Bemühen Sie sich, das störende Verhalten sehr exakt zu benennen: ständiges Fragen, nächtliches Umherwandern, nicht am Esstisch sitzen bleiben, ruheloses Auf- und Abgehen usw.

Bestimmen Sie dann eine Schwierigkeit oder ein Problem, das Ihnen und Ihrem Schützling am meisten zusetzt. Vermutlich ist es das nächtliche Umherwandern; das können aber nur Sie entscheiden.

Nachdem Sie unter all den Problemen Ihre Wahl getroffen haben, empfiehlt es sich, über bestimmte Aspekte Buch zu führen: Wann tritt das Problem auf? Morgens, mittags, abends oder nachts? Was geschieht vorher und nachher? Wer ist dabei? etc. Diese Notizen können an einem Kalender befestigt werden und Ihnen helfen, Ihre Gedanken zu ordnen, wenn Sie ärgerlich oder niedergeschlagen sind. Wenn Sie ein bestimmtes Verhalten der Person sehr stört, haben Sie womöglich den subjektiven Eindruck, es träte sehr häufig auf. Diese Eintragungen sind auch für das Lösungsstadium erheblich, wenn Sie später versuchen, festzustellen, was wirkt und was nicht.

Frau Angela Koch bezeichnete das nächtliche Umherwandern ihres Mannes Severin als das größte Problem. Nachdem sie sich zwei Wochen lang alle damit verbundenen Einzelheiten notiert hatte, stellte sie fest, dass ihr Mann immer dann unruhige Nächte hatte, wenn untertags zu viel los war, er z. B. seinen Freund Alfred besucht oder an seiner Skatrunde teilgenommen hatte, wenn er bei Einkaufstouren im Auto warten musste oder die Enkel lange im Haus gewesen waren. Er hatte zwar meistens Spaß dabei, zumindest für eine Weile, doch dann wurden ihm diese anstrengenden Aktivitäten zu viel.

Zusammen mit dem Personal der Tagesstätte, die Herr Koch besuchte, gelang es seiner Frau, erfreuliche, jedoch weniger stressige Aktivitäten ausfindig zu machen. Die Enkel beispielsweise kamen künftig nur alleine oder zu zweit zu Besuch und Severin las ihnen dann Geschichten vor. Anschließend nahm Angela die Kinder mit nach draußen, wo sie aktiver spielen konnten, während der Großvater vergnügt am Fenster saß und ihnen zusah. Karten spielen war für Severin inzwischen zu schwierig, weshalb ihn Angela nur noch um der Geselligkeit willen zu den Treffen brachte. Diesem Teil war er noch gut gewachsen. Weil Severin gerne zur Kirche ging, nahmen sie beide an den Gottesdiensten teil, nicht jedoch am anschließenden gemeinsamen Kaffeetrinken im Gemeindehaus. Darüber hinaus fand Frau Koch Mittel und Wege, ihren Mann an der Hausarbeit zu beteiligen. All diese Veränderungen blieben nicht ohne Wirkung: Die unruhigen Nächte wurden seltener.

Schritt 2: Wer hat das Problem?

Bevor Sie sich um Verständnis und um eine kreative Antwort bemühen, sollten Sie sich diese Frage stellen und das Thema gewissermaßen aus einem Schritt Entfernung betrachten. Handelt es sich hier um ein Problem, das die Person hat, oder um ein Problem der Pflegekraft? Isst die Person mit dem Löffel, anstatt mit der Gabel? Trägt sie Sachen, die nicht zusammenpassen? Erzählt sie immer wieder die gleichen Geschichten? Geht sie ständig auf und ab? Wischt sie pausenlos Staub? Solche Aktivitäten können Pflegende durchaus frustrieren, gelegentlich auch blamieren. Doch wenn Sie innehalten und nachdenken, werden Sie feststellen, dass sie eigentlich harmlos sind und niemandem schaden. So geht es möglicherweise um einen sicheren Bereich zum Umherwandern, nicht um das Wanderverhalten selbst.

Ich weiß allerdings sehr genau, wie schwierig es sein kann, einen Schritt zurückzutreten und das Problem aus der Distanz zu sehen. Meine Schwiegermutter Alice hatte, wie bereits erwähnt, zwei Lieblings-Outfits, die sie tagein tagaus trug. Wir gingen zusammen neue Sachen einkaufen, die Alice zwar sehr gut gefielen, die zu tragen sie sich jedoch standhaft weigerte. Schließlich kamen wir zu der Erkenntnis, dass die Kleiderfrage nicht so wichtig war. Alice fühlte sich in ihren Lieblingssachen offensichtlich am wohlsten und nur darauf kam es an.

Wer weiß, was das schwierige Verhalten auslöst, wird es leichter aushalten und objektiver beurteilen können. Bitte arbeiten Sie nun die folgenden Schritte 3, 4 und 5 durch. Fragen Sie sich: «Wer hat das Problem?» Die Antwort wird auch mit dem Gefühl zu tun haben, das es bei Ihnen auslöst. Gut möglich und sehr verständlich, dass Sie vielleicht die Gründe für ein Verhalten kennen – etwa warum die Person pausenlos dieselbe Melodie summt – es Sie aber trotzdem verrückt macht.

Wenn Sie sich als Besitzer oder Besitzerin des Problems identifiziert haben, fragen Sie sich als nächstes: «Ist das Verhalten so störend, dass ich es unmöglich ignorieren kann?» Eine pflegende Ehefrau beispielsweise klagte, ihr Mann pfiffe unablässig durch die Zähne, und erkundigte sich, wie sie ihn daran hindern könne. Ich setzte eben zu der Frage an: «Warum soll er damit aufhören?» als sie zähneknirschend sagte: «Es treibt mich in den Wahnsinn.» Da wusste ich, dass wir eine Möglichkeit finden mussten, seinem Verhalten in eine andere Richtung zu weisen (ihn z. B. abzulenken oder ihm eine andere repetitive Aktivität zuzuweisen, etwa Kaugummi kauen).

Schritt 3: Sich fragen, was in der Person vorgeht

Wir müssen uns in die Person hineinversetzen und uns fragen, wie sie wohl die Situation erlebt. Dieser Vorgang ist entscheidend. Um ihren Standpunkt einnehmen und ihr Verhalten verstehen zu können, müssen wir die Lebensgewohnheiten und Wertvorstellungen der Person sehr genau kennen. Deshalb müssen sich professionell Pflegende unbedingt bei den Angehörigen oder anderen nahe stehenden Menschen möglichst ausführlich über die ihnen anvertrauten Personen informieren.

Mit diesem Ansatz und dem nun folgenden Schritt 4 (Aspekte des Demenzverlaufs identifizieren, die das Problem erklären könnten), versuchen wir, der Bedeutung des Verhaltens, sowie dem damit verbundenen Gefühl auf die Spur zu kommen. Menschen mit Demenz können das, was sie brauchen oder empfinden oft nicht recht in Worte fassen. Wenn keine Worte verfügbar sind, werden sie notgedrungen oft durch ein bestimmtes Verhalten ersetzt. Wie am Anfang des Kapitels erwähnt, drücken Verhaltensstörungen meist ein unbefriedigtes Bedürfnis aus. Diese Erkenntnis ist der Schlüssel zum Verständnis schwieriger Verhaltensweisen.

Jedes Verhalten hat einen Sinn; manchmal können wir ihn nur nicht entschlüsseln. Es hilft der Sinnsuche enorm, wenn wir die Gewohnheiten und Lebensgeschichte unseres Schützlings genau kennen. Es kann dabei um wichtige Details gehen, etwa mit welchem Namen wir die Person ansprechen, oder um scheinbare Kleinigkeiten, etwa die bevorzugte Zahnpasta. Ich erinnere mich an einen sehr freundlichen, hilfsbereiten Herrn, der, verständlicherweise, sofort wütend und tätlich wurde, wenn man ihn mit «Hansi» ansprach anstatt mit «Hans» oder «Herr Pfarrer Schmitt». Ein weiteres Beispiel ist das des ehemaligen Fabrikarbeiters, der erst anfing zu essen, wenn seine Betreuerin das vertraute Pfeifsignal gab.

Schritt 4: Aspekte des Demenzverlaufs identifizieren, die das Problem erklären könnten

Es ist nun an der Zeit, die Symptome von Demenz zu betrachten und zu überlegen, ob und wie sie zu dem Problem beitragen. Verändertes Verhalten ist zwar ein Symptom an sich, hier geht es jedoch um die Frage, was Veränderungen der Kommunikationsfähigkeit, des Gedächtnisses und der Wahrnehmung mit dem Problem zu tun haben. Eine bekannte Verhaltensstörung ist beispielsweise das *Sundowning*: Die Leute werden gegen Abend unruhig und wollen «nach Hause». Dieses Verhalten hat, neben vielen anderen vermuteten Ursachen, bestimmte demenzbedingte Auslöser:

- Wahrnehmungsdefizite – das geschädigte Gehirn kann wegen der am Abend veränderten Lichtverhältnisse Dinge noch schlechter verarbeiten; vielleicht erkennt die Person nicht, dass sie tatsächlich zu Hause ist.
- Sensiblere Reaktion auf Stimulierung – Betreuungskräfte sind am Abend oft besonders aktiv (z. B. mit Abendessen kochen beschäftigt).
- Schwierigkeiten, die eigenen Sorgen und Ängste mitzuteilen.

Pflegende Angehörige sind verständlicherweise irritiert, wenn ihr Schützling allabendlich den Wunsch äußert, nach Hause zu gehen. Sie müssen dieses Verlangen wie eine tiefe Kränkung empfinden, wo sie sich doch so große Mühe geben, die Person daheim zu versorgen. Dann hilft es, zu bedenken, dass die Person Wahrnehmungsprobleme hat, die verhindern, dass sie ihr zu Hause tatsächlich erkennt. Vielleicht hängt dieser Wunsch auch mit Kommunikationshindernissen zusammen. Könnte es sein, dass die Person zu vermitteln versucht, dass sie sich fürchtet, sich unsicher fühlt und den Trost oder den emotionalen Schutzraum sucht, der mit dem Begriff *nach Hause* verbunden ist? In Kapitel 5 finden Sie weitere Einzelheiten zu diesem schwierigen Thema.

Schritt 5: Wie würden Sie sich dabei *fühlen*?

Nehmen Sie sich ein wenig Zeit, schlüpfen Sie in die Haut der von Ihnen betreuten Person und versuchen Sie sich vorzustellen, wie Sie sich unter ihren Umständen fühlen würden. Dieser Versuch stärkt nicht nur Empathie und Mitgefühl, sondern führt darüber hinaus oft zu Lösungen. Stellen Sie sich vor, wie heftig Sie leiden würden, wenn Sie *wüssten*, dass Sie zur Arbeit gehen oder Ihre Kinder versorgen müssen, das aber nicht tun können, weil Sie sich an einem unbekannten Ort befinden und dort festgehalten werden!

Wenn wir nachempfinden, wie schmerzlich und real diese Gefühle sind, werden wir der Person auf geeignete Weise vermitteln können, dass ihre Arbeit geschätzt wurde und heute noch geschätzt wird. Sprechen Sie sie beispielsweise auf ihren Beruf an, oder geben Sie ihr die Möglichkeit, sich im Haus nützlich zu machen.

Schritt 6: Muss das Verhalten verändert oder kann es akzeptiert werden?

Dieser Schritt ist mit dem zweiten Schritt verbunden, nämlich mit der Frage, wer ein Problem mit dem schwierigen Verhalten hat. Fällt es Ihnen jetzt, nachdem Sie die Schritte 3 und 4 durchgearbeitet haben, leichter, das Verhalten zu akzeptieren? Etwa hinzunehmen, dass die Person nicht anders kann als immer wieder die gleichen Fragen zu stellen oder die gleichen Geschichten zu erzählen? Kapitel 1 schlägt Strategien zum Umgang mit Ihren Gefühlen als Pflegekraft und zum Stressmanagement vor; sie können Ihnen helfen, die Situation zu akzeptieren.

Sorgt das Problem weiter für Frustration, fragen Sie sich: «Wie lautet das Ziel? Soll das problematische Verhalten eliminiert werden oder seltenerer auftreten?» Bestimmte Verhaltensweisen, etwa das Weglaufen, sind so gefährlich, dass wir auf ihre völlige Eliminierung hinarbeiten müssen. Viele Verhaltensstörungen werden allerdings nie ganz verschwinden. Wenn wir unrealistische Erwartungen hegen, etwa hoffen, dass die Person aufhört, in Schubladen zu wühlen, sind Misserfolge vorprogrammiert. Betrachten wir das Verhalten unseres Schützlings als Versuche, uns etwas mitzuteilen. So besehen kann das Herumräumen in Schubladen bedeuten, dass die Person einkaufen, sortieren oder aufräumen will. Es wäre realistischer, den Zugriff auf bestimmte Schubladen (d.h. mit wichtigem, gefährlichem oder zerbrechlichem Inhalt) zu verhindern. Dieses Ziel ist unschwer zu erreichen: Stellen Sie der demenzkranken Person Schubladen mit geeignetem Inhalt zur Verfügung, schließen Sie andere ab.

Gewisse Verhaltenssymptome sind zwar frustrierend, aber einfach nicht zu verhindern. Wir können versuchen, selbst anders zu reagieren, mehr nicht. Es gibt beispielsweise kaum begründete Hoffnung, dass ein Mensch mit ausgeprägtem Gedächtnisverlust lernt, nicht immer die gleichen Fragen zu stellen. Betreuungskräfte, die ihrerseits lernen, diese Tatsache zu akzeptieren, fühlen sich meist weniger belastet. Wie müssen eine Umgebung schaffen, die Sicherheit vermittelt und Struktur bietet; beides kann dazu beitragen, dass die immer gleichen Fragen seltener gestellt werden. Tipps dazu finden Sie in den vorangegangenen Kapiteln.

Schritt 7: Was passiert kurz vor und kurz nach dem Auftreten des schwierigen Verhaltens?

Wenn Sie über die Leute und Orte nachdenken, die mit dem schwierigen Verhalten verbunden sind, gelingt es Ihnen vielleicht, verständnisvoller zu reagieren und Lösungen zu finden. Tritt es zu einer bestimmten Tageszeit auf, bei einer bestimmten Betreuungskraft, wenn die Person müde ist? Bitte führen Sie ein Tagebuch über diese Erkenntnisse.

Sie sollten ferner überlegen, welche Reaktion üblicherweise auf das problematische Verhalten folgt. Wie bereits mehrfach erklärt, verlangt auch ein Mensch mit Demenz nach angenehmen Erlebnissen und Zuwendung. Werden diese Bedürfnisse nicht befriedigt, wird er – was sehr verständlich ist – alles dransetzen, dass seine Wünsche erfüllt werden. Kranke beispielsweise, die man ignoriert, wenn sie sich ruhig verhalten, während sie viel Aufmerksamkeit bekommen, wenn sie laut schreien, werden vermutlich damit fortfahren. Ob die Zuwendung positiv oder negativ ist, spielt dabei eine geringere Rolle; negative Zuwendung (z. B. gescholten werden) ist besser, als überhaupt keine Zuwendung bekommen. Die dementiell veränderte Person lechzt vielleicht nach Aufmerksamkeit. Das ist ein krasses, aber leider nicht völlig aus der Luft gegriffenes Beispiel.

Schritt 8: Eine an verbliebenen Stärken orientierte Liste der Lösungsmöglichkeiten erstellen

Jetzt endlich kommen wir zum wichtigsten Schritt. Weil Pflege so belastend und anstrengend sein kann, sind Sie vielleicht versucht, schnellst möglich eine Lösung zu präsentieren. Die vorherigen Schritte haben jedoch den Sinn, Verständnis zu wecken, weil Ihnen erst dann Lösungen einfallen können. Bringen Sie jede denkbare Lösung auf den Tisch. Dieser kreative Prozess ist notwendig, weil eine einzige Lösung selten alle möglichen Situationen abdeckt. Es gibt keine allgemein gültige Antwort. Vergessen Sie nicht, auch die verbliebenen Stärken Ihres Schützlings aufzulisten (wie in Kapitel 3 erläutert).

Schritt 9: Die Lösungen auswerten und die beste/besten bestimmen

Werten Sie die verschiedenen Ideen im Hinblick auf deren Erfolgschancen und Umsetzbarkeit aus und bedienen Sie sich dabei Ihrer intimen Kenntnisse über und Ihres Verständnisses für die demenzkranke Person. Sie müssen sich im Klaren sein, dass ein bestimmter Lösungsansatz vermutlich nicht für alle Problemsituationen taugt: Demenz ist nun einmal ein sehr variables, schwankendes Krankheitsbild. Deshalb sollten Sie immer mehrere Lösungsmöglichkeiten parat haben. Wenn dann Plan A nicht funktioniert, bleiben immer noch die Pläne B, C oder D. Bitte probieren Sie aber immer nur einen, nie mehrere Pläne gleichzeitig aus.

Weil Sie die Person am besten kennen und wissen, was Sie bereits versucht haben, können Sie auch am besten beurteilen, ob eine Idee funktionieren könnte, wobei es sehr auf das Wort *könnte* ankommt – erst ein Versuch bringt Gewissheit.

Schritt 10: Die gewählte Lösung umsetzen

Jetzt ist Geduld gefordert! Denken Sie, wenn Sie eine Lösung ausprobieren, an die mögliche Ursache des störenden Verhaltens. Schlägt der erste Versuch nicht katastrophal fehl, ist meist erst nach mehreren Versuchen klar, ob der Ansatz taugt oder nicht. Im Kapitel 7 beispielsweise finden sich Vorschläge zur freundlicheren Ausgestaltung des Badezimmers und der Toilette. Der Mensch mit Demenz braucht Zeit, um sich an die Veränderungen zu gewöhnen; die umgestalteten Orte werden ihm erst nach einer Weile vertraut. Deshalb können Sie nicht sofort beurteilen, ob sich die Mühe gelohnt hat. Manchmal sind mehrere Veränderungen angesagt, möglicherweise funktioniert eine Kombination verschiedener Maßnahmen. Auch wir, die Pflegeverantwortlichen, brauchen Zeit, um uns an die veränderten Arbeitsabläufe zu gewöhnen.

Schritt 11: Die Lösung bewerten, gegebenenfalls eine andere ausprobieren

Betrachten Sie jeden Fehlschlag als prima Lerngelegenheit! Weil es in der Pflege von Menschen mit Demenz keine garantierten Erfolge gibt, sollten Sie nicht allzu viel in eine bestimmte Lösung investieren. Funktioniert eine Sache nicht, brechen Sie einfach ab und probieren Sie etwas anderes. Machen Sie sich dabei klar, dass nicht Sie als Pflegekraft versagt haben, vielmehr eine bestimmte Lösung nicht funktioniert hat. Wie bereits erwähnt, kommen Sie vielleicht mit einer Kombination unterschiedlicher Lösungen schließlich ans Ziel. Denken Sie daran: Es ist völlig in Ordnung, durch Versuch und Irrtum zu lernen.

9.3.2
Einsatz der Problemlösungsschritte am Beispiel der Körperpflege

Die meisten Erwachsenen baden oder duschen mit Vergnügen. Nach einem anstrengenden Tag genießen wir ein entspannendes Bad, am Morgen eine erfrischende Dusche. Wie Rader und Barrick (2002) bemerkten, würden wir bestimmt andere Wege der Körperpflege finden, wenn uns das Waschen nicht angenehm wäre! Leider können Personen mit fortschreitender Demenz die komplizierten Vorgänge der Körperpflege nicht mehr alleine bewältigen. Sie brauchen jetzt Hilfe und geben damit die Kontrolle über einen ganz persönlichen Bereich, über eine typische Erwachsenenaktivität, ab. So kommt es, dass eine früher so angenehme Sache zu einer gefürchteten Prozedur wird. Ich hoffe, dass es Pflegenden mithilfe dieser Ausführungen gelingt, den Personen in ihrer Obhut ein Stück Selbstbestimmung und Freude an der Körperpflege zu erhalten.

Schritt 1: Das Problem benennen
Ungenügende körperliche Hygiene ist das Hauptproblem.

Schritt 2: Wer hat das Problem?
Überlegen Sie die Antwort gut, um sicherzugehen, dass Sie der hilfsbedürftigen Person nicht die eigenen Hygienestandards überstülpen. Ist sie damit zufrieden, sich mit dem Lappen zu waschen, mit einem Wannenbad dagegen nicht glücklich, gibt es eigentlich gar kein Problem. Pflegende der jüngeren Generation, die es gewohnt sind, täglich zu duschen, tun sich oft schwer mit Leuten, die sich noch an die Regel «Samstag – Badetag» halten. (Selbst ich wuchs im ländlichen Ontario der 50er Jahre des letzten Jahrhunderts noch damit auf!) Ist die Person kontinent, braucht sie nicht täglich duschen oder baden. Einmal pro Woche genügt. Wie Geri Hall, eine Kollegin, einmal bemerkte: «Am einem nicht genommenen Bad ist noch niemand gestorben!»

Schritt 3: Sich fragen, was in der Person vorgeht

- Die demenzkranke Person schämt sich und ist frustriert, dass sie sich nicht mehr selbstständig waschen kann.
- Sie ist bekümmert und ärgert sich, weil sie ihre Entscheidungsfreiheit verloren hat und ihre Intimsphäre durch die Helferin oder den Helfer verletzt sieht.
- Sie möchte sich nicht vor anderen ausziehen; es ist ihr peinlich. (Viele alte Leute haben sich selbst vor ihrem Ehepartner/ihrer Ehepartnerin nie nackt gezeigt).
- Sie ist durcheinander, weil ihr die Methode fremd ist. (Vielleicht ist ihr die Sitzgelegenheit in der Dusche oder eine andere Hilfsvorrichtung nicht vertraut.)
- Die Temperatur ist ihr unangenehm. (Im Alter verändert sich die Wärmeregulierung des Körpers; erst eine deutlich höhere Raumtemperatur wird als angenehm empfunden.)
- Sie fürchtet sich vor einer Erkältung. (Manche Menschen glauben noch immer, es sei ungesund, im Winter zu baden, und führe zu einer Lungenentzündung.)
- Sie hat andere Hygienestandards.

Schritt 4: Aspekte des Demenzverlaufs identifizieren, die das Problem erklären könnten

Folgende Demenzsymptome könnten die Schwierigkeiten erklären. Vielleicht ist die Person

- unfähig, die vielen komplizierten Einzelschritte richtig nacheinander durchzuführen
- fehlt ihr die Einsicht in die Notwendigkeit, sich zu waschen (aufgrund des Gedächtnisverlusts)
- hat sie Schwierigkeiten beim Ein- und Aussteigen aus der Wanne (aufgrund motorischer Probleme oder Koordinationsstörungen)
- kann sie den Grund der Badewanne nicht erkennen und fürchtet sich deshalb vor dem Einsteigen (aufgrund von Wahrnehmungsproblemen)
- hat sie Angst, mit dem Wasser in den Abfluss hineingezogen zu werden (aufgrund des eingeschränkten Denkvermögens)
- hat sie Angst, zu ertrinken oder zu ersticken, wenn das Wasser übers Gesicht läuft oder beim Haare waschen (aufgrund des eingeschränkten Denkvermögens)
- versteht sie nicht, was erwartet wird (aufgrund von Kommunikationsproblemen)
- erkennt sie die Pflegekraft nicht und hat das Gefühl, eine fremde Person würde sie ausziehen

- erlebt sie einen Rückfall in vergangene Jahre oder Ereignisse (aufgrund des Gedächtnisverlusts) – sie fühlt sich in die eine traumatische Situation in der Vergangenheit versetzt und empfindet große Angst.

Schritt 5: Wie würden Sie sich dabei *fühlen*?

Halten Sie kurz inne und versetzen Sie sich in die Lage Ihres Schützlings. Wie wäre Ihnen zumute, wenn Ihnen eine nahe stehende Person (z. B. Ihr Mann, Ihre Tochter) oder eine fremde Person (oder eine, die Ihnen fremd erscheint), bei der Körperpflege helfen würde? Wenn wir uns wirklich einfühlen, können wir empathischer und verständnisvoller werden. Joanne Rader, die Pflegekräfte für Langzeitpflegeheime ausbildet, fordert ihre Kursteilnehmerinnen und -teilnehmer tatsächlich auf, sich mit Handtuch und Duschseife im Badezimmer einzufinden, bereit, sich gegenseitig zu waschen. Obwohl sie von den Leuten dann nicht verlangt, sich tatsächlich zu duschen, hält sie diese Übung für sehr lehrreich. Die Übung verstört nämlich die Gemüter und rührt Gefühle auf, die den Pflegekräften demonstrieren, was ein Mensch mit Demenz dabei empfinden mag. Sie verstehen anschließend besser, warum sich manche Personen bei der Körperpflege absolut nicht helfen lassen wollen (Rader & Barrick, 2000).

Schritt 6: Muss das Verhalten verändert oder kann es akzeptiert werden?

Die Antwort hängt sehr stark von der individuellen Einschätzung ab. Wie häufig muss der Mensch duschen oder baden? Unsere heutigen Standards können sich von denen der demenzkranken Person erheblich unterscheiden. Wenn die Notwendigkeit jedoch offensichtlich ist, sollte die Sache für beide Seiten möglichst positiv und angenehm sein, und das Stressniveau aller Beteiligten reduzieren.

Schritt 7: Was passiert kurz vor und kurz nach dem Auftreten des schwierigen Verhaltens?

Oft ist Körperpflege für Menschen mit Demenz und ihre Betreuungskräfte zu einer so belastenden und verstörenden Angelegenheit geworden, dass allein die Erwähnung eines Bades oder einer Dusche genügt, um die Stimmung zu kippen: Sie wird plötzlich negativ und angstbesetzt. Um in solchen Fällen zu positiveren Assoziationen zu gelangen, bedarf es einiger Anstrengung. Vielleicht helfen weiche Handtücher, ein kuscheliger Bademantel in der Lieblingsfarbe, Musik oder ein hübsch gestaltetes Badezimmer.

Schritt 8: Eine an verbliebenen Stärken orientierte Liste der Lösungsmöglichkeiten erstellen

Bei diesem Schritt sollen alle denkbaren Lösungen auf den Tisch kommen. Hier einige Vorschläge für den Bereich der persönlichen Hygiene:

- Wahren Sie in jedem Fall die persönliche Würde Ihres Schützlings, gehen Sie jedoch von einer positiven Reaktion aus. Körperpflege ist eine sehr intime Angelegenheit, die, um die hilfsbedürftige Person nicht zu kränken, viel Fingerspitzengefühl erfordert. Wichtig ist, ihr zu versichern, dass Sie gerne unterstützend eingreifen. Sie können beispielsweise sagen: «Ich habe dir ein schönes Bad vorbereitet. Ich führe dich jetzt ins Bad.» Fassen Sie nun behutsam den Arm der Person und gehen Sie mit ihr Richtung Badezimmer. Erklären Sie den Ablauf jedes Mal Schritt für Schritt. Wenn Sie in den Intimbereich Ihres Schützlings eindringen, ihm etwa beim Ausziehen helfen, sind beruhigende, erklärende Worte besonders angezeigt. Vielleicht empfiehlt es sich, auf die Worte «baden», «duschen», «waschen» zu verzichten und sie durch weniger bedrohlich klingende zu ersetzen, etwa «säubern» oder «frisch machen».
- Sorgen Sie für angenehme Empfindungen, indem Sie schöne Frotteetücher verwenden, flauschige Bademäntel, duftende Seifen und Puder, Kerzen oder Musik. Wenden Sie die in Kapitel 6 beschriebenen Techniken an, um die Person sensorisch zu stimulieren. Wenn Sie sie auf den Duft einer Seife oder die hübsche Farbe eines Handtuchs aufmerksam machen, vermitteln Sie nicht nur Freude, sondern ermuntern die Person auch, sich zu beteiligen. Babybadeprodukte sind auch für Erwachsene eine gute Wahl. Freundliche Konversation wirkt beruhigend und kann die Badeprozedur zu einer für beide Seiten erfreulichen und weniger peinlichen Sache machen. Wie in Kapitel 7 erwähnt, soll das Badezimmer ein angenehmer, einladender Ort sein.
- Ein Wannenbad ist nicht die einige Möglichkeit, den Körper sauber zu halten. Man kann auch duschen, sich am Waschbecken mit dem Lappen waschen oder im Bett liegend gewaschen werden.
- Ermuntern Sie die Person, möglichst viel selbst zu tun. Auch Menschen mit fortgeschrittener Demenz können ein wenig Kontrolle ausüben, etwa den Waschlappen halten und damit das Gefühl haben, sich aktiv zu beteiligen. Versuchen Sie immer den Eindruck zu erwecken, lediglich ein wenig mitzuhelfen. Manche Leute sind es gewohnt, sich den Rücken waschen zu lassen, weshalb das ein guter Einstieg sein kann. Ihr Schützling soll das Handtuch, die Kleidung usw. sowie den Zeitpunkt selbst auswählen dürfen. Sie können beispielsweise fragen: «Möchten Sie jetzt baden oder lieber nach dem Frühstück?»
- Schützen Sie die Intimsphäre der betreuungsbedürftigen Person. Lassen Sie sie nie vollkommen nackt (z. B. ein Handtuch anbieten oder einen Bademantel um die Schultern legen). Wird die Person mit dem Lappen am Waschbecken oder an der Waschschüssel gewaschen, braucht sie sich nicht sofort ganz zu entkleiden: Erst wird der Oberkörper gewaschen und wieder bedeckt, dann ist der Unterkörper an der Reihe. Wie bereits erwähnt, war eine betagte Frau schließlich bereit, sich von ihrer Tochter bei der Körperpflege helfen lassen, erschien jedoch im Badeanzug. In einem anderen Fall

stieg die Person voll bekleidet in die Wanne und zog sich dann aus, als die Sachen nass wurden.

- Nennen Sie Ihrem Schützling einen guten Grund für ein Bad oder eine Dusche (z. B. den Kirchgang oder ein Besuch, der sich für den morgigen Tag angekündigt hat).
- Trennen Sie Haare waschen und Baden. Haare waschen ist manchmal belastender als das Baden. Manche Frauen gehen noch immer gerne zum Frisör. Ich weiß von einer kreativen Pflegekraft, die wöchentlich einen Gratis-Frisörbesuch auslobte. Eine alte Dame, die es bislang strickt abgelehnt hatte, sich Haare waschen zu lassen, war begeistert, dass sie den Preis gewonnen hatte und löste ihren Gutschein gerne ein!
- Steht Ihr Schützling der ganzen Sache sehr ablehnend gegenüber und will sich überhaupt nicht helfen lassen, fangen Sie am besten mit einer neutraleren Aktivität an (z. B. mit einem Fußbad oder einer Massage).
- Sorgen Sie für einen möglichst warmen Raum, wärmen Sie die Handtücher und Kleidungsstücke an, indem Sie sie kurz in den Trockner oder über die Heizung legen.
- Vielleicht ist es besser, die Körperpflege einer professionellen Pflegekraft zu überlassen. Angehörigen fällt es oft sehr schwer, in dem Bereich Hilfestellung zu leisten. Immerhin bedeutet diese Pflegeaktivität, sich von ihrer gewohnten Rolle zu verabschieden.
- Bitten Sie den Hausarzt oder die Hausärztin, regelmäßiges Baden, Duschen oder Waschen zu verordnen, falls die demenzkranke Person auf ärztlichen Rat hört.
- Lassen Sie das Wasser aus der Wanne, bevor die Person aufsteht, um die Sturzgefahr zu reduzieren. Vorsicht: Vielleicht fürchtet sie dann, in den Abfluss gezogen zu werden.
- Legen Sie eine farbige Gummimatte in die Wanne, damit die Person den Grund deutlich sehen kann.
- Bringen Sie solide Haltegriffe an, damit sie sich beim Ein- und Aussteigen sicherer fühlt.

Schritt 9: Die Lösungen auswerten und die beste/besten bestimmen

Sie kennen den hilfsbedürftigen Menschen am besten, wissen, was Sie bereits versucht haben und können daher am besten beurteilen, welcher Ansatz funktionieren könnte. Achten Sie auf das entscheidende Wort *könnte*. Erst der Versuch wird weisen, ob die Maßnahme taugt oder nicht. Dazu ein Beispiel:

Frau Peters ist eine sehr eigenständige Person, die immer großen Wert auf eine gepflegte Erscheinung legte. Doch dann wird sie zunehmend dementer und Johanna, ihre Tochter, stellt deutliche Hygienemängel fest. Sie bietet der Mutter ihre Hilfe an, doch Frau Peters behauptet, sie käme gut zurecht und brauche keine Unterstützung. Johanna probiert nun Folgendes: Weil sie weiß, dass ihre Mutter bislang immer sonntags vor dem Kirchgang gebadet hat, bestimmt sie diese Zeit für die Körperpflege. Sie geht mit ihr einkaufen und sie erstehen ein neues Sonntagskostüm. Dann überrascht Johanna ihre Mutter mit einem häuslichen Wohlfühlbad. Sie kauft ihr einen wunderschönen Bademantel, verschiedene Spezialseifen und kleine Shampoofläschchen, drapiert sie in ein hübsches Körbchen und bietet die Sachen ihrer Mutter zur Auswahl an.

Schritt 10: Die gewählte Lösung umsetzen

Sie werden vermutlich nicht schon beim ersten Versuch auf die perfekte Lösung stoßen. Üben Sie sich in Geduld und bedenken Sie, dass jeder Plan noch verfeinert werden muss. Sofern der Versuch nicht in einem Desaster endete, sollten Sie mehrere Anläufe machen, allen Beteiligten eine Gewöhnungszeit einräumen und erst danach einen anderen Plan ins Auge fassen. Im Falle von Frau Peters und ihrer Tochter Johanna entwickelte sich die Sache so:

Als es Zeit war, ein Bad zu nehmen, kündigte Johanna ihrer Mutter eine große Überraschung an. Schließlich galt es, den Kauf des neuen Sonntagskostüms zu feiern! Sie nahm ihre Mutter sacht aber bestimmt am Arm und führte sie ins Bad. Johanna hatte das Badezimmer zu einer echten Wellnessoase umgestaltet, hatte für ein paar neue Pflanzen und schöne Musik gesorgt und alles nach Mutters Geschmack hergerichtet. Auch ein warmes Wannenbad stand bereit. Frau Peters war so überrascht und angetan, dass sie auf den Vorschlag, in die Wanne zu steigen, bevor das Wasser auskühlt, gerne einging. Johanna hielt ihrer Mutter den neuen Bademantel hin und erbot sich, ihr beim Ausziehen behilflich zu sein. Doch das lehnte sie ab. Frau Peters wollte sich lieber alleine ausziehen. Ihre Tochter akzeptierte den Wunsch und sagte, sie bliebe in der Nähe, um ihr bei Bedarf den Rücken zu waschen.

Schritt 11: Die Lösung bewerten, gegebenenfalls eine andere ausprobieren

Probleme lösen bedeutet, mehrere Lösungsmöglichkeiten parat zu haben. Erweist sich ein Weg als Fehlschlag, versuchen Sie eben einen anderen. Manchmal führt eine Kombination mehrerer Lösungsansätze schließlich zum Ziel, wobei Sie bitte nicht vergessen, dass es keine Lösung gibt, die immer hundertprozentig wirkt. Dazu noch einmal die Geschichte von Frau Peters und ihrer Tochter Johanna.

Johanna konnte ihre Mutter also dazu bringen, am Sonntagmorgen in die Badewanne zu steigen. Sie genoss die Zuwendung ihrer Tochter und freute sich auf die Prozedur, die sie nun mit einer guten Beziehung zu Johanna assoziierte. Doch dann musste Johanna am Körpergeruch ihrer Mutter feststellen, dass sie sich zwar in die Wanne setzte und nass machte, aber keineswegs wusch. Jetzt galt es, eine weitergehende Lösung zu finden. Sie könnte darin bestehen, dass Johanna ankündigt, nach einer gewissen Zeit ins Bad zu kommen und ihrer Mutter beim Rückenwaschen zu helfen (und ein Handtuch am Wannenrand zu deponieren, mit dem sich ihre Mutter bedecken kann). Johanna könnte anklopfen, ins Bad kommen, ihr die Sonntagssachen bringen und sagen: «Weil ich gerade da bin, komm, ich wasch' dir den Rücken.» Erweisen sich diese und andere Maßnahmen als wirkungslos, wird Johanna die Körperpflege ihrer Mutter vermutlich einer professionellen Pflegekraft übertragen müssen.

9.3.3
Verhalten in Konfliktsituationen

All Ihren Bemühungen zum Trotz wird es Zeiten geben, in denen die Person unruhig, gereizt oder verwirrt ist. Dann gilt es, angemessen zu reagieren, damit wieder Ruhe und Frieden einkehren. Ihre unmittelbaren Reaktionen sollen sich an folgenden Grundsätzen orientieren:

- Emotionale Unterstützung anbieten, beruhigend zureden und liebevolle Aufmerksamkeit schenken. Denken Sie an das menschliche Grundbedürfnis nach Zuwendung und ergreifen Sie jede sich bietende Gelegenheit, mit Ihrem Schützling zu sprechen, ihn zu berühren und als Person wahrzunehmen. Damit lässt sich oft verhindern, dass der demenzkranke Mensch so verzweifelt wird, dass er versucht, durch lautes Schreien o. ä. Aufmerksamkeit zu erregen und Zuwendung zu bekommen. Der Mensch pflegt Verhalten, das belohnt wird (z. B. seine Bedürfnisse befriedigt), immer wieder einzusetzen. Wenn sein Bedürfnis nach liebevoller Zuwendung nicht auf positive Art erfüllt wird, setzt er möglicherweise negative Verhaltensweisen ein. Wie bereits gesagt, bekommt eine emotional vernachlässigte Person lieber negative Aufmerksamkeit als überhaupt keine. Negatives Verhalten, mit dem die Person auf sich aufmerksam machen will, sollte weder belohnt noch einfach übergangen werden. Pflegende sollten sich vielmehr umgehend mit dem unbefriedigten Bedürfnis ihres Schützlings befassen. Dazu ein Beispiel: Ein alter Herr in einem Pflegeheim stürzte regelmäßig zu Boden, weil er – wohl wissend, dass er nicht mehr gehen konnte – versuchte, vom Rollstuhl aufzustehen, was vom Personal so kommentiert wurde: «Der will nur Aufmerksamkeit erregen.» Damit war die Sache erledigt! Wenn sich aber ein Mensch so verzweifelt nach Aufmerksamkeit sehnt, dass er dafür einen schmerzhaften Sturz riskiert und in Kauf nimmt, das Personal gegen sich aufzubringen, fängt die Sache in Wahrheit gerade erst an.
- Nehmen Sie emotionale Botschaft des Verhaltens wahr und reagieren Sie entsprechend. (Mehr dazu in Kapitel 5)
- Lenken Sie die Person ab, gehen Sie einer Konfrontation aus dem Weg.
- Bieten Sie ihr eine sinnvolle Beschäftigung an. Grobmotorische Aktivitäten, wie spazieren gehen, Staubsaugen und fegen, sind besonders geeignet.
- Überlegen Sie, was die Person früher unternommen hat, wenn sie sich unter Druck fühlte (z. B. sich Bewegung verschaffen, putzen, Musik hören) und versuchen Sie, ihr eine solche Beschäftigung zu ermöglichen.
- Reagieren Sie humorvoll.
- Geben Sie der Person die Möglichkeit, sich wieder zu fassen und das Gesicht zu wahren.

- Vermeiden Sie Machtkämpfe.
- Werden Sie keinesfalls laut oder wütend.

9.4
Der Umgang mit bestimmten Verhaltenssymptomen

9.4.1
Umherwandern (Ziellosigkeit, Unruhe)

Weil es recht häufig vorkommt, dass dementiell veränderte Personen umherwandern, wird das Thema in diesem Kapitel noch einmal behandelt. Das Gehen an sich ist ja kein Problem, vielmehr eine Möglichkeit, Stress zu reduzieren und den Körper zu trainieren. Menschen mit Demenz, die viel umherwandern, sind oft körperlich gesünder als andere, die sich kaum bewegen. Dieses Verhalten wird erst problematisch, wenn die Person gefährliche Bereiche betritt, wenn sie versucht, wegzulaufen (Gefahr, sich zu verirren) oder sich überanstrengt (Sturzgefahr). Es gilt also, sichere Wanderwege anzubieten und nicht zu vergessen, hochkalorische Zwischenmahlzeiten anzubieten (z. B. Käsestückchen, hocheiweißhaltige Milchmixgetränke), weil das Wandern anstrengend ist und viel Kalorien verbraucht.

Was mag der Person fehlen?

- Regelmäßige körperliche Bewegung
- Ein Zugang ins Freie
- Eine sinnvolle Beschäftigung
- Ein sicherer Wanderweg
- Die Gewissheit, dass sie versorgt wird
- Unterstützung bei der Befriedigung eines bestimmten Bedürfnisses
- Ablenkung vom Zwang, pausenlos umherzuwandern, wenn sie ermüdet.

Wie lassen sich diese Bedürfnisse befriedigen?

- Sorgen Sie für einen sicheren Bereich im Haus/im Freien zum Umherwandern. Meist ist ein Rundweg mit interessanten Stationen am besten. Mehr dazu in Kapitel 5.
- Geben Sie der Person die Möglichkeit, sich sinnvoll zu beschäftigen.
- Tarnen Sie den Ausgang. Verhängen Sie ihn mit einem Stoffvorhang oder einem abnehmbaren Fliegenvorhang. Bemalen Sie das Türblatt oder streichen Sie Klinke und Rahmen in der gleichen Farbe wie die Tür. Versuchen Sie es mit einem zweidimensionalen Gitterrost vor der Tür. Weitere Informationen dazu in Kapitel 5.
- Achten Sie auf die körperlichen Bedürfnisse Ihres Schützlings. Die Person kann vielleicht nicht sagen, dass sie wegen einer vollen Blase unruhig ist,

dass sie Hunger oder Durst hat, dass die Kleidung einengt oder das Schuh-werk drückt, dass sie schwitzt oder friert.

- Vergessen Sie nicht, dass zielloses Umherwandern zumindest teilweise bedeutet, dass die Person Vertrautheit, Schutz und Sicherheit sucht. Versichern Sie ihr deshalb immer wieder, dass sie beschützt und liebevoll betreut wird.
- Sorgen Sie für ein sicheres Ventil für die Energie, die zum Wandern auf-gewendet wird (z. B. in einem Schaukelstuhl sitzen, mit einem Zimmerfahr-rad trainieren, in Begleitung spazieren gehen, etwas Sinnvolles tun). Setzen Sie eine körperliche Aktivität auf den Tagesplan. Ist die Person unsicher auf den Beinen, kann sie sich mit einer Geh-Hilfe oder ein Gehwagen selbst-ständig und sicher fortbewegen. Erkundigen Sie sich in Sanitätsfachge-schäften, lassen Sie sich von einer physiotherapeutischen oder ergothera-peutischen Fachkraft bei der Auswahl eines geeigneten Geräts beraten.
- Erzählen Sie Ihrem Schützling nicht zu früh von einer geplanten Aktivität. Gedächtnisprobleme und die Sorge, der Sache womöglich nicht gewachsen zu sein, können ihn noch unruhiger machen.
- Das räumliche Milieu soll weder zu langweilig noch zu stimulierend sein. Tritt die Unruhe relativ neu oder plötzlich auf, sollten Sie an eine Infektion oder eine Krankheit denken und eine ärztliche Untersuchung veranlassen.
- Gehen Sie auf die hirnorganisch bedingte Zwanghaftigkeit des Verhaltens ein (unkontrollierbare, repetitive Aktivität). Die zerebral geschädigte Per-son kann das Umherwandern möglicherweise nicht stoppen, auch wenn sie deutlich erschöpft und sturzgefährdet ist. Manchmal genügt es, eine ange-nehme Ablenkung anzubieten (etwa Platz zu nehmen, um gemeinsam eine Kleinigkeit zu essen), schon ist der quälende Zwang unterbrochen.

Was können Sie tun?

- Sorgen Sie für positive Zerstreuung (z. B. Musik hören, sich unterhalten).
- Begleiten Sie die Person, wenn sie im Freien herumwandert. Beginnen Sie ein beruhigendes Gespräch, das auf die aktuelle Gemütslage eingeht, oder kommen Sie, um die Person abzulenken, auf ihr Lieblingsthema zu spre-chen. Schlagen Sie nun unauffällig die Richtung nach Hause ein. Befehle, Kommandos oder ärgerliche Ausbrüche sind unbedingt zu vermeiden, weil sie die Person in ihrem Wunsch, wegzugehen, nur bestärken.

9.4.2
Nächtliche Unruhe

Dieses Thema wird im Kapitel 7 im Abschnitt «Schlafen» behandelt.

9.4.3
Abendliche Unruhe

Manche Menschen mit Demenz werden gegen Abend besonders unruhig; ein Phänomen, das als *Sundowning* bezeichnet wird. Es gibt zahlreichen Erklärungen für dieses Verhalten, die sicher miteinander verknüpft sind. Es wird beispielsweise damit begründet, dass mit abnehmendem natürlichen Tageslicht die Umgebung verschwimmt, dass die Betreuungspersonen am Abend besonders intensiv beschäftigt sind und ihre Schützlinge dadurch stimulieren (z. B. kommen andere Familienmitglieder nach Hause, das Abendessen wird gekocht, Schichtwechsel des Personals im Pflegeheim), dass die Kranken gegen Abend erschöpft sind und deshalb schlechter zurecht kommen, sowie mit dem natürlichen Wunsch, am Ende des Tages nach Hause zu gehen (z. B. nach einem langen Bürotag). Auch Wahrnehmungsdefizite und andere demenzbedingten Probleme tragen zum *Sundowning* bei.

Was mag der Person fehlen?

- Eine ruhiges, beruhigendes Umfeld, das signalisiert: «Bleib hier, bleib bei mir.»
- Ein Rückzugsort vor den hektisch wirkenden, abendlichen Aktivitäten der Pflegeverantwortlichen
- Die innere Sicherheit, betreut und versorgt zu werden
- Deutliche Hinweise auf die Tageszeit
- Genügend körperliche Bewegung und Aktivitäten im Tagesverlauf
- Unterstützung bei den gewohnten abendlichen Verrichtungen.

Wie lassen sich diese Bedürfnisse befriedigen?

- Reduzieren Sie Geräusche und Stimulierung auf ein Minimum.
- Versichern Sie der Person immer wieder, dass für sie gut versorgt wird.
- Erkennen Sie das emotionale Bedürfnis, das mit dem Wunsch, «nach Hause» zu gehen verbunden ist, also den Wunsch, behütet und in Sicherheit zu sein. (Siehe Kapitel 5)
- Schließen Sie Fensterläden oder Vorhänge, schalten Sie viele Lampen ein.
- Bieten Sie ein Ventil für die Energie. Ermöglichen Sie im Laufe des Tages körperliche Betätigung und Aktivitäten.
- Bitten Sie die Person bitten, beim Herrichten des Abendbrots zu helfen.

9.4.4
Ständiges Fragen

Versuchen Sie, das ständige Fragen zu akzeptieren. Personen mit Demenz leiden an massivem Gedächtnisverlust, der verhindert, dass sie sich an die soeben gestellte Frage erinnern. Bleiben Sie geduldig und ruhig. Fragt Ihr Schützling immer wieder nach einer bestimmten nahe stehenden Person (z. B. nach den Eltern, dem Partner, der Partnerin oder einem Kind), sagen Sie ihm, dass Sie für ihn da sind und sich um alles kümmern. Fühlen Sie sich in das Bedürfnis, sich an diesen geliebten Menschen zu erinnern, ein. Helfen Sie der Person, in Erinnerungen zu schwelgen.

Was mag der Person fehlen?

- Die Gewissheit, sicher und geschützt zu sein
- Regelmäßigkeit
- Überschaubarkeit der stimulierenden Situation.

Wie lassen sich diese Bedürfnisse befriedigen?

- Gehen Sie auf die emotionalen Bedürfnisse und die Bedeutung der wiederholten Fragen ein. (Siehe Kapitel 4)
- Ermöglichen Sie viele verschiedene Erfahrungen, bieten Sie Aktivitäten an. Bieten Sie einen interessanten Gegenstand oder eine ablenkende Aktivität an, wenn die Person mit einer bestimmten Frage «feststeckt». Motorische Aktivitäten, etwa spazieren gehen oder Handtücher zusammenlegen, sind besonders günstig.
- Schreiben Sie die Antworten auf häufig gestellte Fragen in Druckbuchstaben auf einen großen Karton. Vielleicht kann die Person lernen, sich selbst eine Antwort zu geben, wenn körperliche Bewegung damit verbunden ist. Ein Beispiel: Bringen Sie das Schild am Kühlschrank an oder an einer anderen vertrauten Stelle. Führen Sie die Person, jedes Mal, wenn sie die Frage stellt, zum Schild. Sie wird vielleicht nicht aufhören zu fragen, aber doch lernen, zum Schild zu gehen und die Antwort selbstständig zu finden.
- Statten Sie die Umgebung mit Orientierungshilfen aus, etwa mit Kalendern und Uhren. Im Gespräch immer wieder Realitätsbezüge herstellen. (Siehe Kapitel 5)
- Sorgen Sie für einen möglichst gleichmäßigen, vorhersehbaren Tagesablauf.

9.4.5
Ständiges Hinterherlaufen

Demenzerkrankungen sind mit vielen kognitiven Problemen und Wahrnehmungsstörungen verbunden, weshalb Betroffene Gefahr laufen, völlig verunsichert und ängstlich zu werden. Ihre Angst steigert sich womöglich, wenn die Betreuungsperson – ihr Rettungsanker und einziger Halt im Leben – aus dem Zimmer geht. Um dem Gefühl, endgültig verlassen zu werden, zu entgehen, folgt die Person ihrer Pflegekraft immerzu wie ein Schatten. Pflegende, die nie einen Augenblick allein sein können, sind bald frustriert. Sie brauchen deshalb, wie in Kapitel 1 erläutert, regelmäßig Erholungspausen, freie Stunden im Haus oder außerhalb des Hauses, d. h. andere Menschen, die hin und wieder die Pflege übernehmen.

Was mag der Person fehlen?

- Das Gefühl von Sicherheit und Verlässlichkeit.

Wie lässt sich dieses Bedürfnis befriedigen?

- Sorgen Sie für einen regelmäßigen Tagesablauf.
- Versichern Sie Ihrem Schützling immer wieder, dass er sich auf Sie verlassen kann und Sie sich zuverlässig um ihn kümmern.
- Kündigen Sie geplante Aktivitäten nicht allzu früh an.
- Sagen Sie der demenzkranken Person, wohin Sie gehen und was Sie tun. Kann sie noch lesen, hinterlassen Sie eine entsprechende Notiz, auf der auch steht, wann Sie wieder zurück sind.
- Versuchen Sie, Ihre Arbeiten im Haus so einzuteilen, dass die Person Sie bei der Arbeit beobachten kann.
- Planen Sie gemeinsame Aktivitäten.

9.4.6
Dinge einkaufen und verstecken

Für manche Menschen mit Demenz wird das Einkaufen und Horten zur Lieblingsbeschäftigung. Sie entwickeln dabei einige Kreativität, erschweren ihren Betreuungskräften jedoch das Leben, weil diese die versteckten Sachen suchen müssen. Nahrungsmittel, die gesammelt und versteckt werden, können üble Gerüche entwickeln und, falls sich die Person an verdorbenem Essen vergreift, eine Vergiftungsgefahr darstellen.

Frau Grabert litt an der Alzheimer-Krankheit im mittleren Stadium, lebte aber recht glücklich zu Hause bei ihrem Mann. Das einzige wirkliche Problem war ihre Angst, ihr Geld und ihre Handtasche zu verlieren. Mehrmals pro Monat rief sie ihre Tochter Elisabeth an, um ihr mitzuteilen, dass ihre Handtasche verschwunden sei. Mit der Zeit wusste Elisabeth, wo sie danach suchen musste, nämlich in einem Koffer, ganz hinten im Schrank. Frau Grabert war überzeugt, auf ihre Handtasche aufpassen zu müssen, wickelte sie in mehrere Schichten Papier ein, verschnürte und versteckte sie. Es gelang Elisabeth, die Angst ihrer Mutter (und damit die Anzahl der Telefonate) zu reduzieren, indem sie ihr eine zweite Handtasche kaufte, die genau so aussah wie das Original, und etwas Geld und ein Sparbuch hineinlegte. Sie konnte auch ihrem Vater verständlich machen, dass seine Frau, die bislang die Finanzen geregelt hatte, weiter das Bedürfnis hatte, mit Geld umzugehen, ihn zur Bank zu begleiten, Schecks auszustellen und Kontoauszüge zu sammeln.

Was mag der Person fehlen?

- Deutliche, wiederholte Hinweise, dass immer genügend Essen da sein wird
- Teilnahme an sinnvollen Aktivitäten
- Gelegenheiten zur Selbstbestimmung
- Hilfe bei der Organisation ihrer Besitztümer, damit sie nicht verloren gehen.

Wie lassen sich diese Bedürfnisse befriedigen?

- Deponieren Sie gesunde Esssachen (z. B. Obst- oder Gemüsestückchen) in Reichweite der Person, damit sie sich selbstständig bedienen kann.
- Füllen Sie eine Schublade und/oder ein Schränkchen mit sicheren und interessanten Dingen zum Herumräumen. Andere Bereiche sind durch entsprechende Sicherungsvorrichtungen vor dem Zugriff zu schützen. Tipps dazu in Kapitel 5.
- Sichern Sie bevorzugte, aber gefährliche Verstecke, wie Backofen, Herd, Abflüsse oder Abfalleimer.
- Bieten Sie ausreichend Gelegenheit zur Selbstbestimmung und Kontrolle. Tipps dazu in den Kapiteln 6 und 7.
- Bewahren Sie wichtige persönliche Besitztümer (z. B. Fotos, Handtasche) immer am gleichen Ort auf.
- Halten Sie wichtige Dinge, falls erforderlich, doppelt vor (z. B. Brille).
- Merken Sie sich die Lieblingsverstecke.

9.4.7
Repetitive Handlungen

In den späteren Stadien der Demenz können repetitives Klatschen, Klopfen oder Schreien zum Problem werden. Langeweile kann dazu führen, dass bestimmte Handlungen ständig wiederholt werden. Wenn die Person zu wenig stimuliert wird, stimuliert sie sich selbst. Dieses Verhalten kann wegen ihrer Tendenz zur Fixierung auf eine bestimmte Aktivität oder einen bestimmten Satz, sowie durch die Aufmerksamkeit, die solches Verhalten auf sich zieht, noch problematischer werden. Wobei, wie bereits erwähnt, auch negative Aufmerksamkeit stimulierend wirkt.

Was mag der Person fehlen?

- Stimulierung
- Zuwendung

Wie lassen sich diese Bedürfnisse befriedigen?

- Sorgen Sie für angemessene Stimulierung. Am besten eignen sich selbstständig durchführbare, repetitive, nicht störende Aktivitäten: ein Buch oder eine Zeitschrift anschauen, eine Decke aus unterschiedlichem Material befühlen oder festhalten, Holzstücke abschmirgeln. Mehr Tipps dazu im Abschnitt «Selbstbestimmte Aktivitäten» des Kapitels 8.

- Nicht vergessen: Jeder Mensch hat das Bedürfnis nach liebevoller, gelassener Zuwendung. Nutzen Sie jede Gelegenheit, mit Ihrem Schützling zu reden, ihn zu berühren und als Person wahrzunehmen. Vielleicht gelingt es Ihnen damit, Situationen zu verhindern, in denen er den Mangel an Zuwendung so schmerzlich empfindet, dass er verzweifelt versucht, sich mit Schreien und anderen Mitteln Zuwendung zu verschaffen.

9.4.8
Verdächtigungen und Vorwürfe

Die kognitiven Verluste, insbesondere Gedächtnisprobleme und Schwierigkeiten, die Realität um sich herum zu erkennen, bringen Menschen mit Demenz dazu, Angehörige, Haushaltshilfen oder andere Personen zu verdächtigen, ihnen Dinge wegzunehmen, ihnen schaden zu wollen o. ä. Die Person versucht mit solchen Vorwürfen verzweifelt, sich die immer unbegreiflicher werdende Umwelt zu erklären. Ungeachtet des Gedächtnisverlusts können sich solche Ideen erstaunlich verfestigen. Natürlich ist es für einsatzfreudige Betreuungskräfte äußerst frustrierend, beschuldigt zu werden, Geld entwendet oder eine Affäre mit der Nachbarin zu haben.

Visuelle oder auditorische Halluzinationen können das Misstrauen einer zerebral behinderten Person noch verstärken. Konsultieren Sie einen Geriater oder eine erfahrene Ärztin, um festzustellen, ob eine medikamentöse Behandlung angezeigt ist.

Was mag der Person fehlen?

- Hilfe bei der Organisation ihrer persönlichen Besitztümer
- Hilfe bei der Interpretation dessen, was um sie herum vorgeht
- Eine einfach strukturierte Umgebung.

Wie lassen sich diese Bedürfnisse befriedigen?

- In einer ordentlichen Umgebung und wenn die persönlichen Besitztümer immer an der gleichen Stelle zu finden sind, werden weniger Dinge verloren gehen.
- Halten Sie wichtige oder liebgewordene Dinge doppelt vor (z. B. Handtasche, Brille, Fotos).
- Merken Sie sich die bevorzugten Verstecke.
- Bewahren Sie liebgewordene, persönliche Besitztümer an einem sicheren, zugänglichen Ort auf. Hängen Sie an der Wand neben dem Bett Familienfotos auf, bringen Sie am Lieblingssessel einen Beutel oder eine Tasche für diese wichtigen Sachen an. Solche Umhängebeutel oder Gürteltaschen kön-

nen aus verschiedenen Materialien hergestellt werden, damit sie zugleich sensorische Stimulierungen bieten.

- Lassen Sie regelmäßig Seh- und Hörtests durchführen. Sorgen Sie dafür, dass Brille und/oder Hörgerät sauber sind und richtig benutzt werden.
- Vermeiden Sie unklare oder verwirrende Muster und Bilder.
- Erklären Sie Geräusche oder Ereignisse, die geeignet sind, die Person zu erschrecken oder zu verwirren. Beispiel: Informieren Sie die Person, dass der Lärm draußen von dem Fahrzeug produziert wird, das gerade den Abfall auflädt.

Was können Sie tun?

- Beruhigend einwirken und auf die Sorge eingehen. Wenn die Person beispielsweise sagt: «Die Haushaltshilfe stiehlt mir das ganze Geld», sollten Sie auf ihre Sorge, nicht genügend Geld zur Verfügung zu haben, reagieren. Versichern Sie Ihrem Schützling auf leicht nachvollziehbare Weise, dass seine Geldangelegenheiten geregelt sind: Zeigen Sie ihm den Kontoauszug, sorgen Sie für etwas Geld in seiner Brieftasche oder der Geldbörse, sprechen Sie ihm beruhigend zu. Wenn Sie fürchten, dass Geld verloren geht, vermitteln vielleicht bereits ein paar Münzen die gewünschte Sicherheit. Menschen mit Demenz können den tatsächlichen Wert eines Geldscheins oft nicht mehr erkennen und sind deshalb mit einem Fünf-Euro-Schein genau so glücklich wie, mit einer größeren Summe.
- Belügen und hintergehen Sie die Person niemals. Sie kann sich vielleicht nicht mehr an den Inhalt des Gesagten erinnern, an das Gefühl, hintergangen worden zu sein, jedoch sehr wohl.
- Spielen Sie bei Fehlwahrnehmungen oder Halluzinationen nie mit, unterlassen Sie aber auch Versuche, die Person zu korrigieren oder mit vernünftigen Argumenten eines anderen zu belehren. Solche Fehlwahrnehmungen und Verkennungen sind für Gesunde nicht nachvollziehbar, im Kopf der zerebral behinderten Person jedoch fest verankert. Sie versucht lediglich angestrengt, zu durchschauen, was vor sich geht.

9.4.9
Extreme Erregtheit (Agitation)

Weil nicht sämtliche Pflegebedürfnisse immer vorbeugend erkannt und befriedigt werden können, wird es gelegentlich Situationen extremer Erregtheit oder Niedergeschlagenheit geben. Geduldige und erfahrene Betreuungskräfte können erreichen, dass diese Zustände äußerst selten vorkommen. Wenn Sie sich bemühen, die Bedürfnisse Ihres Schützlings zu befriedigen, wird er sich vermutlich bald wieder beruhigen und freundlicher gestimmt sein.

Zustände extremer Erregtheit oder Aggression sind jedoch die Ausnahme, keinesfalls die Regel. Sie treten in seltenen Fällen auf und bedeuten, dass die

Bedürfnisse der oder des Demenzkranken nicht befriedigt sind. Bei Personen, die urplötzlich erregt und aggressiv werden, liegt höchstwahrscheinlich ein körperliches Problem – etwa eine Infektion – vor. Dann ist schnellstens ärztliche Hilfe zu holen.

Sind äußerste Erregtheit oder Unruhe immer wiederkehrende Muster, müssen die Bedürfnisse der betreffenden Person, sowie die Pflegesituation gründlich geprüft werden. Es empfiehlt sich, einschlägig erfahrene Fachkräfte hinzuzuziehen. Wenden Sie sich dafür an die lokale Kontaktstelle der Alzheimer-Gesellschaft.

Alle bisher vorgestellten Ideen und Anregungen sollen helfen, extreme Erregungszustände zu verhindern und zu deeskalieren, damit die Person nicht tätlich wird. Um es noch einmal zu betonen: Solche Krisen lassen sich am besten durch ein beruhigendes, Sicherheit signalisierendes Milieu, freundliche Zuwendung und überlegtes Handeln verhindern. Reagieren Sie, wenn eine Person unruhig oder aggressiv wird, sofort, etwa indem Sie sie in eine ruhigere Umgebung bringen oder eine der bereits geschilderten Methoden anwenden. Hier einige weitere Hinweise:

- Bleiben Sie ruhig.
- Lenken Sie die Person ab, etwa mit einer kleinen Mahlzeit, einem Spaziergang oder einer anderen, beliebten Beschäftigung. Aggressionen lassen sich besonders gut durch motorische Aktivitäten abbauen.
- Nähern Sie sich Ihrem Schützling nie überraschend, fassen Sie ihn nie unvorbereitet an. Menschen mit Demenz zucken dabei womöglich reflexhaft zusammen, d. h. sie reagieren so, wie ein Säugling auf ein plötzliches Geräusch, eine plötzliche Berührung oder einen Lagewechsel reagiert.
- Vermeiden Sie Auseinandersetzungen, außer bei Gefahr für Leib und Leben. Doch selbst in solchen Situationen ist es oft besser, nicht zu intervenieren und schnell Hilfe zu holen.
- Gehen Sie auf die emotionalen Bedürfnisse Ihres Schützlings ein, indem Sie ihm beruhigend und freundlich zusprechen.
- Rufen Sie unbedingt Hilfe herbei, wenn Sie um Ihre eigene oder die Sicherheit anderer fürchten. Sie sollten für derartige Fälle einen Notfallplan parat haben (z. B. eine Person in der Nachbarschaft oder ein anderes Familienmitglied herbei rufen können).
- Gehen Sie auf Abstand und geben Sie dem erregten Menschen den persönlichen Freiraum.
- Reduzieren Sie die Stimulation in der Umgebung (z. B. das Radio ausschalten).
- Bringen Sie alle potenziell gefährlichen Objekte außer Reichweite der Person.

9.4.10
Überschießende Reaktionen

Überschießende Reaktionen, auch *katastrophale Reaktionen* genannt, sind extreme Gefühlsäußerungen (z. B. Wutausbruch, Erregtheit, Weinen) aus scheinbar nichtigem Anlass. Sie treten auf, wenn ein Zwischenfall den demenzkranken Menschen zutiefst erschüttert. Das kann ein so unbedeutendes Missgeschick sein, wie ein Brot, das ihm aus der Hand fällt oder ein bestimmtes Wort, das er vergessen hat. Auch hier gilt: Solche Situationen lassen sich am besten durch die bereits geschilderten vorbeugenden Maßnahmen, sowie durch sorgfältiges Beobachten auf Anzeichen steigender Agitiertheit vermeiden.

Was mag der Person fehlen?

- Erfolgserlebnisse
- Liebevolle Zuwendung und Verständnis
- Eine weniger belastende, weniger anstrengende Umgebung.

Wie lassen sich diese Bedürfnisse befriedigen?

- Stellen Sie keine Anforderungen, die über die tatsächliche Handlungs- und Reaktionsfähigkeit der Person hinausgehen.
- Sorgen Sie für eine ruhige Umgebung. Überstimulierung ist zu vermeiden.
- Analysieren Sie die Begleitumstände der Reaktion und versuchen Sie, diese künftig zu vermeiden.
- Evaluieren Sie die ergriffenen Maßnahmen auf ihre Wirksamkeit.

Was können Sie tun?

- Ruhig und beruhigend zusprechen
- Sich langsam bewegen
- Die Person nicht mit Gewalt festhalten, aber beruhigend berühren, wenn angemessen
- Hilfe herbeirufen, falls notwenig
- Die Person schrittweise ablenken.

9.4.11
Unangemessenes Sexualverhalten

Demenz führt nur sehr selten zu sexueller Enthemmung. Wenn sich die Person jedoch tatsächlich unangemessen verhält, ist das für Pflegende äußerst peinlich und belastend. Das mag der Grund dafür sein, dass die Häufigkeit dieser Verhaltensstörung oft überschätzt wird. Bei allen Lösungsversuchen ist besonders darauf zu achten, ob die Situation nicht etwa falsch interpretiert oder missverstanden wird. Manchmal werden die ungewöhnlichen Handlungen verwirrter Personen – etwa das Hantieren an Knöpfen oder Reißverschlüssen oder Entkleidungsversuche – fälschlicherweise als sexuelles Verhalten interpretiert. Dabei will die Person vielleicht nur zur Toilette gehen, ist sich aber der Öffentlichkeit nicht bewusst oder findet den Weg nicht. Ein masturbierender Mann oder eine masturbierende Frau merkt womöglich nicht, dass er oder sie dabei beobachtet wird. Eine Person, die sich Kleidungsstücke auszieht oder Knöpfe und Reißverschlüsse öffnet, kann sich auch auf diese Art stimulieren oder einer selbst bestimmten Beschäftigung widmen.

Es wird aber auch vorkommen, dass eine Person mit Demenz Berührungen ihrer Pflegekraft fälschlicherweise als sexuelle Geste interpretiert. Dieses Thema ist für alle Betreuende heikel und belastend, am schwierigsten jedoch für pflegende Angehörige. Sie werden den Eindruck haben, dass ihr Schützling gegen die Regeln des Zusammenlebens verstößt und sehr darunter leiden. Für pflegende Partner oder Partnerinnen ist die Situation noch komplizierter. Es folgen einige Richtlinien; Einzelheiten dazu finden Sie im Kapitel 7.

- Bedenken Sie, dass auch Menschen mit Demenz das Bedürfnis nach Aufmerksamkeit und Zuwendung haben. Könnte es sein, dass diese Bedürfnisse nicht ausreichend befriedigt werden? Angemessene Formen der körperlichen Berührung tragen solchen Wünschen Rechnung: Berühren Sie die Person am Arm, an der Schulter oder der Hand, legen Sie ihr den Arm um die Schulter, haken Sie sich unter oder halten Sie sich an der Hand, wenn Sie gemeinsam spazieren gehen. Massieren Sie Handcreme ein, bieten Sie eine Schulter oder Rückenmassage an. Unterlassen Sie Handlungen, die leicht falsch verstanden werden können, setzten Sie sich z. B. nicht eng nebeneinander auf die Bettkante.
- Achten Sie die Würde der Person. Machen Sie sich über sexuelle Avancen niemals lustig. (Das ist besonders in Heimsituationen ein wichtiger Hinweis.)
- Bieten Sie der Person Rückzugsmöglichkeiten und achten Sie deren Wunsch nach Privatsphäre.
- Bieten Sie ihr reichlich Gelegenheit, sich erfolgreich zu fühlen und schenken Sie ihr möglichst viel positive Aufmerksamkeit.

9.5
Schlussbetrachtung

Der Umgang mit sexuellem Verhalten, das als unangemessen und störend empfunden wird, ist vermutlich einer der schwierigsten Aspekte in der Betreuung Demenzerkrankter. Es gibt zwar keine einfachen Lösungen, doch sind Pflegende, die wissen, dass es sich bei dieser und anderen Verhaltensweisen um Symptome der Alzheimer-Krankheit und anderer Demenzen handelt, wahrscheinlich eher in der Lage, einen Ausweg zu finden. Wie alle anderen Symptome auch, unterliegt dieses Verhalten nicht der willentlichen Kontrolle der betreffenden Person. Verständnisvolle Pflegekräfte, die das schwierige Verhalten als Ausdruck unbefriedigter Bedürfnisse begreifen und sich um kreative Lösungen zu bemühen, werden wohl auch diese Herausforderung meistern.

Kapitel 10 enthält Richtlinien für die Lösung von Pflegeproblemen.

10

Pflegeplanung

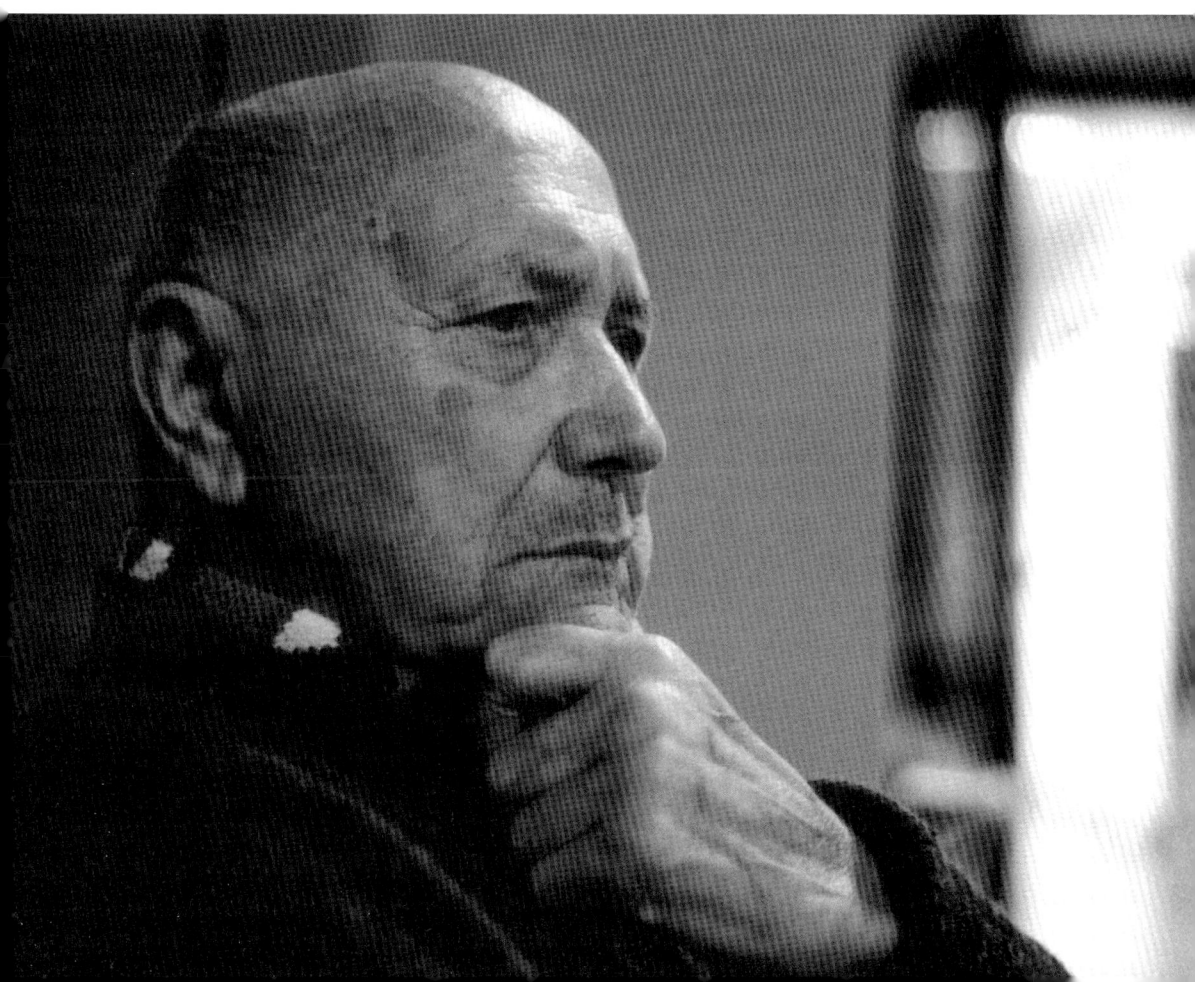

Den besten Rat gab uns ein Arzt, der meiner Mutter, meinem Bruder und mir sagte: «Planen Sie im Voraus. Warten Sie nicht bis zu einer Krise. Was würden Sie beispielsweise tun, wenn die Pflegekraft erkrankt oder stirbt?» Dieser Rat erwies sich als ungeheuer wertvoll. Verglichen mit den Schwierigkeiten, die wir bewältigen mussten, als mein Vater vor 20 Jahren an Alzheimer erkrankte, und wir keinen Plan hatten, war die Situation jetzt, im Falle meiner Mutter, erheblich leichter zu bewältigen.
(Anne Hallisey, Pflegende ihrer Eltern, die im Abstand von 20 Jahren an Alzheimer erkrankten)

Gleich zu Beginn der Pflege-Reise gilt es, Vorkehrungen für die Zukunft zu treffen. Jahrelange Erfahrung mit der Pflege von Menschen mit Demenz in der eigenen Familie, im ambulanten Bereich, in Akut- und Langzeitpflegeeinrichtungen, haben mich gelehrt, diese Priorität zu setzen und dezidiert zu vertreten. Ich kenne die Nöte Demenzkranker und ihrer Angehörigen auf dem schmerzlichen und schwierigen Weg durch die Stadien der verschiedenen Pflegebedürfnisse (z. B. die Notwendigkeit von Hilfe und Supervision bei der häuslichen Betreuung, Umzug in ein Pflegeheim).

Solche Veränderungen und Entscheidungen fallen nie leicht, auch nicht, wenn sie sorgfältig geplant wurden. Oft führt der Weg durch die Pflege unvermittelt steil bergan, wird zunehmend schmaler und gewundener, steiniger und unübersichtlicher. Ein Glück, dass es Menschen gibt, die diesen Weg vor Ihnen gegangen sind und Orientierungs- und Aufstiegshilfen angebracht haben. Weil Sie sich auf die schwierige Strecke gut vorbereitet haben, werden Sie körperlich stark sein und dank der angebrachten Sicherungsseile und Ihres robusten Schuhwerks schließlich das Ziel erreichen. Sie wissen, dass der Weg kein Spaziergang ist, fühlen sich jedoch den Anforderungen gewachsen.

Ohne entsprechende Planung häufen sich die Schwierigkeiten und können schließlich unüberwindbar werden. Unversehens tun sich Abgründe auf, mit denen Sie nicht gerechnet haben, und schon geraten Sie ins Stolpern. Wie oft war ich Teil des Rettungsteams am Fuße der Steilwand und habe versucht, Menschen mit Demenz und ihren Betreuungskräften zu helfen, Notfallpflegepläne zu erstellen. Solche Situationen sind tragisch, traumatisch und höchst belastend. Sie beeinträchtigen die Beziehungen, überfordern die psychischen Kräfte und schlagen Wunden, die in der noch verbleibenden Lebenszeit womöglich nicht mehr ausheilen.

Was können Sie, die Pflegeperson tun, um Ihren Absturz zu verhindern? Bereiten Sie sich auf die Reise vor, indem Sie möglichst viele Informationen über die kommende Wegstrecke sammeln. Planen Sie dann anhand dieser Informationen gemeinsam mit der demenzkranken Person die bevorstehende Pflege-Reise, treffen Sie die nötigen Vorkehrungen und sorgen Sie für die geeignete Ausrüstung.

Wenn ich die Notwendigkeit von Pflegeplanung betone meine ich keinesfalls, dass Pflegende einen konkreten, bis ins Detail gehenden Plan benötigen. Pflege ist kein Ort, sie ist kein Ziel, sondern ein Weg, eine Reise. Deshalb ist auch Pflegeplanung kein einmaliges Ereignis, vielmehr ein fortlaufender Prozess. Die Erkrankung schreitet voran, die Bedürfnisse verändern sich und mit ihnen die Pläne. Sie müssen keinen festen Plan schmieden, vielmehr Informationen sammeln, Vor- und Nachteile abwägen und verschiedene Möglichkeiten in Betracht ziehen (z. B. für mehr Entlastung zu Hause sorgen, stationäre Kurzzeitpflege in Anspruch nehmen). Solche Vorkehrungen helfen Ihnen, die beste Entscheidung zu treffen, wenn der Notfall eintritt. Wenn Sie so vorgehen, können Sie und die Person in Ihrer Obhut ohne Zeitdruck über verschiedene Optionen nachdenken, diese besprechen und dann zu einem Beschluss kommen. Ihre Entscheidung wird sich dann eher an den aktuellen Umständen orientieren, weniger an den Vorstellungen, die sie vor Wochen, Monaten oder Jahren hatten.

Die Entscheidung über den richtigen Zeitpunkt für eine außerhäusliche Betreuung dürfte eine der schwierigsten sein. Wie oft habe ich mit Familien mitgelitten, die sich geschworen haben, die Person niemals in ein Pflegeheim zu geben. Sie haben dieses Versprechen in gesunden Tagen oder im Frühstadium von Demenz gegeben, als die künftigen Pflegebedürfnisse nicht abzusehen waren. Es wurde oftmals gegeben, ohne die zahlreich vorhandenen, hilfreichen und positiven Pflegeoptionen zu kennen. Wenn die Pflegerealitäten schließlich doch einen Umzug in eine Langzeitpflegeeinrichtung erzwingen, kann das aus mangelnder Erfahrung heraus und bei unzureichender Information gegebene Versprechen schlimme Seelenqualen und Schuldgefühle auslösen. Ich empfehle Ihnen dringend, diese Dinge nicht im Voraus zu versprechen und zu entscheiden. Hinterher ist man nämlich fast immer klüger als vorher.

Bitte vergessen Sie nicht, dass Sie immer nur nach bestem Wissen und Gewissen entscheiden können. Oft gibt es keine absolut richtige Entscheidung, nur die beste unter den möglichen Alternativen. Versuchen Sie nicht, im Nachhinein zu kritisieren und zu bedauern, was Sie dann entschieden haben. Sie haben es sich nicht leicht gemacht und das zu diesem Zeitpunkt Bestmögliche getan.

Dieses Kapitel bietet lediglich eine kurze Einführung in wichtige Bereiche der Pflegeplanung. Andere Bücher und Quellen werden Ihnen die benötigten Detailinformationen geben können. Die Ortsgruppe der Alzheimer-Gesellschaft und die Kontaktstelle der Familienselbsthilfegruppen sind die wichtigsten Anlaufstellen, wenn es darum geht, die Pflege zu planen. Diese Stellen informieren nicht nur über die Erkrankung, sie verfügen auch über Fachkräfte, die Pflegenden mit ihren Alltagsproblemen und bei der längerfristigen Pflegeplanung beratend zur Seite stehen. Sie können gegebenenfalls andere Institutionen oder Fachkräfte empfehlen, die Ihnen bei der wichtigen, jedoch keineswegs einfachen Aufgabe der Pflegeplanung behilflich sind.

Hier nun einige Leitlinien für die drei Bereiche der Pflegeplanung: Demenz verstehen, Betroffene betreuen, praktische Dinge regeln.

10.1
Demenz verstehen

Wissen ist Macht

Es gibt Pflegende, die sich regelrecht in das Thema hineinstürzen und alles lesen und lernen, was es über Demenz zu lesen und zu lernen gibt, während andere jeden Gedanken daran als zu belastend abwehren. Wie bei anderen Dingen auch, sind Extreme nicht eben hilfreich. Es gibt so viele Informationen – und so viele orientieren sich ausschließlich an den Verlusten – dass man sich erschlagen fühlen kann, sowohl von der Fülle des Stoffes, wie von dem, was vermutlich die Zukunft bringt. Folgende Tipps sollen Ihren Lernprozess lenken.

10.1.1
Loben Sie sich selbst

Halten Sie einen Moment inne und blicken Sie zurück. Wie viel haben Sie vor wenigen Wochen gewusst, wo sind Sie vor ein paar Tagen noch gestanden? Sie werden vermutlich über Ihr inneres Wachstum und ihre Lernfortschritte staunen. Klopfen Sie sich dafür selbst auf die Schulter.

10.1.2
Jeder Mensch mit Demenz, jede Pflegesituation ist einmalig

Wenn man eine Person mit Alzheimer-Krankheit gesehen hat, hat man nur eine einzige Person mit der Alzheimer-Krankheit gesehen.

Das ganze Buch über wurde immer wieder betont und aus eigener Pflegeerfahrung wissen Sie zweifellos, dass sich die demenzbedingten Veränderungen von Fall zu Fall unterscheiden, ja dass sie selbst bei der gleichen Person täglich und stündlich variieren. Über den Verlauf von Demenz gibt es lediglich Vermutungen und Erfahrungswerte. Tatsache ist, dass Betroffene nach und nach viele kognitive Fähigkeiten verlieren, was ihnen die unabhängige Lebensführung zunehmend erschwert. Obwohl die Verluste meist einem ähnlichen Muster folgen, ist es schlicht unmöglich, sicher zu vorherzusagen, was genau ein Mensch in einem bestimmten Stadium noch tun kann und was sicher nicht. Auch kann niemand vorher wissen, wie sich bestimmte Veränderungen auf die Pflegebedürfnisse auswirken.

Verständlich, dass sich Angehörige und professionell Pflegende am liebsten an sicheren Symptomen orientieren würden, an Veränderungen, die zeigen, dass ein neues Pflegearrangement notwendig geworden ist. Leider gibt es aber keine verlässlichen Merkmale. Es sind zwei sehr schwierige Übergänge, die bestimmen, ob die Person mit Demenz noch alleine gelassen werden kann oder die Zeit für einen Umzug ins Pflegeheim gekommen ist. Je intensiver Sie sich im Vorfeld informiert haben, desto besser sind sie auf diese Entscheidungen vorbereitet.

Weil jede Pflegesituation einmalig und jeder Mensch einmalig ist, müssen viele Faktoren berücksichtigt werden. Hüten Sie sich vor anders lautenden Informationen. Die Pflege von Menschen mit Demenz ist ein komplexes Thema; niemand kennt alle Antworten, es gibt kein Patentrezept. Der Rat einer erfahrenen Pflegefachkraft kann helfen, Informationen situationsgerecht zu interpretieren und die Betreuung Ihrer individuellen Situation entsprechend zu planen.

10.1.3
Schritt für Schritt lernen

Nicht den zweiten Schritt vor dem ersten tun.

Auch wenn Sie weit reichende Zukunftspläne aufstellen müssen: Versuchen Sie, sich auf Dinge zu konzentrieren, die Sie heute wissen müssen und Ihnen die aktuelle Pflegesituation erleichtern. Zuerst sollten Sie sich über den generellen Verlauf der Erkrankung informieren, ohne sich in Einzelheiten zu verlieren. Der Gedanke an künftig möglicherweise auftretende Probleme kann niederdrückend und entmutigend sein. Beschäftigen Sie sich z. B. nicht jetzt schon mit der Frage, wie zu reagieren ist, wenn der oder die Angehörige einmal nicht mehr selbstständig essen kann. Wer auf künftige Schwierigkeiten starrt, schwächt seine Tatkraft und trübt seine Sicht auf das aktuelle Geschehen (z. B. dass die demenzkranke Person zwar nicht mehr so gut kochen kann, aber immer noch gerne isst und bei den Mahlzeiten sehr wohl noch alleine zurecht kommt). Nehmen Sie sich vor, immer nur den einzelnen Tag zu sehen, den Augenblick zu genießen und sich nicht mehr Sorgen zu machen als unbedingt nötig.

10.1.4
Suchen Sie Informationen, die nicht nur Verluste, sondern auch verbliebene Stärken betonen

Weil es im Verlauf von Demenz zu immer stärkeren Ausfällen kommt, konzentrieren sich viele Informationen auf Verluste und Defizite. Wichtige Punkte, gewiss, noch wichtiger aber, zu betonen, dass das Wesen des Menschen, das Personsein, nicht verloren gegangen ist und Demenzkranke noch viele Stärken besitzen. Kluge Lernende und Pflegende setzen auf die verbliebenen Stärken, um Verluste zu kompensieren. In den früheren Kapiteln wurde auf das Thema Stärken und Fähigkeiten ausführlich eingegangen, sowie erläutert, wie sich Verluste kompensieren lassen.

10.1.5
Von Personen mit Demenz lernen

Diese Anregung bezieht sich auf zweierlei: Ganz generell können wir von der Person mit Demenz lernen, das Glück des gegenwärtigen Augenblicks zu genießen und intensiver im Hier und Jetzt zu leben (siehe Kapitel 2). Auf der alltäglichen Ebene – also beim Zusammenleben und gemeinsamen Tun – zeigt uns die Person sehr genau, was sie mag und welcher Ansatz Erfolg versprechend ist. Sie ist unsere beste Lehrerin oder unser bester Lehrer. Manchmal genügt es, unser Gehör und unseren Blick für die ausgesandte Botschaft zu schärfen.

10.1.6
Aus Fehlern lernen

Wie bereits gesagt, sollten Sie nie versäumen, aus einem Fehler zu lernen. Niemand ist perfekt. Es ist nicht zu vermeiden, dass Fehler gemacht werden und Dinge schief laufen. Vergessen Sie nicht: Es gibt für die Alzheimer-Reise keinen exakten Routenplaner, lediglich Wegweiser. Nur wer die Chance, aus Fehlern zu lernen, nicht ergreift, ist wirklich zu bedauern.

10.1.7
Lernen Sie gemeinsam mit Ihrem Schützling

Forcieren Sie Ihren Lernprozess nicht. Wenn Sie versuchen, viele Informationen auf einmal oder zum falschen Zeitpunkt aufzunehmen, werden Sie sich erdrückt fühlen. Wurde die betreffende Person in einem frühen Stadium der Demenz mit der Diagnose konfrontiert, ist sie womöglich sehr daran interessiert, sich zu informieren und aufgeklärt zu werden. Andererseits braucht sie vielleicht mehr Zeit, um sich mit der Tatsache der Erkrankung abzufinden, zu trauern und die Tragweite der Information zu erfassen.

Es hilft, sich an der Sexualaufklärung unserer Kinder zu orientieren. Wir kennen wohl alle die Situation, wenn ein Kind fragt, woher die Babys kommen. Übereifrige Eltern nehmen die Frage als Signal, ihr sechsjähriges Kind mit sämtlichen Einzelheiten der menschlichen Fortpflanzung zu überschütten. Das ist mehr Information als dem Kind bekömmlich ist und mehr als es wissen wollte. Andere Eltern mögen die Standardantwort vorziehen: «Das erfährst du, wenn du größer bist.» Auch diese Reaktion ist unbefriedigend und ignoriert den Wissensdrang des Kindes. Wie gut, dass es einen Mittelweg gibt, der es ermöglicht, die Frage zu beantworten, ohne mit Details zu überfordern. Obwohl es den Eltern vielleicht peinlich ist, über Sex zu sprechen, lernen die Kinder dadurch, dass Sexualität zum Leben gehört und keine unanständige Sache ist.

In ähnlicher Weise müssen wir lernen, unbefangen von Demenz zu sprechen, weil es dabei sich um eine Gehirnerkrankung handelt, nicht um eine unanständige Angelegenheit. Die Sache verschwindet nicht, wenn wir darüber schweigen. Auch das Bedürfnis der betroffenen Person, aufgeklärt zu werden, verschwindet nicht, wenn wir uns weigern, das Thema anzusprechen. Es mag uns peinlich sein und traurig stimmen, trotzdem dürfen wir den Kopf nicht in den Sand stecken. Wir würden uns selbst und der demenzkranken Person damit nur schaden. Christine Boden gewährt uns einen Einblick in ihre mit der Diagnose verbundenen Gefühle:

> Auch wenn die Diagnose endlich feststeht: Es bleibt Aufgabe der Familie, mit sehr belastendem Verhalten zurecht zu kommen. Oft schämen sich die Angehörigen und geben vor, alles wäre in Ordnung. Wenn wir uns der Krebserkrankung, des Herzinfarkts oder Gehirnschlags unseres Verwandten oder unserer Freundin nicht schämen, warum ist uns eine Erkrankung so peinlich, die ebenfalls ein Organ schädigt, eben das Gehirn? (1998, p. 53)

Wenn ich sage, dass Menschen mit Demenz Informationen nur abschnittsweise verarbeiten können, sage ich nicht, dass sie von der Diagnose verschont werden müssen. Es ist ihr Leben, ihre Zukunft; sie haben ein Recht auf Wissen. Natürlich tut es der Person weh, die Diagnose zu hören, es tut ihr aber noch mehr weh, zu fühlen, dass ihre Fähigkeiten langsam entschwinden, ohne zu wissen, warum. Tief in ihrem Innern wissen alle Menschen mit Demenz, dass etwas nicht stimmt. Ohne ein Wort für den seltsamen Zustand zu haben, werden sie sich selbst die Schuld dafür geben, sich für blöd halten, anderen die Schuld zuschieben oder verzweifelt versuchen, mit Angehörigen, Kollegenschaft, Freunden und Freundinnen mitzuhalten. Es ist für diese Personen wesentlich gnädiger, zu wissen, dass sie ein Gehirnleiden haben und ihre Schwierigkeiten nicht selbst verschuldet sind.

Ich kann darüber so unverblümt sprechen, weil wir diesen Fehler mit meiner Schwiegermutter Alice gemacht haben. Mit dem Wissen, das ich heute besitze, würde ich die Dinge ganz anders angehen. Es war im Jahr 1985, als wir begriffen, dass es sich um ein echtes Problem handelte. Ihre Vergesslichkeit und ihre Schwierigkeiten bei der Bewältigung des Alltags waren nicht mehr damit zu erklären, dass sie um ihren Mann trauerte, mit dem sie 44 Jahre verheiratet gewesen war. Alice lebte in einer 1200 Meilen weit von uns entfernten Stadt. Ihr Hausarzt, Verwandte und Freunde meinten, sie käme ganz gut zurecht. Bei jedem Besuch wurde jedoch deutlicher, dass dem nicht so war.

Obschon ich in diesem Buch betone, wie wichtig es ist, frühzeitig eine ärztliche Untersuchung zu veranlassen und eine Diagnose zu stellen, taten wir damals nichts dergleichen. Erst nach Monaten konnten wir uns eingestehen, dass es tatsächlich Probleme gab, erst dann befassten wir uns mit der Lösung dieser Probleme. In allen Phasen unserer Unterstützung, selbst als wir Alice in ein Pflegeheim in unserer Nähe unterbrachten, informierten wir sie nie ganz ehrlich über die wahren Gründe der Ortsveränderung. Als sie umgezogen war, organisierten wir für sie einen Termin mit unserem Hausarzt, den ich vorher über ihren Zustand informiert hatte. Allein aufgrund meiner Schilderungen (auch das würde ich heute anders machen), wurde der Verdacht auf Alzheimer-Krankheit ausgesprochen. Alice wurde weder vom Arzt noch von ihren Angehörigen darüber informiert.

Alice fühlte sich akzeptiert und war glücklich, in der Nähe ihres einzigen Kindes und ihrer Enkel zu sein, doch im Grund ihres Herzens wusste sie, dass etwas faul war. Oft ließ sie Bemerkungen fallen wie: «Ich stecke in einem Schlamassel», «Warum kann ich mir denn nichts merken?» und «Wie blöd ich geworden bin.» Das waren echte Fragen, Bitten um Auskunft, auf die ich bedauerlicherweise nie einging. Ich versicherte ihr, dass sie keineswegs dumm sei, dass sie den beschwerlichen Umzug recht gut überstanden habe und sich keine Sorgen zu machen brauchte, weil wir uns ganz bestimmt immer zu sie kümmern würden. So wertvoll all diese Informationen waren, es wäre besser gewesen, Alice zu sagen, dass ihre Schwierigkeiten von einer Gehirnkrankheit verursacht wurden.

Nun, es bringt nichts, über verschüttete Milch zu weinen. Ich kann Ihnen nur dringend ans Herz legen, nicht den gleichen Fehler zu machen. Achten Sie auf die Fragen und Bemerkungen der von Demenz betroffenen Person und leiten Sie daraus ab, was und wie viel sie wissen möchte und verkraften kann. Dabei kommt es auf den richtigen Zeitpunkt an: Wir hören nur, was zu hören wir bereit sind. Anstatt ein eingehendes Gespräch zu planen, sollten Pflegende bereit sein, spontan eine günstige Gelegenheit zu ergreifen, etwa wenn sie Kommentare hören wie: «Ich weiß nicht, warum ich so viel vergesse.» Das betrifft insbesondere Fälle später Diagnosestellung, wenn die Person keine direkten Fragen mehr stellen kann. Auch wenn die Antwort Wut und Kummer auslöst: Es ist immer besser zu wissen, dass die Probleme eine reale Ursache haben, als im Unklaren zu sein. Manche Demenzkranke dagegen packen den Stier bei den Hörnern und sagen unumwunden: «Ich habe eben Alzheimer. Kein Wunder, dass ich alles vergesse.»

Es bringt jedoch nichts, eine Person mit der Diagnose zu konfrontieren, wenn sie sich schämt, wenn sie unter Stress steht oder frustriert ist.

Am besten Sie betonen, dass der Arzt die Diagnose gestellt hat, nicht Sie. Beziehen Sie den Hausarzt oder andere Gesundheitsfachleute in das Aufklärungsgespräch ein, wann immer möglich. Übertragen Sie ihnen die Aufgabe, Ihren Schützling über die Erkrankung und ihre Auswirkungen zu informieren. Das entlastet Sie und schont Ihre gute Beziehung. Leider ist nicht davon auszugehen, dass alle Fachleute dabei einfühlsam und rücksichtsvoll vorgehen. Erkundigen Sie sich möglichst schon im Vorfeld nach einer verständnisvollen Pflegekraft, einem verständnisvollen Gerontologen oder einer einfühlsamen Ärztin. Gute Anlaufstellen sind andere pflegende Angehörige und die Ortsgruppe der Alzheimer-Gesellschaft.

10.1.8
Angehörige, Freundeskreis und andere Pflegende informieren

Andere Menschen zu informieren ist eine wichtige, jedoch nicht ganz leichte Aufgabe. Jeder Mensch hat hinsichtlich der Art und Menge ihm zuträglicher Informationen einen eigenen Rhythmus und eigene Bedürfnisse. Niemand möchte aufgefordert und gedrängt werden («Das musst du lesen», «Darüber solltest du Bescheid wissen»). Ich kenne viele Familien, in denen sich ein Mitglied oder mehrere überhaupt nicht eingestehen wollten, dass da jemand ein Problem hat. Dann haben die betreuenden Familienmitglieder viel zu schultern: Sie sind für die Pflegebedürfnisse des Familienmitglieds mit Demenz zuständig, müssen aber auch andere informieren. Lisa Gwyther, die viele Jahre mit den Familien Demenzkranker gearbeitet hat, beschrieb die Situation so: «Es gibt kaum einen Anreiz, sei er monetärer, religiöser oder sonst wie motivierender Art, der eine widerstrebende Familie dazu bringen kann, die Betreuung einer alzheimerkranken Person zu übernehmen. Es gibt kaum ein Abschreckungsmittel, etwa Stress, hoher Zeitaufwand, körperliche Belastung, das eine fest entschlossene Familie davon abhalten kann, sich der Betreuung eines alzheimerkranken Mitglieds zu widmen.» (1995, p. 17)

Aus meiner Erfahrung heraus kann ich sagen, dass es sich mit der Lernbereitschaft der Angehörigen nicht anders verhält wie mit deren Pflegebereitschaft. Wenn sich einzelne Familienmitglieder weigern, sich zu informieren, hat das immer auch mit alten Familiengeschichten und -fehden zu tun. Dazu ein Beispiel:

Susanne galt als rechthaberisch Person, die sich gern in die Angelegenheiten anderer einmischte. Sie war auch die Erste, die bemerkte, dass ihre Schwiegermutter schwere Gedächtnisprobleme hatte, sich mit Kochen und Einkaufen schwer tat und die Hausarbeit nicht mehr bewältigen konnte. Die anderen Angehörigen taten diese Beobachtungen als normale Alterserscheinungen ab und reagierten sogar wütend, als die Schwiegertochter, die sich bekanntlich gerne einmischte, darauf drängte, einen Untersuchungstermin beim Facharzt zu vereinbaren. Die Familiendynamik, die besserwisserische Art der Schwiegertochter und die Weigerung anderer Angehöriger, das Problem zur Kenntnis zu nehmen, all das führte dazu, dass die Diagnose der Alzheimer-Krankheit sehr verzögert gestellt wurde und die künftige Betreuung erst geplant wurde, als es zu einer Krise kam (eine Krankenhauseinweisung). Dabei waren alle Familienmitglieder, trotz unterschiedlicher Einschätzungen, durchaus um die Mutter besorgt. Als die Diagnose feststand, hielten alle Angehörigen zusammen und entwickelten mithilfe professioneller Pflegekräfte einen Pflegeplan. Die Treffen der großen Familie waren ziemlich schwierig, aber produktiv. Alle Kinder und deren Partnerinnen und Partner waren sich einig darüber, dass das Wohlbefinden der Mutter erste Priorität hatte. Einig war man sich auch, dass ihr Vater dominierend, stur und potenziell gewalttätig war. Von dieser gemeinsamen Basis ausgehend übernahmen die einzelnen Familienmitglieder, von den Fachkräften unterstützt, jeweils eine bestimmte Rolle in der Pflegeplanung. Ein faszinierender Vorgang! Der erarbeitete Pflegeplan war keineswegs perfekt, sorgte aber dafür, dass die Mutter noch für einige Zeit sicher versorgt zuhause leben konnte. Selbst der Vater, der sich weigerte, an den Besprechungen teilzunehmen und das Problem am liebsten völlig ausgeblendet hätte, versuchte, im Interesse seiner Ehefrau zu handeln. Es stellte sich heraus, dass ihm das Wohl seiner Frau durchaus am Herzen lag. Er weigerte sich, die Diagnose zur Kenntnis zu nehmen oder fremde Hilfe zuzulassen, weil er überzeugt war, dass sie zu Hause am besten aufgehoben war.

In dieser komplexen Situation wollten einige Familienmitglieder alles über die Erkrankung und deren Verlauf wissen. Sie übernahmen dann, vom professionellen Team beraten, die Aufgabe, andere Angehörige zu informieren und längerfristige Pläne zu machen. Weil manche Geschwister einen besseren Draht zum Vater hatten als andere, übernahmen sie es, ihren Vater nach und nach aufzuklären. Einige waren mehr praktisch veranlagt; sie kauften ein, halfen bei der Hausarbeit und leisteten Fahrdienste. Susanne, die «rechthaberische» Schwiegertochter, blieb auf Bitten ihres Mannes den Treffen fern. Sie setzte jedoch ihr gutes Organisationstalent ein und regelte viele praktische Details.

Wie die meisten Familienkonstellationen, war auch diese sehr vielschichtig. Meist werden negative Beziehungsgeschichten in Krisenzeiten noch negativer. In solchen Situationen ist es schwer, neue Rollen zu übernehmen, vielmehr besteht die Tendenz, alte Rollen wieder aufzunehmen. Unter Stress greifen wir gern auf alte Bewältigungs- und Beziehungsmuster zurück, weil es kompliziert ist, neue Muster zu erlernen. Wer sich immer zurückgehalten und wenig Anteil genommen hat, wird sich unter diesen Umständen kaum verändern, vielleicht sogar noch distanzierter werden. Versuche, Engagement und Verständnis einzufordern, werden höchst wahrscheinlich erfolglos bleiben. Schlimmer noch: Sie sind geeignet, die betreffende Person noch weiter von der Familie zu entfernen. Auf der anderen Seite wird das Familienmitglied, das schon immer gerne geführt und organisiert hat, zur Hochform auflaufen. Wer sich bislang immer um das Wohl anderer gekümmert hat, wird dann wie selbstverständlich die Rolle der Pflegekraft übernehmen, und andere Angehörige werden vermutlich glauben, sie werde diese Rolle auch in Zukunft ausfüllen, ohne einen Gedanken daran zu verschwenden, dass auch sie sich engagieren könnten oder müssten.

Wenn Sie bislang die Rolle der oder des Betreuenden in der Familie innehatten, kommen schwere Zeiten auf Sie zu. Vermutlich werden Sie, direkt oder indirekt, die hauptverantwortliche Pflegekraft für die Person mit Demenz werden. Es wird sich einfach so ergeben, ohne Ihr bewusstes Zutun. Sie werden wahrscheinlich nicht nur die Pflegeaufgaben schultern müssen, sondern sich auch verantwortlich fühlen, den anderen die Diagnose mitzuteilen.

Im Idealfall sollten alle, die der dementiell erkrankten Person nahe stehen, zusammenkommen, um gleichzeitig von der Diagnose erfahren. In der Praxis ist das aber selten der Fall. Manchmal waren andere Familienmitglieder bereits vor der Diagnosestellung ebenso besorgt wie Sie und sind jetzt genau wie Sie daran interessiert sind, mehr über die Erkrankung zu erfahren und Zukunftspläne zu schmieden.

Doch was ist mit Leuten, die sich der Diagnose verschließen oder desinteressiert bleiben? Man kann bekanntlich das Pferd zur Tränke bringen, trinken muss es dann aber selbst. Sie sind verpflichtet, anderen die Diagnose mitzuteilen. Damit endet aber auch schon Ihre Verpflichtung. Jedes Familienmitglied ist für sich selbst verantwortlich, muss sich selbst um Informationen kümmern und zusehen, wie es mit der Diagnose zurecht kommt. Auch in anderen Situationen, etwa wenn über eine Heimunterbringung entschieden werden muss, oder die Person akut erkrankt, soll die Familie informiert werden. Sie können lediglich *anregen*, bestimmtes Informationsmaterial zu lesen, mit dem Arzt, der Ärztin oder anderen Fachleuten zu sprechen. Mit Druck und Zwang werden Sie wohl kaum etwas erreichen.

Versuchen Sie, auch wenn es schwer fällt, sich nicht für alles verantwortlich zu fühlen. Sie haben bereits mehr als genug zu tun. Wie bereits erwähnt, werden Sie Ihrer traditionellen Rolle als versorgende, fürsorgliche Person treu bleiben, falls das bislang Ihre Rolle innerhalb der Familie war. Sie werden sich der oder dem Demenzkranken gegenüber verpflichtet fühlen, aber auch den anderen Angehörigen gegenüber, die sich mit der Diagnose womöglich sehr schwer tun.

Ich kenne diese Situation aus eigener Erfahrung. Alice war mit ihrer Schwester Eula immer eng verbunden gewesen. Die Beziehung war lebendig geblieben, trotz großer räumlicher Entfernung und körperlicher und kognitiver Behinderungen (Eula litt an schwerer Arthritis, Alice hatte die Alzheimer-Krankheit). Nachdem wir Alice geholfen hatten, in unsere Nähe zu ziehen (1200 Meilen von Eula weg), versuchte ich, meiner Schwiegermutter wenigstens einmal pro Woche ein Telefonat mit ihrer Schwester zu ermöglichen. Alice konnte sie zwar nicht selbstständig anrufen, war aber sprachlich so gewandt, dass eine nette Unterhaltung möglich war. Kein Wunder, dass ihre Schwester Eula glaubte, mit Alice sei alles in Ordnung, wusste sie doch nichts von deren Schwierigkeiten im Alltag. Sie wusste nicht, wie oft sich Alice während des Gesprächs hilfesuchend an mich wandte, weil sie den Faden verloren hatte.

Als Alice, um ihrer eigenen Sicherheit willen, schließlich in ein Pflegeheim umsiedeln musste, war Eula überrascht. Einige Monate nach dem Umzug kam sie zu Besuch und konnte sich direkt mit Alice unterhalten. Dabei wurde auch ihr klar, dass Alice nicht mehr alleine leben konnte. Die beiden Schwestern genossen die gemeinsame Zeit, wobei Eula betrübt zur Kenntnis nehmen musste, dass das Leiden ihrer Schwester immer schlimmer wurde. Alice, die früher professionell Pflegende gewesen war, fühlte sich im Pflegeheim eher wie eine Arbeitskraft, weniger wie eine Bewohnerin. Anfangs hielt es Eula für richtig, ihrer Schwester die Sache auszureden. Das gelang ihr allerdings nicht und Eula fing an, über die Ursachen der Veränderungen ihrer Schwester nachzudenken. Nach jedem Besuch im Pflegeheim stellte sie Fragen über die Alzheimer-Krankheit. Im Laufe der Zeit begriff Eula, dass Alice nicht einfach stur oder bockig war. Als sie dann wieder abreisen musste, besorgte sie sich ein Buch über die häusliche Pflege von Alzheimerkranken, um sich eingehender zu informieren.

Etwa einen Monat nach ihrem Besuch hatte Eula Geburtstag. Im Trubel der beruflichen und familiären Anforderungen und den täglichen Kontakten mit Alice im Pflegeheim hatte ich den Geburtstag leider vergessen. In einem späteren Telefonat mit Eulas Tochter erfuhr ich, dass ihre Mutter völlig niedergeschmettert war. Zum ersten Mal im Laufe von 79 Jahren hatte ihr Alice nicht zum Geburtstag gratuliert. Ich bedauerte das Versäumnis unendlich und bedauere es heute noch. Ich hatte das Gefühl, als Betreuerin versagt zu haben, nicht nur bei Alice, sondern auch gegenüber ihrer Schwester Eula. Eine kluge Kollegin machte mich darauf aufmerksam, dass ich nicht für Eulas emotionalen Zustand verantwortlich und nicht verpflichtet war, sie vor der Tatsache zu schützen, dass ihre Schwester demenzkrank ist. Obwohl ich heute weiß, dass sie Recht hatte und Eula durch diesen Zwischenfall besser begriff, wie es um ihre Schwester stand, hätte ich ihr die Enttäuschung gerne erspart.

Ich habe hier nur ein kleines Ereignis geschildert, bin aber überzeugt, dass im Leben unzähliger pflegender Angehörigen dergleichen Gefühlskonflikte und Probleme auftreten. Pflegende können gar nicht anders: Sie wollen nicht nur die Person mit Demenz liebevoll versorgen, sie behüten und unterstützen, sie kümmern sich auch noch um viele andere Menschen. Das ist eine wunderbare Veranlagung. Weil aber jeder Mensch nur eine begrenzte Menge Zuwendung geben kann, rate ich Ihnen ausdrücklich, Ihre Kräfte auf die Person mit Demenz und sich selbst zu konzentrieren. Sicher, es ist eminent wichtig, gesunde und ausgewogene Beziehungen zu anderen Familienmitgliedern und zum Freundeskreis zu pflegen, unter den gegebenen Umständen können Sie jedoch keine Energie erübrigen, um die Bedürfnisse anderer, gesunder Erwachsener zu kümmern.

Im geschilderten Fall musste ich gegen das Gefühl ankämpfen, für Eula verantwortlich zu sein. Weil ich Eula sehr gern habe, fiel mir das Loslassen schwer. Andererseits ist Eula eine erwachsene Frau und fähig, mit den Wechselfällen des Lebens zurecht zu kommen. Eula musste einfühlsam und respektvoll behandelt, jedoch keineswegs von mir versorgt oder behütet werden.

Angehörige, Freundinnen und Freude verdienen Ihre Zuwendung und Ihre Achtung, sind aber selbst dafür zuständig, sich je nach Bedarf über die Demenzerkrankung zu informieren. Wie bei der betroffenen Person selbst, gilt es auch bei anderen Menschen darauf zu achten, ob sie Interesse und Lernbereitschaft signalisieren. Stellen sie direkte oder indirekte Fragen, sollten Sie die Gelegenheit ergreifen, sie aufklären oder auf geeignetes Informationsmaterial verweisen. Orientieren Sie Ihre Antworten an den Bedürfnissen der Fragenden. Gewiss, es kann frustrierend sein, darauf zu warten, dass sich jemand informationsbereit zeigt. Aus Erfahrung weiß ich jedoch, dass jeder andere Ansatz im Groll endet.

Gute familiäre Beziehungen lassen sich eher erhalten, wenn Sie sich das Fachwissen Außenstehender zunutze machen. Binden Sie ärztliche oder andere Gesundheitsfachkräfte in die Aufklärungsgespräche ein. Ziehen Sie sie hinzu, wenn schwierige Entscheidungen anstehen. Nehmen Sie Kontakt mit der Alzheimer-Gesellschaft auf und bitten Sie dort um Rat und Information. Stellen Sie anderen Broschüren oder Lernvideos zur Verfügung.

Wenn Sie die hauptverantwortliche Betreuungskraft sind, sollten Sie auch den anderen Angehörigen Gelegenheit geben, sich mit dem Familienmitglied mit Demenz zu befassen. Das ist nicht nur für Ihren Schützling wertvoll, solche gemeinsam verbrachten Zeiten können auch Besuchenden begreiflich machen, mit welchen Veränderungen und Herausforderungen Sie tagtäglich konfrontiert sind. Daran anknüpfend können Sie wiederum eingehender über die Erkrankung informieren.

10.1.9
Freundeskreis, Nachbarschaft und Bekannte müssen ebenfalls informiert werden

Wurde die Alzheimer-Krankheit frühzeitig erkannt, wird der oder die Betroffene andere möglicherweise selbst über die Diagnose informieren. Ist das nicht der Fall, sollte die Betreuungsperson den Freundeskreis, die Nachbarschaft und Bekannte behutsam darüber aufklären. Dieses Gespräch ist vermutlich der richtige Zeitpunkt, um zu betonen, dass soziale Kontakte, die gewohnten Aktivitäten und vertrauten Dinge für den dementiell erkrankten Menschen nach wie vor wichtig sind. Es sollte auch den Hinweis enthalten, dass die offensichtlichen Veränderungen der Persönlichkeit auf eine Gehirnerkrankung zurückzuführen sind.

Zeigen sich die Mitmenschen an Informationsmaterial interessiert, können Sie ihnen eine Literaturliste zur Verfügung stellen und auf Kapitel 3 dieses Buches verweisen. Ist ein kurz gefasster Leitfaden angezeigt, empfehlen Sie das Buch «Das wichtigste über die Alzheimer-Krankheit» von der Deutschen Alzheimer Gesellschaft (siehe Adressen im Anhang). Es enthält leicht verständliche Informationen über Demenz, sowie Anregungen für das Gespräch mit Menschen mit Demenz, für Besuche und gemeinsame Beschäftigungen. Auch der hohe Stellenwert kontinuierlicher Kontakte wird betont.

10.1.10
Mehrere unterschiedliche Lernmethoden einsetzen

Im Anhang sind Videofilme, Informationsbroschüren und Zeitschriften aufgelistet – alles hervorragende Möglichkeiten, zu lernen und sich über das Thema Demenz zu informieren.

Die lokalen Kontaktstellen der Alzheimer-Gesellschaften im deutschsprachigen Raum bieten das Material oft auch zum Ausleihen an. Faltblätter und Broschüren verschicken sie an pflegende Angehörige gratis.

Im Internet finden sich immer mehr Eintragungen über die Erkrankung. Hilfreiche Web-Adressen und Online-Informationsdienste sind im Anhang genannt. Sollten Sie zu Hause keinen Internetzugang besitzen, wenden Sie sich an eine öffentliche Bibliothek mit dem entsprechenden Service.

Oft organisieren die lokalen Alzheimer-Gruppen Fachgespräche und Veranstaltungen, von denen es dann Videos oder Tonaufnahmen gibt. Persönliche Gespräche mit anderen Pflegenden in Selbsthilfegruppen oder telefonische Beratungsdienste sind ebenfalls gute Informationsquellen.

10.1.11
Nicht alles glauben, was geschrieben oder geredet wird

Es gibt inzwischen eine schier erdrückende Flut von Informationen über die Alzheimer-Krankheit und andere Demenzen. Es ist ermutigend, dass das Interesse der Gesellschaft steigt und das Verständnis zunimmt. Anfang der 80er Jahre des vergangenen Jahrhunderts, als ich anfing, mich beruflich mit dem Thema zu beschäftigen, war es möglich, an ein paar Wochenenden alle Veröffentlichungen über die Pflege Alzheimerkranker zu lesen. Inzwischen gibt es eine kaum noch unüberschaubare Zahl spannender, hochkarätiger Veröffentlichungen über dieses Krankheitsbild. Darunter allerdings auch fragwürdige Empfehlungen und Behauptungen, die als Tatsachen hingestellt werden, besonders in den Massenmedien. Bitte denken Sie daran, dass die Pflege von Menschen mit Demenz keine exakte Wissenschaft und jeder Fall anders gelagert ist. Misstrauen Sie Belehrungen und Rezepten – trauen Sie Leitlinien und Empfehlungen. Stellen Sie Dinge in Frage, wenn Sie andere Erfahrungen gemacht haben, denn schließlich sind auch Sie eine Expertin oder ein Experte. Lassen Sie sich gewisse Informationen von der Alzheimer-Gesellschaft oder einer anderen Fachberatungsstelle bestätigen.

10.1.12
Sich mit anderen Pflegenden austauschen

Andere Betreuerinnen und Betreuer Demenzkranker können berichten, welche Erfahrungen sie mit bestimmten Pflegeempfehlungen gemacht, oder wie sie diese Tipps der eigenen Pflegesituation angepasst haben. Sie können Ihnen

helfen, Problemlösungstechniken anzuwenden und Informationen situationsgerecht zu interpretieren. Bitte bedenken Sie dabei immer, dass andere pflegende Angehörige keineswegs allwissende Fachleute sind, vielmehr nur für die
eigene Pflegesituation sprechen.

10.2
Demenzkranke Menschen betreuen, wie geht das?

Es ist zwar wichtig, langfristig zu planen, ebenso wichtig aber, nicht zu übertreiben, sondern immer nur einen Tag nach dem anderen zu bewältigen, ohne
sich von der ungewissen Zukunft niederdrücken zu lassen. Sie müssen sich
zwar Gedanken machen über die künftigen pflegerischen Anforderungen,
dürfen darüber aber keinesfalls vergessen, gut für sich selbst zu sorgen. Näheres zu diesem Thema finden Sie im Kapitel 1.

Die folgenden Abschnitte sind als äußerst kurz gefasste Einführungen in
den komplizierten Prozess der Pflegeplanung und Pflegepraxis zu verstehen.
Einzelheiten dazu finden Sie bei den kapitelbezogenen, im Anhang genannten
Quellen. Die Frage, wie Betroffene selbst und andere am besten über die Diagnose informiert werden, wurde bereits behandelt. Die Antworten gelten auch
für die praktischen Betreuungsthemen in diesem Kapitel.

10.2.1
Gemeinsam planen

Dass Demenz inzwischen früher diagnostiziert wird, ist aus mehren Gründen
ermutigend. Frühzeitig informierte Betroffene und Angehörige haben Zeit,
sich anzupassen, ihr Leben so zu genießen, wie es derzeit ist und die künftige
Betreuung zu planen. Wie bereits ausgeführt, sollen diese Planungen nicht wie
in Stein gemeißelt dastehen, vielmehr eher als Gelegenheit verstanden werden,
Wünsche zu äußern und Optionen zu diskutieren. Betonen Sie dabei besonders, dass Sie immer an der Seite der von Demenz betroffenen Person stehen
werden, und dass Sie, egal wo und durch wen die tägliche Pflege erfolgt, an
ihrem Wohlergehen interessiert sein und an ihrem Leben Anteil nehmen werden. Einen Pflegeplan für die Zukunft entwerfen bedeutet, nach der besten
Lösung für die Person zu suchen. Es handelt sich dabei um einen Akt liebevoller Zuwendung und Fürsorge, damit sichergestellt ist, dass die bedürftige Person optimal betreut wird, wenn Sie selbst als Pflegekraft ausfallen oder nicht
mehr rund um die Uhr dazu in der Lage sind. Zukunftsplanung bedeutet
nicht, dass Sie die Person mit fortschreitender Krankheit verlassen werden.

**Machen Sie keinesfalls Versprechungen, die Sie vielleicht später bereuen
oder nicht halten können!** Sie können versprechen, dass Sie sich immer um
die demenzkranke Person und ihre Betreuung kümmern werden, Versprechungen über den Ort der Betreuung wären jedoch unrealistisch. Sagen Sie

niemals «nie», denn die Zeit der Pflegebedürftigkeit kann sehr lang werden. Die Reise durch die Demenz kann sich hinziehen; niemand weiß, welche Wendungen und Hindernisse sie bereithält. Sie mögen beispielsweise heute fest entschlossen sein, die Ihnen nahe stehende Person nie und nimmer in ein Pflegeheim zu geben, trotzdem können Sie es nicht verbindlich versprechen, einfach weil Ihnen nicht genug Informationen zur Verfügung stehen. Ein solches Versprechen wäre nicht nur unklug, es wäre auch allen Beteiligten gegenüber unfair. Das sind die Gründe:

- Vielleicht sind Sie eines Tages körperlich oder seelisch nicht mehr fähig, den immer massiveren Pflegebedürfnissen der oder des demenzkranken Angehörigen gerecht zu werden.
- Die Person mit Demenz kann vom Leben in einer Pflegeeinrichtung profitieren, weil dort mehr Leute für die Betreuung da sind und spezielle Dienste in angeboten werden.
- Es gibt inzwischen viele hervorragend geführte Langzeitpflegeeinrichtungen für Menschen mit Demenz.

Hier der Bericht einer pflegenden Ehefrau zu diesem Punkt:

> Ich habe mit jeder Faser meines Herzens geschworen, meinen Mann nie in ein Pflegeheim zu bringen. Er musste mir das gleiche Versprechen geben. Ich habe ihn dann 12 Jahre lang zu Hause gepflegt. Schließlich sagte mir der Hausarzt: «Sie müssen Jakob in ein Pflegeheim bringen oder Sie sterben, und dann werden wir es tun.» Im Grunde wusste ich, dass er Recht hatte. Doch jetzt mache ich mir große Sorgen um meinen Mann. Oft kann ich nachts nicht schlafen, weil mich frage, ob er wirklich gut betreut wird. Ich habe das Gefühl, Jakob verlassen zu haben, obwohl ich ihn fast täglich besuche. Ist die Situation jetzt tatsächlich besser?

Vergessen Sie bitte nicht, dass Betroffene, selbst bei frühzeitiger Diagnosestellung, ganz unterschiedlich reagieren. Nicht alle können und möchten im gleichen Ausmaß an den Planungen mitwirken. Orientieren Sie sich an den Tipps zur Information der Person mit Demenz und binden Sie sie den individuellen Umständen entsprechend in den Planungsprozess ein.

Es gibt Menschen, die ihr Leben lang versuchten, Zukunftsplanungen zu umgehen und/oder schwierige Themen zu meiden. Dann ist es wenig sinnvoll, auf einem derartigen Gespräch zu bestehen. Sie können der Person Gelegenheit bieten, von der Zukunft zu sprechen, mehr aber nicht. Die Menschen reagieren auch sehr unterschiedlich auf Informationen über ihre Gehirnerkrankung und deren Folgen; nicht alle begreifen die Tatsachen. Manche Betroffene sind bereits im Frühstadium wenig einsichtig, geschweige denn in späteren Stadien. In solchen Fällen muss die Betreuungsperson alleine planen und alleine entscheiden. Ich rate Ihnen, die Planungen für die Zukunft nach Kräften voranzutreiben, auch wenn es anstrengend ist. Am Ende haben alle etwas davon. Jetzt ist der Zeitpunkt gekommen: Sie müssen die Führung übernehmen. Eine gute Führungskraft hört alle Meinungen an, prüft die Optionen und trifft dann aufgrund dieser Informationen die best mögliche Entscheidung.

Sollte Ihr Schützling nicht fähig oder willens sein, eine Meinung zu äußern, können Sie seine bisherigen Lebensgewohnheiten, Werte und Wünsche in Ihre Überlegungen einbeziehen. Beide Seiten werden vermutlich mehr Freude am Planen haben, wenn auch Reisen oder andere schöne Dinge, die gemeinsam zu tun Sie sich schon lange vorgenommen haben, einen Platz finden.

10.2.1.1 Ehrlich sein

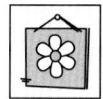

Nina und Joachim Berger waren seit 60 Jahren ein Paar. Das Leben hatte sie nicht nur verwöhnt, doch ihre Beziehung war liebevoll und verlässlich geblieben. Sie blickten einander so strahlend an wie mit 18 Jahren.

Unglücklicherweise traten im Alter zunehmend schwere Gesundheitsprobleme auf. Herr Berger litt an Leukämie und brauchte in immer kürzeren Abständen Bluttransfusionen. Frau Berger war seit Jahren mit einer schweren Arthritis geschlagen, und nun stellten sich deutliche Gedächtnisprobleme ein. Allen Schwierigkeiten zum Trotz, und von Angehörigen und Freundeskreis unterstützt, kamen die beiden zu Hause zurecht. Doch dann komplizierte sich die Situation, weil sich Joachims körperlicher und Ninas geistiger Zustand verschlechterte. Ihr Sohn Erich, der inzwischen wieder in der Nähe wohnte, war verantwortungsbewusst genug, eine Freundin der Familie zu bitten, bei seiner Mutter zu sein, während Joachim im Krankenhaus war. Er regelte auch die finanziellen Angelegenheiten seiner Eltern. Er war leider nicht verantwortungsbewusst genug, um gelegentlich selbst als Betreuer einzuspringen oder sich in die Lage seiner Eltern zu versetzen.

Eines Tages, Herr Berger war mal wieder im Krankenhaus, schritt Erich zur Tat. Er überzeugte seinen Vater, Nina in ein Pflegeheim zu geben, weil das die beste Lösung für sie sei. Wirklich tragisch, dass er seinen Vater auch davon überzeugte, dass es das Beste sei, seine Frau nicht über diesen Plan zu informieren. Der Hausarzt wies Frau Berger in ein Hospital ein, von wo aus sie direkt in ein Pflegeheim verlegt wurde. Sie bekam lediglich gesagt, sie benötige eine bessere medizinische Versorgung.

Ungeachtet ihrer fortgeschrittenen Demenz war sich Nina Berger schmerzlich bewusst, dass man sie ausgetrickst hatte. Sie weigerte sich, mit Joachim zu sprechen oder zu essen, mit dem Mann, den sie ihr Leben lang bewundert und geliebt hatte. Bis zu ihrem Tod äußerte sie immer wieder, wie schrecklich es sei, von einem Menschen, den man liebt, hintergangen zu werden. So sehr sich Joachim bemühte, seiner Frau Sicherheit und Trost zu bieten, Nina blieb wütend und enttäuscht. Das Vertrauen zu ihrem Mann, der wenige Monate nach ihr starb, war unheilbar zerstört.

Diese eindrucksvolle Geschichte soll nicht nur daran erinnern, dass Menschen mit Gedächtnisverlust das unverbrüchliche Recht darauf haben, ehrlich und respektvoll behandelt zu werden, vielmehr auch als Verwirrte merken, wenn es daran fehlt. Auch wenn es nötig war, Frau Berger künftig anders zu versorgen, war es völlig unnötig, die entsprechenden Arrangements hinterlistig zu treffen. Der Schmerz, mit Demenz zu leben, ist allein schon groß genug, er braucht nicht noch verstärkt zu werden durch eine Beziehung, die von Unehrlichkeit zerrüttet wurde. Die Einzelheiten der Pflegeplanung werden in jeder Pflegesituation anders aussehen. Allen gemeinsam ist das Gebot, einfühlsam und ehrlich zu handeln.

10.2.3
Gemeinsam betreuen

Albert pflegt seine gebrechliche, kognitiv leicht eingeschränkte Mutter mit großer Hingabe, obwohl sie zwei Autostunden entfernt von ihm wohnt. Dank seiner einfühlsamen und liebevollen Unterstützung konnte die alte Dame weiter zu Hause leben. Albert versichert gern, dass er «nur ein wenig aushelfe» beim Staubsaugen, Putzen, Wäsche waschen und Kochen. Im Laufe der letzten Jahre hatten sich die kleinen Handreichungen auf viele andere Aktivitäten ausgeweitet. Er half seiner Mutter inzwischen auch, Briefe zu schreiben, Grußkarten zu versenden, erledigte die Einkäufe und fuhr sie zum Arzt. Albert betrachtet es als Privileg, für seine Mutter sorgen zu können und diese schätzt sich glücklich, von ihrem Sohn betreut zu werden. Trotzdem fühlte sich Albert inzwischen von den Fahrten und den immer umfangreicheren Aufgaben körperlich und psychisch belastet.
Deshalb freute er sich wirklich auf die Unterstützung seines Bruders und seiner Schwägerin, die jetzt in Rente gegangen und wieder zurück in die heimatliche Gegend gezogen waren. Als die beiden jedoch keine Hilfe anboten, wurde Albert ärgerlich. Mehrmals hatte er bei passender Gelegenheit erwähnt, dass ihm die Betreuung zu viel wurde, worauf er jedes Mal nur den Tipp bekam, sich eine bezahlte Hilfe von außen zu holen. Und außerdem: Albert habe doch alle Zeit der Welt, jetzt, wo er in Rente war, oder?
Solche Bemerkungen kränkten und frustrierten Albert natürlich. Bruder und Schwägerin hatten offenbar weder ein Gefühl für seine Würde und seine Bedürfnisse, noch die seiner Mutter, und das schmerzte ihn. Er mied das Thema und war lange Zeit wütend und verbittert. Er unterhielt sich mit Freunden über die Situation, betete, dachte darüber nach und las viel. Nach einer Weile gelang es ihm, sich von negativen Gefühlen frei zu machen und die Situation zu akzeptieren. Sein Bruder und seine Schwägerin würden sich nicht verändern. Sie würden nicht über Nacht erleuchtet werden und feststellen, dass sie mit anpacken mussten. Nachdem er die Verbitterung abgelegt hatte, fühlte er sich wesentlich besser. Er stellte fest, dass ihn das Festhal-

ten an Wut und Groll viel emotionale Kraft gekostet hatte. Inzwischen hofft er nicht mehr auf regelmäßige Unterstützung, bittet die beiden jedoch gelegentlich um spezifische Hilfsdienste.

Eine weiter entfernt wohnende Schwester ist wesentlich verständnisvoller; sie bietet emotionale Unterstützung, indem sie öfter mit ihm telefoniert und leistet praktische Hilfe, wenn sie zu Besuch kommt. Diese Schwester organisierte auch eine Haushaltshilfe, die Albert entlastet. Jetzt hat Albert Zeit, für seine Mutter persönliche Dinge zu tun, die ihm mehr Spaß machen und die nur er genau so erledigen kann, wie sie es wünscht.

Aus der Erfahrung, die dieser und viele andere Pflegende mit gemeinsamer Betreuung gemacht haben, lassen sich folgende Empfehlungen ableiten:

- Wie bereits festgestellt, halten die Mitglieder einer Familie meist ihr Leben lang an ihren innerfamiliären Rollen fest. Wer bislang den versorgenden und fürsorglichen Part übernommen hat, wird sich im Notfall zuerst verantwortlich fühlen. War ein Familienmitglied in der Vergangenheit eher distanziert und desinteressiert, wird es sich nicht verändern, evtl. diese Charakterzüge sogar noch stärker ausprägen.
- Erwarten Sie nicht, dass andere von sich aus wissen, was zu tun ist und ihre Hilfe anbieten. Schön, wenn Hilfsbereitschaft besteht; es ist jedoch leider die Ausnahme.
- Die unausgesprochene Erwartung, von anderen unterstützt zu werden, kann zu Verbitterung führen und emotionale Kräfte binden.
- Wenn Sie sich nicht melden, können andere nicht wissen, was Sie brauchen. Meist empfiehlt sich die Bitte, eine bestimmte Aufgabe zu übernehmen, etwa Hausarbeit, Einkaufen oder einen Nachmittag mit der demenzkranken Person zu verbringen, damit Sie ein paar freie Stunden haben.
- Berücksichtigen Sie, wenn Sie unterstützt werden möchten, die Fähigkeiten und Interessen des jeweiligen Familienmitglieds. Jemand der gerne einkauft, wird vermutlich die Versorgung mit Lebensmittel übernehmen oder Ihrem Schützling beim Schuh- und Kleiderkauf behilflich sein können. Wer sich für Gartenarbeit interessiert, kann sich damit nützlich machen und, mit Ihrer Anleitung, die Person mit Demenz daran beteiligen. Ein entsprechend begabtes Familienmitglied kann sich um die Finanzen und Behördenangelegenheiten kümmern. Eine viel beschäftigte Familie mit kleinen Kindern könnte zu Besuch kommen, Ihnen eine Pause verschaffen und dem demenzkranken Familienmitglied Gelegenheit geben, den Kindern vorzulesen oder einfach mit den Kindern zusammen zu sein. Weit entfernt lebende Angehörige können telefonisch Kontakt halten (vielleicht müssen Sie den Anruf tätigen) und sind möglicherweise auch in der Lage, geschäftliche Dinge zu regeln.

Besuche und Unternehmungen wollen sorgfältig geplant sein, damit die Person nicht überfordert wird. Hierzu nun einige Anregungen und der Verweis auf die Kapitel 6, 7 und 8, wo Sie entsprechende Richtlinien finden.

- Befassen Sie sich mit dem persönlichen Auskunftsbogen im Anhang oder erarbeiten Sie mit allen Angehörigen zusammen ein Erinnerungsbuch.
- Ziehen Sie für spezielle Themen Fachleute hinzu und erstellen Sie Langzeitpläne. Beteiligen Sie von Anfang an auch andere Familienmitglieder an Arztgesprächen und Terminen mit dem professionellen Pflegeteam. Vermutlich können Sie dadurch eilig organisierte Treffen und Entscheidungen in Krisensituationen vermeiden und gleich zu Beginn klarstellen, dass die Verantwortung auf mehreren Schultern liegt.
Leider lassen sich solche Treffen aller Beteiligten nicht immer organisieren. Die Ortsgruppe der Alzheimer-Gesellschaft oder eine andere kommunale Einrichtung kann Ihnen möglicherweise eine besonders geschulte Kraft zuweisen, die Familien hilft, Pflegepläne zu erstellen. Wenn Sie einen Fachdienst in den Prozess einbinden, haben Sie eine objektive dritte Person im Boot, die zum einen über das örtliche Hilfeangebot Bescheid weiß, zum anderen fähig ist, mit der jeweiligen Familiendynamik effektiv zu arbeiten. Unterstützung von professioneller Seite kann die hauptverantwortliche Betreuungsperson erheblich entlasten. Ein Rechtsanwalt kann behilflich sein, wenn über Vollmachten und anderen Rechtsangelegenheiten entschieden werden muss, eine Finanzberaterin bei der Vermögensverwaltung.
- Nehmen Sie Kontakt zur Nachbarschaft, zum Freundeskreis, zu Vereinen und Verbänden auf, in denen Ihr Schützling aktiv war (z. B. Kirchengemeinde, Hobbyclub, gemeinnützige Organisationen), bitten Sie diese Leute um Unterstützung und nennen Sie ihnen maßgeschneiderte Möglichkeiten. Wie im Falle der Angehörigen wissen auch diese Menschen nicht von sich aus, was Sie und die Person in Ihrer Obhut brauchen. Es ist an Ihnen, die Leute zu informieren. Wenn Sie nur dasitzen und auf ein Hilfsangebot warten, werden Sie vermutlich enttäuscht enden. Die meisten Menschen sind es gewohnt, unabhängig zu sein und bitten ungern um Hilfe, doch ist jetzt nicht der geeignete Zeitpunkt, diesen Stolz zu pflegen. Fällt es Ihnen schwer, für sich selbst zu sprechen, bitten Sie, die Ihnen anvertraute, demenzkranke Person zu unterstützen, das ist möglicherweise der leichtere Weg. Aus eigener Erfahrung weiß ich, dass die meisten Leute für konkrete Anregungen dankbar sind. Sie riskieren mit einer Bitte nicht viel, schlimmstenfalls bekommen Sie eben ein Nein.

10.2.4
Ihren Schützling betreuen

In fast allen Kapiteln dieses Buchs ging es um verschiedene Möglichkeiten, die demenzkranke Person zu betreuen. Ein weiterer Vorschlag lautet, eine Selbsthilfegruppe für Menschen mit Demenz ausfindig zu machen. Solche Gruppen gibt es inzwischen in vielen größeren und kleineren Gemeinden. Viele Betroffene haben erfahren, dass es Spaß macht, an solchen Treffen teilzunehmen, und ihnen hilft, mit dem Leiden zurecht zu kommen. Diese Gruppen sind auch für betreuende Angehörige eine dringend benötigte Entlastung. Hier die Gedanken eines Demenzkranken, der damit auch für viele andere spricht:

> Und dennoch: Wir dürfen die Hoffnung nicht verlieren. Wenn wir uns mit der Gründung einer Selbsthilfegruppe beschäftigen, schöpfen wir Hoffnung. Sie mag nicht lange bestehen, sie mag sich verlaufen, aber das ist immer noch besser als überhaupt nichts zu unternehmen. Was Alzheimer so schlimm macht, ist, dass die Leute nicht mehr aus dem Haus kommen. Es muss etwas geben, was sie veranlasst, raus zu gehen. Ich will nicht dahinvegetieren. (Bill, Zitat aus Snyder, 1999, p. 49)

10.2.5
Was überlastete Pflegende oft hindert, Hilfe in Anspruch zu nehmen

Ich stand im Lebensmittelmarkt, war völlig erschöpft, und überlegte krampfhaft, warum ich hergekommen war. Ich schaute in meinen Einkaufswagen: Windelpackungen für meine inkontinente Mutter und meinen zweijährigen Enkel lagen drin, mehr nicht. Ich konnte mich nur noch an die Windeln erinnern. Ich hatte eine Nachbarin gebeten, auf meine Mutter und Tim aufzupassen, weil wir nichts mehr im Haus hatten. Jetzt stand ich da und wusste nicht mehr, was ich wollte. Dieser kleine Vorfall zwang mich, über zusätzliche Hilfe von außen nachzudenken. Über ein Jahr hatte ich mich fast wie in Trance bewegt und versucht, alles selbst zu machen. Ich musste mich der Tatsache stellen, dass diese Situation nicht mehr tragbar war und meine Mutter, Tim und mich selbst gefährdete.   *E. Wakefield, Zitat aus Ballard & Poer, 1999*

Viele Menschen sträuben sich gegen eine bezahlte Hilfskraft, die ins Haus kommt oder andere Unterstützungsangebote, wie Tagespflege oder Kurzzeitpflege. Der Schritt, sich Hilfe zu organisieren, fällt den Pflegeverantwortlichen meist schwerer als jeder andere. Tatsache ist, dass Pflegende von Demenzkranken sehr viel seltener Hilfe holen und Hilfsdienste in Anspruch nehmen, als Pflegende von Menschen mit körperlichen Beschwerden. Dabei hat die Canadian Study on Health and Aging (Kanadische Studie über Gesundheit und Altern) nachgewiesen, dass Menschen mit Demenz erheblich stärker eingeschränkt sind als Menschen mit rein körperlichen Erkrankungen: Erstere haben 6,1 Probleme bei den Aktivitäten des täglichen Lebens, letztere nur 0,9

(Lindsay, 1994b). Trotz dieser hochgradigen Einschränkungen wurde Hilfe von außen nur ein Viertel häufiger in Anspruch genommen.

Die folgenden Abschnitte gehen der Frage nach, warum es Pflegenden oft schwer fällt, Hilfe zu organisieren, wobei ich mich auf die Auskünfte betreuender Angehöriger stütze. Es gibt sehr nachvollziehbare Gründe für diese Zurückhaltung; vielleicht hilft es Ihnen, die Hindernisse zu überwinden und sich die erforderliche Unterstützung zu organisieren, wenn Sie einige Ursachen kennen.

Fehlende oder ungeeignete Angebote

Nur allzu häufig gibt es überhaupt keine Hilfsangebote, wie ambulante Pflegedienste, Kurzzeitpflege, Familien entlastende Dienste oder Tagesstätten. In manchen Kommunen gibt es zwar solche Einrichtungen, werden aber von den Menschen mit Demenz und ihren pflegenden Angehörigen zu wenig genutzt. Unseligerweise werden manchmal die Angehörigen für die schlechte Auslastung der Einrichtungen verantwortlich gemacht. Pflegeplanerinnen, Pflegeplaner und professionelle Pflegekräfte sollten sich, bevor sie diesen Schluss ziehen, eingehender mit dem Thema beschäftigen und sich fragen, ob die Angebote den tatsächlichen Bedürfnissen ihrer Zielgruppe entsprechen. Tagesstätten für ältere, demenzkranke Menschen sind ein gutes Beispiel: Bieten sie Fahrdienste an? Findet das Angebot zu einer für pflegende Angehörige günstigen Tageszeit statt? Geht das Beschäftigungsprogramm auf die Bedürfnisse der Teilnehmenden ein? Hat das Personal ausreichend Erfahrung im Umgang mit Demenzkranken? Ist das Angebot in der Öffentlichkeit ausreichend bekannt?

Es gilt, der Frage nachzugehen, warum Pflegende vorhandene Angebote nicht wahrnehmen. Die Träger der Einrichtungen sind aufgerufen, ihre Unterstützungsangebote so zu gestalten, dass sie den ermittelten Bedürfnissen der Menschen mit Demenz und ihrer Betreuenden tatsächlich entsprechen. Vielleicht können Sie diese Kampagne später unterstützen, wenn Sie einmal weniger Zeit für die Pflege Ihres Schützlings aufwenden müssen.

Bezahlte Pflegekräfte sind womöglich nicht ausreichend qualifiziert

Um ausgezeichnete Pflegeleistungen erbringen zu können, müssen zwei eng miteinander verknüpfte Voraussetzungen erfüllt sein: 1. Allgemeine Kenntnisse über Demenz und Pflege, 2. Genaue Informationen über die gepflegte Person.

Obwohl der Idealzustand noch keineswegs erreicht ist, gibt es hinsichtlich demenzspezifischer Kenntnisse und Fertigkeiten professioneller und semiprofessioneller Pflegekräfte erhebliche Fortschritte. Bei der Auswahl eines Pflegedienstes müssen Sie sich über den demenzspezifischen Ausbildungsstand der Angestellten kundig machen. Die Ortsgruppe der Alzheimer-Gesellschaft kann Ihnen vermutlich Anbieter nennen, die Personal beschäftigen, das einschlägig ausgebildet und erfahren ist. Es kann aber auch sein, dass Ihnen, als

Angehörige oder Angehöriger, eine bestimmte Rolle zufällt, insbesondere bei Pflegekräften, die ins Haus kommen. Es gibt viele Betreuungskräfte, die zwar keine formale Ausbildung absolviert haben, aber sehr begabt sind für zwischenmenschliche Beziehungen und sich intuitiv richtig verhalten. Vielleicht können Sie diesen Leuten Ihre Kenntnisse über Demenz weitergeben und sie mit entsprechendem Informationsmaterial oder Videokassetten versorgen.

Angehörige, die sich hauptverantwortlich der Betreuung widmen, kennen die Personen in Ihrer Obhut so gut wie niemand sonst. Schließlich sind sie bereits ein Leben lang mit ihr verbunden und haben im Pflegealltag ausreichend Erfahrungen mit ihren Verwandten mit Demenz gesammelt. Sehr verständlich, dass es pflegenden Angehörigen widerstrebt, die Betreuung Personen zu übertragen, die diesen lebensgeschichtlichen Hintergrund und diese Erfahrungen nicht haben. Deshalb ist eine festgelegte Form der Informationsweitergabe an alle an der Betreuung beteiligten Personen unerlässlich. Versuchen Sie es mit dem persönlichen Auskunftsbogen im Anhang dieses Buchs oder mit dem Vordruck, den die Alzheimer-Gesellschaft ausgearbeitet hat.

Pflegekräfte, die ins Haus kommen oder der Gang in eine Tagesstätte sind eher eine Belastung

Dieser Einwand ist eng mit den beiden oben genannten Punkten verknüpft: fehlende Fachkenntnisse und Dienste, die den Betreuungsbedürfnissen nicht entsprechen. Pflegekräfte, die bar jeglicher demenzspezifischer Kenntnisse zu Werke gehen, können in der Tat störend sein. Manchmal bleibt vielleicht keine andere Wahl; ich rate jedoch dringend, sich intensiv zu erkundigen, um einen Pflegedienst und Pflegekräfte ausfindig zu machen, die Ihre Kriterien erfüllen.

Es gibt pflegende Angehörige, die sich für größere oder kleinere Veränderungen des vorhandenen Betreuungsangebots stark machen und daraus Befriedigung und Kraft schöpfen. Anderen ist die Vorstellung, sich noch einer weitere Aufgabe zu widmen, ein Gräuel. Manchmal sind andere Familienmitglieder bereit, die Rolle der Fürsprecher zu übernehmen und sowohl die Interessen der betreuenden als auch die der betreuten Person vertreten.

Gewisse Mythen behindern den Entschluss, Hilfe zu organisieren
MYTHOS: Um Hilfe zu bitten ist ein Zeichen von Schwäche.
TATSACHE: Zu wissen, wann Sie Hilfe brauchen, ist ein Zeichen großer Klugheit und Stärke.

Es ist zwar nachvollziehbar, dass Sie sich wie ein Versager oder wie eine Versagerin fühlen, wenn Sie um Hilfe bitten, tatsächlich gibt es dafür aber nicht den geringsten Grund. Wie im Kapitel 1 ausführlich dargestellt, ist die Betreuung eines demenzkranken Menschen eine äußerst befriedigende, aber auch äußerst anstrengende Aufgabe. Da Ihnen jedoch nur ein gewisses Maß an Kräften zur Verfügung steht, kann bei fortschreitender Demenz Ihres Schützlings der Punkt kommen, an dem Sie die anfallende Arbeit unmöglich alleine bewältigen können. Wie ein voll getanktes Fahrzeug nur eine begrenzte Reichweite hat, sind auch Ihre Energiereserven endlich. Halten Sie sich bitte auch vor Augen, dass Ihre Pflegesituation einmalig ist und Vergleiche mit anderen Pflegesituationen nicht angebracht sind.

Im Kapitel 1 wurde betont, wie wichtig es ist, an sich selbst zu denken – nicht um Ihrer selbst willen, vielmehr um der von Ihnen betreuten Person willen. Die gleichen Grundsätze treffen auch zu, wenn Sie beschließen, sich Hilfe von außen zu holen. Wenn es Ihnen allzu schwer fällt, etwas nur für sich selbst zu tun, halten Sie inne und überlegen Sie, wie es um die Person in Ihrer Obhut bestellt wäre, wenn Sie zu krank oder zu erschöpft wären, um sie weiter zu betreuen. Es ist belegt, dass Pflegende von Demenzkranken sehr viel häufiger körperliche Gesundheitsprobleme entwickeln als Pflegende anderer Kranken. Die Canadian Study on Health and Aging hat ein sechsfach erhöhtes Risiko ermittelt. Tatsache ist ferner, dass 75 % der Pflegenden von Demenzkranken zu irgendeinem Zeitpunkt eine Depression entwickeln. Die oben genannte Studie nennt einen doppelt so hohen Prozentsatz klinischer Depressionen bei pflegenden Angehörigen von Demenzkranken (Lindsay, 1994b). Demenzpflege ist eine lange Reise. Wenn Sie nicht auch an sich selbst denken, und sich helfen lassen, kann das Ergebnis sein, dass Sie den Weg nicht zu Ende gehen können.

MYTHOS: Nur ich kann die erforderliche Pflege leisten.
TATSACHE: Die von Ihnen geleistete Pflege ist zwar nicht zu ersetzen, dennoch können andere Leute einen wertvollen Beitrag leisten, praktische Aufgaben übernehmen und eine eigene, individuell geprägte Beziehung zu Ihrem Schützling entwickeln.

Sicher ist die wertschätzende, liebevolle Beziehung zu der Person in Ihrer Obhut einmalig. Sicher ist aber auch, dass weitere Beziehungen zu unterschiedlichen Personen das Leben Ihres Schützlings, aber auch Ihr Leben bereichern können. Öffnen Sie sich daher solchen Gelegenheiten. Selbst wenn beide Beteiligten gesund sind, kann eine einzige Beziehung unmöglich sämtliche Bedürfnisse eines Paares abdecken. Dieser Umstand gewinnt an Bedeutung, wenn ein Teil des Paares demenzkrank wird. Viele pflegende Angehörige stellen fest, dass die Pflege von Menschen mit Demenz einsam macht, weil Freunde, Freundinnen und Verwandte den Schwierigkeiten aus dem Weg gehen und sich zurückziehen. Wenn Sie sich die Betreuung mit anderen teilen, mit professionellen oder ehrenamtlichen Kräften, und gewisse Aufgaben an sie abgeben, erweitert sich Ihr Horizont. Pflegende, die Zeit finden, Kraft zu tanken, können die Zeit, die sie dann mit ihrem Schützling verbringen, mit mehr emotionaler und physischer Energie ausfüllen.

In manchen Fällen ist es leichter, die Körperpflege – etwa das Waschen, Baden oder Duschen – einer bezahlten Kraft zu übertragen. Es mag für beide Beteiligten unangenehm und peinlich sein, in diesem Bereich ihre gewohnten verwandtschaftlichen Rollen zu verlassen. Auch praktische Dinge, etwa häusliche Arbeiten oder das Einkaufen, können delegiert und bezahlten Kräften überlassen werden.

MYTHOS: Der Mensch mit Demenz kann sein Verhalten willentlich beeinflussen.
TATSACHE: Demenz ist eine organische Gehirnerkrankung.
Viele Symptome äußern sich durch verändertes Verhalten.

Die Öffentlichkeit weiß immer noch viel zu wenig über demenzbedingte Gehirnveränderungen. Das ist sehr bedauerlich und führt dazu, dass die Alzheimer-Krankheit und andere Demenzen stigmatisiert bleiben. Manche Leute glauben irrtümlicherweise, der Mensch mit Demenz verhalte sich mit voller Absicht so seltsam oder störend. Das wiederum hat zur Folge, dass sie sich weigern, Hilfe von außen zu holen. Manchmal schämen sich pflegende Angehörige für das Verhalten der Person oder der Tatsache, dass ein Familienmitglied an Demenz leidet.

Informationskampagnen über die Alzheimer-Krankheit zeigen nur langsam Wirkung; der Aufklärungsprozess wird jedoch nicht beschleunigt, wenn Sie sich und die betroffene Person vor anderen verstecken. Es ist vielmehr so, dass Ihrer beider Wohlbefinden davon abhängig ist, dass sie im Netz der alltäglichen Aktivitäten und Kontakte verwoben bleiben.

Solche Dienste sind zu teuer

Viele Pflegende können sich eine Hilfe einfach finanziell nicht leisten. Das ist leider kein Mythos, sondern eine Tatsache, die ich sehr bedauere. Sollten Sie in dieser schlimmen Situation sein, kann ich Sie nur auf die Lobbyarbeit der Alzheimer-Gesellschaft verweisen, die große Anstrengungen unternimmt, um zu erreichen, dass jede Person mit Demenz die individuell notwendige Betreuung bekommt.

Es ist nicht leicht, immer auf dem aktuellsten Stand der einschlägigen örtlichen Angebote zu sein. Hier können die lokale Kontaktstelle der Alzheimer-Gesellschaft, aber auch die Beratungsdienste anderer Organisationen helfen. Sie kennen die kommunalen Dienste und Angebote und wissen, welche gratis oder gegen einen individuell abgestimmten finanziellen Beitrag in Anspruch genommen werden können. Eine Sozialarbeiterin, ein Sozialarbeiter oder die Fachkraft einer kommunalen Beratungsstelle wird Ihnen die Wege ebnen. Pflegende Angehörige haben auch ein Recht auf Pflegegeld, das wenigstes einen Teil ihrer Arbeit finanziell honoriert. Über die Voraussetzungen zum Bezug von Pflegegeld erteilen die Krankenkassen Auskunft.

10.2.6
Tipps für eine optimale Nutzung auswärtiger Hilfen

Wenn Sie sich entschlossen haben, Hilfe von außen in Anspruch zu nehmen, orientieren Sie sich bitte an folgenden kurz gefassten Anregungen.

Mit professioneller Hilfe den Bedarf und das Angebot ermitteln

Viele Alzheimer-Gesellschaften oder andere öffentliche Beratungsstellen übernehmen diese Aufgabe gratis. Das Angebot an Einrichtungen und Programmen ist lokal sehr unterschiedlich. Eine in der Pflege von Menschen mit Demenz ausgebildete und erfahrene Fachkraft kann Ihnen helfen, einen auf Ihren Fall zugeschnittenen Betreuungsplan zu entwickeln. Wie in allen Bereichen der Demenzpflege, gibt es auch hier keine Patentrezepte und keinen allgemein gültigen, perfekten Plan. Manche pflegende Angehörige profitieren von Tagesstätten, anderen ist mit einer Betreuungskraft, die ins Haus kommt und bestimmte Aufgaben übernimmt, sehr geholfen, wieder andere brauchen eine längere Auszeit und nehmen eine Kurzzeitpflegeeinrichtung in Anspruch. Oft ist eine Kombination verschiedener Möglichkeiten hilfreich. Eine erfahrene, einfühlsame professionelle Pflegekraft kann diese Dienste koordinieren, aber auch Menschen aus dem Familien- und Freundeskreis können diese Funktion übernehmen.

Aber: Kein Plan ist in Stein gemeißelt, denn wenn sich Pflegebedürfnisse ändern, muss sich auch der Pflegeplan entsprechend ändern. Als objektive dritte Person, sollte eine erfahrene Fachpflegekraft von außen die Pflegebedürfnisse von Zeit zu Zeit überprüfen und neu einschätzen.

Wählerisch sein

Sicher gibt es pflegende Angehörige, denen die Möglichkeit, Personal oder Pflegedienst selbst auszuwählen, verwehrt ist. Besteht jedoch eine Wahlmöglichkeit, sollten Sie sich unbedingt kundig machen und prüfen, welcher Anbieter und/oder welche Person am besten zu Ihrer Pflegesituation passt. Fragen Sie bei der Alzheimer-Gesellschaft nach einer Empfehlungsliste und andere Pflegende nach deren Erfahrungen.

Falls Ihnen nicht zufällig eine wunderbare private Betreuungskraft über den Weg läuft, ersparen Sie sich viel Mühe, wenn Sie die Suche nach einer geeigneten Person nicht selbst übernehmen, sondern auf einen professionellen Pflegedienst/eine Sozialstation zurückgreifen. Das mag zwar der teurere Weg sein, hat aber den unschätzbaren Vorteil, dass die Verantwortung für Einsatzplanung und Lohnangelegenheiten bei der Agentur liegt, nicht bei Ihnen. Dazu kommt, dass der Pflegedienst für Ersatz sorgt, wenn es mit einer bestimmten Kraft nicht wunschgemäß klappt, und Sie nicht wieder ganz von vorn anfangen müssen zu suchen.

Stellen Sie der Pflegeagentur/der Sozialstation/dem Pflegedienst Fragen, bevor Sie sich entscheiden. Erkundigen Sie sich, ob die Pflegekräfte für die Betreuung Demenzkranker qualifiziert sind. Fragen Sie, nach welchen Grundsätzen die Einsatzpläne erstellt und die Pflegekräfte zugewiesen werden. Bemüht sich die Agentur, möglichst immer die gleiche Person ins Haus zu schicken? Ist sie bereit, eine andere Kraft zu beauftragen, falls es mit der zugewiesenen Person Schwierigkeiten gibt? Sind die Pflegekräfte fest angestellt?

Die Hilfe sich selbst zuordnen, weniger der Person mit Demenz

Die demenzkranke Person mag den Gedanken der persönlichen Hilfsbedürftigkeit zurückweisen, dagegen durchaus bereit sein, eine Betreuungskraft zu tolerieren, um Sie zu entlasten. Wenn Sie für die Betreuung eines alleine lebenden Menschen zuständig sind, können Sie sich des gleichen Ansatzes bedienen. Wenn Sie die Hilfe sich selbst zuordnen, lässt sich Ihr Schützling vielleicht bewegen, Unterstützung zuzulassen, etwa einen Hausnotruf zu installieren oder «Essen auf Rädern» zu bestellen. Sagen Sie der Person, dass Sie sich große Sorgen um ihre Sicherheit und ihren Ernährungszustand machen und ihn deshalb bitten, den vorgeschlagenen Hilfsdienst in Anspruch zu nehmen.

Hilfen schrittweise einführen

Im Laufe dieses Buchs wurde immer wieder betont, dass Menschen mit Demenz Veränderungen schwer verkraften. Deshalb ist es wichtig, Veränderungen schrittweise und behutsam vorzunehmen. Orientieren Sie sich dabei an den Ausführungen der vorangegangenen Kapitel. Ein Beispiel für die individualisierte Einführung eines Tagesprogramms findet sich in Kapitel 6. Trotzdem ist es vermutlich am besten, größere Entscheidungen, etwa die Einstellung einer Haushaltshilfe, alleine zu treffen. Sie können Ihrem Schützling dafür bei einem anderen Aspekt wählen lassen, ihn etwa fragen: «Heute kommt eine neue Haushaltshilfe zu uns, weil mir die Arbeit über den Kopf wächst. Mit welchem dieser beiden Bezüge soll sie dein Bett beziehen?»

Professionellen Pflegekräften helfen, eine Beziehung zur betreuten Person aufzubauen

Manchen Pflegekräften fällt es leicht, eine liebevolle Beziehung zu Personen mit Demenz herzustellen und sie kooperativ zu stimmen. Doch nicht alle sind mit dieser Gabe gesegnet, die meisten werden dabei Ihre Unterstützung brauchen. Um eine therapeutische Beziehung aufbauen zu können, müssen professionell Pflegende die Person erst kennen lernen – deren Vorlieben und Abneigungen, Interessen und Lebensgewohnheiten. Das geschieht am besten mit Ihrer Hilfe, denn pflegende Angehörige verfügen diesbezüglich über den größten Wissensschatz. Unterhalten Sie sich mit der Pflegekraft über die Vergangenheit der Person, erzählen Sie aus ihrem Leben, zeigen Sie Familienfotos und Andenken, geben Sie ihr schriftliche Informationen (z. B. den persönlichen Auskunftsbogen), weil nur so eine wertschätzende, fürsorgliche Beziehung entstehen kann. Sind dann im Laufe der Zeit gute Verbindungen aufgebaut worden, sollten professionelle Pflegekräfte ermuntert werden, ihrerseits mitzuteilen, was sie im Hinblick auf die demenzkranke Person und effektive Betreuungsmethoden beobachtet haben.

Wird die Person über längere Zeit in einer Einrichtung betreut, etwa in einem Pflegeheim, einer Tagesstätte, einer Kurz- oder Langzeitpflegestation, sind diese Empfehlungen besonders wichtig. Es ist tatsächlich ein guter Indikator für die Qualität eines Hauses oder eines Dienstleistungsangebots, wenn die Angehörigen nach der Biographie der oder des Betreuten gefragt werden. Positive Beziehungen zwischen professionellen und ehrenamtlichen Pflegekräften zeichnen sich aber auch durch lebhaften Informationsfluss in beide Richtungen aus. So gibt es Tagesstätten, die Angehörigen über den Tagesverlauf der Person schriftlich berichten.

In der Arbeitszeit professioneller Pflegekräfte sollte es auch Raum geben für Spaß und Spiel. Dadurch gestaltet sich der Hausbesuch für beide Teile erfreulicher und notwendige Maßnahmen, wie Körperpflege und Hausarbeit, fallen leichter. Die Angehörigen sollen den Fachpflegekräften nicht nur die anstehenden Aufgaben nennen, sie vielmehr auch über Hobbys und Lieblingsbeschäftigungen der Person informieren. Oft hilft bereits ein kleiner Hinweis, etwa auf das Lieblingslied der Person und ihre Art, sich an bestimmten Aufgaben zu beteiligen. Eine angenehme Aktivität, etwa eine kleine gemeinsame Mahlzeit oder eine kurze Unterhaltung, kann aus einer eher lästigen Pflichtübung oft einen netten Zeitvertreib machen. Bitte entnehmen Sie Einzelheiten den Kapiteln 6, 7, 8 und 9.

Aufgaben nennen, aber auch Freizeitaktivitäten vorschlagen

Wie bereits erwähnt, dürfen Spiel und Spaß nicht zu kurz kommen, selbst wenn professionell Pflegende nur wenig Zeit haben und für bestimmte Aufgaben ins Haus kommen, etwa zur Körperpflege oder für gewisse Hausarbeiten. Pflegekräfte, die viele Stunden anwesend sind, müssen vielleicht ermutigt werden, ihren Schützling mit angenehmen Dingen zu beschäftigen, etwa gemeinsam zu backen, einen Spaziergang zu unternehmen, im Garten zu werkeln oder Musik zu hören. Werden solche Aktivitäten als Teil des Aufgabenspektrums der Pflegekraft definiert, bekommt sie nicht das Gefühl, immer nur Pflichten erfüllen oder nur untätig herumsitzen zu müssen, wenn diese Arbeiten erledigt sind.

Es gibt nicht nur einen richtigen Weg

Wenn sich mehrere Personen die Betreuung teilen, müssen Sie bis zu einem gewissen Grad Kontrolle abgeben und loslassen. Sie können nicht mehr alleine bestimmen, wie eine Arbeit erledigt wird. Das fällt pflegenden Angehörigen durchaus nicht immer leicht, besonders wenn es sich um Hausarbeiten handelt. Versuchen Sie, das Gesamtbild zu sehen, weniger die Details. Ist beispielsweise die Wäsche gewaschen worden – die Sachen sind sauber und frisch – und zwar nicht von Ihnen, sondern von einer anderen Person, ist es dann wirklich wichtig, wie die Wäsche zusammengelegt wurde? Es gibt viele Wege, Dinge zu tun, der eigene ist nur einer von mehreren Wegen. Wenn Sie nur Ihre Methode gelten lassen, werden Sie vermutlich allen Beteiligten das Leben schwer machen.

Als primär verantwortliche Betreuungsperson entscheiden Sie, was unbedingt getan werden muss und welche Einzelheiten Ihnen oder Ihrem Schützling tatsächlich wichtig sind. Die Arbeitszufriedenheit professionell Pflegender ist jedoch davon abhängig, in wie weit sie ihr Tun selbst bestimmen können. Dazu ein Beispiel: Sie bitten eine Haushaltshilfe, ein Fleischgericht zuzubereiten. Natürlich muss sie wissen, welche Zutaten von der Familie nicht vertragen oder abgelehnt werden. Wenn sie dann einen prima Braten auf den Tisch bringt, den sie nach dem eigenen Familienrezept zubereitet hat, sollten Sie versuchen, ihre Kochkünste anzuerkennen und die Mahlzeit zu genießen, ohne der gewohnten Zubereitungsart hinterher zu jammern.

Rückmeldung geben

Es geht professionellen Pflegekräften wie Ihnen: Sie haben keine leichte Aufgabe. Sie tun ihre Arbeit vermutlich nicht nur um des Geldes willen. Untersuchungen haben ergeben, dass die meisten ihren Beruf ergriffen haben, weil sie sich für hilfebedürftige Menschen tatsächlich interessieren (Pillemer, 1996). Professionell Pflegende müssen für gute Leistungen gelobt und anerkannt werden, sonst fühlen sie sich nicht wohl. Positives Feedback stärkt ihre Beziehung und stellt sicher, dass die Ihnen nahe stehende Person so gut wie irgend möglich betreut wird. Und das ist es schließlich, worauf es ankommt.

Sie müssen der professionellen Pflegekraft aber auch mitteilen, wenn Sie nicht zufrieden oder Dinge schief gelaufen sind. Beklagen Sie sich nicht bei anderen, denn das nützt wenig. Sie müssen die Person direkt ansprechen. Ich weiß sehr wohl, dass das manchen Leuten sehr schwer fällt. Obwohl ich mich seit Jahren bemühe, meine Konfliktfähigkeit zu verbessern, würde ich um persönliche Konflikte am liebsten noch immer einen großen Bogen machen. Inzwischen habe ich mir ein paar Gesprächstechniken angeeignet, die mein Selbstvertrauen wachsen und meine Frustrationen abnehmen ließen. Weil dieses Thema viele Bücher füllt, beschränke ich mich hier auf einige Tipps.

Regel Nummer eins: Negative Rückmeldungen sollten konstruktiv sein, nicht destruktiv. Die Handlung der Person ist das Problem, nicht die Person selbst. Eine volle Breitseite Kritik an der Person wird vermutlich die Pflegeleistung nicht verbessern und die Beziehungen mit Sicherheit beschädigen. Kritisieren Sie immer nur das Verhalten, nicht die Person selbst.

Rückmeldungen sind am effektivsten, wenn sie mit einer positiven Bemerkung eingeleitet werden. Sagen Sie der oder dem Betreffenden zuerst, was gut gelaufen ist. Sprechen Sie dann Verbesserungsmöglichkeiten an. Versuchen Sie Fragen zu formulieren und Überlegungen anzustellen, anstatt Befehle zu erteilen und Anordnungen zu treffen. Beginnen Sie Fragen etwa so: «Könnten Sie versuchen …?» und «Wäre es vielleicht günstiger, wenn …?» Damit beziehen Sie Ihr Gegenüber in den Prozess der Problemlösung ein und es wird wahrscheinlicher, dass sie oder er ein anderes Verhalten oder eine andere Methode versucht.

Konstruktives Feedback versucht, die Stärken und Beziehungen des Menschen zu fördern, nicht zu beschämen oder zu demütigen. Solche Gespräche sollten unter vier Augen stattfinden und dann, wenn beide in möglichst ruhiger Verfassung sind. Tut die professionelle Pflegekraft jedoch etwas, was dem körperlichen oder emotionalen Wohlbefinden der hilfebedürftigen Person schadet, ist ein entschiedenes Vorgehen (oder ein Gespräch mit der Pflegedienstleitung) angezeigt.

Die freie Zeit für sich nutzen

Im Kapitel 1 wird ausgeführt, wie überaus wichtig es ist, dass pflegende Angehörige auch an sich selbst denken. Bitte lesen Sie nach, was dort über die «Pflege der Pflegenden» steht. Sie müssen unbedingt wenigstes einen Teil der gewonnenen Zeit dafür verwenden, sich zu erholen und zu verwöhnen. In solchen Pausen können Sie auftanken, damit Sie sich wieder mit neuen Kräften der Vollzeitpflege widmen können. Sicher, es wird immer viele praktische Dinge geben, die erledigt werden müssen, aber: Lassen Sie die kostbare Zeit, die Sie für sich selbst gewonnen haben, davon nicht völlig auffressen.

10.3
Praktische Dinge regeln

10.3.1
Das Pflegesetting planen

Wir alle hoffen natürlich, bis zum Ende unseres Lebens in der eigenen Wohnung oder im eigenen Haus bleiben zu können. Nun kann es aber Umstände in unserem eigenen Leben oder im Leben der für uns sorgenden Familienmitglieder geben, die verhindern, dass dieser Wunsch in Erfüllung geht. Es ist jedoch möglich, heute schon entsprechende Schritte zu unternehmen, damit das künftige Zuhause (wo immer es ist), unseren Wünschen am nächsten kommt.

Auch pflegende Angehörige können dieses Thema ansprechen und zusammen mit der Person in ihrer Obhut planen, damit die künftige Pflegeumgebung – sollte eine außerhäusliche Betreuung notwendig werden – dem gewohnten Lebensbereich so ähnlich wie möglich ist. Menschen mit Demenz und ihre Betreuerinnen und Betreuer sind gut beraten, sich auf Entdeckungsreise zu begeben, gemeinsam herausfinden, was am Leben zu Hause so kostbar ist und dann Alternativen zu erforschen. Die Reise wird höchstwahrscheinlich nicht zu einer perfekten Lösung führen (d. h. zu einem idealen Pflegesetting), doch werden die dabei entdeckten Optionen, dem Ideal wahrscheinlich näher kommen, als wenn eine Krise erzwingt, in ein Pflegeheim überzusiedeln.

Damit es tatsächlich eine Entdeckungsreise wird, bitte ich Sie, Vorurteile und unbegründete Überzeugungen abzulegen und die Sache mit großer Offenheit anzugehen. Noch immer weit davon entfernt, perfekt zu sein, hat es im Bereich qualitätvoller Langzeitbetreuung Demenzkranker und ihrer Angehörigen gewaltige Fortschritte gegeben. Sie haben auf zwei verschiedenen Ebenen stattgefunden.

Erstens, und das ist die wichtigste Veränderung, wissen inzwischen fast alle Einrichtungen, dass individualisierte Pflege die beste Pflege ist. Die Bewohnerinnen und Bewohner sollen, mit der erforderlichen Unterstützung, ihren persönlichen Lebensstil so weit es geht beibehalten können und zwar in einer Umgebung, die ihrem früheren Zuhause möglichst ähnlich ist. Dieser gewaltige Umschwung im Denken hat viele bestehende Pflege- und Betreuungseinrichtungen verändert und zahlreichen neuen als Gründungsphilosophie gedient. Finden Sie selbst heraus, welche Betreuung die Häuser in Ihrer Heimatgemeinde heute anbieten. Sie werden vermutlich große Veränderungen feststellen.

Zweitens gibt es im Bereich der Pflege demenzkranker Menschen inzwischen mehr Wahlmöglichkeiten: Pflegeheime, die Pflegewohnungen, betreute Wohngruppen, Wohngemeinschaften, private Pensionen oder Pflegeheime, Altersheime, sowie Einrichtungen, die viele Eigenschaften kombinieren und in der Lage sind, die Gäste in allen Lebenslagen zu versorgen (d. h. dass sie bei verändertem Betreuungsbedarf innerhalb des Hauses in eine andere Pflegeumgebung umziehen können).

Der Gedanke, das Zuhause verlassen zu müssen und von einer nicht zu Familie gehörenden Person betreut zu werden, ist für alle Beteiligten schmerzlich. Ich kann Ihnen jedoch versichern, dass, sollte dieser Schritt unumgänglich sein, alle noch viel mehr leiden werden, wenn sie den Gedanken verdrängt und Planungen unterlassen haben.

Werden Sie beizeiten aktiv und informieren Sie sich über die verschiedenen Betreuungsangebote an Ihrem Ort. Sprechen Sie andere pflegende Angehörige, die Ortsgruppe der Alzheimer-Gesellschaft, Angehörigen-Selbsthilfegruppen, Sozialstationen und Sozialverbände auf dieses Thema an. Suchen Sie sich die interessantesten Angebote heraus und erkundigen Sie sich telefonisch nach den Bedingungen. Besuchen Sie Heime, Wohngruppen etc., um sich mit eigenen Augen von der gebotenen Qualität zu überzeugen.

Gezielt aktiv werden und die Kosten der verschiedenen Möglichkeiten ermitteln

Die Kosten für einen Pflegeplatz in einer Langzeitpflegeeinrichtung sind für die meisten Familien nicht zu schultern, was den Planungsprozess leider häufig bereits im Keim erstickt. Bitte lassen kapitulieren Sie nicht vor der Finanzierung! Dass die Kosten enorm sind, daran besteht kein Zweifel; doch es gibt Hilfen. Wie sich im Bereich der Pflege immer mehr Möglichkeiten bieten, so sind im Bereich der Finanzierungshilfen für Familien immer mehr Programme und Förderpläne aufgelegt worden. (Die gesetzliche Pflegeversicherung in Deutschland leistet hier ebenfalls einen wichtigen – wenn auch nicht ausreichenden – Beitrag. Anmerk. d. Bearb.) Als Steuer und Abgaben zahlende Bürgerin oder zahlender Bürger haben Sie ein Anrecht auf diese Unterstützung. Erkundigen Sie sich bitte auch genau nach den Kosten der Unterbringung in privaten Heimen, Häusern gemeinnütziger Träger und kommunalen Pflegeheimen. Oft gibt es hier beträchtliche Unterschiede.

Es ist recht aufwändig, sich durch die vielen verschiedenen Hilfsmöglichkeiten und Finanzierungsprogramme durchzuarbeiten. Bevor Sie sich selbst an die Arbeit machen, fragen Sie bei der lokalen Alzheimer-Gesellschaft nach, ob es dort eine Fachkraft gibt, die Familien dabei unterstützt. Ist das nicht der Fall, gibt es vielleicht eine kommunale oder gemeinnützige Beratungsstelle. In manchen Regionen wurden zentrale Anlaufstellen für alle stationären und ambulanten Langzeitpflegedienste eingerichtet. Dort können Sie Ihren Bedarf anmelden und brauchen dann nur einen einzigen Antrag stellen. Vielleicht findet sich aber auch ein anderes Familienmitglied, das solche Auskünfte einholt.

Besuchen Sie verschiedene Einrichtungen, sprechen Sie mit Gästen und Personal
Achten Sie bei Ihren Besuchen auf folgende Dinge: Behandelt das Personal die Gäste mit Demenz würdig und wertschätzend? Wirkt die Einrichtung freundlich und einladend? Diese beiden Faktoren sind zwar entscheidend, fragen Sie aber auch, ob strukturierte Aktivitäten angeboten werden, sowie nach Gelegenheiten, eigene Entscheidungen zu treffen. Erkundigen Sie sich, wie die Zimmer angeordnet und eingerichtet sind und ob persönliche Dinge mitgebracht werden dürfen. Verschaffen Sie sich auch einen Eindruck vom Speisesaal (wirkt er ungemütlich oder eher wie ein privates Esszimmer?). Dürfen die Leute das Tempo ihrer Nahrungsaufnahme selbst bestimmen? Prüfen Sie auch, ob genügend sanitäre Einrichtungen vorhanden und in welchem Zustand sie sind.

All diese Dinge sind lassen auf die Lebensqualität der Bewohnerinnen und Bewohner der Einrichtung schließen. Ausstattung und Raumschmuck sind zwar wichtig; kein noch so großer Dekorationsaufwand kann jedoch eine lieblose Atmosphäre wettmachen. Es gibt fantastisch eingerichtete Pflegeheime, deren Personal jedoch eher kühl und unpersönlich arbeitet. Lassen Sie sich nicht vom schönen Schein trügen, fragen Sie vielmehr:

- Ist das unmittelbar mit der Pflege Demenzkranker betraute Personal entsprechend qualifiziert?
- Sind die Voraussetzungen für einen individualisierten Tagesablauf gegeben? Werden die Wünsche der Gäste berücksichtigt?
- Gibt es eine Station für Schwerstpflegebedürftige oder eine geschützte Station? Wenn ja, mit welchen Aufnahme- und Entlassungskritierien? Muss die Person ab einem gewissen Stadium der Erkrankung in eine andere Einrichtung oder innerhalb des Hauses umziehen?
- Werden Spezialangebote gemacht (z. B. besondere Ernährung, Ergotherapie, Physiotherapie)? Wenn ja, wie oft?
- Finden Teambesprechungen zur Entwicklung von Pflegeplänen für die Bewohnerinnen und Bewohner statt? Wie oft? Wer nimmt daran teil?

- Kann sich die pflegebedürftige Person weiter vom eigenen Hausarzt oder der Hausärztin betreuen lassen? Verfügt das Heim über einen Untersuchungsraum?
- Welche Regeln gelten für Fixierungen?
- Gibt es einen sicheren Wanderweg für die Gäste?
- Welche Sicherheitsvorkehrungen sind für Personen, die Herumwandern, getroffen?
- Ist ein sicherer Außenbereich vorhanden?
- Wie geht das Haus mit der Palliativpflege um?
- Sind Besuche von Angehörigen erwünscht? Werden sie in die Pflegeplanung und Grundpflege eingebunden?

Melden Sie die Person frühzeitig in einer oder mehreren bevorzugten Einrichtungen an
Der Zeitpunkt für eine Langzeitunterbringung in einem Pflegeheim mag noch weit entfernt erscheinen, dennoch sollte jetzt bereits alles getan werden, um die Entscheidung nicht in einer Krisensituation treffen zu müssen. Wenn beispielsweise die Betreuungskraft oder die demenzkranke Person erkrankt, kann es überraschend schnell notwenig sein, eine stationäre Kurz- oder Langzeitpflege zu organisieren. Läuft dann bereits die Bewerbung, besteht zumindest die Möglichkeit, dass die Person einen Platz im gewählten Heim bekommt. Wird ein Platz frei, bevor Bedarf gegeben ist, bleibt sie oben auf der Warteliste.

10.3.2
Finanzielle und rechtliche Angelegenheiten

Es würde den Rahmen dieses Buchs sprengen, alle Informationen detailliert aufzulisten, die Sie brauchen, um die rechtlichen und finanziellen Angelegenheiten zu regeln. Soviel ist jedoch sicher: Sie müssen diese Dinge in Ordnung bringen, sobald die Diagnose gestellt wurde. Es geht um Ihr Wohlergehen und das der Person mit Demenz. Treffen Sie weit reichende finanzielle und rechtliche Entscheidungen solange die Person noch mitwirken kann, im praktischen wie im juristischen Sinne. Hat bei einem Paar der jetzt an Demenz leidende Teil bislang die Geldgeschäfte der Familie geregelt, besteht akuter Handlungsbedarf. Das Thema muss sehr vorsichtig und sensibel angegangen werden, dennoch ist es unumgänglich, dass der andere Teil diese Aufgabe übernimmt. Andernfalls muss sie an ein anderes Familienmitglied, eine vertrauenswürdige Person aus dem Freundeskreis oder an eine professionelle Betreuungskraft delegiert werden.

Was immer zu regeln Sie beabsichtigen, regeln Sie es sofort und halten Sie die Entscheidung schriftlich fest. Wenn Sie diesen Rat beherzigen, ersparen Sie sich später endlosen Kummer und große Sorgen. Sie meinen, solche Probleme wird es in Ihrer Familie nie geben? Nun, ich habe nur allzu oft erlebt, dass sich Menschen plötzlich sehr verändern, wenn es ums Geld geht.

Dazu kommt, dass eine Demenzerkrankung rechtliche Schritte unendlich kompliziert. Ist die betroffene Person im juristischen Sinne nicht mehr geschäftsfähig, kann sie keine gültigen Vollmachten mehr erteilen. Ich empfehle pflegenden Angehörigen, juristischen Rat einzuholen, damit sie die richtigen Schritte einleiten und sich über die rechtlichen Auswirkungen klar werden können. Die Begriffe Geschäftsfähigkeit und Testierfähigkeit sind nicht genau definiert; Rechtslage und Praxis alles andere als eindeutig und einheitlich. Manche Gerichte unterscheiden verschiedene Bereiche der Geschäftsfähigkeit; so kann das Gericht die Person beispielsweise nach wie vor selbst über die persönliche Betreuung entscheiden lassen, in finanziellen Angelegenheiten jedoch Betreuung anordnen.

Ich wünsche Ihnen eine gute Hand in diesen schwierigen Angelegenheiten und hoffe, dass Ihnen die Anregungen der früheren Kapitel, als es um Kommunikation und die Betonung der Stärken demenzkranker Personen ging, eine Hilfe sind. Besprechen Sie das Thema Finanzen mit Ihrem Schützling; im Kapitel 7 finden Sie Tipps dazu.

10.4
Schlussbetrachtung

Ich beschließe dieses Kapitel – dieses Buch – mit guten Wünschen für die Reise, die nun vor Ihnen liegt und der eindringlichen Empfehlung, die Zukunft zu bedenken und zu planen. Im Anhang finden Sie nützliche Informationen dazu. Besonders ans Herz legen möchte ich Ihnen, den persönlichen Auskunftsbogen auszufüllen, und zwar zusammen mit der demenzkranken Person in Ihrer Obhut. Sie können ihr bei der Gelegenheit zeigen, dass Sie sie achten und lieben, dabei erfahren, welche Freuden die unmittelbare Gegenwart für sie beide bereit hält und einfach das Glück des Augenblicks genießen. Wenn Sie sich mit Ihrem Schützling zusammen aktiv sind, etwa den genannten Fragebogen ausfüllen, kann ein partnerschaftliches Verhältnis entstehen. Auch andere Betreuungskräfte haben dann die Chance, die Persönlichkeit kennen und schätzen zu lernen, deren wahres Wesen jetzt von Demenz verschleiert ist. Das ist das eigentliche Herzstück der Pflege von Menschen mit Demenz.

Literaturverzeichnis (englisch)

Altman, H. (Ed.). *Alzheimer's disease: Problems, prospects and perspectives.* New York: Kluwer Academic/Plenum Publishers.

Alzheimer Society of Canada. (1993). *A personal care book.* Toronto: Author.

Ballard, E. (1993). *Managing grief and bereavement: A guide for families and professionals caring for memory-impaired adults and other chronically ill persons.* Durham, NC: Duke University Medical Center. Office of Communications.

Ballard, E. & Poer, C. (1999). *Lessons learned: Shared experiences in coping.* Durham, NC: Duke University Medical Center.

Boden, C. (1998). *Who will I be when I die?* East Melbourne: Harper-Collins Publishers Australia.

Bourgeois, M., Schulz, R. & Burgio, L. (1996). Interventions for caregivers of patients with Alzheimer's disease: A review and analysis of content, process, and outcomes. *International Journal of Aging and Human Development, 43,* 35–92.

Bowlby, C. (1993). *Therapeutic activities with persons disabled by Alzheimer's Disease and related disorders.* New York: Aspen Publishers.

Bowlby Sifton, C. (2000a). Caregiver Focus: It's the little things that matter. *Alzheimer's Care Quarterly, 1*(1), 1–4.

Bowlby Sifton, C. (2000b). Caregving challenges: Searching for home. *Alzheimer's Quarterly, 1*(1), 81–85.

Bowlby Sifton, C. (2000c). Caregiving challenges: Sexuality and persons with dementia. *Alzheimer's Care Quarterly, 1*(2), 87–90.

Bowlby Sifton, C. (2000d). It is in the shelter of each other that people live. *Alzheimer's Care Quarterly, 1*(1), iv–v.

Bowlby Sifton, C. (2000e). Meeting needs. *Alzheimer's Care Quarterly, 1*(4), iv–vi.

Bowlby Sifton, C. (2000f). Well-being and doing: Enabling occupation with persons with dementia. *Alzheimer's Care Quarterly, 1*(2), 7–28.

Bowlby Sifton, C. (2001a). Life is what happens when we are making other plans. *Alzheimer's Care Quarterly, 2*(2), iv–vii.

Bowlby Sifton, C. (2001b). Making dollars and sense: The cost-effectiveness of psychosocial therapeutic treatment. *Alzheimer's Care Quarterly,2*(4), 81–85.

Brawley, B. (1997). *Designing for Alzheimer's disease. Strategies for creating better care environments.* New York: John Wiley & Sons.

Buchanan, J. (1989). *Encounters: The experience of disease.* Charlottesville: The University of Virginia Press.

Burns, A., Jacoby, R. & Levy, R., (1991). Progression of cognitive impairment in Alzheimer's Disease. *Journal of the American Geriatrics Society 39,* 39–45.

Calkins, M. & Marsden, J. (2000). Home is where the heart is: Designing to create home. *Alzheimer's Quarterly, 1*(1), 8–16.

Callahan, S. (2000). *My mother's voice.* Forest Knolls, CA: Elder Books.

Canadian Study of Health and Aging (CSHA) Working Group. (1994). Canadian Study of Health and Aging: Study methods and prevalence of dementia. *Canadian Medical Association Journal, 150,* 899–914.

Cohen, D. & Eisdorfer, C. (1986). *The loss of self.* New York: W.W. Norton.

Cohen-Mansfield, J. (2000). Nonpharmacological management of behavioural problems in persons with dementia: The TREA model. *Alzheimer's Care Quarterly, 1*(4), 22–34.

Cohen-Mansfield, J., Werner, P., Marc, M. & Freedman, L. (1991). Two studies of pacing in the nursing home. *Journal of Gerontology, 46*(3), 77–88.

Coleman, P. (Ed.). (2000). *Neurobiology of aging: Abstracts from the 7th International Conference on Alzheimer's Disease and Related Disorders.* New York: Elsevier

Clarfield, M. (1991). Assessing dementia: The Canadian consensus. *Canadian Medical Association Journal, 144*(7), 851–853.

Clarfield, M. & Foley, J. (1993). The American and Canadian consensus conferences on dementia: Is there a consensus? *Journal of American Geriatric Society, 41*(8), 883–886.

Cousins, N. (1979). *Anatomy of an illness as perceived by the patient.* New York: W.W. Norton.

Cress, M., Buchner, D., Questad, K., Esselman, D., deLateur, B. & Schwartz, R. (1999). Exercise: Effects on physical functional performance in independent older adults. *Journal of Gerontology, 54,* M242-M245.

Csikszentmihalyi, M. (1988). *Beyond boredom and anxiety.* San Francisco; Jossey-Bass.

Cummings, J. (1993, September). *An overview of Alzheimer's disease.* Paper presented at the Alzheimer's International Conference, Toronto.

Cummings, J. (2000, July). Managing non-cognitive symptoms in AD. Paper presented at *Alzheimer's disease: A debate defining the value of treatment.* Preconference symposium of the World Alzheimer's Congress, Washington, DC.

Dartigues, J. F., Gagnon, M., Michel, P., Letenneur, L., Commenges, D., Barberger-Gateau, P., Auriacombe, S., Rigal, B., Bedry, R., Alperovitch, A. et al. (1991). Le programme de recherche PAQUID sur l'épidémiologie de la démence: Méthodologie et résultats initiaux [The PAQUID research program on the epidemiology of dementia: Methods and initial results]. *Revue Neurologique (Paris), 147*(3), 225–230.

Davidson, A. (1997). *Alzheimer's: A love story.* Seacus, NJ: Carol Publishing Group.

Davidson, A. (2001). An odd quartet: Maintaining intimacy and connection in advanced Alzheimer's. *Alzheimer's Care Quarterly, 2*(4), 1–3.

DeBaggio, T. (2000, July). Presentation at the preconference panel of persons with Alzheimer's disease of the World Alzheimer's Congress, Washington, DC.

Diamond, M. & Hopson, J. (1999). *Magic trees of the mind.* New York: Dutton.

Dodee, R. (2000, July). Timing and duration of current therapies. Paper presented at *Alzheimer's disease: A debate defining the value of treatment.* Preconference symposium sponsored by Baylor College of Medicine, World Alzheimer's Congress, Washington, DC.

Eastwood, R., Nobbs, H., Lindsay, J. & McDowell, I. (1992). Canadian Study of Health and Aging. *Dementia, 3,* 209–212.

Eaton, M., Mitchell-Bonair, I. & Friedman, E. (1986). The effect of touch on nutritional intake of chronic organic brain syndrome patients. *Journal of Gerontology, 41,* 611–616.

Emery, O., & Oxman, T. (Eds.). (2003). *Dementia: Presentations, differential diagnosis, and nosology.* Baltimore: The John Hopkins University Press.

Englehart, M., Ruitenberg, A., Swieten, J., Witteman, J., Hofman, A. & Breteler, M. (2000). Dietary anti-oxidants and the risk of dementia. The Rotterdam Study. In P. Coleman

(Ed.), *Neurobiology of aging: Abstracts from the 7th International Conference on Alzheimer's Disease and Related Disorders* (abstract no. 922). New York: Elsevier.

Evans, D.A., Hebert, L., Beckett, L., Scherr, P., Albert, M., Chown, M., Pilgrim, D. & Taylor, O. (1997). Education and other measures of socio-economic status and risk of incident Alzheimer's disease in a defined population of older persons. *Archives of Neurology, 54,* 1399–1405.

Fazio, S., Seman, D. & Stansell, J. (1999). *Rethinking Alzheimer's care.* Baltimore: Health Professions Press.

Fiatarone, M.A., Marks, E.C., Ryan, N.D., Meredith, C.N., Lipsitz, L.A. & Evans, W.J. (1990). High-intensity strength training in nonagenarians. Effects on skeletal muscle. *Journal of the American Medical Association, 263,* 3029–3034.

Gauthier, S. (Ed.). (1999). *Clinical diagnosis and management of Alzheimer's disease.* London: Martin Dunitz.

Gauthier, S., McDowell, I. & Hill, G. (1990). Canadian Study of Health and Aging (CSHA). *Psychiatric Journal of the University of Ottawa, 15*(4), 227–229.

Gill, T., Williams, C. & Tinetti M. (2000). Environmental hazards and the risk of nonsyncopal falls in the homes of community-living older persons. *Medical Care, 38*(12), 1174–1183.

Gillick, M. (1997). *Tangled minds: Understanding Alzheimer's and other dementias.* New York: Dutton.

Griffin, R. & Vitro, E. (1998). An overview of therapeutic touch and its application to patients with Alzheimer's disease. *American Journal of Alzheimer's Disease. 13*(4). 211–216.

Gross, D. (1990). Communication and the elderly. *Physical and Occupational Therapy in Geriatrics, 9,* 49–64.

Gwyther, L. (1995). *Home is where I remember things.* Durham, NC: Duke University Medical Center.

Gwyther, L. (1995). *You are one of us: Successful clergy/church connections to Alzheimer's families.* Durham, NC: Duke University Medical Center.

Gwyther, L. (2001). Family caregivers and long-term care: Caring together. *Alzheimer's Care Quarterly, 2*(1), 64–71.

Haldeman Martz, S. (Ed.). (1992). *If I had to life my live over I would pick more daisies.* Watsonville, CA: Papier Mache Press.

Henderson, C. & Andrews, N, (1998). *Partial view: An Alzheimer's journal.* Dallas: Southern Methodist University Press.

Hewson, M. (1994). *Horticultural therapy.* Guelph, Ontario: Homewood Psychiatric Hospital.

Holstein, M. (2001). To inhabit a livable moral world: Mrs. Dodge and her caregivers. *Alzheimer's Care Quarterly, 2*(1), 56–63.

Huang, L., Cartwright, W. & Hu, T. (1988). The economic cost of senile dementia in the United States, 1985. *Public Health Reports, 103,* 3–7.

Huang, J., Svenson, L. & Lindsay, J. (1994). Alzheimer's disease: Senile dementia of the Alzheimer's type [Monograph]. *Chronic Diseases in Canada, 15*(2), 59–76.

Huss, J. (1976). Touch with care or a caring touch? *American Journal of Occupational Therapy, 31,* 11–18.

Judd, M. (1983). *Keep in touch.* Winnipeg, Manitoba: Author.

Keating, N. (1997, April). *How families care.* Paper presented at the preconference forum on caregiving, Alzheimer Canada National Conference, St. John's Newfoundland, Canada.

Killick, J. & Cordonnier, C. (2000). *Openings: Dementia poems and photographs.* London: Hawker Publications.

Kitwood, T. & Benson, S. (Eds.). (1995). *The new culture of dementia care.* London: Hawker Publications.

Kolb, B. & Whishaw, I, (1990). *Fundamentals of human neuropsychology.* New York: W.H. Freeman.

Krieger, D. (1979). *The therapeutic touch: How to use your hands to help or heal.* Upper Saddle River, NJ: Prentice Hall.

Kübler-Ross, E. (1969). *On death and dying.* New York: McMillan. Lindsay, J. (1994b).

Kuhn, D. (2001). Living with loss in Alzheimer's disease. *Alzheimer's Care Quarterly, 2*(1), 12–22.

Lawton, M.P. & Maddox, G. (Eds.). (1985). *Annual review of gerontology and geriatrics: Vol 5.* New York: Springer Publisher

Lindsay, J. (1994a). The Canadian Study on Health and Aging: Risk factors for Alzheimer's disease in Canada. *Neurology, 44,* 2073–2080.

Lindsay, J. (1994b). Patterns of caring for people with dementia in Canada. *Canadian Journal on Aging, 13*(4), 470–487.

McDowell, I. (1994). Canadian Study of Health and Aging: Study methods and prevalence of dementia. *Canadian Medical Association Journal, 150*(6), 899–913.

Metcalfe, W. (1996, July). *Humor and caregiving.* Keynote address at the American Alzheimer's Association National Conference, Chicago.

Mohr, E., Feldman, H. & Gauthier, S. (1995). Canadian guidelines for the development of antidementia therapies: A conceptual summary. *The Canadian Journal of Neurological Sciences, 22,* 62–71.

Namazi, K. & Johnson, B. (1992). Pertinent autonomy for residents with dementias: Modification of the physical environment to enhance independence. *American Journal of Alzheimer's Care and Related Disorders and Research, 7*(1), 16–21.

Nhat Hanh, T. (1995). *Living Buddha, Living Christ.* New York: Riverhead Books.

Nolen, N. & Garrard, J. (1988). Predicting dependent feeding behaviours in the institutionalized elderly. *Journal of Nutrition for the Elderly, 7,* 17–25.

Perrin, T. & May, H. (2000). *Well being in dementia: An occupational approach for therapists and carers.* London: Churchill Livingstone.

Peterson, R., Mohs, R., Carli, C. & Galasko, D. (2000, July). *Diagnosis of dementia: Diagnostic criteria and early detection.* Proceedings of the Bridging Research and Care Symposium of the World Alzheimer's Congress, Washington, DC.

Petot, G, Cook, T., Chen, C., Tatiana, M., Debanne, S., Koss, E., Lerner, A. & Friedland, R. (2000). A high-fat diet during adulthood increases risks for Alzheimer's disease for those with ApoE4 allele. In P. Coleman (Ed.), *Neurobiology of aging: Abstracts from the 7th International Conference on Alzheimer's Disease and Related Disorders* (abstract no. 1124). New York: Elsevier.

Pillemer, K. (1996). *Solving the frontline crisis in long-term care: A practical guide to finding and keeping quality nursing assistants.* Cambridge, MA: Frontline Publishing.

Post, S. (2001a). Anti-dementia compounds, hope and quality of lives. *Alzheimer's Care Quarterly, 2*(4), 75–77.

Post, S. (2001b). An ethics of love for persons with Alzheimer's disease. *Alzheimer's Care Quarterly, 2*(2), 23–30.

Rader, J. & Barrick, A.L, A.L. (2000). Ways that work: Bathing without a battle. *Alzheimer's Care Quarterly, 1*(4), 35–49.

Richards, K., Lambert, C. & Beck, C. (2000). Deriving interventions for challenging behaviours from the need-driven, dementia-compromised behavioural model. *Alzheimer's Quarterly, 1*(4), 62–76.

Rose, L. (1996). *Show me the way to go home.* Forest Knolls, CA: Elder Books.

Sacks, O. (1990, March). *Seeing voices* (public lecture). University of California, Berkeley.

Sanbourne, B. (1995, July). *Behavior management of persons with Alzheimer's disease*. Paper presented at the fourth National Alzheimer's Disease Education Conference, Chicago.

Simpson, R. & Simpson, A. (1999). *Through the wilderness of Alzheimer's disease. A guide in two voices*. Minneapolis, MN: Augsburg Fortress Publishers.

Snowdon, D. (1997). *Aging with grace*. New York: Bantam Books.

Snyder, L. (1999). *Speaking our minds: Personal reflections from individuals with Alzheimer's disease*. New York: W.H. Freeman.

St. Georges-Hyslop, P.H. (2000, December). Piecing together Alzheimer's. *Scientific American, 52*–59.

Stair, N. (1992). If I had my life to live over I would pick more daisies. In S. Haldeman Martz (Ed.). *If I had my life to live over I would pick more daisies*. Watsonville, CA: Papier Mache Press.

Stern Y., Gurland, B., Tatemichi, T.K., Tang, M.X. Wilder, D. & Mayeux, R. (1994). Influence of education and occupation on the incidence of Alzheimer's disease. *The Journal of the American Medical Association, 271*, 1004–1010.

Stone, J. (1992). Laugh. *In Health, 5*(7), 52–55.

Swanberg, M. & Cummings, J. (2001). Therapeutic approaches to Alzheimer's disease. *Alzheimer's Care Quarterly, 2*(4), 8–16.

Taaffe, D., Duret, C., Wheeler, S. & Marcus, R. (1999). Once-weekly resistance exercise improves muscle strengths and neuromuscular performance in older adults. *Journal of the American Geriatrics Society, 47*, 1208–1214.

Talerico, L. & Evans, L. (2000). Making sense of aggressive/protective behaviours in persons with dementia. *Alzheimer's Care Quarterly, 1*(4), 77–88.

Thornbury, J. (1993). The use of Piaget's theory in Alzheimer's disease. *The American Journal of Alzheimer's Care and Related Disorders & Research, 8*(4), 16–21.

Truscott, M. (2004). Adapting leisure and creative activities for people with early stage dementias. *Alzheimer's Care Quarterly, 52*, 92–102.

Tuokko, H., Kristjansson, E. & Miller, J. (1995). Neuropsychological detection of dementia: An overview of the neuropsychological component of the Canadian Study of Health and Aging. *Journal of Clinical and Experimental Neuropsychology, 17*(3), 352–373.

Volicer, L. & Bloom-Charette, L. (1999). *Enhancing the quality of life in advanced dementia*. New York: Brunner/Routledge.

Volicer, L., Fabiszewski, K., Herz, L., Shapiro, R. & Innis, P. (1987). Progession of Alzheimer-type dementia in institutional patients: A cross-sectional study. *The Journal of Applied Gerontology, 6*, 83–94.

Warner, M. (2000). *The complete guide to Alzheimer's poofing your home*. West Lafayette, IN: Purdue University Press.

Weintraub, S. (2003, July). *Atypical dementia syndromes: Four neuropsychological profiles of dementia: Clinical, anatomical, and management aspects*. Handout from the preconference workshop at the Alzheimer's Association Annual Education Conference, Chicago.

White L., Katzman, R., Losonczy, K., Salive, M., Wallace, R., Berkman, L., Taylor, J., Fillenbaum, G. & Havlik, R. (1994). Association of education with incidence of cognitive impairment in three established populations of epidemiologic studies of the elderly. *Journal of Clinical Epidemiology, 47*, 363–374.

Wilcock, G., Bucks, R. & Rockwood, K. (1999). *Diagnosis and management of dementia*. New York: Oxford University Press.

Winblad, B., Wang, H., Zenchao, G. & Fratiglioni, L. (2000). New possibilities for prevention in dementia. In P. Coleman (Ed.), *Neurobiology of aging: Abstracts from the 7th International Conference on Alzheimer's Disease and Related Disorders* (abstract no. 979). New York: Elsevier.

Woods, D. & Diamond, M. (2002). The effect of therapeutic touch on agitated behaviour and cortisol in persons with Alzheimer's disease. *Biological Research in Nursing, 4*(2), 104–114.

Zubek, J. (Ed.), (1969). *Sensory deprivations: Fifteen years of research.* New York: Appleton-Century-Crofts.

Abdruckgenehmigungen

Anhang

Persönlicher Auskunftsbogen

«Alles über mich»

Dass es bei Betreuung und Pflege vornehmlich um Menschen geht, nicht um eine Erkrankung oder Behinderung, das wissen aktiv Pflegende und Gepflegte besser als jede andere Personengruppe. Auch in diesem Buch stand immer der Mensch im Vordergrund. Mithilfe dieses Vordrucks können sich Personen mit Demenz und Menschen, die ihnen nahe stehen, sowie sämtliche an der Betreuung beteiligten Personen gegenseitig informieren. Fangen Sie so früh wie möglich an, diesen Auskunftsbogen auszufüllen; das ist ganz entscheidend. Je eher Sie damit beginnen, desto mehr kann die oder der Demenzkranke dazu beitragen – so lernen künftige Pflegekräfte die Lebensgeschichte Ihres Schützlings kennen und erfahren, welche Betreuung er wünscht. Bitte bedenken Sie, dass Sie die Pflege zwar derzeit vielleicht noch ohne fremde Hilfe bewältigen können, sich dieser Zustand jedoch schnell ändern kann, entweder weil sich Ihr Gesundheitszustand oder der der Person in Ihrer Obhut verschlechtert.

Die in diesem Vordruck festgehaltenen persönlichen Auskünfte können dazu beitragen, dass die Person so betreut wird, wie es ihren Wünschen und Bedürfnissen entspricht. Um wirklich zu erfassen, wie wichtig diese Informationen sind, sollten Sie sich in die Lage einer betreuungsbedürfigen Person versetzen. Stellen Sie sich vor, wie es wäre, wenn Sie bei so intimen Verrichtungen wie Waschen, Duschen oder Baden Hilfe benötigten und nicht im Stande wären, der Person an Ihrer Seite mitzuteilen, wie Sie es gerne hätten. Denken Sie an die vielen Dinge, die dieser Mensch über Sie und Ihre Lebensgewohnheiten wissen sollte. Diese Gedankenreise wird Ihnen helfen, zusammen mit der demenzkranken Person und für sie relevante Einzelheiten so genau wie möglich schriftlich festzuhalten.

Der Auskunftsbogen besteht aus drei Teilen. Teil I «Das Wichtigste in Kürze», ist eine kurz gefasste Handreichung, die neue Pflegekräfte über die Betreuungswünsche informieren soll. Teil II «Lebensgewohnheiten» enthält einen zusammengefassten Überblick, der ergänzt wird von detaillierten Informationen über die Gewohnheiten und den Tagesablauf der Person. Teil III, «Meine Lebensgeschichte» informiert über die wichtigsten Aspekte der Biographie der Betroffenen, um Pflegende mit dem Wissen auszustatten, das sie benötigen, um eine persönliche Beziehung herstellen und die Person individuell betreuen zu können. Teil III kann auch anregen, gemeinsam mit dem demenzkranken Menschen in Erinnerungen zu schwelgen und die Aufzeichnungen wie eine Autobiographie zu lesen. Es folgen einige Grundregeln, die beim Ausfüllen des Vordrucks zu beachten sind.

Grundsätzliches zum Umgang mit dem persönlichen Auskunftsbogen

- Fangen Sie sofort damit an.
- Füllen Sie den Fragebogen zusammen mit der erkrankten Person aus; orientieren Sie sich dabei an den Anregungen zur Kommunikation aus Kapitel 4; fragen Sie nach der Meinung, konfrontierenden Fragen sind ungeeignet.
- Gestalten Sie die Aufgabe so, dass sie Freude bereitet. Machen Sie daraus eine fröhliche Zeit des Geschichtenerzählens, bei der es eine Kleinigkeit zu essen und zu trinken gibt.
- Beteiligen Sie alle Menschen, die im Leben der Person eine Rolle spielen.
- Notieren Sie möglichst viele Details über Vorlieben, Gewohnheiten und Wünsche.
- Arbeiten Sie jeweils nur eine kleine Weile an dem Vordruck, um niemanden zu überfordern.
- Fangen Sie mit Teil I «Das Wichtigste in Kürze» an.
- Füllen Sie Abschnitte, die Veränderungen unterliegen können, mit Bleistift aus (z. B. Tipps zu Kommunikation, Essgewohnheiten, Tagesablauf, Hilfebedarf).
- Aktualisieren Sie die Informationen regelmäßig.
- Fügen Sie hilfreiche Informationen anderer Betreuungspersonen hinzu.
- Ermuntern Sie andere Betreuungskräfte, den Abschnitt über Kommunikation zu lesen und zu nutzen.
- Sorgen Sie dafür, dass alle an der Pflege Beteiligten informiert sind (z. B. Personal der Tagesstätte, des Pflegeheims, des ambulanten Pflegedienstes, Besucherinnen und Besucher).
- Fotokopieren Sie den ausgefüllten Fragebogen, für den Fall, dass das Original verloren geht.
- Verwenden Sie ggf. Abzüge von Fotographien, damit kostbare Familienfotos nicht womöglich verloren gehen.

Richtlinien für die einzelnen Teile des Fragebogens

Sie beschränken sich auf Abschnitte mit Fragen, die vielleicht näher erläutert werden müssen.

Teil I:

Das Wichtigste in Kürze

Andere nahe stehende Personen: Nennen Sie auch langjährige Freundinnen und Freunde, hilfsbereite Nachbarinnen und Nachbarn oder alle, die im Leben der betreffenden Person derzeit eine besondere Rolle spielen.

Gesundheitszustand:

- *Medikamente:* Nennen Sie Namen, Dosen, Verabreichungszeiten und -methoden aller Medikamente; notieren Sie ferner, ob und wie viel Hilfe die Person für den richtigen Umgang mit den Medikamenten braucht.
- *Allergien:* Zählen Sie alle Medikamente, Lebensmittel, Umweltfaktoren und Substanzen auf, die irgendeine Form der allergischen Reaktion auslösen.
- *Sehvermögen:* Wird eine Brille benötigt? Wo ist die Ersatzbrille aufbewahrt?
- *Gehör:* Falls die Person ein Hörgerät trägt, nennen Sie die Platzierung und Einstellung des Geräts.
- *Beweglichkeit:* Zählen Sie alle verwendeten Gehhilfen auf, etwa Gehwagen oder -stock. Nennen Sie den Umfang des Unterstützungsbedarfs.
- *Supervision:* Wie intensiv muss die Person beaufsichtigt werden und bei welchen Aktivitäten? Braucht sie z. B. einen Anstoß, um sich am Transfer zu beteiligen?

Wichtige Lebensereignisse: Notieren Sie kurz die wichtigsten Lebensleistungen und Erfolge der Person (z. B. Pokalsieger in einer bestimmten Sportart) und andere Lebensereignisse (z. B. Teilnahme am Weltkrieg, Tod eines Kindes). Anhand dieser Liste können sich andere Betreuungskräfte darüber informieren, welche traurigen Themen evtl. hochkommen und welche Dinge die Person stolz und zufrieden machen. Schildern Sie diese Lebensereignisse im Teil III genauer.

Dinge, die Freude machen: Welche Speisen, Musik, Gesprächsthemen oder andere Aktivitäten machen der Person wirklich Freude? Ergänzen Sie diese kurzen Angaben im Abschnitt über die Vorlieben.

Besondere Fähigkeiten/Stärken: Zählen Sie auf, was die Person gut erledigen kann und was sie gerne tut, z. B. den Hund ausführen, Tisch decken oder Wäsche falten.

Spezielle Bedürfnisse: Nennen Sie Gewohnheiten und Einzelheiten, die der Person wichtig sind, etwa: «Er sitzt immer im braunen Lehnstuhl, findet ihn aber nur mit Unterstützung» oder «Sie trägt immer ihre Handtasche bei sich.»

Bitte möglichst vermeiden: Listen Sie alle Fragen oder Aktivitäten auf, die die Person durcheinander bringen oder bedrücken könnten (z. B. «Was sollen wir zu Abend essen?», Nachrichtensendungen im Fernsehen anschauen).

Tipps zur Kommunikation: Notieren Sie spezielle Redewendungen, die die Person gerne verwendet oder am besten versteht, sowie andere, spezifische Arten, etwas mitzuteilen, etwa dass sie den Flur auf und ab geht und Türen öffnet, wenn sie zur Toilette muss.

Teil II:
Lebensgewohnheiten

Um andere über die Lebensgewohnheiten der Person in Ihrer Obhut zu informieren, notieren Sie sie am besten auf dem Blatt eines Wochenkalenders. Wenn sich die Bedürfnisse und Fähigkeiten im Laufe der Zeit verändern, müssen auch die Eintragungen verändert werden. Deshalb schlage ich vor, die unausgefüllten Blätter mehrfach zu kopieren (und zu vergrößern, falls nötig), um sie anderen zur Verfügung stellen und Änderungen vornehmen zu können. Schreiben Sie mit Bleistift, das erleichtert die Sache. Notieren Sie die früheren Lebensgewohnheiten der Person, um sich selbst und andere Betreuungskräfte daran zu erinnern, dass diese Gewohnheiten später, wenn sich erst in jüngerer Zeit angenommene Gewohnheiten verlieren, möglicherweise wieder aktiviert werden. Notieren Sie im Abschnitt über den Tagesablauf möglichst viele Einzelheiten. Noch sind Sie und die Person in Ihrer Obhut im Stande, solche Dinge selbst zu entscheiden und Wünsche zu äußern, es wird aber die Zeit kommen, wenn das nicht mehr möglich ist. Erstellen Sie jetzt, solange Sie es noch können, gemeinsam eine möglichst detaillierte Liste für künftige Pflegekräfte. Sie sollen schließlich wissen, dass die Person ihren Kaffee am liebsten schwarz und lauwarm trinkt, oder dass sie es gewohnt ist, am Abend zu baden und keinen Schlafanzug trägt. Informieren Sie möglichst eingehend über die nun folgenden Themenschwerpunkte. Diese Informationen sollten oft aktualisiert oder von anderen Betreuungskräften ergänzt werden. Die genannten Kategorien sollen Sie anregen, diese Einzelheiten zu bedenken.

Einzelne Aktivitäten/Verrichtungen
Gewohnheiten: Schildern Sie möglichst genau, wie die Person ihren Alltag gestaltet. Notieren sie, um welche Uhrzeit sie normalerweise aufsteht, wie sie geweckt werden möchte (z. B. Wecker, Telefonweckruf, wacht von selbst auf), ob sie dann gerne noch ein wenig im Bett liegen bleibt oder lieber sofort aufsteht. Gehen Sie dann der Reihenfolge nach auf die anderen Aktivitäten ein, etwa den Gang zur Toilette, duschen, frühstücken usw.

Neigungen, Vorlieben: Listen Sie alle, mit dieser bestimmten Alltagsaktivität verbundenen Vorlieben auf. Wenn es beispielsweise ums Anziehen geht, nennen Sie den bevorzugten Bekleidungsstil (z. B. sportliche Sachen, Hemd und Krawatte), sowie die beliebtesten Kleidungsstücke.

Anregungen, Tipps: Mit Fortschreiten der Demenz wird es der Person zunehmend schwerer fallen, ihre Lebensgewohnheiten beizubehalten und die Dinge des Alltags zu bewältigen. Das ist sehr unangenehm und peinlich; Pflegenden kann es schwer fallen, Hilfestellung zu geben. Oft finden Pflegende ganz auf die demenzkranke Person zugeschnittene Möglichkeiten, sie zu unterstützen und anzuregen, eine Aktivität zu beginnen. Notieren Sie in dieser Rubrik entsprechende Tipps, etwa den, dass sie gerne Familienfotos betrachtet, während sie auf der Toilette sitzt oder dass er gerne einen Rasierapparat in der Hand hält, während er rasiert wird. Schreiben Sie mit Bleistift, damit die Anregungen oft aktualisiert werden können.

Fähigkeiten: Beschreiben Sie, wie sich die Person an einer Aktivität beteiligen kann, z. B. dass sie sich die Socken selbst anzieht, wenn ihr jeweils einer in die Hand gegeben wird.

Hilfebedarf: Beschreiben Sie, bei welchen Teilen der Aktivität die Person unterstützt werden muss, z. B. dass sie die Schuhe anziehen, aber nicht selbst zubinden kann.

Schritte, Vorgehen: Besonders bei Aktivitäten, die verändert wurden und noch nicht so eingeschliffen sind, ist es wichtig, dass die Pflegenden immer genau gleich vorgehen und jedes Mal die gleichen Worte verwenden. Die Person wird vielleicht gebrechlicher und muss daran erinnert werden, wie sie sich abstützen muss, um aus einem Sessel aufzustehen. Bei anderen Aktivitäten, etwa wenn die Person essen, sich waschen oder anziehen soll, wirkt sich der Gedächtnisverlust möglicherweise so aus, dass sie vergisst, welcher Schritt als nächster kommt. Sie braucht vielleicht genaue Hinweise, etwa auf den Körperteil, den sie nun waschen soll (Waschlappen nass machen, auswringen, Seife auftragen, das Gesicht waschen usw.). Pflegende können zum Erfolg beitragen, wenn Sie immer in der gleichen Reihenfolge vorgehen und immer die gleichen verbalen Anweisungen geben. Entsprechende Informationen können auf ein Kärtchen geschrieben und an dem Ort, an dem die Aktivität gewöhnlich stattfindet, bereit gelegt werden.

Bitte möglichst vermeiden: Vielleicht haben Pflegende festgestellt, dass bestimmte Äußerungen oder Vorgehensweisen die Aktivität eher behindern oder die Person verärgern. Sie weigert sich beispielsweise, sich anzuziehen, wenn sie die Sachen nicht selbst ausgesucht hat.

Teil III:

Meine Lebensgeschichte

Dieser Teil wird in Erzählform abgefasst. Oft ergeben sich die Antworten auf die einzelnen Fragen ganz von selbst. Wo Erläuterungen nötig sind, stehen sie am Anfang des Abschnitts. Teil I und II liefern die wichtigsten Informationen in knapper, klarer Form, ohne durch allzu viele Anweisungen zu verwirren und die Person, die sich schnell informieren will, zu überfordern. Teil III jedoch erfüllt einen ganz anderen Zweck. Wer sich an die in Teil III gegebenen Anweisungen hält, erspart sich das Zurückblättern und braucht den Erzählfluss nicht zu unterbrechen. Die Hinweise zum Ausfüllen des Abschnitts «Meine Lebensgeschichte» können Personen mit Demenz auch hilfreich sein, wenn sie den Teil gerne als Erinnerungsbuch oder Erinnerungshilfe verwenden möchten.

Teil I
Das Wichtigste in Kürze

Vor- und Zuname: _____

Meine alten Freundinnen/Freunde nennen mich: _____

Meine neuen Freundinnen/Freunde nennen mich: _____

Meine Enkel nennen mich: _____

Alter: _____ Geburtsdatum: _____

Geburtsort: _____

Name der Ehefrau/des Ehemanns/des Partners/der Partnerin: _____

Kinder

Name	Name des Partners/ der Partnerin	Wohnort

Andere nahe stehende Personen

Name	Beziehung zu mir

Notfallnummern

Notarzt/Krankenwagen: _____

Polizei: _____ Feuerwehr: _____

Name des Hausarztes/der Hausärztin: _____

Seine/ihre Telefonnummer: _____

Im Notfall bitte benachrichtigen

Name	Beziehung zu mir	Telefonnummer

Gesundheitszustand

Medikamente

Medikament	Dosis/Menge	Zeitpunkt der Einnahme/ Verabreichung	Muss an den Zeitpunkt oder die Art der Einnahme erinnert werden?

Allergien: _____

Sehvermögen: _____

Gehör: _____

Tipps zur Kommunikation: _____

Beweglichkeit: _____

Frühere Tätigkeit(en): _____

Wichtige Lebensereignisse: _____

Dinge, die Freude machen: _____

Besondere Fähigkeiten/Stärken: _____

Spezielle Bedürfnisse: _____

Bitte möglichst vermeiden: _____

Teil II
Lebensgewohnheiten

Tagesablauf vor dem Ruhestand

	Montag	Dienstag	Mittwoch	Donnerstag	Freitag	Samstag	Sonntag
6:00– 7:00 Uhr							
7:00– 9:00							
9:00–11:00							
11:00–13:00							
13:00–15:00							
15:00–17:00							
17:00–19:00							
19:00–23:00							
23:00– 6:00 Uhr							

Tagesablauf heute

	Montag	Dienstag	Mittwoch	Donnerstag	Freitag	Samstag	Sonntag
6:00– 7:00 Uhr							
7:00– 9:00							
9:00–11:00							
11:00–13:00							
13:00–15:00							
15:00–17:00							
17:00–19:00							
19:00–23:00							
23:00– 6:00 Uhr							

Einzelne Aktivitäten/Verrichtungen

Aufstehen

Gewohnheiten: _____

Neigungen/Vorlieben: _____

Anregungen/Tipps: _____

Fähigkeiten: _____

Hilfebedarf: _____

Schritte/Vorgehen: _____

Bitte möglichst vermeiden: _____

Zu Bett gehen

Gewohnheiten: _____

Neigungen/Vorlieben: _____

Anregungen/Tipps: _____

Fähigkeiten: _____

Hilfebedarf: _____

Schritte/Vorgehen: _____

Bitte möglichst vermeiden: _____

Wenn er/sie nachts aufwacht, Folgendes versuchen: _____

Baden, duschen, waschen

Gewohnheiten: _____

Neigungen/Vorlieben: _____

Anregungen/Tipps: _____

Fähigkeiten: _____

Hilfebedarf: _____

Schritte/Vorgehen: _____

Bitte möglichst vermeiden: _____

Ankleiden

Gewohnheiten: _____

Neigungen/Vorlieben: _____

Anregungen/Tipps: _____

Fähigkeiten: _____

Hilfebedarf: _____

Schritte/Vorgehen: _____

Bitte möglichst vermeiden: _____

Toilettengang

Gewohnheiten: _____

Neigungen/Vorlieben: _____

Anregungen/Tipps: _____

Fähigkeiten: _____

Hilfebedarf: _____

Schritte/Vorgehen: _____

Bitte möglichst vermeiden: _____

Kämmen/Rasieren/Schminken

Gewohnheiten: _____

Neigungen/Vorlieben: _____

Anregungen/Tipps: _____

Fähigkeiten: _____

Hilfebedarf: _____

Schritte/Vorgehen: _____

Bitte möglichst vermeiden: _____

Mahlzeiten

Frühstück

Gewohnheiten: _____

Neigungen/Vorlieben: _____

Anregungen/Tipps: _____

Fähigkeiten: _____

Hilfebedarf: _____

Schritte/Vorgehen: _____

Bitte möglichst vermeiden: _____

Mittagessen

Gewohnheiten: _____

Neigungen/Vorlieben: _____

Anregungen/Tipps: _____

Fähigkeiten: _____

Hilfebedarf: _____

Schritte/Vorgehen: _____

Bitte möglichst vermeiden: _____

Abendessen

Gewohnheiten: _____

Neigungen/Vorlieben: _____

Anregungen/Tipps: _____

Fähigkeiten: _____

Hilfebedarf: _____

Bitte möglichst vermeiden: _____

Zwischenmahlzeiten

Gewohnheiten: _____

Neigungen/Vorlieben: _____

Anregungen/Tipps: _____

Fähigkeiten: _____

Hilfebedarf: _____

Schritte/Vorgehen: _____

Bitte möglichst vermeiden: _____

Haushaltsführung

Gewohnheiten: _____

Neigungen/Vorlieben: _____

Anregungen/Tipps: _____

Fähigkeiten: _____

Hilfebedarf: _____

Schritte/Vorgehen: _____

Bitte möglichst vermeiden: _____

Teil III
Meine Lebensgeschichte

Ich, _____

bin am _____

in _____

geboren.

Ich bin in _____

aufgewaschen und in _____

zur Schule gegangen.

Ich habe im Laufe meines Lebens viele wunderbare Dinge erlebt. Hier ein paar besonders
schöne Erlebnisse: _____

_____

_____

_____

Es gab aber auch schwere Zeiten. Hier ein paar besonders schlimme Ereignisse: _____

_____

_____

_____

Es gab Menschen und/oder Dinge, die mir in diesen schweren Zeiten geholfen haben.
Hier einige Beispiele: _____

_____

_____

_____

Wenn ich auf mein Leben zurück blicke, bin ich besonders dankbar und stolz, dass _____

_____

_____

Familie und Freundeskreis

Folgende Personen stehen mir besonders nahe:

(Auch wenn der Person die Namen entfallen sind, kann die Erinnerung an diese Menschen und die gemeinsam verbrachten Zeiten dazu beitragen, sich weiterhin ihrer Gesellschaft zu erfreuen.) Bitte rufen Sie sich möglichst viele Einzelheiten ins Gedächtnis, z. B. die Spitznamen, Augenfarbe, Lieblingsgeschichten, Berufe, häufig gebrauchten Redewendungen und so weiter. Fotos können dem Gedächtnis auf die Sprünge helfen. Vielleicht möchten Sie Abzüge Ihrer Lieblingsbilder dem Text beilegen.

Ehemann/Ehemänner/Partner
Ehefrau/Ehefrauen/Partnerin/Partnerinnen

Name	
Geburtsdatum	
Geburtsort	
Augenfarbe	
Lieblingssätze	
Leibspeisen	
Beruf/Tätigkeiten	
Besondere Erinnerungen an diese Person	

Name	
Geburtsdatum	
Geburtsort	
Augenfarbe	
Lieblingssätze	
Leibspeisen	
Beruf/Tätigkeiten	
Besondere Erinnerungen an diese Person	

Name	
Geburtsdatum	
Geburtsort	
Augenfarbe	
Lieblingssätze	
Leibspeisen	
Beruf/Tätigkeiten	
Besondere Erinnerungen an diese Person	

Kinder

Name	
Name des Partners/ der Partnerin	
Geburtsdatum	
Geburtsort	
Augenfarbe	
Lieblingssätze	
Leibspeisen	
Beruf/Tätigkeiten	
Besondere Erinnerungen an diese Person	

Name	
Name des Partners/ der Partnerin	
Geburtsdatum	
Geburtsort	
Augenfarbe	
Lieblingssätze	
Leibspeisen	
Beruf/Tätigkeiten	
Besondere Erinnerungen an diese Person	

Name	
Name des Partners/ der Partnerin	
Geburtsdatum	
Geburtsort	
Augenfarbe	
Lieblingssätze	
Leibspeisen	
Beruf/Tätigkeiten	
Besondere Erinnerungen an diese Person	

Name	
Name des Partners/ der Partnerin	
Geburtsdatum	
Geburtsort	
Augenfarbe	
Lieblingssätze	
Leibspeisen	
Beruf/Tätigkeiten	
Besondere Erinnerungen an diese Person	

Name	
Name des Partners/ der Partnerin	
Geburtsdatum	
Geburtsort	
Augenfarbe	
Lieblingssätze	
Leibspeisen	
Beruf/Tätigkeiten	
Besondere Erinnerungen an diese Person	

Mutter

Name	
Geburtsdatum	
Geburtsort	
Augenfarbe	
Lieblingssätze	
Leibspeisen	
Beruf/Tätigkeiten	
Besondere Erinnerungen an meine Mutter	

Vater

Name	
Geburtsdatum	
Geburtsort	
Augenfarbe	
Lieblingssätze	
Leibspeisen	
Beruf/Tätigkeiten	
Besondere Erinnerungen an meinen Vater	

Großmutter (mütterlicherseits)

Name	
Geburtsdatum	
Geburtsort	
Augenfarbe	
Lieblingssätze	
Leibspeisen	
Beruf/Tätigkeiten	
Besondere Erinnerungen an diese Großmutter	

Großmutter (väterlicherseits)

Name	
Geburtsdatum	
Geburtsort	
Augenfarbe	
Lieblingssätze	
Leibspeisen	
Beruf/Tätigkeiten	
Besondere Erinnerungen an meinen Vater	

Großvater (mütterlicherseits)

Name	
Geburtsdatum	
Geburtsort	
Augenfarbe	
Lieblingssätze	
Leibspeisen	
Beruf/Tätigkeiten	
Besondere Erinnerungen an diesen Großvater	

Großvater (väterlicherseits)

Name	
Geburtsdatum	
Geburtsort	
Augenfarbe	
Lieblingssätze	
Leibspeisen	
Beruf/Tätigkeiten	
Besondere Erinnerungen an diesen Großvater	

Geschwister

Name	
Name des Partners/ der Partnerin	
Wohnort/Adresse	
Geburtsdatum	
Geburtsort	
Augenfarbe	
Lieblingssätze	
Leibspeisen	
Beruf/Tätigkeiten	
Besondere Erinnerungen an diese Person	

Name	
Name des Partners/ der Partnerin	
Wohnort/Adresse	
Geburtsdatum	
Geburtsort	
Augenfarbe	
Lieblingssätze	
Leibspeisen	
Beruf/Tätigkeiten	
Besondere Erinnerungen an diese Person	

Name	
Name des Partners/ der Partnerin	
Wohnort/Adresse	
Geburtsdatum	
Geburtsort	
Augenfarbe	
Lieblingssätze	
Leibspeisen	
Beruf/Tätigkeiten	
Besondere Erinnerungen an diese Person	

Name	
Name des Partners/ der Partnerin	
Wohnort/Adresse	
Geburtsdatum	
Geburtsort	
Augenfarbe	
Lieblingssätze	
Leibspeisen	
Beruf/Tätigkeiten	
Besondere Erinnerungen an diese Person	

Name	
Name des Partners/ der Partnerin	
Wohnort/Adresse	
Geburtsdatum	
Geburtsort	
Augenfarbe	
Lieblingssätze	
Leibspeisen	
Beruf/Tätigkeiten	
Besondere Erinnerungen an diese Person	

Enkel

Name	
Name des Partners/ der Partnerin	
Wohnort/Adresse	
Geburtsdatum	
Geburtsort	
Augenfarbe	
Lieblingssätze	
Leibspeisen	
Beruf/Tätigkeiten	
Besondere Erinnerungen an diese Person	

Name	
Name des Partners/ der Partnerin	
Wohnort/Adresse	
Geburtsdatum	
Geburtsort	
Augenfarbe	
Lieblingssätze	
Leibspeisen	
Beruf/Tätigkeiten	
Besondere Erinnerungen an diese Person	

Name	
Name des Partners/ der Partnerin	
Wohnort/Adresse	
Geburtsdatum	
Geburtsort	
Augenfarbe	
Lieblingssätze	
Leibspeisen	
Beruf/Tätigkeiten	
Besondere Erinnerungen an diese Person	

Name	
Name des Partners/ der Partnerin	
Wohnort/Adresse	
Geburtsdatum	
Geburtsort	
Augenfarbe	
Lieblingssätze	
Leibspeisen	
Beruf/Tätigkeiten	
Besondere Erinnerungen an diese Person	

Name	
Name des Partners/ der Partnerin	
Wohnort/Adresse	
Geburtsdatum	
Geburtsort	
Augenfarbe	
Lieblingssätze	
Leibspeisen	
Beruf/Tätigkeiten	
Besondere Erinnerungen an diese Person	

Name	
Name des Partners/ der Partnerin	
Wohnort/Adresse	
Geburtsdatum	
Geburtsort	
Augenfarbe	
Lieblingssätze	
Leibspeisen	
Beruf/Tätigkeiten	
Besondere Erinnerungen an diese Person	

Großenkel

Name	
Geburtsdatum	
Geburtsort	
Augenfarbe	
Lieblingssätze	
Leibspeisen	
Beruf/Tätigkeiten	
Besondere Erinnerungen an diese Person	

Name	
Geburtsdatum	
Geburtsort	
Augenfarbe	
Lieblingssätze	
Leibspeisen	
Beruf/Tätigkeiten	
Besondere Erinnerungen an diese Person	

Name	
Geburtsdatum	
Geburtsort	
Augenfarbe	
Lieblingssätze	
Leibspeisen	
Beruf/Tätigkeiten	
Besondere Erinnerungen an diese Person	

Name	
Geburtsdatum	
Geburtsort	
Augenfarbe	
Lieblingssätze	
Leibspeisen	
Beruf/Tätigkeiten	
Besondere Erinnerungen an diese Person	

Name	
Geburtsdatum	
Geburtsort	
Augenfarbe	
Lieblingssätze	
Leibspeisen	
Beruf/Tätigkeiten	
Besondere Erinnerungen an diese Person	

Andere wichtige Angehörige (z. B. Tanten, Onkel, Cousins, Cousinen)

Name	
Name des Partners/ der Partnerin	
Adresse	
Geburtsdatum	
Geburtsort	
Augenfarbe	
Lieblingssätze	
Leibspeisen	
Beruf/Tätigkeiten	
Besondere Erinnerungen an diese Person	

Name	
Name des Partners/ der Partnerin	
Geburtsdatum	
Geburtsort	
Augenfarbe	
Lieblingssätze	
Leibspeisen	
Beruf/Tätigkeiten	
Besondere Erinnerungen an diese Person	

Name	
Name des Partners/ der Partnerin	
Geburtsdatum	
Geburtsort	
Augenfarbe	
Lieblingssätze	
Leibspeisen	
Beruf/Tätigkeiten	
Besondere Erinnerungen an diese Person	

Name	
Name des Partners/ der Partnerin	
Geburtsdatum	
Geburtsort	
Augenfarbe	
Lieblingssätze	
Leibspeisen	
Beruf/Tätigkeiten	
Besondere Erinnerungen an diese Person	

Name	
Name des Partners/ der Partnerin	
Geburtsdatum	
Geburtsort	
Augenfarbe	
Lieblingssätze	
Leibspeisen	
Beruf/Tätigkeiten	
Besondere Erinnerungen an diese Person	

Gibt oder gab es regelmäßig Familientreffen? Wenn ja, wo fanden sie statt? Wer hat teilgenommen? Was wurde bei solchen Treffen gemacht?

_____

_____

_____

_____

_____

Freundeskreis

Zählen Sie die heutigen und früheren Freunde und Freundinnen auf. Zu diesem Abschnitt können folgende Fragen gestellt werden: Wer war die beste Freundin/der beste Freund in der Kindheit und Jugend? Was wurde mit dieser Person unternommen? Gibt es Anekdoten oder Geschichten über besonders eindruckvolle Erlebnisse mit dieser Freundin/diesem Freund?

Name	
Name des Partners/ der Partnerin	
Wohnort/Adresse	
Geburtsdatum	
Geburtsort	
Augenfarbe	
Lieblingssätze	
Leibspeisen	
Beruf/Tätigkeiten	
Besondere Erinnerungen an diese Person	

Name	
Name des Partners/ der Partnerin	
Wohnort/Adresse	
Geburtsdatum	
Geburtsort	
Augenfarbe	
Lieblingssätze	
Leibspeisen	
Beruf/Tätigkeiten	
Besondere Erinnerungen an diese Person	

Name	
Name des Partners/ der Partnerin	
Wohnort/Adresse	
Geburtsdatum	
Geburtsort	
Augenfarbe	
Lieblingssätze	
Leibspeisen	
Beruf/Tätigkeiten	
Besondere Erinnerungen an diese Person	

Name	
Name des Partners/ der Partnerin	
Wohnort/Adresse	
Geburtsdatum	
Geburtsort	
Augenfarbe	
Lieblingssätze	
Leibspeisen	
Beruf/Tätigkeiten	
Besondere Erinnerungen an diese Person	

Name	
Name des Partners/ der Partnerin	
Wohnort/Adresse	
Geburtsdatum	
Geburtsort	
Augenfarbe	
Lieblingssätze	
Leibspeisen	
Beruf/Tätigkeiten	
Besondere Erinnerungen an diese Person	

Wohnungen und Häuser

Notieren Sie hier nicht nur die Adresse, sondern auch alle Besonderheiten der Wohnsituation und des Hauses. Stellen Sie folgende Fragen: Wer waren die Nachbarinnen und Nachbarn? Welche guten Freundinnen und Freunde wohnten in der Nähe? Welche besonderen Aktivitäten fanden an diesem Wohnort statt? Sammeln Sie möglichst viele Details: Welche Farbe hatte das Haus? Wo befand sich das Schlafzimmer? Was war es für ein Haus? Wer lebte sonst noch in dem Haus? Wie viele Stockwerke hatte es? Gab es einen Garten oder einen Hof? Welche besonderen Ereignisse fanden in diesem Haus/in dieser Wohnung statt? Wie war die Stadt? An welchen Aktivitäten der Kommune nahm die Person teil, wo engagierte sie sich? Denken Sie beim Ausfüllen dieses Abschnitts daran, dass Informationen über den Wohnort in der Kindheit besonders wichtig sind. Diese frühen Erinnerungen haben sich vermutlich am tiefsten eingeprägt und sind mit angenehmen, tröstlichen Gefühlen verbunden.

Derzeitiger Wohnort: _____

_____

_____

_____

Wohnort/Wohnorte in der Kindheit: _____

_____

_____

_____

Wohnort/Wohnorte im Erwachsenenalter: _____

_____

_____

_____

Arbeitsleben

Die nun folgenden, im Erzählstil abgefassten Abschnitte werden sicher nicht alle zutreffen. Tragen Sie in dem Fall «nicht zutreffend» ein, um deutlich zu machen, dass diese Abschnitte nicht einfach übergangen wurden.

Ich war überwiegend als Hausfrau/Mutter tätig. Es war ein bewegtes, arbeitsreiches Leben, aber ich bin zufrieden, wenn ich daran denke, dass _____

_____

_____

_____

Andererseits hat mich immer geärgert, dass _____

_____

_____

_____

Meine lustigste Erinnerung aus diesen Jahren ist _____

_____

_____

Meine glücklichsten Erinnerungen aus diesen Jahren sind _____

_____

_____

Meine Lieblingsrezepte waren _____

_____

_____

Mein erlernter Beruf ist _____

Meine erste Arbeitsstelle war bei _____

in _____

Mein erster Chef/meine erste Chefin hieß _____

Ich habe auch mit _____ gearbeitet.

Ich habe _____ verdient, damals konnte man dafür _____ kaufen.

Dort habe ich _____ Jahre gearbeitet, dann habe ich gewechselt, weil _____

_____

Ich war auch bei _____ angestellt, und zwar als _____

Meine Kollegin/mein Kollege war _____

und _____ war unser Chef/unsere Chefin. Dort habe ich _____ Jahre gearbeitet, dann habe ich gewechselt, weil _____

Ich war auch bei _____ angestellt, und zwar als _____

Meine Kollegin/mein Kollege war _____

und _____ war unser Chef/unsere Chefin. Dort habe ich _____ Jahre gearbeitet,

dann habe ich gewechselt, weil _____

Ich war auch bei _____ angestellt, und zwar als _____

Meine Kollegin/mein Kollege war _____

und _____ war unser Chef/unsere Chefin. Dort habe ich _____ Jahre gearbeitet,

dann habe ich gewechselt, weil _____

Die Arbeit, die mir am wenigsten gefallen hat, war _____

weil _____

_____

Wenn ich an mein Arbeitsleben zurückdenke, freue ich mich besonders über folgende

Dinge _____

_____

_____

_____

_____

Spirituelles Leben

Ich wurde in meinem Leben besonders von _____

_____

_____ inspiriert.

Ich habe mich besonders von/bei _____

_____

_____ getröstet gefühlt.

In dieser religiösen Tradition bin ich aufgewachsen _____

Am liebsten erinnere ich mich an folgende Einzelheiten _____

_____

_____

Später, als erwachsener Mensch, gehörte ich zu _____

In diesen Gemeinden habe ich mich ehrenamtlich als _____ engagiert.

Meine schönsten Erinnerungen an diese Zeit sind _____

_____

_____

Diese geistliche Musik mag ich am liebsten: _____

_____

_____

Diese geistlichen Texte/Stellen aus der Heiligen Schrift mag ich am liebsten: _____

_____

_____

Mein liebstes religiöses Fest ist _____

weil _____

Heute habe ich besondere Freude an folgenden spirituellen Übungen: _____

_____

_____

Hobbys und Freizeit

All die Jahre habe/bin ich gerne _____

_____

_____

_____

_____

Wenn ich an meine Freizeitaktivitäten zurückdenke, war ich wohl dabei am glücklichsten:

_____

_____

_____

Wenn ich an meine Freizeitaktivitäten zurückdenke, bin ich auf diese Dinge am meisten stolz (hier besonders herausragende Leistungen nennen, etwa Siege bei Meisterschaften, bekleidete Ämter etc.): _____

_____

_____

_____

_____

Ich habe immer noch Freude an _____

_____

_____

_____

Damit ich das weiterhin tun kann, brauche ich möglicherweise folgende Unterstützung:

_____

_____

_____

_____

Neigungen/Vorlieben

Aktivitäten: _____

_____

_____

_____

_____

_____

Bücher/Zeitschriften/Zeitungen: _____

_____

_____

_____

_____

_____

_____

Sessel/Sitzplatz: _____

_____

_____

_____

_____

_____

_____

Bekleidung: _____

_____

_____

_____

_____

_____

_____

Farben: _____

_____

_____

_____

_____

_____

Redewendungen: _____
_____
_____
_____
_____
_____
_____

Speisen: _____
_____
_____
_____
_____
_____

Witze: _____
_____
_____
_____
_____
_____
_____

Erinnerungen: _____
_____
_____
_____
_____
_____

Filme: _____
_____
_____
_____
_____
_____

Musik: _____

_____

_____

_____

_____

_____

_____

Personen: _____

_____

_____

_____

_____

_____

_____

Haustiere: _____

_____

_____

_____

_____

_____

Pflanzen/Blumen: _____

_____

_____

_____

_____

_____

Radiosender/Radiosendungen: _____

_____

_____

_____

_____

_____

Aktivitäten zur Entspannung: _____

_____

_____

_____

_____

_____

Sportarten: _____

_____

_____

_____

_____

Geschichten/Anekdoten: _____

_____

_____

_____

_____

_____

Reiseerfahrungen: _____

_____

_____

_____

_____

_____

Fernsehsendungen: _____

_____

_____

_____

_____

_____

Aktivitäten zur Beruhigung: _____

_____

_____

_____

_____

Abneigungen

Genau wie bestimmte Dinge oder Vorgänge Freude bereiten und entspannend wirken, gibt es welche, die unbeliebt sind und die Person verärgern. Wenn ein Mensch an Demenz leidet, ist er möglicherweise außer Stande, auf solche Situationen angemessen zu reagieren, was beide Seiten frustriert. Wenn alle an der Betreuung Beteiligten wissen, was die Person nicht mag oder ablehnt (die so genannten *Trigger* kennt), lassen sich Verärgerung und Kummer oft vermeiden.

Aktivitäten: _____

_____

_____

_____

_____

_____

Bücher/Zeitschriften/Zeitungen: _____

_____

_____

_____

_____

_____

Sessel/Sitzplatz: _____

_____

_____

_____

_____

_____

Bekleidung: _____

_____

_____

_____

Farben: _____

_____

_____

_____

Redewendungen: _____

_____

_____

_____

_____

_____

Speisen: _____

_____

_____

_____

_____

_____

Witze: _____

_____

_____

_____

_____

Erinnerungen: _____

_____

_____

_____

_____

_____

Filme: _____

_____

_____

_____

_____

_____

Musik: _____

_____

_____

_____

_____

Personen: _____

_____
_____
_____
_____
_____
_____

Haustiere: _____

_____
_____
_____
_____
_____
_____

Pflanzen/Blumen: _____

_____
_____
_____
_____
_____
_____

Radiosender/Radiosendungen: _____

_____
_____
_____
_____
_____
_____

Aktivitäten zur Entspannung: _____

_____
_____
_____
_____
_____

Sportarten: _____

_____

_____

_____

_____

_____

Geschichten/Anekdoten: _____

_____

_____

_____

_____

_____

Reiseerfahrungen: _____

_____

_____

_____

_____

_____

Fernsehsendungen: _____

_____

_____

_____

_____

_____

Aktivitäten zur Beruhigung: _____

_____

_____

_____

_____

_____

Adressenverzeichnis

Die folgenden Adressenhinweise sind nach den jeweiligen Hauptorganisationen geordnet, deren Verknüpfungen auf weitere Organisationen wurden nach Postleitzahlen geordnet. (Stand: 9-2007)

Deutsche Alzheimer Gesellschaft e. V.

Friedrichstr. 236
10969 Berlin
Tel.: 030/259 37 95 0
Fax: 030/259 37 95 29
E-Mail: info@deutsche-alzheimer.de
www.deutsche-alzheimer.de

**Weitere hilfreiche Adressen
(sortiert nach PLZ)**

Psychosozialer Treffpunkt für ältere
Menschen mit türkischer Muttersprache
DETA MED
Turmstr. 21
10559 Berlin-Moabit
Tel.: 030/36 75 15 27
Fax: 030/36 75 15 29

Alzheimer-Gesellschaft Berlin e. V.
Christa Matter
Friedrichstr. 236
10969 Berlin
Tel.: 030/89 09 43 57
Fax030/25 79 66 96

Psychosozialer Treffpunkt Mitte – Gruppe
für Menschen mit Gedächtnisstörungen
Christine Klotzek
Anmeldung bei Alzheimer Gesellschaft
Berlin e. V.
Friedrichstr. 236
10969 Berlin
Tel.: 030/25 79 66 97
Fax: 030/25 79 66 96

IdeM – Informationszentrum für
dementiell und psychisch erkrankte
MigrantInnen und ihre Angehörigen;
Beratung auf Türkisch, Arabisch, Serbisch,
Bosnisch, Kroatisch, Polnisch u. a.
Derya Wrobel
Rubensstr. 84
12157 Berlin
Tel.: 030/85 62 96 57
Fax: 030/85 62 96 58

Alzheimer Angehörigen-Initiative e. V.
Rosemarie Drenhaus-Wagner
Reinickendorfer Str. 61 (Haus 1)
13347 Berlin
Tel.: 030/47 37 89 95
Fax: 030/47 37 89 97

Gesprächsgruppe für Angehörige von
jüngeren Demenzkranken mit
gleichzeitiger Betreuung
Frau Boche
Universitätsklinikum Benjamin Franklin
Nußbaumallee 38
14050 Berlin
Tel.: 030/84 45 83 28
Fax: 030/84 45 83 50

Selbsthilfegruppe für Angehörige
Demenzkranker
Frau Kaatz
Ev. Seniorenzentrum «Emmaus-Haus»
Eisenhartstr. 14–17
14469 Potsdam
Tel.: 0331/284 58 71
Fax: 0331/284 58 00

Alzheimer Gesellschaft Brandenburg e. V.
(weitere Selbsthilfegruppen in
Brandenburg über die Homepage)
Angelika Winkler
Stephensonstr. 24–26
14482 Potsdam
Tel.: 0331/740 90 08
Fax: 0331/740 90 09

Kontakt- und Beratungsstelle für
Alzheimer-Kranke und deren Angehörige
Schwester Sonnhild Pohl
Nachbarschaftsheim Jüterbog e. V.
Am Dammtor 6/im Ärztehaus
14913 Jüterbog
Tel.: 03372/44 11 46
Fax: 03372/41 80 25

ASB-Alzheimer Beratungsstelle
Jutta Wuitz, Frau Lustig
Zehmeplatz 12
15230 Frankfurt/Oder
Tel.: 0335/500 47 88
Fax: 0335/500 47 88

Selbsthilfegruppe und Beratungsstelle für
pflegende Angehörige von Alzheimer- und
Demenzkranken
Roswitha Markert
Schneiderstr. 19
16225 Eberswalde
Tel.: 03334/22 468
Fax: 03334/63 98 85

Beratungsstelle für Demenzkranke und
Angehörige
Dargersdorfer Str. 13
17268 Templin
Tel.: 03987/20 19 50
Fax: 03987/20 00 054

Alzheimer Gesellschaft Ostvorpommern
Selbsthilf Demenz e. V.
Helga Karin Walser
c/o Alter-native e. V.
Kronwiekstr. 17
17438 Wolgast
Tel.: 038375/2 25 30
Fax: 038375/2 25 32

Selbsthilfegruppe «Mit Demenz leben»
Michael Noske
Sankt-Jürgens-Weg 19
18273 Güstrow
Tel.: 03843/25 55
Fax: 03843/25 56 08

Angehörigengruppen bei der
«Hamburgischen Brücke»
Eva Sage, Dipl.-Psych.
Angelika Maaßen
Martinistr. 29
20251 Hamburg
Tel.: 040/4 60 21 58
Fax: 040/46 09 05 85

Alzheimer Angehörigengruppe Bergedorf
Helga Konther
c/o Behinderten-Arbeitsgemeinschaft
Bergedorf e. V.
Alte Holstenstr. 30
21031 Hamburg
Tel.: 040/724 24 98

Alzheimer Gesellschaft Lüneburg e. V.
Antje Öhler
Garlopstr. 2
21335 Lüneburg
Tel.: 04131/76 66 56
Fax: 04131/76 66 58

Alzheimer Gesellschaft Kreis Herzogtum
Lauenburg e. V.
Sibylle Kircher
Schüttberg 12a
21502 Geesthacht
Tel.: 04152/83 87 27
Fax: 04152/34 92

Alzheimer Gesellschaft Stade e. V.
Frau Sitz
c/o Katholisches Altenheim St. Joseph
Schiffertorsstr. 17
21682 Stade
Tel.: 04141/80 02 20 (Mo 17–19 Uhr) oder
04141/40 000

Alzheimer-Gesellschaft Cuxland e. V.
Monika Kirsch
Bahnhofstr. 15
21762 Otterndorf
Tel.: 04751/30 14 oder 04721/291 23
Fax: 04751/30 26

Alzheimer Gesellschaft Hamburg e. V.
Dr. Bettina Mutschler
Wandsbeker Allee 75
22041 Hamburg
Tel.: 040/68 91 36 25 oder 040/47 25 38
Fax: 040/68 26 80 87

Beratungsstelle Albertinen-Haus
Doris Reinhard
Zentrum für Geriatrie und Gerontologie
Sellhopsweg 18–22
22459 Hamburg
Tel.: 040/55 81 18 50
Fax: 040/55 81 19 28

Erfahrungsaustausch für betreuende
Angehörige dementiell Erkrankter
Ingrid Karotki
Mühlenberger Weg 57
22587 Hamburg
Tel.: 040/87 97 16 13
Fax: 040/86 90 81

Alzheimer Gesellschaft
Norderstedt-Segeberg e. V.
Ulrich Mildenberger
c/o Beratungsstelle für ältere Bürger
Heidbergstr. 28
22846 Norderstedt
Tel.: 040/52 88 38 30
Fax: 040/52 88 38 32

Alzheimer Gesellschaft
Schleswig-Holstein/LV e. V.
Sven Staack
Ohechaussee 100
22848 Norderstedt
Tel.: 040/30 85 79 87
Fax: 040/30 85 79 86

Alzheimer Gesellschaft Stormarn e. V.
Helma Schuhmacher
c/o Peter Rantzau-Haus
Woldenhorn 3
22926 Ahrensburg
Tel.: 04102/822 222
Fax: 04102/822 223

Telefonische Beratung auf Russisch und
Türkisch jew. 1x monatlich
Helma Schuhmacher
Alzheimer Gesellschaft Stormarn e. V.
c/o Peter Rantzau-Haus
Woldenhorn 3
22926 Ahrensburg
Tel.: 04102/82 22 22

Alzheimer/Demenz-Beratung
Helma Schuhmacher
im Pflegeheim «Haus Billetal»
Billetal 68
22946 Trittau
Tel.: 04102/82 22 22 oder 04154/84 62 48

Alzheimer Gesellschaft Lübeck und
Umgebung e. V.
Heidi Damberg
Hansering 3
23558 Lübeck
Tel.: 0451/38 94 93 11
Fax: 0451/38 94 93 15

Alzheimer Gesellschaft Ostholstein e. V.
Dagmar Andersen
Postfach 11 52
23677 Scharbeutz
Tel.: 04524/70 69 49
Fax: 04524/70 69 49

Angehörigensprechstunde
Senioren-Residenz Godenbergschlösschen
Jochen Gust
Godenbergstr. 8
23714 Malente
Tel.: 04523/96 66 50
Fax: 04523/99 66 00

Alzheimer Gesellschaft Ratzeburg im
Herzogtum Lauenburg e. V.
Rosemarie Büttner
Schmilauer Str. 108
23909 Ratzeburg
Tel.: 04541/13 35 11 oder 0175/11 25 900
(Sorgentelefon)
Fax: 04541/13 35 15

Alzheimer Gesellschaft
Mecklenburg-Vorpommern e. V.
Fasanenweg 7
23946 Boltenhagen
Tel.: 0173/2 11 73 90
Fax: 038825/216 38

AWO Beratungsstelle für pflegende
Angehörige Demenz und Pflege
Rita Erlemann
Preetzer Str. 35
24143 Kiel
Tel.: 0431/775 70 44
Fax: 0431/775 70 48

Alzheimer Gesellschaft Kiel e. V.
Heinz Jansen
Starnberger Str. 67
24146 Kiel
Tel.: 0431/78 93 67
Fax: 0431/78 93 67

Deutsche Expertengruppe
Dementenbetreuung e. V.
c/o Mechthild Lärm
Haus Schwansen
Rakower Weg 1
24354 Riesby
Tel.: 04355/18 11 15

Alzheimer Gesellschaft in der Region
Schleswig e. V.
Lutz Meier
Königstr. 1a
24837 Schleswig
Tel.: 04621/29 05 95

Alzheimer Gesellschaft Flensburg und
Umgebung e. V.
Margarete Tappenbeck
Wrangelstr. 18
24937 Flensburg
Tel.: 0461/5 03 26 18
Fax: 0461/5 03 26 19

Alzheimer Gesellschaft Kreis
Pinneberg e. V.
Rita Rohwedder
Dingstätte 49 (Pinnau-Center)
25421 Pinneberg
Tel.: 04101/55 54 64
Fax: 04101/59 97 97

Projektleitung Demenz der
Pflege-Management Dithmarschen GmbH
Cornelia Voigt
Hamburger Str. 73
25746 Heide
Tel.: 0481/902 51
Fax: 0481/12 11

Alzheimer Gesellschaft Nordfriesland e. V.
Hanna Siegel
2. Vorsitzende
c/o Fachklinik Breklum
Kirchenstr. 2
25821 Breklum
Tel.: 04671/408 0
Fax: 04671/408 100

Alzheimer Gesellschaft Oldenburg e. V.
Brunhilde Becker, Johanna Erfeling
PFL – inForum
Peterstr. 3
26121 Oldenburg
Tel.: 0441/926 69 39

Alzheimer Gesellschaft
Wilhelmshaven-Friesland e. V.
Rosemarie Groß
Siedlerweg 10
26384 Wilhelmshaven
Tel.: 04421/704 43
Fax: 04421/704 43

Alzheimer Gesellschaft
Papenburg/Emsland e. V.
Jürgen Kothe
c/o Berufsfachschule für Altenpflege
Rathausstr. 13
26871 Papenburg
Tel.: 04961/30 30
Fax: 04961/93 16 01

Alzheimer Beratung
Herr Storm
Wollgrasweg 4
27356 Rotenburg
Tel.: 04261/98 040

Alzheimer Gesellschaft Bremerhaven e. V.
Stefan Kolb
Brommystr. 5
27570 Bremerhaven
Tel.: 0471/20 78 87
Fax: 0471/2 89 72

Demenz Informations- und
Koordinationsstelle Bremen (DIKS)
Tanja Meier
Auf den Häfen 30–32
28203 Bremen
Tel.: 0421/79 02 73
Fax: 0421/79 02 41

Beratung und Hilfen für ältere Menschen
mit Demenz und deren Angehörige
Gaby Salomon
Dienstleistungszentrum Mitte d. DRK KV
Bremen e. V.
Mathildenstr. 2
28203 Bremen
Tel.: 0421/7 06 07 00
Fax: 0421/70 60 70 22

Beratung und Hilfen für Menschen mit
Demenz und deren Angehörige
Monika Wenzel
Dienstleistungszentrum Hastedt des DRK
KV Bremen e. V.
Hastedter Heerstr. 250
28207 Bremen
Tel.: 0421/4 36 70 47
Fax: 0421/4 36 70 47

Beratung und Hilfen für ältere Menschen
mit Demenz und deren Angehörige
Christel Eidams
Dienstleistungszentrum Schwachhausen d.
DRK KV Bremen e. V.
Wachmannstr. 9
28209 Bremen
Tel.: 0421/3 40 31 02
Fax: 0421/3 40 31 35

Offener Gesprächskreis für Angehörige
von dementiell erkrankten Menschen
Eva-Maria Strobel
DRK Kreisverband Bremen e. V.
Wachmannstr. 9
28209 Bremen
Tel.: 0421/3 40 31 02 oder 0421/4 36 70 47
oder 0421/34 11 65
Fax: 0421/3 03 92 26

Alzheimer Gesellschaft Bremen e. V.
Axel Kelm
Busestr. 38
28213 Bremen
Tel.: 0421/244 08 14

Beratung und Hilfen für ältere Menschen
mit Demenz und ihre Angehörigen
Dienstleistungszentrum Schwachhausen
der Paritätischen Gesellschaft
für Soziale Dienste
Kulenkampffallee 65a
28213 Bremen
Tel.: 0421/21 57 59
Fax: 0421/21 06 43

Beratung und Hilfen für ältere Menschen
mit Demenz und ihre Angehörigen
Dienstleistungszentrum Huchting
der Paritätischen Gesellschaft
für Soziale Dienste
Kirchhuchtinger Landstr. 143
28259 Bremen
Tel. 0421/58 20 11
Fax 0421/58 20 12

forum demenz
Beratung für Demenzkranke und deren
Angehörige im Haus O'land
Sabine Greulich
Alfred-Faust-Str. 1
28277 Bremen
Tel.: 0421/33 32 58 0
Fax: 0421/33 32 58 88

Beratung und Hilfen für ältere Menschen
mit Demenz und ihre Angehörigen
Dienstleistungszentrum Kattenturm
der Paritätischen Gesellschaft
für Soziale Dienste
Alfred-Faust-Str. 17d
28277 Bremen
Tel.: 0421/82 35 48
Fax: 0421/82 96 90

Beratung und Hilfen für ältere Menschen
mit Demenz und ihre Angehörigen
Dienstleistungszentrum Horn
der Paritätischen Gesellschaft
für Soziale Dienste
Brucknerstr. 15
28359 Bremen
Tel.: 0421/23 71 21
Fax: 0421/243 67 02

Beratung und Hilfen für ältere Menschen
mit Demenz und ihre Angehörigen
Dienstleistungszentrum Lesum
der Paritätischen Gesellschaft
für Soziale Dienste
An der Lesumer Kirche 1
28717 Bremen
Tel.: 0421/63 00 34
Fax: 0421/636 86 09

Beratung und Hilfen für ältere Menschen
mit Demenz und ihre Angehörigen
Dienstleistungszentrum Vegesack der
Paritätischen Gesellschaft für Soziale
Dienste
Zum Alten Speicher 10
28759 Bremen
Tel.: 0421/66 24 99
Fax: 0421/277 09 41

Beratung und Hilfen für ältere Menschen
mit Demenz und ihre Angehörigen
Dienstleistungszentrum Blumenthal der
Paritätischen Gesellschaft für Soziale
Dienste
Bürgermeister-Kürten-Str. 30
28779 Bremen
Tel.: 0421/60 21 99
Fax: 0421/600 74 80

Demenzforum Celle e. V.
Monika von Moller
Markt 18
29221 Celle
Tel.: 05141/90 19 19

Pro Dem e. V. zur regionalen Versorgung
alter Menschen mit
Hirnleistungsstörungen
Eberhard Hesse
Bremer Str. 9
28816 Stuhr
0421/898 33 44
0421/878 54 99

Alzheimer- und
Demenzkrankengesellschaft
Schneverdingen e. V.
Marion Borchardt
Rotenburgerstr. 9
29640 Schneverdingen
Tel.: 05193/98 26 88
Fax: 05193/98 26 98

Alzheimer Gesellschaft Niedersachsen e. V.
Dr. Jürgen Brommer
Osterstr. 27
30159 Hannover
Tel.: 0511/2 15 74 65

Alzheimer Gesellschaft Hannover e. V.
Gudrun Hirsch
Osterstr. 27
30159 Hannover
Tel.: 0511/72 61 505
Fax: 0511/72 61 504

Beratungsstelle der Alzheimer Gesellschaft
Hannover e. V.
Ulrike Moes
Osterstr. 27
30159 Hannover
Tel.: 0511/215 74 65
Fax: 0511/21 57 476

Angehörigenkreis Demenz- und
Alzheimererkrankter
Helga Kassebom, Ingrid Brinkmann
Sohldfeld 105
31139 Hildesheim
Tel.: 05121/26 56 47 oder 05121/3 54 54

Alzheimer Angehörigengruppe
Michael Adam
Steinweg 27
31535 Neustadt
Tel.: 0171/686 12 64

Kontaktstelle und Selbsthilfegruppe
für Angehörige von Demenzkranken
Regina Heller
Kaiserstr. 80
31785 Hameln
Tel.: 05151/57 61 13

Angehörigen Treff Alzheimer Erkrankter
Heidrun Mildner
Credenstr. 37–39
32052 Herford
Tel.: 05221/27 54 95

Alzheimer-Angehörigen-
Selbsthilfegruppe e. V.
Karin Alex
Feldstr. 69
32120 Hiddenhausen
Tel.: 05221/66 77 9
Fax: 05221/67 58 4

HilDe – Hilfen bei Demenz Alzheimer-
und Demenzberatungsstelle
Hartmut Emme von der Ahe
Simeonstr. 17/19
32423 Minden
Tel.: 01804/453 300 (24 Cent/Anruf)
Fax: 0571/8 28 02 69

«Leben mit Demenz»
Alzheimer Gesellschaft Kreis
Minden-Lübbecke e. V.
Harriet Heier
Goethestr. 42
32427 Minden
Tel.: 0571/9 74 29 67
Fax: 0571/9 74 29 68

Alzheimer-Gesellschaft Paderborn e. V.
Peter W. Klerx
Bernhardstr. 1c
33106 Paderborn-Elsen
Tel.: 05251/14 28 39
Fax: 05251/14 28 39

Alzheimer Gesellschaft Kreis Gütersloh
Marlene Gabriel-Kuhlmann
Dammstr. 69
33332 Gütersloh
Tel.: 05241/7 09 40 50

Alzheimer Gesellschaft Bielefeld e. V.
Michael Busse-Bekemeier, Frau Lobert
Webereistr. 10
33602 Bielefeld
Tel.: 0521/843 47 oder 0521/87 04 07

«Aktiver Pflegetreff», Selbsthilfegruppe
für Menschen in Pflegesituationen
Angelika Ammann
Bodelschwinghstr. 324
33647 Bielefeld
Tel.: 0521/41 08 32

Gesprächskreis pflegender Angehöriger
im Generationennetzwerk e. V.
Ingrid Gerner
Bahnhofstr. 17
33790 Halle (Westfalen)
Tel.: 05201/84 98 99
Fax: 05201/66 92 52

Alzheimer Selbsthilfegruppe Kassel
Friedrich-Wilhelm Blasse
Helmut-von-Gerlach-Str. 9
34121 Kassel
Tel.: 0561/28 34 85
Fax: 0561/2 60 85

Zentrum für Menschen mit Demenz
und Angehörige (ZEDA)
Dorothea Bathe
Frankfurter Str. 80
34121 Kassel
Tel.: 0561/2 14 14
Fax: 0561/9 20 04 96

Alzheimer Angehörigengruppe Kassel
und Umgebung
Hannelore Heiland
Mattenbergstr. 36
34132 Kassel
Tel.: 0561/422 35

Alzheimer Gesellschaft
Marburg-Biedenkopf e. V.
Angela Schönemann
Biegenstr. 7
35037 Marburg
Tel.: 06421/69 03 93
Fax: 06421/69 04 31

Alzheimer Gesellschaft Mittelhessen e. V.
Bettina Rath
Geiersberg 15
35578 Wetzlar
Tel.: 06441/437 42
Fax: 06441/438 13

Alzheimer Gesellschaft Dill e. V.
Hans-Joachim Wagner
c/o «Die Brücke»
Auf der Bitz 2
35767 Breitscheid
Tel.: 02777/66 60
Fax: 02777/69 49

Deutsche Arbeitsgemeinschaft
Selbsthilfegruppen e. V.
Friedrichstraße 28
35392 Gießen
Tel.: 0641/9 94 56 12

Alzheimer Gesellschaft Osthessen e. V.
Herr Dr. W. Behringer
c/o Herz-Jesu-Krankenhaus
Buttlarstr. 74
36039 Fulda
Tel.: 0661/155 01
Fax: 0661/155 09

Alzheimer Gesellschaft Göttingen e. V.
Markus Gerlach
Rosdorfer Weg 70
37081 Göttingen
Tel.: 01805/45 25 65 (12 Cent/Minute)
Fax: 0551/402 20 92

Audea – Angebote in Uslar und Umgebung
für an Demenz Erkrankte und ihre
Angehörigen
Annette Hartmann
c/o Hospizgruppe Uslar
Kreuzstr. 10
37170 Uslar
Tel.: 05571/80 08 51

Alzheimer Gesellschaft Werra-Meißner e. V.
Anja Chocholacz
Pappelweg 15
37269 Eschwege
Tel.: 05651/202 62

Alzheimer Gesellschaft Region Harz e. V.
Dr. Manutschehr Daneschdar
Harzstr. 47
37447 Wieda
Tel.: 05586/80 06 17
Fax: 05586/80 06 20

Alzheimer Selbsthilfegruppe Höxter,
Gerontopsychiatrische Tagespflege
Rosemarie Heess-Mayer, Elisabeth Merten
Rodewiekstr. 26
37671 Höxter
Tel.: 05271/35 488
Fax: 05271/38 150

Alzheimer Gesellschaft Braunschweig e. V.
Gertrud Terhürne
c/o Ambet e. V.
Triftweg 73
38118 Braunschweig
Tel.: 0531/25 65 740
Fax: 0531/25 65 799

Angehörigengruppe Diakonie-Sozialstation
Iris Krause
Stormstr. 19
38226 Salzgitter
Tel.: 05341/17 111
Fax: 05341/44 579

HilDe – Hilfen bei Demenz
Martina Weisig, Margret Sachs
c/o Paritätischer Helmstedt
Schuhstr. 1
38350 Helmstedt
Tel.: 05351/54 19 13 oder 05351/54 19 12

Alzheimer Gesellschaft im Landkreis
Gifhorn e. V.
Dr. Hannelore Demski
Braunschweiger Str. 137
38518 Gifhorn
Tel.: 05371/89 56 97

Selbsthilfegruppe für Angehörige
von Alzheimer-Erkrankten
Ilse Schlender
c/o Kiss
Bäringstr. 24/25
38640 Goslar
Tel.: 05321/34 19 20
Fax: 05321/43 600

Lebenskraft e. V. Selbsthilfegruppen
für Angehörige von Alzheimer-Kranken
Renate Rickert
Lühnergasse 17
38889 Blankenburg
Tel.: 03944/36 84 85 oder 03941/68 630
Fax: 03944/36 84 85

Alzheimer Gesellschaft Sachsen-Anhalt e. V.
Harald Jaap
Am Denkmal 5
39110 Magdeburg
Tel.: 0391/258 90 60
Fax: 0391/258 90 61

Beratungs- und Betreuungsstelle Burg
der Alzheimer Gesellschaft Sachsen-Anhalt
Berit Dömeland
Cornelius-Werk
Waldstr. 27
39288 Burg/Genthin
Tel.: 03921/48 45 42

Alzheimer Forschung Initiative e. V.
Grabenstraße 5
40213 Düsseldorf
Tel: 0800/200 400 1 o. 0211/86 20 66−0
Fax: 0211/86 20 66−11
www.alzheimer-forschung.de

Landesverband der Alzheimer
Gesellschaften Nordrhein-Westfalen e. V.
Dr. Wilhelm Stuhlmann
Bergische Landstr.2
40629 Düsseldorf
Tel.: 0211/24 08 69 10
Fax: 0211/22 08 69 11

Alzheimer Gesellschaft
Düsseldorf-Mettmann e. V.
Monika Boot
Bergische Landstr.2
40629 Düsseldorf
Tel.: 0211/280 17 59
Fax: 0211/280 17 59

Demenz Info Center
Hedwig Braun, Reiner Bracht
Bürgerhaus Raum 35
Mittelstr. 40
40721 Hilden
Tel.: 02103/649 54 oder 02103/25 40 80
Fax: 02103/649 54

RAT in der Demenz-Initiative
Hildegard Heinrich
Beratungsstelle
Wallpassage 30
40878 Ratingen
Tel.: 0172/7 42 11 38
Fax: 02102/47 53 77

Alzheimer Gesellschaft
Mönchengladbach e. V.
Heidi Pastuschka-Schmidt
Königstr. 151
41236 Mönchengladbach
Tel.: 02166/45 51 02
Fax: 02166/45 51 87

Alzheimer Gesellschaft Kreis Neuss
e. V./Nordrhein
Helga Kawashima
Mohnstr. 48
41466 Neuss
Tel.: 02131/22 21 10
Fax: 02131/29 17 51

Selbsthilfegruppe für Angehörige von
an Alzheimer und Demenz erkrankten
Menschen
Birgit Kerski
Weißdornweg 14
41836 Hückelhoven
Tel.: 02433/423 10
Fax: 02433/423 10

Alzheimer-Selbsthilfegruppe Wuppertal
Ursula Marcus
Peterstr. 23
42278 Wuppertal
Tel.: 0202/59 28 09

Busch-Stiftung «Seniorenhilfe»
Gruppe für Demenzkranke im
Anfangsstadium und gemeinsame Gruppe
Mirjam Eisenreich
Martinstr. 18
42655 Solingen
Tel.: 0212/206 08 69

Alzheimer Gesellschaft Dortmund e. V.
Heide Römer
Kattenkuhle 49
44269 Dortmund
Tel.: 0231/724 66 11

Selbsthilfegruppe für pflegende
Angehörige
Rosel Hölzer oder Martin Beller
c/o AWO Senioren-Tagespflege
Poststr. 38
44623 Herne
Tel.: 02323/49 03 92 oder 02325/96 82 89
Fax: 02323/49 03 92

Alzheimer Gesellschaft Bochum e. V.
Christel Schulz
Universitätsstr. 77
44789 Bochum
Tel.: 0234/33 77 72
Fax: 0234/33 24 43

Angehörigengesprächskreise
der DRK-Alzheimerhilfe
Eva-Maria Matip
An der Holtbrügge 8
44795 Bochum
Tel.: 0234/94 45 145
Fax: 0234/94 45 160

Alzheimer Selbsthilfegruppe Essen e. V.
Margarete Sager
c/o «Wiese»
Schroertal 20
45257 Essen
Tel.: 0201/20 76 76
Fax: 0201/20 74 08

Alzheimer Gesellschaft Essen e. V.
Dr. Hartmut Fahnenstich
c/o Memory Klinik Essen
Germaniastr. 1–3
45356 Essen
Tel.: 0201/63 11 133
Fax: 0201/63 11 133

Alzheimer Gesellschaft Hattingen
und Sprockhövel e. V.
Maria-Elisabeth Warnecke
Bredenscheider Str. 58, Haus D
45525 Hattingen
Tel.: 02324/68 56 20
Fax: 02324/68 56 20

Alzheimer Gesellschaft Vest
Recklinghausen e. V.
Marion Henke
c/o Diakoniestation Recklinghausen
Hohenzollernstr. 72
45659 Recklinghausen
Tel.: 02361/10 20 10
Fax: 02361/10 20 21

Beratungsstelle für Demenz und Pflege
Birgit Bachmann
AWO Herten, UB Recklinghausen
Langenbochumer Str. 201
45701 Herten
Tel.: 02366/18 08 16

Beratungsstelle Demenz und Pflege
Nikola Ottkowski
AWO Unterbezirk Recklinghausen
Lehmbecker Pfad 35
45770 Marl
Tel.: 02365/60 41 22

Fachstelle für an Demenz erkrankte
MigrantInnen und deren Angehörige
Bedia Torun
c/o AWO Unterbezirk
Gelsenkirchen/Bottrop
Paulstr. 4
45889 Gelsenkirchen
Tel.: 0209/604 83 20
Fax: 0209/604 83 12

Gesprächskreis der Angehörigen
von Demenzkranken
Kerstin In der Beek
c/o Elisabeth-Krankenhaus
Cranger Str. 226
45891 Gelsenkirchen
Tel.: 0209/7 00 32 79

Alzheimer Gesellschaft
Gelsenkirchen/proDem e. V.
Astrid Kaiser
Schmalhorststr. 6
45899 Gelsenkirchen
Tel.: 0209/5 78 74
Fax: 0209/5 00 94

Selbsthilfegruppe Angehörige
von Alzheimer Patienten
Gisela Spengler
Redenstr. 15a
45966 Gladbeck
Tel.: 02043/569 25

Beratungsstelle Demenz und Pflege
Gladbeck
Martina Ochlast
Dorstener Str. 11
45966 Gladbeck
Tel.: 02043/98 37 15
Fax: 02043/98 37 20

Fachberatung für Angehörige
Demenzkranker
Beate Cormann, Cilly Krebber, Gaby
Stober
St. Willibrord-Spital (Büro Sozialdienst)
Neustr. 8
46459 Rees
Tel.: 02851/5 82 19
Fax: 02851/5 81 16

Fachberatung und Gesprächskreis für
Alzheimer-Angehörige Wesel
Stefanie Holl
c/o Caritasverband
Herzogenring 6
46483 Wesel
Tel.: 0281/338 76 13

Fachberatung und Gesprächskreis
für Alzheimer-Angehörige Dinslaken
Dorothea Behma
c/o Caritasverband Dekanate Dinslaken
und Wesel
Duisburger Str. 101
46535 Dinslaken
Tel.: 02064/73 19 18
Fax: 02064/73 19 16

Gerontopsychiatrische Beratungsstelle
Wolfgang Irlinger
St. Vinzenz-Hospital
Dr.-Otto-Seidel-Str. 34
46535 Dinslaken
Tel.: 02064/44 12 20
Fax: 02064/44 12 43

Alzheimer Gesellschaft Duisburg e. V.
Dagmar Körner
c/o AWO-Seniorenzentrum
Wintgensstr. 63–71
47058 Duisburg
Tel.: 0203/309 51 04
Fax: 0203/309 53 98

FORUM Demenz Duisburg
Gabriele Terjung
c/o AWO Duisburg e. V.
Wintgenstr. 63–71
47058 Duisburg
Tel.: 0203/3 09 54 44
Fax: 0203/3 09 54 40

Gesprächskreis für pflegende Angehörige
«Ruhrorter Fenster»
Claudia Hartmann
Kontakt- und Beratungsstelle für ältere
Menschen und ihre Familien
Fürst-Bismarck-Str. 44
47119 Duisburg
Tel.: 0203/809 82 02
Fax: 0203/80 98 230

Alzheimer Gesellschaft im Kirchenkreis
Moers e. V. und Fachberatung Demenz
Harald Dyx
c/o Diakonisches Werk Kirchenkreis Moers
Gabelsbergerstr. 2
47441 Moers
Tel.: 02841/10 01 45
Fax: 02841/10 01 90

Informations- und Gesprächsgruppe
für Angehörige Demenzkranker
Herr Ortmann, Helmut Woerner
Kalkarer Str. 10
47533 Kleve
Tel.: 02821/750748 oder 02821/812242
Fax: 02821/81 22 98

Angehörigengruppe Demenzkranker
Dr. Heinz Dommes
c/o Institutsambulanz des
Alexianer-Krankenhauses
Oberdießemer Str. 73
47800 Krefeld
Tel.: 02151/34 77 01

Kaffeeklatsch für Demenzkranke
und Angehörige
Dagmar Vogt
Im Sassenfeld 36
47877 Willich
Tel.: 02156/49 29 87

Alzheimer Gesellschaft Münster e. V.
Beate Nieding
Tannenbergstr. 1
48153 Münster
Tel.: 0251/78 03 97
Fax: 0251/39 09 761

Alzheimer Gesellschaft Kreis Coesfeld e. V.
Ulla Eing, Ute Schneider
c/o Klinik am Schlossgarten
Am Schlossgarten 1
48249 Dülmen
Tel.: 02594/92 01
Fax: 02594/92 19 00

Gerontopsychiatrische Fachberatung
für den Kreis Coesfeld
Ulla Eing, Ute Schneider
Klinik am Schlossgarten
Am Schlossgarten 10
48249 Dülmen
Tel.: 02594/92 01
Fax: 02594/92 19 00

Alzheimer Selbsthilfegruppe
Osnabrück e. V.
Sigrid Thomas oder Fr. Schaber
Lohner Hof 18
49088 Osnabrück
Tel.: 0541/163 96 oder 0541/12 88 42

Alzheimer Gesellschaft Lohne/
Dinklage e. V.
Dr. Andreas Rahn
Franziskusstr. 6
49393 Lohne
Tel.: 04442/81 0 oder 04442/81 310

Alzheimer Gesellschaft Oldenburger
Münsterland – Osnabrücker Land
Reinhild Wörheide
Brinkstr. 82
49393 Lohne
Tel.: 04442/8 03 08 08

Alzheimer-Selbsthilfegruppe Ankum
Karin Schlarmann
Soziales Ambulantes
Dienstleistungszentrum
Druckhorner Str. 12
49577 Ankum
Tel.: 05462/720 40

Alzheimer Gesellschaft Weser-Ems e. V.
Reinhild Wörheide
Im Burggraben 1c
49610 Quakenbrück
Tel.: 05431/96 89 41

Angehörigengruppe Pulheim
Gisela Wego
Nettegasse 59
50259 Pulheim, OT Stommeln
Tel.: 02238/34 33 oder 02238/47 23 30

Füreinander Angehörigen Gruppe
für Alzheimer Erkrankte im Erftkreis
Elisabeth Garz
Dieselstr. 4
50354 Hürth
Tel.: 02234/20 79 69 oder 0172/2 03 82 17
Fax: 02234/20 79 69

Kuratorium Deutsche Altershilfe
Wilhelmine-Lübke-Stiftung e. V.
An der Pauluskirche 3
50677 Köln
Tel 0221/931 84 70
www.kda.de

Alzheimer Gesellschaft Köln e. V.
Wolfgang Schneider, Gabriela
Zander-Schneider
Caritasverband
Lübecker Str. 6
50858 Köln
Tel.: 02234/97 90 12
Fax: 03222/18 72 86

Alzheimer Selbsthilfe Köln-Weiden
Gabriela Zander-Schneider,
Wolfgang Schneider
Lübecker Str. 6
50858 Köln-Weiden
Tel.: 02234/97 90 12
Fax: 02234/97 90 13

Gerontopsychiatrische Beratungsstelle
Susanne Keller
Brückenstr. 45
50996 Köln-Rodenkirchen
Tel.: 01803/8 80 01 39 52
Fax: 01803/8 80 01 39 59

Gesprächskreis für Angehörige
von Menschen mit Demenz
Susanne Keller
St. Maternus Altenzentrum
Brückenstr. 21
50996 Köln
Tel.: 01803/8 80 01 39 52
Fax: 01803/8 80 01 39 19

Gerontopsychiatrische Beratungsstelle und
Gesprächskreis für pflegende Angehörige
von demenzkranken Menschen
Ulrike Meyer zu Allendorf
c/o Gerontopsychiatrisches Zentrum
Adamsstr. 12
51063 Köln-Mülheim
Tel.: 0221/60 60 8 507
Fax: 0221/82 84 28 70

Gesprächskreis für Angehörige
von demenzerkrankten Menschen
Stephan Labonté
im evangelischen Gemeindezentrum
Rolshover Str. 588a
51105 Köln-Poll
Tel.: 01803/8 80 01 11 80
Fax: 01803/8 80 01 10 09

Gerontopsychiatrische Beratungsstelle
Stephan Labonté
Kölner Str. 64
51149 Köln-Ensen
Tel.: 01803/8 80 01 11 80
Fax: 01803/8 80 01 10 09

Selbsthilfegruppe für Angehörige von
Alzheimerkranken in Bergisch-Gladbach
Rolf Woschei
Wiesenstr. 19
51469 Bergisch-Gladbach
Tel.: 02202/3 23 76 oder 02202/3 91 72

Angehörigengruppe Demenzkranker
Waldbröl
Winfried Wassong, Ursula Wolf
CBT-Wohnhaus St. Michael
Dechant-Wolter-Str. 11
51545 Waldbröl
Tel.: 02291/8 70 oder 02261/81 55 75

Angehörigen Selbsthilfegruppe für
Demenzkranke im Oberbergischen Kreis
Lieselotte Schenk
Am Frauenbusch 8
51674 Wiehl
Tel.: 02262/39 45

Alzheimer Gesellschaft im Oberbergischen
Kreis e. V.
Ursula Wolf
Marie-Juchacz-Str. 7
51645 Gummersbach
Tel.: 02261/81 55 75
Fax: 02261/81 55 76

Selbsthilfegruppe für Angehörige Aachen
Helma Höllermann
c/o AKIS/VHS
Peterstr. 21–25
52058 Aachen
Tel.: 0241/49 00 9
Fax: 0241/20 757

Geronto-Psychiatrische Beratungsstelle GPZ
E. Weimer
am Alexianer Krankenhaus Aachen
Mörgensstr. 15
52062 Aachen
Tel.: 0241/47 70 11 53 55

Alzheimer Gesellschaft Aachen e. V.
Jörg Limbrock
Stolberger Str. 23
52068 Aachen
Tel.: 0241/44 59 92 07
Fax: 0241/53 68 61

Selbsthilfegruppe für Angehörige
von Alzheimer-/Demenzkranken
Pfr. Theodor Maas
c/o Medizinisches Zentrum Kreis Aachen,
Khs. Marienhöhe, Klinik für Geriatrie
Mauerfeldchen 25
52146 Würselen
Tel.: 02405/62 35 81

Bundesarbeitsgemeinschaft der Freien
Wohlfahrtspflege e. V.
Franz-Lohse-Straße 17
53129 Bonn
Tel.: 0228/22 6128

Alzheimer Gesellschaft Bonn e. V.
Michael G. Streicher
Friesdorfer Str. 91
53173 Bonn
Tel.: 0228/38 62 853
Fax: 0228/38 62 853

Sozialverband VdK Deutschland e. V.
Josef Müssenich
Wurzerstraße 4a
53175 Bonn
Telefon: 0228/820 93–0
Fax: 0228/820 93–46
www.vdk.de

Gesprächsgruppe für Angehörige
von Alzheimerkranken
Jutta Fellmy
Haus der Caritas
Wilhelmstr. 155–157
53721 Siegburg
Tel.: 02241/12 09 305

Leuchtturm – Beratungsstelle
für Alzheimer und andere
Demenzerkrankungen
Jutta Fellmy, Doris Steubesand
Wilhelmstr. 155–157
53721 Siegburg
Tel.: 02241/1209 305 oder 02241/1209 311
Fax: 02241/1209 195

Gesprächsgruppe für Angehörige
von Alzheimerkranken
Jutta Fellmy
Altenzentrum Helenenstift
Bonner Str. 93
53773 Hennef
Tel.: 02241/1209 305
Fax: 02241/1209 195

Angehörigengruppe Lohmar-Wahlscheid
Jutta Spoddig
Ev. Altenheim Wahlscheid
Am Heiligenstock 27
53797 Lohmar-Wahlscheid
Tel.: 02241/80 49 25
Fax: 02241/7 25 25

Gesprächsgruppe für Angehörige
von Alzheimerkranken
Doris Steubesand
Haus der Nachbarschaftshilfe
Schulstraße
53804 Much
Tel.: 02241/1209 311
Fax: 02241/1209 195

Angehörigengruppe Krefeld
Andrea Wagner
Hevinghausen 103
53804 Much
Tel.: 02245/89 11 10
Fax: 02245/91 00 80

Sozialpsychiatrisches Zentrum Troisdorf,
Projekt «Hilfe bei psychischen
Erkrankungen im Alter»
Jutta Spoddig
Emil-Müller-Str. 6
53840 Troisdorf
Tel.: 02241/80 49 25
Fax: 02241/7 25 25

Gesprächsgruppe für Angehörige
von Alzheimerkranken
Jutta Fellmy
Haus Hildegard
Hoher Rain 16–18
53859 Niederkassel – Rheidt
Tel.: 02241/1209 305
Fax: 02241/1209 195

Leben mit Demenz – Beratungsstelle
Demenz für Demenzerkrankte und ihre
Angehörigen
Monika Kronenberg
Diakonisches Werk Euskirchen
Kaplan-Kellermann-Str. 12
53879 Euskirchen
Tel.: 02251/92 90 0
Fax: 02251/92 90 20

Alzheimer Gesellschaft Kreis Euskirchen
e. V.
Michael Münchmeyer
Kölnstr. 12
53909 Zülpich
Tel.: 02252/30 44 39
Fax: 02252/30 41 11

Alzheimer Gesellschaft Region Trier e. V.
Johanna Reusche
Albert-Schweitzer-Str. 40
54329 Konz
Tel.: 06501/54 76
Fax: 06501/60 27 43

Gesprächskreis für Angehörige
demenzerkrankter Menschen
Christa Theis
c/o Beratungs- und Koordinierungsstelle
Schweich
Zum Schwimmbad
54338 Schweich
Tel.: 06502/93 57 14

Gruppenangebot für betroffene
Angehörige von Alzheimer-Kranken
Anne Thees-Konrad
Kurfürstenstr. 6
54516 Wittlich
Tel.: 06571/91 55 14
Fax: 06571/91 55 24

Angehörigengruppe Prüm Beratungs-
und Koordinierungsstelle
Cordula Bielemeier
c/o Rotkreuz Sozialstation Prüm
Am Stadtwald 5
54595 Prüm
Tel.: 06551/95 90 10

Angehörigengruppe Bitburg
Margret Brech
c/o DRK
Rotkreuzstr. 1
54634 Bitburg
Tel.: 06523/93 35 31

Caritasverband Westeifel e. V., Fachstelle
Demenz
Marianne Johanns
Brodenheckstr. 1
54634 Bitburg
Tel.: 06561/96 71 0
Fax: 06561/96 71 30

Selbsthilfegruppe Mainz-Innenstadt der
Alzheimer Gesellschaft Rheinland-Pfalz e. V.
Ulrike Gottron
Bruder-Konrad-Stift
Weintorstr. 12
55116 Mainz
Tel.: 06131/576 26 44

Alzheimer Initiative Mainz e. V.
Ute Halman
c/o rat und tat Mobile Altenhilfe GmbH
Kurt-Schumacher-Str. 20–22
55124 Mainz
Tel.: 06131/94 33 40
Fax: 06131/94 33 434

Selbsthilfegruppe Ingelheim der Alzheimer
Gesellschaft Rheinland-Pfalz e. V.
Sabine Liebmann
Altenzentrum «Im Sohl»
Obere Sohlstr. 25
55218 Ingelheim am Rhein
Tel.: 06132/7 90 55 16 04
Fax: 06132/79 05 51 11

Selbsthilfegruppe Alzey der Alzheimer
Gesellschaft Rheinland-Pfalz e. V.
Angelika Trundt
Evang. Sozialstation
Josselinstr. 3
55232 Alzey
Tel.: 06731/94 00 50
Fax: 06731/94 00 19

Selbsthilfegruppe Oppenheim der
Alzheimer Gesesellschaft Rheinland-Pfalz
Martina Seifen, Patrick Landua
Postplatz 1
55276 Oppenheim
Tel.: 06133/9 60 53 23
Fax: 06133/9 60 53 15

Selbsthilfegruppe Hargesheim der Alzheimer
Gesellschaft Rheinland-Pfalz e. V.
Sabine Pütz, Corinna Michel
Ökumenische Sozialstation
Rüdesheim-Stromberg e. V.
Schlesienstr. 8
55595 Hargesheim
Tel.: 0671/84 46 40
Fax: 0671/84 46 43

Selbsthilfegruppe Idar-Oberstein
der Alzheimer Gesellschaft
Rheinland-Pfalz e. V.
Christiane Flake, Fred Dreher
Beko-Stelle der ambulanten Hilfe
Tiefensteiner Str. 159
55743 Idar-Oberstein
Tel.: 06781/93 53 14 oder 06781/941 0
Fax: 06781/941 115

Selbsthilfegruppe Birkenfeld der Alzheimer
Gesellschaft Rheinland-Pfalz e. V.
Heinz-Otto Ströbel
Schneewiesenstr. 18
55765 Birkenfeld
Tel.: 06782/98 12 52
Fax: 06782/98 12 51

Alzheimer Selbsthilfegruppe Koblenz
Alma Fuhrmeister
Lindenstr. 23
56073 Koblenz
Tel.: 0261/48 651
Fax: 0261/39 04 215

Selbsthilfegruppe Emmelshausen
der Alzheimer Gesellschaft
Rheinland-Pfalz e. V.
Monika Vogt-Schmitt
Seniorentreff
Henchenstr. 34
56281 Emmelshausen
Tel.: 06747/93 77 13
Fax: 06747/93 77 17

Selbsthilfegruppe für pflegende
Angehörige von Demenzkranken
Annete Schwarz oder Frau Körber-Martin
Mobiler Sozialer Familiendienst e. V.
Eifelstr. 7
56288 Kastellaun
Tel.: 06762/40 29 0 oder 06762/40 29 14

Gesprächsangebot «Cafe ‹Weißt du noch?›»
für altersverwirrte Menschen
und Angehörige
Margit Herrmanns oder Jutta Kettermann
c/o Josef-Ecker Stift
Erlenweg 42
56564 Neuwied
Tel.: 02631/22220
Fax: 02631/83730

Selbsthilfegruppe für Alzheimererkrankte
und Angehörige
Diakon Bernhard Borkow
In der Dell 30
56593 Horhausen
Tel.: 0171/4 53 87 82

Selbsthilfegruppe für Angehörige
im Landkreis Cochem-Zell
Christiane Görlitz
c/o Beratungs- u. Koordinierungsst.
im AHZ der Caritas
Brandenburg 19
56856 Zell
Tel.: 06542/96 00 11 oder 06542/46 77
Fax: 06542/58 55

Selbsthilfegruppe für Angehörige
von Alzheimer- und Demenzkranken
Marie-Luise Huwer
c/o Seniorenhaus Waldpark
Waldstr. 1
56865 Blankenrath
Tel.: 06545/93 000
Fax: 06545/93 00 30

Alzheimer Gesellschaft Siegen e. V.
Liselotte Zabel
Birkenweg 18
57234 Wilnsdorf
Tel.: 0271/39 05 21
Fax: 0271/39 98 78

Alzheimer Angehörigengruppe Olpe
Gisela Behr und Heinz-Herrmann Müller
Lerchenweg 13
57482 Wenden-Hillmicke
Tel.: 02762/22 14

Alzheimer Gesellschaft Westerwald e. V.
Ramona Mika-Lorenz
Rathausstr. 3
57610 Altenkirchen
Tel.: 02681/98 37 00
Fax: 02681/98 37 00

netzwerk demenz in Hagen
Christine Peters
c/o Pflegeberatung der Stadt Hagen
Berliner Platz 22
58089 Hagen
Tel.: 02331/207 57 00 oder 02331/207 28 98
oder 02331/207 57 42
Fax: 02331/207 20 80

Alzheimer – Demenz Selbsthilfegruppe
Hagen e. V.
Horst Schmikowski
Franklinstr. 13
58089 Hagen
Tel.: 02331/2 04 67 58
Fax: 02331/2 04 67 58

Angehörigengruppe Gevelsberg
Daniela Alze
c/o Stadt Gevelsberg, Soziale Dienste,
Seniorenbeauftragte
Rathausplatz 1
58285 Gevelsberg
Tel.: 02332/771 255

Demenz/Alzheimer Angehörigen-Gruppe
Lüdenscheid
Ulrike Hage, Sonja Hagedorn
Haus des Sozialpsychiatrischen Dienstes
Werdohler Str. 30
58511 Lüdenscheid
Tel.: 02351/66 108 0
Fax: 02351/66 108 66

Angehörigengruppe von altersverwirrten
und erkrankten Menschen
Lorenz Schneider, Christel Voßbeck-Kayser
Gerontopsychiatrisches Zentrum Iserlohn
Hardtstr. 47
58644 Iserlohn
Tel.: 02371/95 56 0 oder 02373/93 73 18

Alzheimergruppe für Angehörige
Ingrid Ebbinghaus
c/o Seniorenzentrum Waldstadt Iserlohn
Alexanderstr. 1
58644 Iserlohn
Tel.: 02371/80 90 0

Alzheimer Gesellschaft im Kreis
Warendorf e. V.
Martin Kamps
c/o Koordinationsstelle ambulanter
Angebote
Wilhelmstr. 5
59227 Ahlen
Tel.: 02382/40 90
Fax: 02382/40 28

Alzheimer Selbsthilfegruppe Unna
Margret Voß
c/o K.I.S.S./Kreis Unna
Massener Str.35
59423 Unna
Tel.: 02303/27 28 29
Fax: 02303/27 24 99

Alzheimer-Gesellschaft im Kreis Soest e. V.
Jochen Laible
Feldmühlenweg 11
59494 Soest
Tel.: 02921/9 81 05 12 oder
0176/24 62 40 51
Fax: 02921/9 81 05 76

Verein Leben mit Demenz e. V.
Ullrich Amrhein
Lenaustr. 72
60318 Frankfurt
Tel.: 069/55 40 68
Fax: 069/59 36 84

Alzheimer Gesellschaft Frankfurt/M. e. V.
Ruth Müller
Heinrich-Hoffmann-Str. 10
60528 Frankfurt
Tel.: 069/63 01 51 96
Fax: 069/63 01 58 11

Alzheimer Gesellschaft Region
Offenbach e. V.
Stephan Detig
Elisabethenstr. 51
63071 Offenbach
Tel.: 069/87 87 65 06
Fax: 069/80 65 55 39

Alzheimer-Angehörigen-Gruppe Hanau
Karin Hildmann
Haus am Steinheimer Tor, Hilfezentrale
für Senioren und Behinderte
Steinheimerstr. 1
63450 Hanau
Tel.: 06106/96 26
Fax: 06106/6 48 76

Alzheimer Gesellschaft Main-Kinzig-
Kreis e. V.
Bärbel Gregor
Barbarossastr. 24
63571 Gelnhausen
Tel.: 06051/8 51 61 60
Fax: 06051/85 91 61 60

Beratungsstelle der Alzheimer Gesellschaft
Kahlgrund e. V.
Barbara Fleckenstein
Laudenbacherstr. 16
63825 Schöllkrippen
Tel.: 06024/18 44

Selbsthilfegruppe für Angehörige
und Bezugspersonen Miltenberg
Margot Metzger, Ute König
Am Thorwengert 32
63897 Miltenberg
Tel.: 09371/40 62 79 oder 09372/700 15 45

DemenzForumDarmstadt e. V.
Dorothee Munz-Sundhaus
Bad Nauheimer Str. 9
64289 Darmstadt
Tel.: 06151/96 79 96
Fax 06151/96 708 24

Altendienstleistungszentrum (ADZ)
Modau
Im Schlossberg 5
64372 Ober-Ramstadt
Tel.: 06154/6 39 90 oder 06154/57 51 64

AG Demenz Nördliche Bergstraße
Johanna Lindig, Petra Geist
Darmstädter Str. 43
64404 Bickenbach
Tel.: 06257/23 40 oder 06257/8 31 93
Fax: 06257/8 29 44

Alzheimer Gesellschaft Wiesbaden e. V.
Stephan Hoffmann
Rheingaustr. 114
65203 Wiesbaden
Tel.: 0611/6 02 98 81
Fax: 0611/411 56 72

Gesprächskreis für pflegende Angehörige
«Hängematte»
Elisabeth Reith
Haus St. Cerrutius
Aarstr. 46
65232 Taunusstein-Hahn
Tel.: 06128/91 66 70

Alzheimer und
Demenzkrankengesellschaft
Rüsselsheim e. V.
Mathilde Schmitz
Haus der Senioren
Frankfurter Str. 12
65428 Rüsselsheim
Tel.: 06142/21 03 73
Fax: 06142/21 03 74

Beratungs- und Koordinierungsstelle
für ambulante Altenhilfe
Gabriele Grass
Diakonisches Zentrum
Gatterstr. 13
66333 Völklingen
Tel.: 06898/9 14 76 14

Selbsthilfegruppe St. Ingbert
Andreas Roden
c/o Rotkreuz-Zentrum
Reinhold-Becker-Str. 2
66386 St. Ingbert
Tel.: 0681/50 04 248
Fax: 0681/50 04 191

Deutsche Alzheimer Gesellschaft
Landesverband Saarland e. V.
Michael Rösler
Universitätsklinik, Gebäude 90/3
66421 Homburg
Tel.: 01805/33 63 69 (Alzheimer-Telefon)
Fax: 06831/16 263 35

Selbsthilfegruppe Zweibrücken der Alzheimer
Gesellschaft Rheinland-Pfalz e. V.
Brigitte Berg
Frühlingstr. 18
66424 Homburg
Tel.: 06848/61 30
Fax: 06848/73 05 10

Alzheimer Selbsthilfegruppe Saarpfalz
Gertrud Holzer
Hauptstr. 57
66459 Kirkel-Limbach
Tel.: 06841/81 436
Fax: 06841/81 431

Caritas Kontaktzentrum für Demenz
und Hospiz
Karin Jacobs
Lindenstr. 39
66701 Beckingen-Haustadt
Tel.: 06835/40 22
Fax: 06835/10 54

Demenzverein Saarlouis e. V.
Gerald Schlupp
c/o Demenzzentrum Villa Barbara
Ludwigstr. 5
66740 Saarlouis
Tel.: 06831/48 81 814 oder 01805/33 63 69
Fax: 06831/48 81 823

Initiative Forum Alzheimer e. V.
Hans Sträßer
Lothringer Str. 23
66740 Saarlouis
Tel.: 06831/890 17 32
Fax: 06831/890 17 33

Selbsthilfegruppe Kusel/Altenglan der
Alzheimer Gesellschaft Rheinland-Pfalz e. V.
Margot Pietscher
Evangelisches Gemeindehaus
Bahnhofstr. 34
66885 Altenglan
Tel.: 06381/8 09 27
Fax: 06381/8 09 27

Selbsthilfegruppe Brücken der Alzheimer
Gesellschaft Rheinland-Pfalz e. V.
Karola Becker
Ökumenische Sozialstation
Wiesenstr. 23
66904 Brücken
Tel.: 06386/16 39
Fax: 06386/54 13

Selbsthilfegruppe Pirmasens der Alzheimer
Gesellschaft Rheinland-Pfalz e. V.
Edda Mertz
SKFM und Caritas-Haus
Klosterstr. 9
66953 Pirmasens
Tel.: 06331/25 87 40
Fax: 06331/25 87 42

Selbsthilfegruppe Dahn der Alzheimer
Gesellschaft Rheinland-Pfalz e. V.
Karin Zech-Pfeiffer
Ambulante Hilfe Zentrum Dahn
Schulstr. 1
66994 Dahn
Tel.: 06391/9 10 12 22
Fax: 06391/9 10 12 29

Alzheimer Gesellschaft Rheinland-Pfalz e. V.
Gudrun Andres
Mundenheimer Str. 239
67061 Ludwigshafen am Rhein
Tel.: 0621/56 98 60
Fax: 0621/58 28 32

Selbsthilfegruppe Ludwigshafen der
Alzheimer Gesellschaft Rheinland-Pfalz e. V.
Ulrich Heberger
Schillerwohnstift
Kapellengasse 25
67071 Ludwigshafen
Tel.: 0621/6 88 20
Fax: 0621/6 88 21 01

Selbsthilfegruppe Neustadt/Weinstraße der
Alzheimer Gesellschaft Rheinland-Pfalz e. V.
Antje Rebhan
Heinz-Schifferdecker-Str. 45
67071 Ludwigshafen
Tel.: 0621/69 78 38

Selbsthilfegruppe Bad Dürkheim
d. Alzheimer Gesellschaft
Rheinland-Pfalz e. V.
Susanne Hißler, Jutta Uhrig
Haus Pfalzstift
Sonnenwendstr. 94
67098 Bad Dürkheim
Tel.: 06322/95 42 22

Selbsthilfegruppe Schifferstadt der Alzheimer
Gesellschaft Rheinland-Pfalz e. V.
Margret Breuleux
Alten- und Pflegeheim St. Mathias
Am Schwanenweiher 6
67105 Schifferstadt
Tel.: 06324/7 89 97

Selbsthilfegruppe Bad Dürkheim/Maxdorf
der Alzheimer Gesellschaft
Rheinland-Pfalz e. V.
Dr. med. Brigitte Peter
Maximilian-Stift
Wormser Str. 10
67133 Maxdorf
Tel.: 06233/619 71
Fax: 06233/36 65 56

Selbsthilfegruppe Kaiserslautern der
Alzheimer Gesellschaft Rheinland-Pfalz e. V.
Rosel Hess
Westpfalz-Klinikum
Goethestr. 49
67655 Kaiserslautern
Tel.: 06301/79 51 55

Alzheimergruppe für Angehörige und
Bezugspersonen von Demenzpatienten
Antonia Scheib, Gudrun Zeppenfeld
I 5
68159 Mannheim
Tel.: 0621/17 03 17 06
Fax: 0621/17 03 12 05

Kompetenznetz Demenzen
Ulrike Jansen (Öffentlichkeitsarbeit)
Zentralinstitut für Seelische Gesundheit
J 5
68159 Mannheim
Tel.: 0621/84 588 94/Fax: 0621/84 588 96
www.kompetenznetz-demenzen.de

Gruppe für Angehörige
von Demenzkranken
Sylke Fischer, Monika Buchmüller
c/o B + O Seniorenzentrum
Mannheimer Landstr. 25
68782 Brühl
Tel.: 06202/70 80 201

Alzheimer Gesellschaft
Baden-Württemberg e. V.
(weitere Selbsthilfegruppen in
Baden-Württemberg über die Homepage)
Sylvia Kern
Hohe Str. 18
70174 Stuttgart
Tel.: 0711/24 84 96 60
Fax: 0711/24 84 96 66

Demenz Support gGmbH
Zentrum für Informationstransfer
Hölderlinstr. 4
D 70174 Stuttgart
Tel.: 0711/99 787 10
Fax: 0711/99 787 29
Internet: www.demenz-support.de

Alzheimer-Beratungsstelle
und Angehörigengruppe
Günther Schwarz
Evangelische Gesellschaft
Büchsenstr. 34–36
70174 Stuttgart
Tel.: 0711/20 54 374
Fax: 0711/20 54 49 93 74

Fachberatung Demenz
des Rems-Murr-Kreises
Monika Amann
Alter Postplatz 10
71328 Waiblingen
Tel.: 07151/501 1180

Alzheimer Angehörigen-Gruppen
Ludwigsburg
Frank Kruse
Untere Marktstr. 1
71634 Ludwigsburg
Tel.: 07141/95 42 18
Fax: 07141/95 42 50

Alzheimer-Angehörigen-Gruppe
Tübingen e. V.
c/o Beratungsstelle für Ältere
Claudia Braun, Dr. Carmen Morawetz
Kirchgasse 1
72070 Tübingen
Tel.: 07071/22 49 8 oder 07071/298 71 26

Sozialpsychiatrischer Dienst
für alte Menschen (SOFA)
Bärbel Braun
Stuttgarter Str. 2
72622 Nürtingen
Tel.: 07022/78 58 30
Fax: 07022/78 58 40

DRK-Alzheimer-Beratungsstelle
Susanne Fieselmann
Rommelsbacher Str. 7
72760 Reutlingen
Tel.: 07121/34 53 97 31
Fax: 07121/34 53 97 30

Alzheimer Initiative im Landkreis
Reutlingen
Wilfried Müller
Alzheimer Beratungsstelle beim
DRK-Kreisverband Reutlingen
Obere Wässere 1
72764 Reutlingen
Tel.: 07121/92 87 36
Fax: 07121/92 87 51

Gesprächskreis für pflegende Angehörige
demenzkranker Menschen
Herr Greiner
Tagespflege Mönchseehaus und Aktion
Altern in Würde e. V.
Mönchseestr. 43/1
74072 Heilbronn
Tel.: 07131/607 59

Selbsthilfegruppe Öhringen
Susanne Weber-Paul
Marktplatz 23
74613 Öhringen
Tel.: 07941/98 49 840

Gesprächskreis für Angehörige
von Alzheimer-Patienten
Martina Wolfinger
Enzkreis-Kliniken Neuenbürg
Marxzeller Str. 50
75305 Neuenburg
Tel.: 07082/49 14 0
Fax: 07082/49 14 12

Gesprächskreis für Angehörige
von Alzheimer-Patienten
Sylke Kopp
Demenzzentrum der Enzkreis-Kliniken
Hermann-Hesse-Str. 43
75417 Mühlacker
Tel.: 07041/81 46 9 0

Fachstelle für demenzkranke Menschen
Harald Kaiser
Diakonisches Werk Karlsruhe
Stephanienstr. 98
76133 Karlsruhe
Tel.: 0721/16 72 15

Alzheimer Gesellschaft Mittelbaden e. V.
Michael Scholz
c/o Rechtsanwaltskanzlei
Rheinstr. 48
76532 Baden-Baden
Tel.: 07221/30 21 70
Fax: 07221/30 21 720

Selbsthilfegruppe Wörth/Maximiliansau
der Alzheimer Gesellschaft
Rheinland-Pfalz e. V.
Christel Schwind
Treffen: Haus Pamina
Hermann-Quack-Str. 2
76744 Wörth
Tel.: 07271/76 08 20
Fax: 07271/76 08 27

Selbsthilfegruppe Rülzheim/Germersheim
der Alzheimer Gesellschaft
Rheinland-Pfalz e. V.
Hildegard Stritzinger
Sozialstation Rülzheim
Kuhardter Str. 37
76761 Rülzheim
Tel.: 07272/91 91 77
Fax: 07272/91 91 78

Selbsthilfegruppe Herxheim/Landau
der Alzheimer Gesellschaft
Rheinland-Pfalz e. V.
Uta Ohmer
Altenzentrum St. Josefsheim
Richard-Flick-Str. 2
76863 Herxheim/Landau
Tel.: 07276/9 23 90

Informations-, Anlauf- und
Vermittlungsstelle für Pflege
und Versorgung Kinzigtal
Demenzagentur
Klaus Allgaier
Am Schafsteg 2
77716 Haslach
Tel.: 07832/14 80 oder 0177/9250370
Fax: 07832/925 03 70

Selbsthilfegruppe für Angehörige
von Alzheimer Kranken Ortenau
Herr Prof. B. Fischer
Birkenweg 19
77736 Zell a.H.
Tel.: 07838/54 80 71
Fax: 07838/54 80 72

(AWO) Alzheimer-Angehörigen-Gruppe
Karin Both
Klingenbergst. 10
78467 Konstanz
Tel.: 07531/60 81 6

Arbeitsgruppe Demenz Freiburg
Rita Schlicht, Ariane Theilen, Sylvia
Stalter, Dietrich Borchardt
Telefonische Beratung nur am 1. + 3.
Donnerstag/Monat, 17–19 Uhr
79098 Freiburg
Tel.: 0761/703 13 18

Alzheimer Gesellschaft München e. V.
Christine Zarzitzky, Silvia Krupp
Josephsburgstr. 92
81673 München
Tel.: 089/47 51 85
Fax: 089/470 29 79

Alzheimergesellschaft Fünf Seen Land e. V.
Barbara Schachtschneider
Pointstr. 12
82347 Bernried
Tel.: 08158/32 82

Alzheimer Gesellschaft Pfaffenwinkel e. V.
Petra Stragies
Lohgasse 5
82362 Weilheim
Tel.: 0881/927 60 91
Fax: 0881/927 99 38

Caritas-Zentrum Rosenheim
Beratungsstelle für pflegende Angehörige
Anita Grimm
Reichenbachstr. 5
83022 Rosenheim
Tel.: 08031/2037 0
Fax: 08031/2037 29

Gruppe für Angehörige
von Demenzkranken
Sieglinde Pfeiferl
c/o Gerontopsychiatrische Fachstelle
der Caritas
Herzog-Wilhelm-Str. 20
83278 Traunstein
Tel.: 0861/988 77 51
Fax: 0861/988 77 50

Selbsthilfegruppe Demenz Traunreut
Pia Mix, Monika Samar
AWO-Seniorenzentrum
Dresdner Str. 10
83301 Traunreut
Tel.: 08669/3 82 53 oder 08669/8 58 80

Alzheimer Gesellschaft Berchtesgadener
Land e. V.
Roswitha Moderegger, Eva Scharold
Sammerlweg 8
83471 Schönau a. Königssee
Tel.: 08652/97 80 42
Fax: 08652/97 80 42

Alzheimer Gesellschaft Landshut e. V.
Kerstin Däullary, Annette Sieffert
Innere Münchener Str. 8
84036 Landshut
Tel.: 0871/60 08 462
Fax: 08702/94 34 20

Angeleitete Selbsthilfegruppe
Irmgard Lienz
c/o Arbeiterwohlfahrt –
Gerontopsychiatrischer Dienst
Riesengebirgsstr. 3
84478 Waldkraiburg
Tel.: 08638/15 40

Alzheimer Gesellschaft Ingolstadt e. V.
Johanna Koch
Zentrum der Ingenium Stiftung
Fauststr. 5
85051 Ingolstadt
Tel.: 0841/88 17 73 2
Fax: 0841/88 17 73 4

Gruppe für Angehörige
von Demenzkranken
Elfi Englmeier
c/o Caritas-Kreisstelle, Sozialpsych. Dienst
Weißenburgerstr. 17
85072 Eichstätt
Tel.: 08421/97 66 34
Fax: 08421/97 55 55

Angehörigengruppe für Alzheimerkranke
und Demenzkranke
Eva Luigart
Am Mühlgraben
85457 Erding
Tel.: 08122/99 04 10
Fax: 08122/405 94

Selbsthilfegruppe von Alzheimer-Patienten
Martina Maier
Von-Scala-Str. 15
85560 Ebersberg
Tel.: 08092/88 81 7

Alzheimer Gesellschaft Landkreis
Ebersberg e. V.
Dr. Claus Briesenick
Paulhuberweg 2–4
85560 Ebersberg
Tel.: 08092/2 24 45

Seniorenberatung Online
Peter Wagner
Valerystr. 96
85716 Unterschleissheim
Tel.: 01803/68 43 91 103 (9 Cent/Minute)
Fax: 01805/391 60 236 86

Alzheimer Angehörigengruppe
Augsburg-AAA
Claudia Niederleitner
Kirchbergstr. 15
86157 Augsburg
Tel.: 0821/227 92 511
Fax: 0821/227 92 16

Gesprächsgruppe für Angehörige
Demenzkranker des Sozialpsychiatrischen
Dienstes Neuburg-Schrobenhausen
Gabriele Wimmer, Marianne
Schmid-Frank
Caritasverband Neuburg-Schrobenhausen
Spitalplatz C 193
86633 Neuburg a.d. Donau
Tel.: 08431/64 88 55 5
Fax: 08431/64 881 00

Gruppe für Angehörige
von altersverwirrten Menschen
Iris Schulz
Freudental 1
87439 Kempten
Tel.: 0831/54 02 62 54
Fax: 0831/54 02 62 17

Vita e. V. Kaufbeuren
Ingrid Bischoff
Luxdorfer Weg 16
87600 Kaufbeuren
Tel.: 08341/60 82 0
Fax: 08341/98 93 28

Gesprächskreis für Angehörige
von Demenzkranken Lindau
Angelika Weiß
Sozialstation Lindau
Leiblachstr. 8
88131 Lindau
Tel.: 08382/96 74 15
Fax: 08382/96 74 74

Angehörigengruppe Lindenberg im Allgäu
c/o Caritas Sozialstation
Irmgard Wehle-Woll
Hirschstr. 13
88161 Lindenberg
Tel.: 08381/92 09 16
Fax: 08381/92 09 19

Häuslicher Betreuungsdienst und Praxis
für Psychotherapie und Altentherapie
Brigitte Schmidt
Im Dinkel 5
88273 Fronreute-Staig
Tel.: 07502/91 17 94
Fax: 07502/91 17 95

Gesprächskreis für Angehörige
und Betreuende von Alzheimer- und
Demenzkranken
Petra Wolz
c/o Pflegezentrum Haus Sonnenhalde
Maierhöfenerstr. 61
88316 Isny
Tel.: 07562/9 36 89
Fax: 07562/9 36 89

Angehörigengruppe
von Alzheimer-Kranken
Friedrichshafen/Bodensee
Gisela Harr
Am Sonnenbühl 18
88326 Aulendorf
Tel.: 07525/82 72
Fax: 07525/91 19 49

Angehörigengruppe von
Alzheimer-Kranken Ravensburg
Beate Ermler, Gisela Harr
Am Sonnenbühl 18
88326 Aulendorf
Tel.: 07505/15 98
Fax: 07525/82 72

Alzheimer Gesellschaft Mittelfranken e. V.
Dr. Elmar Gräßel
Adam-Klein-Str. 6
90429 Nürnberg
Tel.: 0911/26 61 26
Fax: 0911/28 76 080

Angehörigenberatung e. V. Nürnberg
Konstanze Pilgrim
Adam-Klein-Str.6
90429 Nürnberg
Tel.: 0911/26 61 26
Fax: 0911/287 60 80

Deutsche Alzheimer Gesellschaft
Landesverband Bayern e. V.
Anne Höcker
Wallensteinstr. 63
90431 Nürnberg
Tel.: 0911/446 67 84
Fax: 0911/272 35 01

Angehörigenberatung Demenz Verein
Dreycedern e. V.
Ils-Margret von Linprun
Altstädter Kirchenplatz 6
91054 Erlangen
Tel.: 09131/979 06 21
Fax: 09131/20 13 53

Angehörigengruppe für pflegende
Angehörige von Demenzkranken
Elisabeth Plank
Ansbacher Str. 6
91413 Neustadt Aisch
Tel.: 09161/88 89 15
Fax: 09161/88 89 20

AGA Alzheimer Gesellschaft Stadt
und Landkreis Ansbach
Irene Ilsenstein
Johann-Sebastian-Bach-Platz 1
91522 Ansbach
Tel.: 0931/230 72 63
Fax: 0931/230 72 64

Informations- und Fachberatungsstelle/
Demenzfrühdiagnostik
Ivanka Perisic
Alzheimer Gesellschaft Stadt u. Landkreis
Ansbach e. V.
Nürnberger Str. 30
91552 Ansbach
Tel.: 0981/5 12 37

Angehörigengruppe Alzheimerkranker
Neumarkt
Brigitte und Peter Frank
Maria-Hilf-Str. 39A
92334 Berching
Tel.: 08462/3 90
Fax: 08462/90 55 89

Selbsthilfegruppe für Angehörige beim
Kreis-Caritas-Verband Schwandorf
Frau Ihring
Ettmannsdorfer Str. 19–21
92421 Schwandorf
Tel.: 09431/381 60

Alzheimer Gesellschaft Oberpfalz e. V.
Dr. Sigrid Woll
Rote Hahnengasse 4
93047 Regensburg
Tel.: 0941/945 59 37
Fax: 0941/945 59 37

Alzheimer Gesellschaft Niederbayern e. V.
Silvia Braun
OT Mainkofen
94469 Deggendorf
Tel.: 09931/8 79 34

Selbsthilfegruppe der Alzheimer
Gesellschaft Hof/Wunsiedel
Erika Mix
Haus Rosengarten
Wölbattendorfer Weg 20
95030 Hof/Saale
Tel.: 09281/4 00 20 oder 0171/6 78 84 55
(Dienstag und Donnerstag 15–18 Uhr)

Alzheimer Gesellschaft Hof/Wunsiedel e. V.
Martha Link
Schillerstr. 7
95126 Schwarzenbach a.d. Saale
Tel.: 0171/6 78 84 55

Selbsthilfegruppe Sonneberg
Frau Hummel
Rathenaustr. 17
96515 Sonneberg
Tel.: 03675/42 12 46

Alzheimer Gesellschaft Würzburg
Unterfranken e. V.
Sabine Seipp
c/o Halma e. V.
Berliner Platz 8
97080 Würzburg
Tel.: 0931/28 43 57
Fax: 0931/2 17 97

Selbsthilfegruppe Würzburg
Karin Schmid
Bayernstr. 47
97204 Würzburg
Tel.: 0931/40 75 93
Fax: 0931/40 75 93

Zeitreise – Selbsthilfegruppe
für pflegende Angehörige
Helmut Witt, Angelika Kraus
c/o Haus der Pflege
Marktstefter Weg 4
97318 Kitzingen Sickershausen
Tel.: 09321/370 30 oder 09324/24 27
Fax: 09321/37 03 57

Alzheimer Angehörigengruppe
Ursula Seufert-Göß
Dittelsbrunnerstr. 13–25
97422 Schweinfurt
Tel.: 09721/29 91 06
Fax: 09721/29 91 05

Vergiss-Mein-Nicht
Gruppe für Angehörige von Alzheimer-
und Demenzpatienten
bitte über die Sozialstation erfragen
Caritas Sozialstation St. Kilian
Lohweg 2
97638 Mellrichstadt
Tel.: 09776/81 17 0

Anlauf- und Beratungsstelle für
Demenzerkrankte und ihre Angehörigen
Herr Knauer
Freiwilligenagentur Suhl
Am Himmelreich 2a
98527 Suhl
Tel.: 03681/79 600
Fax: 03681/79 62 00

Selbsthilfegruppe Suhl für Angehörige
Alzheimer- und Demenz-Betroffener
Frau Lösch
Auenstr. 32
98527 Suhl
Tel.: 036841/403 20

Selbsthilfegruppe
«Alzheimer-Erkrankung – Betroffene
und Angehörige»
Ingrid Eck
Tambacher Str. 84
98593 Floh-Seligenthal
Tel.: 03683/60 52 52
Fax: 03683/40 00 01

Alzheimer Gesellschaft Thüringen e. V.
Christiane Lauterbach, Heidemarie Hawel
c/o AWO Landesverband Thüringen e. V.
Pfeiffersgasse 12
99084 Erfurt
Tel.: 0361/21 03 15 55

Selbsthilfegruppe Erfurt
Frau Lagaude
Arnstädter Str. 48
99098 Erfurt
Tel.: 0361/654 14 80

Selbsthilfegruppe Apolda
Frau Schlönvoigt
Burkhardstr. 10
99510 Apolda
Tel.: 03644/519 14

Selbsthilfegruppen für Angehörige
Demenzkranker im Kyffhäuserkreis:
Greußen, Sondershausen, Artern, Bad
Frankenhausen, Roßleben, Weißensee
Wilfried Georgi
Markt 36
99718 Greußen
Tel.: 0173/922 03 80 oder 03636/70 04 89
Fax: 03636/70 04 89

Selbsthilfegruppe Heringen
Frau Arendt
c/o Sozialzentrum Heringen
Burgweg 1
99765 Heringen
Tel.: 036333/710 00
Fax: 036333/601 74

Selbsthilfegruppe für Alzheimer-,
Demenzkranke, Angehörige und
Berufstätige Waltershausen
Bianka Moliterus
J.-J. Burbachstr. 38
99880 Hörselgau
Tel.: 03622/683 46

Selbsthilfegruppe Gotha
Frau Beyer
Bebraer Str. 70
99894 Friedrichsroda
Tel.: 03623/30 96 05
Fax: 03523/30 96 04

Deutsche Seniorenliga e. V.
Gotenstr. 164
53175 Bonn
Tel.: 0228/36 79 30
www.deutsche-scniorenliga.de

Alzheimer Gesellschaft Dresden e. V.
c/o Caritas-Sozialstation
Therese Büttner
Am See 11
2. Etage
01067 Dresden
Tel.: 0351/4962178
Fax: 0351/4 81 03 48

Meißner Selbsthilfegruppe Demenz e. V.
Steffen Kummerlöw
Köhlerstr. 1
01662 Meißen
Tel.: 03521/40 89 00
Tel.: 0174/301 65 87
Fax: 03521/40 89 011

Alzheimer Angehörigengruppe Pirna
Sozialpsychiatrischer Dienst
Jessica Jonas
Ernst-Thälmann-Platz 1
01796 Pirna
Tel.: 03501/55 58 66
Fax: 03501/51 58 96

Angehörigen-Selbsthilfegruppe von
Alzheimer Kranken
Manuela Strack
Frederic-Joliot-Curie Str. 51
02625 Bautzen
Tel.: 03591/252 32
Fax: 03591/252 32

Gesprächsgruppe für Angehörige von
Demenzkranken
Markus Adam
c/o Caritas KBS
Kegeldamm 2
03149 Forst
Tel.: 03562/66 98 08
Fax: 03562/6 98 99 89

Alzheimer Gesellschaft Leipzig e. V.
Kirstin Hartwig
c/o Ambulanz der Poliklinik für
Psychiatrie
Johannisallee 34
04107 Leipzig
Tel.: 0341/9724 304
Fax: 0341/9724 305

SHG f. Angehörige v. dementiell
Erkrankten Geithain
Ilona Denecke
c/o SAS-Seniorenheim Am Stadtpark
Hospitalstr. 9
04643 Geithain
Tel.: 03434/6 70
Fax: 03434/6 71 24

Selbsthilfegruppe Alzheimer/Demenz
c/o Fördervereins Altershilfe
Muldental e. V.
Hans Werner Bärsch
An den Birken 1
04821 Brandis
Tel.: 034292/41730
Fax: 034292/41759

Alzheimer Gesellschaft Sachsen e. V.
Dr. Volker Rust
An den Birken 1
04821 Brandis
Tel.: 034292/7 24 93
Fax: 034292/8 96 80

Alzheimer Angehörigengruppe
Frau Dr. Draba
Taubenstr. 4
06110 Halle
Tel.: 0345/502272

Verein zur Hilfe für Angehörige von
Demenzerkrankten Sachsen-Anhalt e. V.
Simone Klass
Rudolf-Breitscheid-Str. 6
06110 Halle
Tel.: 0345/50 08 30
Fax: 0345/500 85 50

Demenzhotline Sachsen-Anhalt
Brigitte Solbrig
DRK Landesverband Sachsen-Anhalt e. V.
Rudolf-Breitscheid-Str. 6
06110 Halle/Saale
Tel.: 0345/500 85 29

Beratungsstelle für Demenzkranke und
Angehörige
Gesprächskreis für Angehörige von
Demenzkranken
Brigitte Solbrig
Uelzener Weg 4
06126 Halle/S.
Tel.: 0345/681 03 13

Gesprächskreis für Angehörige von
Demenz- und Alzheimerkranken
Heike Oehring
c/o Proklin GmbH
Taubenbreite 1
06484 Quedlinburg
Tel.: 03946/45 33 (p)
Tel.: 03946/909 17 41 (d)

Selbsthilfegruppe Angehörige
Demenzkranker Artern
Wilfried Georgi, Marie-Luise Lovsky
06556 Artern
Tel.: 03636/70 04 89
Tel.: 03466/30 28 93
Fax: 03466/74 25 11

Selbsthilfegruppe Angehörige
Demenzkranker Roßleben
Klaus Dölgner
06571 Roßleben
Tel.: 034672/811 89
Tel.: 03636/70 04 89
Fax: 034672/811 89

Selbsthilfegruppe Gera
Heidemarie Hawel
Bruno-Brause-Str. 6
07548 Gera
Tel.: 0365/361 84

Selbsthilfegruppe Jena
Frau Schmidt
Hauskrankenpflege/Tagesbetreuung
August-Bebel-Str. 27a
07743 Jena
Tel.: 03641/82 89 98
Fax: 03641/93 52 85

Seniorensozialdienst der Stadtmission
Zwickau e. V.
Leonore Seifert
Lothar-Streit-Str. 22
08056 Zwickau
Tel.: 0375/352 11 82

Angehörigengruppe Demenz
Haus Muldenblick Zwickau
Carola Huth
SSH gGmbH Zwickau, Haus Muldenblick
Talstr. 5
08066 Zwickau
Tel.: 0375/430 87–0
Fax: 0375/430 87–15

Selbsthilfegruppe für Angehörige von
demenzkranken Personen
Schwester Katja Bretschneider
c/o Ambulanter Pflegedienst der
HERR-BERGE
An der HERR-BERGE 1–3
08321 Zschorlau
Tel.: 037752/541 67
Tel.: 0170/761 75 58
Fax: 037752/541 58

Selbsthilfegruppe Schwarzenberg
Frau Herwig
c/o UBV Schwarzenberg e. V.
Am Talblick 37
08340 Schwarzenberg
Tel.: 03774/610 93

Angehörigengruppe für Demenzerkrankte
Glauchau und Umgebung
Michael Oehler
c/o Pflegezentrum 'Am Lehngrund'
Am Lehngrund 3
08371 Glauchau
Tel.: 03763/440 69–0

Alzheimer-Gesellschaft Plauen-Vogtland
e. V.
Selbsthilfe Demenz
Klaus Wudmaska
c/o Kath. Seniorenzentrum St. Elisabeth
Kopernikusstr. 31
08523 Plauen
Tel.: 03741/7 00 90
Tel.: 03741/13 12 71 priv.
Fax: 03741/70 09 21

Deutsche Alzheimer Gesellschaft Chemnitz
und Umgebung e. V.
Susanne Biltz
Brühl 61
09113 Chemnitz
Tel.: 0371/5 51 81 03 28 (9 Cent/Min.)
Fax: 0371/5 51 81 03 28

Angehörigenberatung Deutsches Rotes
Kreuz Annaberg-Buchholz
Silke Weigel
Ambulante Soziale Dienste
Herolder Str. 8a
09419 Thum
Tel.: 037297/22 18
Teö.: 037297/814 95

Verein zur Unterstützung Pflegender e. V.
Gesprächskreis Demenz
Manuela Reichel, Ute Andrä
Wohngebiet Adam Ries 23
09456 Annaberg-Buchholz
Tel.: 03733/13 57 00
Fax: 03733/13 57 01

Angehörigengruppe für
Alzheimererkrankte
Wartburgplatz 5
28217 Bremen
Tel.: 0421/3 80 80 15
E-Mail: ahb-hauspflege@t-online.de

Hirnliga e. V.
Geschäftsstelle
Postfach 1366
51657 Wiehl
Tel.: 02262/999 99 17
(Montags bis Freitags von 8.30–12.30 Uhr)
E-Mail: GS@hirnliga.de

Deutsche Gesellschaft für Psychiatrie,
Psychotherapie und Nervenheilkunde
(DGPPN)
Reinhardtstr. 14
10117 Berlin
Tel.: 030/28 09 66 01/02
Fax: 030/28 09 38 16

Bundesministerium für Familie,
Senioren, Frauen und Jugend
11018 Berlin
Servicetelefon: 0180/1 90 70 50
(Montag bis Donnerstag: 7–19 Uhr)
(Anrufe aus dem Festnetz: 7–19 Uhr
3,9 Cent pro angefangene Minute)
Zentrale: 03018/555 0
Fax: 03018/555 4400

Deutsches Zentrum für Altersfragen
Manfred-von-Richthofenstr. 2
12101 Berlin
Tel.: 030/26 07 40 0
Fax: 030/78 54 35 0

Berufsverband Deutscher Neurologen e. V.
(BVDN)
Geschäftsstelle
Hammer Landstr. 1a
41460 Neuss
Tel.: 0 21 31/220 99 20

Berufsverband Deutscher Psychiater e. V.
(BVDP)
Geschäftsstelle
Hammer Landstr. 1a
41460 Neuss

Deutsche Gesellschaft für
Gerontopsychiatrie und -psychotherapie
e. V. (DGGPP)
Geschäftsstelle
Postfach 1366
51675 Wiehl
Tel.: 02262/797 683
Fax: 02262/999 99 16
E-Mail: GS@dggpp.de

Deutsche Gesellschaft für Neurologie e. V.
(DGN)
Präsident: Prof. Dr. med. Johannes Noth
Direktor der Neurologischen Klinik
Universitätsklinikum Aachen
Pauwelsstr. 30
52074 Aachen
Tel.: 0241/8089600
Fax: 0241/8082582
E-Mail: neurologie@ukaachen.de

Vertrieb Deutschland:
Schlote GmbH
Geschäftsführer: Uwe Schlote
Pfalzstr. 28
66440 Blieskastel

Postanschrift/Besucheradresse:
Parkstr. 4
66440 Blieskastel
Tel.: 06842/507210
Fax: 06842/507211
E-Mail: info@seniorenallee.de

Herausgeber und Vertrieb Schweiz:
I T S AG
Untermüli 6
Postfach 2555
CH 6302 Zug
Tel. (D): 06842/507210
Fax (CH): 041 766 4781
E-Mail: info@seniorenallee.de
Bundesarbeitsgemeinschaft SELBSTHILFE
von Menschen mit Behinderung und
chronischer Erkrankung und ihren
Angehörigen e. V. (BAG SELBSTHILFE)
Kirchfeldstr. 149
40215 Düsseldorf
Tel.: 211/31006 0
Fax: 211/31006 48
E-Mail: info@bag-selbsthilfe.de
www.bag-selbsthilfe.de

Der paritätische Wohlfahrtsverband
Oranienburger Str. 13–14
10178 Berlin
Tel.: 030/24636 0
Fax: 030/24636 110
www.paritaet.org

Sozialverband Deutschland (SoVD) –
Bundesverband
Hans-Jürgen Leutloff
Stralauer Str. 63
10179 Berlin
Tel.: 030/72 62 22 0
E-Mail: hans-juergen.leutloff@sovd.de
http://www.sozialverband.de

SEKIS Selbsthilfe Kontakt-
und Informationsstelle
Albrecht-Achilles-Str. 65
10709 Berlin
Tel.: 030/892 66 02
Fax: 030/890 285 40
E-Mail sekis@sekis-berlin.de
www.sekis-berlin.de

Forum Gemeinschaftliches Wohnen e. V. –
Bundesvereinigung
Gerda Helbig
Brehmstr. 1a
30173 Hannover
Tel.: 0511/475 32 53
Fax: 0511/475 35 30
E-Mail: info@fgwa.de
http://www.fgwa.de

Bund Deutscher Kriegsopfer,
Körperbehinderter und Sozialrentner
(BDKK) e. V.
Hans-Georg Malitz
Stintenberger Str. 16
40822 Mettmann
Tel.: 02104/545 44
Fax: 02104/80 54 56
E-Mail: BDKKEV@t-online.de

Bundesarbeitsgemeinschaft Seniorenbüros
e. V. (BaS)
Gabriella Hinn
Graurheindorfer Str. 79
53111 Bonn
Tel.: 0228/61 40 74 und 61 40 78
Fax: 0228/61 40 60
E-Mail: bas@seniorenbueros.org
http://www.seniorenbueros.org

Bundesarbeitsgemeinschaft Wissensbörsen
e. V. (BAG-WB) und
Europäisches Netzwerk
Gilde-Wissensbörsen
Klaus-Georg Salentin
Ahrstr. 23
53945 Blankenheim
Tel.: 02449/71 18
Fax: 02449/71 18
E-Mail: NuNSalentint@t-online.de

Alzheimer Ethik e. V.
Renate Demski
Lappenbredde 10
59063 Hamm
Tel.: 02381/972 28 84 und 510 15 (Hotline)
Fax: 040/36 03 69 05 02
E-Mail: alzeth@aol.com
http://www.alzheimer-ethik.de
http://www.alzheimer-alternativ-
therapie.de

Zusammenstellung: Dr. Juliana Betzel. Stand: September 2007

www.demenztechnik.de

demenz:technik
Jürgen Stork
Roßtaler Str. 23
90431 Nürnberg
Tel.: 0911/3 21 63 46 oder 0163/3 21 63 46
Fax: 0911/3 22 41 31
E-Mail: info@demenz-technik.de

Weitere hilfreiche Internetadressen

- www.altern-in-wuerde.de (Sektion des Deutschen Grünen Kreuzes e. V.; gefördert von der Firma Janssen-Cilag GmbH)
- www.aktion-demenz.de: aus der Initiative «Gemeinsam für ein besseres Leben mit Demenz» der Robert-Bosch-Siftung gegründeter Verein
- www.alzheimerinfo.de (Informations-Webseite der Firma Merz mit der Möglichkeit, ausgewiesenen Experten online Fragen zu stellen)
- www.dcm-deutschland.de: Offizielle deutsche Seite des DCM-Verfahrens unter der Trägerschaft der Privaten Universität Witten/Herdecke
- www.pflegen-demenz.de: Erste deutschsprachige Fachzeitschrift für die professionelle Pflege von Personen mit Demenz
- www.demenz-wg.de (Informationen über alternative Wohngemeinschafts-formen)
- www.demenz-service-nrw.de (Seite der Landesinitiative Demenz Service NRW des Ministeriums für Arbeit, Gesundheit und Soziales in NRW)
- www.demenz-support.de: Verstetigung des Wissenstransfers zwischen Wissenschaft und Praxis
- www.deutsche-alzheimer.de: Seite der deutschen Alzheimergesellschaft
- www.dialogzentrum-demenz.de (Projekt der Universität Witten/Herdecke im Rahmen der Landesinitiative Demenz Service NRW)
- www.kda.de: Kuratorium Deutsche Altershilfe
- www.patienten-information.de (Informationsportal des Ärztlichen Zentrums für Qualität in der Medizin (ÄZQ))
- www.wg-qualitaet.de: vom Bundesministerium für Familie, Senioren, Frauen und Jugend gefördertes Modellprojekt zur Qualitätssicherung in ambulant betreuten Wohngemeinschaften für Menschen mit Demenz

Zusammenstellung: Detlef Rüsing, Christian Müller Hergl, Stand: Juli 2007

Adressen im deutschsprachigen Ausland

www.mas.or.at (Internetseite der Österreichischen Alzheimergesellschaft)
www.alz.ch (Internetseite der Schweizerischen Alzheimergesellschaft)
www.alzheimer.lu (Internetseite der Luxemburgischen Alzheimergesellschaft)
www.alzheimer-europe.org (Dachverband der europäischen Alzheimergesell-
schaften)

Haftungshinweis: Trotz sorgfältiger inhaltlicher Kontrolle ist es nicht möglich, Internetseiten auf fremde Inhalte ständig zu überprüfen. Für alle externen Links auf den vorliegenden Webseiten gilt daher: Wir distanzieren uns von rechtswidrigen Inhalten und übernehmen keine Haftung für die Inhalte externer Links. Für den Inhalt der verlinkten Seiten sind ausschließlich deren Betreiber verantwortlich.

Literaturverzeichnis für Fachpflegende

Abt-Zegelin, A.; Rüsing, D.: Die Situation der Pflege Demenzkranker in Deutschland. Die Krankenversicherung (2006) 12: 331–334.

Arens, F. (2005): Kommunikation zwischen Pflegenden und dementierenden alten Menschen. Frankfurt am Main: Mabuse-Verlag.

Arens, F. (2003): «Lebensweltlich-kommunikatives Handeln»: Ein Ansatz zur Situationsbewältigung zwischen Pflegenden und dementierenden alten Menschen? In: Pflege und Gesellschaft 8(2) 68–73.

Baer, U. (2007): Innenwelten der Demenz: Das SMEI-Konzept. Neukirchen-Vluyn: Affenkönig.

Bartholomeyczik, S.; Halek, M. (2004): Assessmentinstrumente in der Pflege: Möglichkeiten und Grenzen. Hannover: Schlütersche.

Bartholomeyczik, S.; Halek, M. (2006): Verstehen und Handeln. Hannover: Schlütersche.

Bauer, J. (2002): Psychobiologie der Alzheimer-Krankheit: Wirklichkeitskonstruktion und Beziehungsgestaltung. In: Integrierte Medizin, Uexküll T. v., Geigges W., Plassmann R., Stuttgart: Schattauer Verlag 2002, 157–175.

Bell, V.; Troxel, D. (2004): Personzentrierte Pflege bei Demenz. München: Reinhardt Verlag.

Beyer, G. (2002): Wirklichkeitserleben eines dementen alten Menschen, Pflege 15(3) 122–130.

Bosch, C. F. M. (1998): Vertrautheit: Studie zur Lebenswelt dementierender alter Menschen. Wiesbaden: Ullstein Medical.

Boss, E.; Glaser, T. (2006) Einführung des Pflegemodells nach Böhm: Die Biographie begründet das Verhalten, Pflege Zeitschrift 59(1) 40–43.

Carol Bowlby Sifton, C. (2008): Das Demenz-Buch – Ein «Wegbegleiter» für Angehörige und Pflegende. Bern: Verlag Hans Huber.

Bradford Dementia Group (1997): Pflege von Menschen mit Demenz evaluieren. Die DCM-Methode, 7. Aufl. Witten: Priv. Universität Witten/Herdecke.

Bradford Dementia Group (2008): Pflege von Menschen mit Demenz evaluieren. Die DCM-Methode, 8. Aufl. Witten: Priv. Universität Witten/Herdecke (im Druck).

Brooker, D., Surr, C. (2008): Dementia Care Mapping. Grundlagen und Praxis. Witten: Priv. Universität Witten/Herdecke (im Druck).

Bundesministerium für Familie, Senioren, Frauen und Jugend (Hrsg.) (2001): Qualität in der stationären Versorgung Demenzkranker. Stuttgart: Kohlhammer.

Bundesministerium für Gesundheit (Hrsg.) (2007): Rahmenempfehlungen zum Umgang mit herausforderndem Verhalten bei Menschen mit Demenz in der stationären Altenhilfe. Berlin: Bundesministerium für Gesundheit.

Chapman, A.; Jackson, GA.; McDonald, C. (2004): Wenn Verhalten uns herausfordert …. Stuttgart: Demenz Support, Stuttgart.

Diakonisches Werk Württemberg (Hrsg.) (2004), Bär, M.: Demenzkranke Menschen im Pflegeheim besser begleiten. Hannover: Schlütersche

DeSSorientiert (2006): «Hearing the Voice of People with dementia». Dessorientiert (2006) 1 Stuttgart: Demenz Support Stuttgart

Deutsche Alzheimer Gesellschaft e. V. (Hrsg.) (2001): Stationäre Versorgung von Alzheimer-Patienten, 3. Auflage. Berlin: Deutsche Alzheimer Gesellschaft.

Dürrmann, P. (2001): Besondere stationäre Dementenbetreuung. Hannover: Vincentz Network.

Dürrmann, P. (2005): Besondere stationäre Dementenbetreuung II. Hannover: Vincentz Network.

Feil, N. (2007): Validation in Anwendung und Beispielen. Der Umgang mit verwirrten alten Menschen. 5., aktualisierte Aufl. München: Reinhardt Verlag.

Franke, L (2006): Demenz in der Ehe: Über die verwirrende Gleichzeitigkeit von Ehe- und Pflegebeziehung. Frankfurt: Mabuse-Verlag.

Gebert, A.; Kneubühler, H.-U. (2003): Qualitätsbeurteilung und Evaluation der Qualitätssicherung in Pflegeheimen. 2. Aufl., Bern: Verlag Hans Huber.

Grond, E. (2000): Altenpflege als Beziehungspflege. 2. Aufl., Hannover: Brigitte Kunz Verlag.

Gröning, K. (2001): Entweihung und Scham. Grenzsituationen in der Pflege alter Menschen. Frankfurt am Main: Mabuse Verlag.

Gröning, K.; Kunstmann, A.-C. (Hrsg.) (2004): Pflegegeschichten: Pflegende Angehörige schildern ihre Erfahrungen. Frankfurt: Mabuse Verlag.

Held, Chr. (2004): Das demenzgerechte Heim. Basel: Karger.

Innes, A. (Hrsg.) (2004): Die Dementia Care Mapping Methode (DCM). Bern: Verlag Hans Huber.

Institut für Sozialforschung und Sozialwirtschaft e. V. (2005): Menschen mit Demenz: Wegweisende Impulse für die häusliche Pflege und Betreuung. Saarbrücken 2005.

Hennig A.; Riesner C.; Schlichting, R.; Zörkler, M. (2006): Qualitätsentwicklung in Pflegeeinrichtungen durch Dementia Care Mapping? Saarbrücken: Institut für Sozialforschung und Sozialwirtschaft e. V.

Kämmer, K. (2002): Der Beitrag professioneller Pflege zur Lebensweltgestaltung von Menschen mit Demenz. Zeitschrift für Gerontologie und Geriatrie 35(3) 186–189.

Kitwood, T. (2005): Demenz. Der personenzentrierte Ansatz im Umgang mit verwirrten Menschen. 4. Aufl., Bern: Verlag Hans Huber.

Klessmann, E. (2006): Wenn Eltern Kinder werden und doch Eltern bleiben: Die Doppelbotschaft der Altersdemenz, 6. Aufl., Bern: Verlag Hans Huber.

Koch-Straube, U. (2003): Fremde Welt Pflegeheim. 2. Aufl., Bern: Verlag Hans Huber.

Kojer, M. (2006): Palliative Betreuung von Menschen mit Demenz: Die Güte der Beziehung bestimmt die Güte der Pflege. Pflege Zeitschrift 59(3) 161–163.

Kolb, Chr. (2004): Nahrungsverweigerung bei Demenzkranken. PEG-Sonde – ja oder nein? Frankfurt am Main: Mabuse-Verlag.

Landesinitiative Demenz-Service NRW (Hrsg.) (2005): «Wie geht es Ihnen?» – Konzepte und Materialien zur Einschätzung des Wohlbefindens von Menschen mit Demenz. Köln: Kuratorium Deutsche Altershilfe.

Menzen, K.-H. (2004): Kunsttherapie mit altersverwirrten Menschen. München: Reinhardt Verlag.

Morton, I. (2002): Die Würde wahren. Personenzentrierte Ansätze in der Betreuung von Menschen mit Demenz. Stuttgart: Klett-Cotta.

Müller-Hergl, C. (2004): Aus Sicht des Subjektiven. In: Im Brennpunkt: Lebensqualität/ Pflegequalität. Demenz Support Stuttgart (Hrsg.). Stuttgart: Demenz Support Stuttgart: 105–130.

Pörtner, M. (2004): Ernstnehmen-Zutrauen-Verstehen. Stuttgart: Klett-Cotta.

Pörtner, M.: (2005): Alt sein ist anders. Personenzentrierte Betreuung von alten Menschen. Stuttgart: Klett-Cotta.

Powell, J. (2002): Hilfen zur Kommunikation bei Demenz. Köln: Kuratorium Deutsche Altershilfe.

Prouty, G.; Pörtner, M.; Van Werde, D. (1989): Prä-Therapie. Stuttgart: Klett-Cotta.

Re, S. (2003): Erleben und Ausdruck von Emotionen bei schwerer Demenz. Hamburg: Verlag Dr. Kovac.

Renneke, S. (2005): Verhaltens- und Kommunikationsformen dementer Menschen im Pflegeheimalltag. Dorsten: Verlag Ingrid Zimmermann.

Robert Bosch Stiftung (Hrsg.) (2007): Gemeinsam für ein besseres Leben mit Demenz, 7 Bd. Bern: Verlag Hans Huber.

Rogers, C. R. (1983): Entwicklung der Persönlichkeit. Stuttgart: Klett-Cotta.

Romero, B. (2004): Selbsterhaltungstherapie: Konzept, klinische Praxis und bisherige Ergebnisse. Zeitschrift für Gerontopsychologie 17(2), 119–134.

Rüsing, Detlef (2004): Die Interraterreliabilität der Verhaltens- und Wohlbefindlichkeitskodierung des Beobachtungsinstrumentes Dementia Care Mapping (DCM). (Masterthesis). Witten: Universität Witten/Herdecke

Schwerdt, R. (Hrsg.) (2005): Prävention in der Pflege und Betreuung von Menschen mit Demenz. Konzepte und Modelle zur Qualifikation und Kooperation. Frankfurt: Fachhochschulverlag.

Schwerdt, R. (2005) Lernen der Pflege von Menschen mit Demenz bei Alzheimer-Krankheit. Zeitschrift für Medizinische Ethik 51, 59–75.

Stuhlmann, W. (2004): Demenz – wie man Bindung und Biographie einsetzt. München: Reinhardt Verlag.

Tackenberg, P.; Abt-Zegelin, A. (Hrsg.) (2000): Demenz und Pflege: Eine interdisziplinäre Betrachtung. Frankfurt am Main: Mabuse Verlag.

Uhlmann, P.; Uhlmann, M. (2006): Was bleibt…: Menschen mit Demenz. edition uhlensee.

Weyerer, S; Schäufele, M. (2006): Demenzkranke Menschen in Pflegeeinrichtungen. Stuttgart: Kohlhammer.

Welling, K. (2005): Interaktionen in der Pflege von Menschen mit Demenz, Heft 16. Brake: Prodos Verlag.

Wilhelm, H-J. (1998): Gefangene ihrer Wahrheit. Pflege 11(5) 275–280

Wissmann P (Hrsg.) (2004): Werkstatt Demenz. Hannover: Vincentz Verlag 2004

Zieres, G.; Weibler, U. (Hrsg) (2007): Herausforderung Demenz: Optimierung der Versorgung von Menschen mit Demenzerkrankung. Dienheim: IATROS Verlag 2007

Zusammenstellung: Detlef Rüsing, Christian Müller Hergl, Stand: Juli 2007

Information der deutschen Alzheimergesellschaft

Informationen über das Krankheitsbild und den Umgang mit Demenzkranken

Alzheimer Europe (Hrsg.): Handbuch der Betreuung und Pflege von Alzheimer-Patienten. 2., aktualisierte und erweiterte Auflage, Thieme, Stuttgart, 2005, 12,95 €

Bell, V.; Troxel, D.: Richtig helfen bei Demenz. Ein Ratgeber für Angehörige und Pflegende. Reinhardt Verlag, München, 2004, 16,90 €

Bowlby Sifton, C.: Das Demenz-Buch. Ein «Wegbegleiter» für Angehörige und Pflegende. Huber, Bern/Göttingen, 2007, € 29,95

Bundesministerium für Gesundheit: Wenn das Gedächtnis nachlässt. Ratgeber für die häusliche Betreuung demenzkranker älterer Menschen. Zu bestellen bei: DVG mbH, Birkenmaarstr. 8, 53340 Meckenheim, Tel. 02225/926 144 (kostenlos)

Buijssen, H.: Demenz und Alzheimer verstehen – mit Betroffenen leben. Beltz Verlag, Weinheim, 2003, 13,80 €

Furtmayr-Schuh, A.: Die Alzheimer Krankheit – das große Vergessen. Wissen, vorbeugen, behandeln, mit der Krankheit leben. Kreuz Verlag, Stuttgart, 2000 16,90 €

Hallauer, J. F.; Kurz, A. (Hrsg.): Weißbuch Demenz. Thieme, Stuttgart, 2002, 29,95 €

Hauser, Ute: Wenn die Vergesslichkeit noch nicht vergessen ist – zur Situation Demenzkranker im frühen Stadium, Kuratorium Deutsche Altershilfe (Thema 201), Köln, 2005, 17,00 €

Höhn, M.: Häusliche Pflege … und sich selbst nicht vergessen. Was pflegende Angehörige wissen sollten. Papyrossa, 2004, 10,00 €

Klessmann, E.; Wollschläger, P.: Wenn Eltern Kinder werden und doch die Eltern bleiben. Die Doppelbotschaft der Altersdemenz. Huber, Bern/Göttingen, 6. Auflage 2006, 19,95 €

Krämer, G.: Alzheimer Krankheit. Antworten auf die häufigsten Fragen. Trias, Stuttgart, 2000, ca. 17,90 €

Mace, N. L., Rabins, P. V.: Der 36-Stunden-Tag. Die Pflege des verwirrten älteren Menschen, speziell des Alzheimerkranken. Huber, Bern/Göttingen 5. Aufl. 2001, 26,95 €

Niemann-Mirmehdi, Mahlberg, R.: Alzheimer – was tun, wenn die Krankheit beginnt? Trias, Stuttgart, 2003, 14,95 €

Powell, Jennie: Hilfen zur Kommunikation bei Demenz. Kuratorium Deutsche Altershilfe, Köln 2002, Tel. 0221/931847–0, 10,00 €

Richter, B.; Richter, R. W.: Alzheimer in der Praxis, (ärztlicher Ratgeber) Huber, Bern/Göttingen, 2004, 34,95 €

Schäfer, U.: Demenz – Gemeinsam den Alltag bewältigen, Ein Ratgeber für Angehörige und Pflegende, Hogrefe, Göttingen, 14,95 €

Stiftung Warentest: Demenz – Hilfe für Angehörige und Betroffene, Verbraucherzentrale Nordrhein-Westfalen, 2006, 19.90 €

Tönnies, I.: Abschied zu Lebzeiten. Wie Angehörige mit Demenzkranken leben. Balance Buch + Medien Verlag, 14,90 €

Wächtler, C. (Hrsg.): Demenzen – Frühzeitig erkennen, aktiv behandeln, Betroffene und Angehörige effektiv unterstützen. 2. aktualisierte und erweiterte Auflage, Thieme, Stuttgart 2003, 39,75 €

Weidenfelder, M.: Mit dem Vergessen leben: Demenz, Verwirrte alte Menschen verstehen und einfühlsam begleiten, Kreuz Verlag, Stuttgart, 2004, 10,90 €

Pflege, Pflegekonzepte

Böhm, E.: Verwirrt nicht die Verwirrten. Neue Ansätze geriatrischer Krankenpflege. Psychiatrie-Verlag, Bonn, 2004, 15,90 €

Bölicke, C. et al.: Ressourcen erhalten. Reihe: Gemeinsam für ein besseres Leben mit Demenz. Huber, Bern/Göttingen, 2007, 14,95 €

Brooker, D.: Person-zentriert pflegen – Das VIPS-Modell zur Pflege und Betreuung von Menschen mit Demenz. Huber, Bern/Göttingen, 2008, ca. 24,95 €

Buchholz, T.; Schürenberg, A.: Lebensbegleitung alter Menschen – Basale Stimulation in der Pflege alter Menschen. Huber, Bern/Göttingen, 2., vollst. überarb. und erw. Auflage, 2005., 34,95 €

Chapman, Alan; Jackson, F. A.; McDonald, C.: Wenn Verhalten uns herausfordert…. Ein Leitfaden für Pflegekräfte zum Umgang mit Menschen mit Demenz, Demenz Support Stuttgart gGmbH, Tel.: 0711/99787–10, 16,00 €

Falk, J.: Basiswissen Demenz, Lern- und Arbeitsbuch für berufliche Kompetenz und Versorgungsqualität, Juventa Verlag, Weinheim, 2004, 16,00 €

Feil, N.: Validation, Reinhardt-Verlag, München, 2005, 17,90 €

Gäng, Marianne; Turner, C. Dennis (Hrsg.): Mit Tieren leben im Alter, 2. Auflage, Reinhardt Verlag, München, 2005, 19,90 €

Gatterer, G.; Croy, A.: Leben mit Demenz, Praxisbezogener Ratgeber für Pflege und Betreuung, Springer Verlag, Heidelberg/Berlin, 2005, 29,95 €

Grond, Erich: Pflege Demenzkranker; 3. vollständig überarbeitete Auflage, Schlütersche, Hannover, 2005, 16,00 €

Gutensohn, Stefan: Endstation Alzheimer? Ein überzeugendes Konzept zur stationären Betreuung. Mabuse-Verlag, Frankfurt, 2000, 12,90 €

Innes, A. (Hrsg.): Die Dementia Care Mapping Methode (DCM). Huber, Bern/Göttingen, 2004, 29,95 €

Kasten, E.; Utecht, C.; Waselewski, M.: Den Alltag demenzerkrankter Menschen neu gestalten, Schlütersche, Hannover, 2004, 26,90 €

Kitwood, T.: Demenz. Der personenzentrierte Ansatz im Umgang mit verwirrten Menschen. Huber, Bern/Göttingen, 5. Aufl. 2008, 26.95 €

Kolb, C.: Nahrungsverweigerung bei Demenzkranken. PEG-Sonde – ja oder nein? Mabuse Verlag, Frankfurt, 2003, 12,90 €

Kostrzewa, S.: Palliative Pflege von Menschen mit Demenz. Huber, Bern/Göttingen, 2007, 24,95 €

Krohwinkel, M.: Rehabilitierende Prozesspflege am Beispiel von Apoplexiekranken. Fördernde Prozesspflege als System. Huber, Bern 2. überarb. u. erw. Auflage. Huber, Bern/ Göttingen, 2007, 49,95 €

Kuratorium Deutsche Altershilfe: Qualitätshandbuch Leben mit Demenz. KDA, Köln, 2001, 98,00 €

Lind, S.: Demenzkranke Menschen pflegen, Grundlagen, Strategien und Konzepte, 2. korr. u. erg. Auflage, Huber, Bern/Göttingen, 2007, 26,95 €

Morton, Ian: Die Würde wahren – Personzentrierte Ansätze in der Betreuung von Menschen mit Demenz, Klett-Cotta, Stuttgart, 2002, 24,00 €

Plemper, B. et al.: Gemeinsam betreuen. Reihe: Gemeinsam für ein besseres Leben mit Demenz. Huber, Bern/Göttingen, 2007, 14,95 €

Robert Bosch Stiftung (Hrsg.): Gemeinsam für ein besseres Leben mit Demenz – Gesamtausgabe. Huber, Bern/Göttingen, 2007, 79,95 €

Sachweh, S.: Spurenlesen im Sprachdschungel. Kommunikation und Verständigung mit demenzkranken Menschen. Huber, Bern/Göttingen, 2008, ca. 24,95 €

Schindler, U. (Hrsg.): Die Pflege demenziell Erkrankter neu erleben. Mäeutik im Praxisalltag. Vincentz-Verlag, Hannover, 2003, 14,80 €

Tackenberg, P., Abt-Zegelin, A.: Demenz und Pflege. Eine interdisziplinäre Betrachtung. Mabuse Verlag, Frankfurt, 2004, 25,90 €

van der Kooij, C.: «Ein Lächeln im Vorübergehen» – Erlebensorientierte Altenpflege mit Hilfe der Mäeutik. Huber, Bern/Göttingen, 2007, 29,95 €

Wißmann, P. et al.: Demenzkranken begegnen. Reihe: Gemeinsam für ein besseres Leben mit Demenz. Huber, Bern/Göttingen, 2007, 14,95 €

Beschäftigung, Training, Erinnern

Becker Jutta: «Die Wegwerfwindel auf der Wäscheleine» und «Gell, heut geht's wieder auf die Rennbahn» – Die Handlungslogik dementer Menschen wahrnehmen und verstehen, afw-Arbeitshilfe Demenz I und II, 2001 und 1999, Tel. 06151/4095–302 (Arbeitszentrum für Fort- und Weiterbildung im Elisabethenstift, Stiftstraße 14, 64287 Darmstadt), ca. 12,00 €

Gatz, Sabine, Schäfer Lioba: Themenorientierte Gruppenarbeit mit Demenzkranken – 24 aktivierende Stundenprogramme. Beltz, Weinheim, 2002, 19,80 €

Jöppig, W.: Gedächtnistraining mit dementen Menschen. Bildungsverlag Eins, 2004, 7,90 €

Lambrecht, J.: Jule – Geschichten, wie die heute alten Menschen ihre Kindheit erlebten, Vincentz, Hannover, 2004, 9.80 €

Schmidt-Hackenberg, Ute: Wahrnehmen und Motivieren – Die 10-Minuten-Aktivierung für die Begleitung Hochbetagter. Vincentz, Hannover, 1996, 24,80 €

Schmidt-Hackenberg, U.: Zuhören und Verstehen, Warum man im Januar Brezel aß und im Juli nicht zur Ruhe kam…, Vincentz, Hannover, 2003, 24,80 €

Schmidt-Hackenberg, U.: Anschauen und Erzählen, Gedankenspaziergänge mit demenziell Erkrankten, 36 Bildkarten, Vincentz, Hannover, 2004, 45,95 €

Sulser, R.: Ausdrucksmalen für Menschen mit Demenz. Huber, Bern/Göttingen, 2007, 22,95 €

Tageszentrum Wetzlar: Lieder-CD's und dazugehörige Liederbücher (Volkslieder, Schlager, Weihnachts- und Kirchenlieder etc.; instrumental und/oder mit Gesang). Zu beziehen über das Tageszentrum am Geiersberg, Geiersberg 15, 35578 Wetzlar, Tel. 06441/437 42, www.tageszentrum-am-geiersberg.de

Trilling, A, Bruce E., Hodgson, S. und Schweitzer P.: Einnerungen pflegen – Unterstützung und Entlastung für pflegende und Menschen mit Demenz, Vincentz, Hannover 2001, 16,80 €

Wissmann, P. (Hrsg.): Werkstatt Demenz, Vincentz, Hannover, 2004, 29,00 €

Medizinische Fachliteratur

Beyreuther, K., Einhäupl, K. M., Förstl, H., Kurz, A.: Demenzen. Grundlagen und Klinik, Thieme, Stuttgart, 2002, 149,00 €

Förstl. H. (Hrsg.): Demenzen in Theorie und Praxis. Springer, Berlin/Heidelberg, 2000, 27,90 €

Förstl. H. (Hrsg.): Lehrbuch der Gerontopsychiatrie und -psychotherapie, Thieme, Stuttgart, 2. Auflage 2003, 149,00 €

Gutzmann, H., Zank, S.: Demenzielle Erkrankungen, medizinische und psychosoziale Interventionen, Kohlhammer/Urban, Stuttgart, 2005, 17,00 €

Hampel, Padberg, Möller (Hrsg): Alzheimer-Demenz – Klinische Verläufe, diagnostische Möglichkeiten, moderne Therapiestrategien. Wissenschaftliche Verlagsgesellschaft mbH, Stuttgart, 2003, 39,00 €

Martin M./Schelling H. R. (Hrsg.): Demenz in Schlüsselbegriffen. Huber, Bern/Göttingen, 2005, 29,95 €

Richter, B.; Richter R. W.: Alzheimer in der Praxis, Huber, Bern/Göttingen, 2004, 34,95 €

Schmidtke, K.: Demenzen, Untersuchung und Behandlung in der Facharztpraxis und Gedächtnissprechstunde, Kohlhammer, Stuttgart, 2006, 45,00 €

Spiele

Damals – Memoryspiel zum Sich-Erinnern. Wehrfritz, 35,50 €

Fiedler, P.: Sonnenuhr. Vincentz, Hannover, 2004, 49,00 €

Fiedler, P.: Waldspaziergang. Vincentz, Hannover, 2005, 59,00 €

Fotokiste zur Biografiearbeit mit dementen Menschen. Stabile Box mit Begleitbuch «Leitfaden zur Biografiearbeit». Vincentz, Hannover, 2003, 54,00 €

Gutensohn, S.: Sprichwörter. 400 farbige Karten. Vincentz, Hannover, 2003, 42,00 €

Schmidt-Hackenberg, U.: Anschauen und Erzählen – Gedankenspaziergang. Kartensatz und Begleitheft. Vincentz, Hannover, 2004, 48,00 €

Ernährung

Borker, S.: Nahrungsverweigerung in der Pflege. Huber, Bern/Göttingen 2002, 26.95 €

Crawley, Helen: Essen und Trinken bei Demenz, Kuratorium Deutsche Altershilfe, Köln 2005, Tel. 0221/931847–0, 10,00 €

DED (Deutsche Expertengruppe Dementenbetreuung e. V.): Die Ernährung Demenzkranker in stationären Einrichtungen, 1. Auflage 2005, 19,50 €

Kolb, C.: Nahrungsverweigerung bei Demenzkranken. PEG-Sonde – ja oder nein? Mabuse Verlag, Frankfurt 2003, 12,90 €

Rückert, W. et al.: Ernährung bei Demenz. Reihe: Gemeinsam für ein besseres Leben mit Demenz. Huber, Bern/Göttingen, 2007, 14.95 €

Wohnen und Pflegeheim

Dürrmann, P. (Hrsg.): Besondere stationäre Dementenbetreuung I, Vincentz, Hannover, 2001, 18,80 €

Dürrmann, P. (Hrsg.): Besondere stationäre Dementenbetreuung II, Konzepte, Kosten, Konsequenzen, Vincentz, Hannover, 2005, 18,80 €

Gutensohn, Stefan: Endstation Alzheimer? Ein überzeugendes Konzept zur stationären Betreuung. Mabuse-Verlag, Frankfurt, 2000, 12,90 €

Held, C., Ermini-Fünfschilling, D.: Das demenzgerechte Heim, Lebensraumgestaltung, Betreuung und Pflege für Menschen mit leichter, mittelschwerer und schwerer Alzheimerkrankheit, Karger Verlag, Basel, 2004, 28,00 €

Klie, T. (Hrsg.): Wohngruppen für Menschen mit Demenz, Vincentz, Hannover, 2002, 29,80 €

Kuhn, C.; Radzey, B.: Demenzwohngruppen einführen, Ein Praxisleifaden für die Konzeption, Planung und Umsetzung, Demenz Support Stuttgart, Zentrum für Informationstransfer 2005,

Schmidt, R. (Hrsg.): Pflege und Wohnen, Strategien zur Neuausrichtung, Vincentz, Hannover, 2000, 22,80 €

Staack, S.: Milieutherapie, Ein Konzept zur Betreuung demenziell Erkrankter, Vincentz, Hannover, 2004, 8,80 €

Winter, P.; Genrich, R.; Haß, P.: KDA Hausgemeinschaften, Eine Dokumentation von 34 Projekten, BMG Modellprojekte 2001/2002, zu beziehen bei Kuratorium Deutsche Altershilfe, Köln, Tel.: 0221/9318470, 20,00 €

Technische Unterstützung

Heeg, S. et al.: Technische Unterstützung. Reihe: Gemeinsam für ein besseres Leben mit Demenz. Huber, Bern/Göttingen, 2007, 14.95 €

Beratung und Unterstützung für Angehörige (wissenschaftliche Beiträge)

Arnold; Hedtke-Becker: Angehörige pflegebedürftiger alter Menschen - Experten im System häuslicher Pflege, Verlag Soziale Theorie & Praxis GmbH (VSTP) 2000, 15,60 €

George, W.; George, U.: Angehörigenintegration in der Pflege, Reinhardt-Verlag, München,2003, 24,90 €

Wilz, G., Adler, C., Gunzelmann, T., Gruppenarbeit mit Angehörigen von Demenzkranken. Ein therapeutischer Leitfaden, Hogrefe, Göttingen 2001, 32,95 €

Erfahrungsberichte, Tagebücher und Prosa

Bayley, J.: Elegie für Iris. Taschenbuch zum Film. dtv, München, 2002, 9,50 €

Blasius, Ch.: Gestern war kein Tag. Verlag Neues Literaturkontor, 2002, 10,00 €

Degnaes, B.: Ein Jahr wie tausend Tage. Ein Leben mit Alzheimer. Walter Verlag, 2006, 14,90 €

Forster, M.: Ich glaube, ich fahre in die Highlands. Fischer Taschenbuch-Verlag, Frankfurt, 2003, 9,90 €

Held, W.: Uns hat Gott vergessen. Tagebuch eines langen Abschieds. Quartus-Verlag, 2000, 9,90 €

Lambert, M.: Mutter – Aufarbeitung einer Beziehung. Verlag Schmitz Andrea, 2000, 15,50 €

Suter, M.: Small World (Kriminalroman). Diogenes, Zürich, 1999, 9,90 €

Veld, E.: Klein, still & weiß. Fischer Taschenbuch-Verlag, Frankfurt, 2000, € 14.90

Vilsen, L.: Die versunkene Welt der Lucie B. – Das Leben mit meiner alzheimerkranken Frau. Urachhaus Verlag, Stuttgart, 2000, 12,90 €

Bücher für Kinder

Alzheimer Europe (Hrsg.) (1999). Liebe Oma (7–12 Jahre) (zu beziehen über Deutsche Alzheimer Gesellschaft e. V.) 5,00 €

Kuijer, Guus: Ein himmlischer Platz (ab 10 Jahre), Verlag Friedrich Oetinger, 2007, 9,90 €

Langston, Laura; Gardiner, Lindsey: Omas Apelkuchen (3–5 Jahre), Friedrich Wittig Verlag 2004, 12,90 €

Mueller, Dagmar: Herbst im Kopf, Meine Omi Anni hat Alzheimer (ab 4 Jahre), Annette Betz Verlag 2006, 12,95 €

Park, Barbara: Skelly und Jake (10–16 Jahre), C. Bertelsmann Verlag, Gütersloh, 2003, 9,90 €

Van den Abeele, Veronique; Dubois, Claude, K.: Meine Oma hat Alzheimer (ab 5 Jahre), Bunnen-Verlag 2007, 11,95 €

Vendel van de, Edward: Was ich vergessen habe (6–12 Jahre), Carlsen Verlag, Hamburg, 2004, 12,00 €

Vendel van de, Edward; Godon, Ingrid: Anna Maria Sofia und der kleine Wim (ab 4 Jahre), Carlsen Verlag 2006, 13,00 €

Recht und Pflegeversicherung

Bundesministerium für Gesundheit und Soziale Sicherung: «Pflegen zuhause», «PflegeVersicherung» etc., zu bestellen bei BMGS: 180/51 51 51 0 oder www.bmgs.bund.de

Klie, Thomas. Pflegeversicherung; Einführung, Lexikon, Gesetzestexte, Nebengesetze, Materialien. 7. Auflage, Vincentz-Verlag, 2005, 22,80 €

Petzold, Ch. et al.: Ethik und Recht. Reihe: Gemeinsam für ein besseres Leben mit Demenz. Huber, Bern/Göttingen, 2007, 14,95 €

Schriftenreihe der Bundesarbeitsgemeinschaft Hilfe für Behinderte, Band 103, Die Rechte Behinderter Menschen und Ihrer Angehörigen, 2004, zu beziehen über die BAGH, Kirchfeldstr. 149, 40215 Düsseldorf, Tel. 0211/310060

Bundesministerium für Justiz (Hrsg.): Betreuungsrecht mit ausführlichen Infos zur Vorsorgevollmacht. 16. Auflage 2005. BMJ, Referat Presse- und Öffentlichkeitsarbeit, 11015 Berlin, http://www.bmj.bund.de/enid/3c5811631834568b269fb6331baf7aa9, aab74d305f7472636964092d0933303137/Publikationen/Betreuungsrecht_kh.html

Videos

Demenzielles Verhalten verstehen, Abschied von den Spielregeln unserer Kultur, Vincentz, Hannover, 2000, VHS-Kassette, 30 min, 89,00 €

«Der Tag, der in der Handtasche verschwand» (zu bestellen bei Marion Kainz, die den Film gedreht hat, Tel: 0179/5024088, Kosten: ca. 100 €)

Erinnerungspflege mit demenziell Erkrankten, Vincentz, Hannover, 2002, VHS-Kassette, 30 min, 89,00 €

Integrative Validation nach Nicole Richard, Vincentz, Hannover, 1999, VHS-Kassette, 30 min, 89,00 €

Mein Vater. Kann über den WDR als Mitschnitt per Video käuflich erworben werden: http://www.wdr.de/themen/kultur/film/emmy_award_2003/index.jhtml
http://www.wdr.de/tv/genre/mitschnitte/phtml

10-Minuten-Aktivierung bei Verwirrten, Aufbruch in die Vergangenheit, Vincentz, Hannover, 2 VHS-Kassetten, 92 min, 106,00 €

Abdruck mit freundlicher Genehmigung der Deutschen Alzheimergesellschaft.
Ergänzungen und Aktualisierungen: Jürgen Georg, Stand: September 2007

Veröffentlichungen der Deutschen Alzheimer Gesellschaft e.V.

Schriftenreihe

Band 1: Leitfaden zur Pflegeversicherung. Antragstellung, Begutachtung, Widerspruchsverfahren, Leistungen. 8. aktualisierte Auflage 2007, 173 Seiten, 4,50 €

Band 2: Ratgeber in rechtlichen und finanziellen Fragen für Angehörige von Alzheimer-Patienten, ehrenamtliche und professionelle Helfer. 4. aktualisierte Auflage 2005, 160 Seiten, 4,50 €

Band 3: Stationäre Versorgung von Alzheimer-Patienten. Leitfaden für den Umgang mit demenzkranken Menschen. 4. Auflage 2003, 200 Seiten, 4,50 €

Band 4: Technische Hilfen für Demenzkranke. Orientierungshilfe für den Umgang mit technischen Unterstützungsmöglichkeiten bei der Betreuung Demenzkranker. 3. Auflage 2005, 126 Seiten, 4,50 €

Band 5: Ratgeber Häusliche Versorgung Demenzkranker. 2. Auflage 2007, 150 Seiten, 4,50 €

Tagungsreihe der Deutschen Alzheimer Gesellschaft

Band 3: Demenz und Pflegebedürftigkeit. 1. Auflage 2001, 127 Seiten, 5 €

Band 4: Gemeinsam handeln, Referate auf dem 3. Kongress der Deutschen Alzheimer Gesellschaft, Friedrichshafen, 1. Auflage 2003, 482 Seiten, 10 €

Praxisreihe der Deutschen Alzheimer Gesellschaft

Band 1: Betreuungsgruppen für Alzheimer-Kranke. Informationen und Tipps zum Aufbau. 2. aktualisierte Auflage 2003, 68 Seiten, 3 €

Band 2: Alzheimer- Was kann ich tun? Erste Hilfe für Betroffene. 6. überarbeitete Auflage 2005, 29 Seiten, kostenlos. Bei Bestellung bitte 1,45 € Rückporto beifügen

Band 3: Mit Musik Demenzkranke begleiten. Informationen und Tipps. 2. Auflage 2005, 60 Seiten, 3 €

Band 4: Helferinnen in der häuslichen Betreuung von Demenzkranken. Aufbau und Arbeit von Helferinnenkreisen. 2. Auflage 2004, 55 Seiten, 3 €

Band 5: Leben mit Demenzkranken. Hilfen für schwierige Verhaltensweisen und Situationen im Alltag. 2. Auflage 2005, 64 Seiten, 3 €

Band 6: Ernährung in der häuslichen Pflege Demenzkranker. 5. Auflage 2006, 66 Seiten, kostenlos

Band 7: Gruppen für Angehörige von Demenzkranken. 1. Auflage 2005, 88 Seiten, 3,00 €

Band 8: Inkontinenz in der häuslichen Versorgung Demenzkranker. Informationen und Tipps bei Blasen- und Darmschwäche. 1. Auflage 2006, 72 Seiten, 3,00 €

Schulungsreihe

«Hilfe beim Helfen» – Vorträge, Folien und Organisationshilfen der Schulungsreihe für Angehörige von Alzheimer-Kranken. CD-Rom, 2. überarbeitete Auflage 2007, 10,00 €

Sonstige Veröffentlichungen

Das Wichtigste über die Alzheimer-Krankheit – Ein kompakter Ratgeber. 10. aktualisierte Auflage 2006, 39 Seiten, kostenlos. Bei Bestellung bitte 1,45 € Rückporto beifügen.

Liebe Oma. Kinderbuch. 1. Auflage 1999 (Nachdruck), 67 Seiten, 5,00 €

Zeitschrift Alzheimer Info – Vierteljährlich erscheinende Mitgliederzeitschrift. Einzelversand an Nichtmitglieder für 2,50 €

Fotoband «Blaue und graue Tage», Portraits von Demenzkranken und ihren Angehörigen, 1. Auflage 2006, 71 Seiten, 15,00 €

Zu bestellen bei: Deutsche Alzheimer Gesellschaft e. V., Friedrichstraße 236, 10969 Berlin
Tel. 030–259 37 95–0, Fax 030–259 37 95–29
E-mail: info@deutsche-alzheimer.de, Internet: www.deutsche-alzheimer.de

Sachwortverzeichnis

Anzeigen

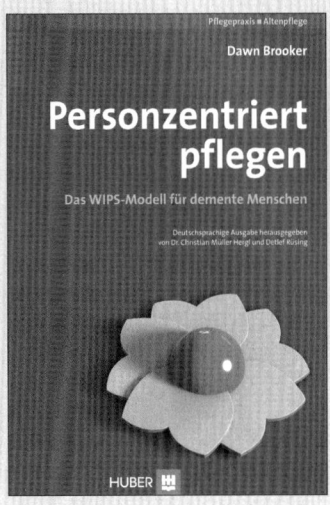
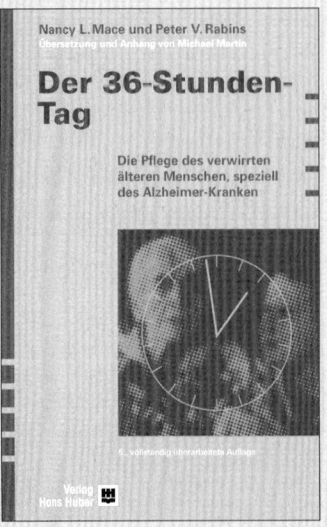
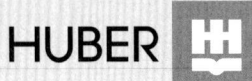

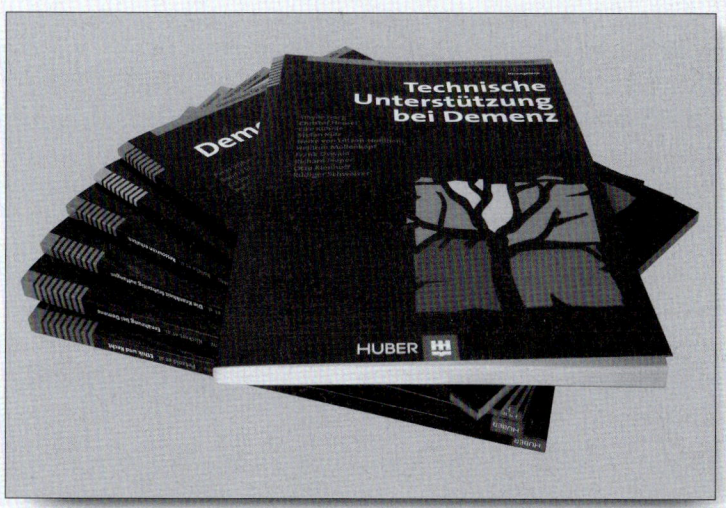
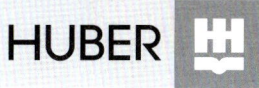